康复治疗师临床工作指南

——儿童语言康复治疗技术

主　编　刘巧云　候　梅

副主编　王丽燕　马冬梅

主　审　孙喜斌　周惠嫦

顾　问　黄昭鸣　亢世勇

人民卫生出版社

图书在版编目（CIP）数据

康复治疗师临床工作指南.儿童语言康复治疗技术/
刘巧云，候梅主编. —北京：人民卫生出版社，2019

ISBN 978-7-117-28896-5

Ⅰ.①康…　Ⅱ.①刘…②候…　Ⅲ.①儿童-语言障
碍-教育康复　Ⅳ.①R49②G762

中国版本图书馆 CIP 数据核字（2019）第 201708 号

| 人卫智网 | www.ipmph.com | 医学教育、学术、考试、健康，购书智慧智能综合服务平台 |
| 人卫官网 | www.pmph.com | 人卫官方资讯发布平台 |

康复治疗师临床工作指南——儿童语言康复治疗技术

主　　编：刘巧云　候　梅
出版发行：人民卫生出版社（中继线 010-59780011）
地　　址：北京市朝阳区潘家园南里 19 号
邮　　编：100021
E - mail：pmph @ pmph.com
购书热线：010-59787592　010-59787584　010-65264830
印　　刷：三河市宏达印刷有限公司
经　　销：新华书店
开　　本：787×1092　1/16　印张：27
字　　数：674 千字
版　　次：2019 年 10 月第 1 版　2023 年 12 月第 1 版第 5 次印刷
标准书号：ISBN 978-7-117-28896-5
定　　价：149.00 元

打击盗版举报电话：010-59787491　E-mail：WQ @ pmph.com
（凡属印装质量问题请与本社市场营销中心联系退换）

编者（以姓氏笔画为序）

马冬梅（佳木斯大学附属第三医院）

马彩云（河南省儿童医院）

王　萌（南京中医药大学）

王　超（深圳市儿童医院）

王丽燕（中国听力语言康复研究中心）

尹　岚（上海市静安区启慧学校）

白锋亮（深圳市南山区龙苑学校）

任登峰（贵州工程应用技术学院）

刘巧云（华东师范大学）

李　岩（烟台市特殊教育学校）

沈　敏（上海市残疾人康复职业培训中心）

宋　阳（上海市儿童福利院）

张畅芯（华东师范大学）

张联弛（哈尔滨市教育研究院）

陈丽珊（佛山市第一人民医院）

武慧多（岭南师范学院）

范佳露（南京特殊教育师范学院）

金　星（上海中医药大学）

周　泉（华中科技大学同济医学院附属武汉儿童医院）

赵建慧（青岛市妇女儿童医院）

候　梅（青岛市妇女儿童医院）

姜　孟（四川外国语大学）

贾革红（中国康复研究中心）

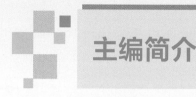

主编简介

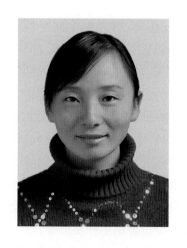

刘巧云，副教授、博士生导师。现任华东师范大学教育学部教育康复学系副主任，美国堪萨斯大学访问学者，中国残疾人康复协会语言障碍康复专业委员会副主任委员，中国优生优育协会儿童脑潜能开发专业委员会秘书长，中国康复医学会康复治疗专业委员会言语治疗学组委员。

主要承担课程包括《语言发展》《儿童语言障碍评估与训练》《语言康复前沿问题研究》等。主持国家社会科学基金重点项目《学前特殊儿童汉语语言治疗标准研究》、上海市哲学社会科学规划青年课题《听处理障碍儿童的现状、成因及对策研究》等，参与多项国家级、省部级课题，在核心期刊和学术会议发表论文60余篇。2013年获上海市科技进步奖二等奖，2014年获上海基础教育教学成果一等奖，2015年获华东师范大学学生心目中最优秀教师奖。

主编简介

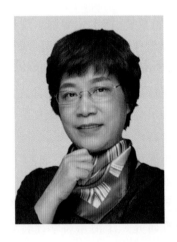

候梅，主任医师、神经病学硕士、硕士生导师。青岛市妇女儿童医院康复科主任，青岛拔尖人才、优秀学科带头人、知名专家。中国妇幼保健协会儿童康复专业委员会副主任委员，中华医学会儿科学分会康复学组委员，中国康复医学会儿童康复专业委员会常务委员，中国残疾人康复协会语言障碍康复专业委员会常务委员，中国康复医学会重症康复专业委员会委员，中国医师协会康复医师分会儿童康复专业委员会委员，山东省康复医学会小儿脑性瘫痪康复专业委员会副主任委员等。

从事小儿神经康复专业近 30 年，擅长脑性瘫痪、智力障碍、孤独症谱系障碍、外侧裂周围综合征、难治性癫痫等发育性疾病的诊治及其伴发的语言/言语问题的临床诊断、评估和治疗指导。主持完成省、市级科研课题 10 余项，发表学术论文 80 余篇，主编或参编著作 6 部。以首位完成人获得山东省科技进步奖、山东省医学科技奖、青岛市科技进步奖等 10 项奖励。

副主编简介

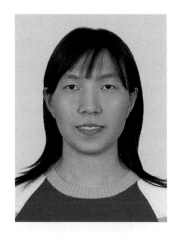

王丽燕,中国听力语言康复研究中心科研处处长,中国残疾人康复协会听力语言康复专业委员会秘书长,《中国听力语言康复科学杂志》副主编。

主要研究方向为听障儿童听觉言语康复及效果评估。近几年作为主要成员参与了国家社会科学基金项目子课题《听力残疾预防及对策研究》、卫生行业科研专项子课题《先天性耳聋的听觉言语康复技术体系研究》、"十二五"国家科技支撑计划项目子课题《听觉康复测评训练系统研制及应用示范》等。其中,《先天性耳聋的听觉言语康复技术体系研究》获 2017 年中国残疾人康复协会"残疾预防及康复科学技术奖"三等奖。近年来在国内外发表论文 20 余篇,参与编著《听障儿童全面康复》《听力残疾评定手册》《成人听力障碍康复读本》等多部专著。

副主编简介

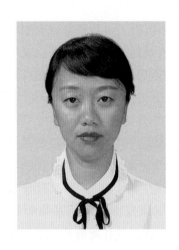

马冬梅,副主任医师、佳木斯大学附属第三医院医务科科长、康复评定科主任。现任中国残疾人康复协会应用行为分析专业委员会常务委员,黑龙江省医疗保健国际交流促进会儿童保健与营养学分会委员,中国残疾人康复协会康复评定专业委员会委员,佳木斯市孤独症协会副秘书长。

从事康复医学临床、教学和科研工作10年,擅长儿童神经系统发育障碍性疾病的诊断、评估和治疗。尤其对脑性瘫痪、孤独症谱系障碍、智能发育障碍等疾病有非常丰富的临床经验和深入的研究。参与多项国家、省部级科研课题,主持黑龙江省卫生健康委员会课题2项,获黑龙江省科学技术奖2项、佳木斯市科技进步奖1项,参编人民卫生出版社著作3部、中国残疾人联合会指定专著2部。

出版说明

2016年10月发布的《"健康中国2030"规划纲要》将"强化早诊断、早治疗、早康复"作为实现全面健康的路径，在康复相关领域提出了"加强康复医疗机构建设、健全治疗—康复—长期护理服务链"等一系列举措。

康复医疗水平的提升离不开高素质的康复团队，其中，康复治疗师在整个康复环节起着十分关键的作用，而我国康复治疗的专业化教育起步晚，从业人员普遍年轻、缺少经验，水平参差不齐。为了规范、提升康复治疗师的临床工作水平，进而助推康复医疗学科发展，人民卫生出版社与中国康复医学会康复治疗专业委员会及康复专科医院联盟的主要专家一起，在全面调研、深入论证的基础上，组织国内顶尖的康复治疗师、康复医师编写了这套康复治疗师临床工作指南。

该套丛书包括16个分册，在编写委员会的统一部署下，由相关领域的300多位国内权威康复治疗师与康复医师执笔完成，为了进一步保障内容的权威性，在编写过程中还特邀了一大批业界资深专家担任主审及顾问。

该套丛书强调理论与实践相结合，注重吸纳最新的康复实用技术，突出实践操作以解决临床实际问题。具体编写过程中以临床工作为核心，对操作要点、临床常见问题、治疗注意事项进行重点讲述，特别是对治疗中容易发生的错误进行了详细的阐述，同时通过案例分析，给出相应科学的、安全的治疗方案，以促进康复治疗师对康复治疗技术有更好的认识和临床运用的能力。

本套丛书有助于满足康复治疗师、康复医师的需求，对康复相关从业人员也有重要的指导意义。

康复治疗师临床工作指南编委会

主任委员

燕铁斌　席家宁

委　　员（以姓氏笔画为序）

万　勤	万桂芳	卫冬洁	王于领	公维军	朱　毅	朱利月	刘巧云
刘晓丹	刘惠林	米立新	闫彦宁	江钟立	肖　农	沈　滢	张庆苏
张志强	陈文华	武继祥	赵正全	胡昔权	姜志梅	贾　杰	候　梅
徐　文	徐开寿	高晓平	席艳玲	黄　杰	黄昭鸣	黄俊民	梁　崎

编委会秘书

吴　伟　郄淑燕

特邀审稿专家及顾问（以姓氏笔画为序）

丁绍青	丁荣晶	于　萍	万　萍	马　明	马丙祥	王　刚	王　彤
王　琳	王　磊	王人卫	王乐民	王宁华	王丽萍	王伯忠	王国祥
王惠芳	卞卫国	亢世勇	方　新	叶红华	丘卫红	冯　珍	冯晓东
朱　庆	朱登纳	任爱华	华桂茹	刘　浩	刘　慧	闫　燕	闫彦宁
关雄熹	许光旭	孙启良	孙喜斌	麦坚凝	严　静	杜　青	杜晓新
李　奎	李奎成	李胜利	李晓捷	杨亚丽	励建安	吴　毅	吴卫红
何成奇	何兆邦	沈玉芹	宋为群	宋宗帅	张　通	张　婧	张　锐
张长杰	张玉梅	张晓玉	陆　晓	陈　翔	陈丽霞	陈卓铭	陈艳妮
陈福建	林　坚	林国徽	欧阳财金	岳寿伟	周　涛	周士枋	周贤丽
周惠嫦	郑宏良	单春雷	赵　澍	赵振彪	郝会芳	胡大一	胡继红
姜志梅	敖丽娟	贾　杰	贾子善	顾　新	徐　静	徐洁洁	高　颖
郭　兰	郭凤宜	郭红生	郭险峰	唐久来	黄昭鸣	黄晓琳	黄锦文
常冬梅	梁　兵	梁兆麟	韩在柱	韩丽艳	韩德民	喻传兵	喻洪流
谢　青	谢欲晓	窦祖林	褚立希	蔡永裕	燕铁斌	魏　全	魏国荣

康复治疗师临床工作指南目录

1	运动治疗技术	主 编	黄 杰 公维军
		副主编	南海鸥 杨 霖 张志杰 常有军
2	手法治疗技术	主 编	王于领 高晓平
		副主编	万 里 叶祥明 马全胜
3	物理因子治疗技术	主 编	沈 滢 张志强
		副主编	刘朝晖 谭同才 张伟明
4	贴扎治疗技术	主 编	黄俊民 陈文华
		副主编	高 强 王 刚 卞 荣
5	矫形器与假肢治疗技术	主 编	赵正全 武继祥
		副主编	何建华 刘夕东
6	作业治疗技术	主 编	闫彦宁 贾 杰
		副主编	陈作兵 李奎成 尹 昱
7	神经疾患康复治疗技术	主 编	刘惠林 胡昔权
		副主编	朱玉连 姜永梅 陈慧娟
8	肌骨疾患康复治疗技术	主 编	朱 毅 米立新
		副主编	马 超 胡文清
9	心肺疾患康复治疗技术	主 编	朱利月 梁 崎
		副主编	王 俊 王 翔
10	构音障碍康复治疗技术	主 编	席艳玲 黄昭鸣
		副主编	尹 恒 万 萍
11	嗓音障碍康复治疗技术	主 编	万 勤 徐 文
12	吞咽障碍康复治疗技术	主 编	万桂芳 张庆苏
		副主编	张 健 杨海芳 周惠嫦
13	儿童疾患物理治疗技术	主 编	徐开寿 肖 农
		副主编	黄 真 范艳萍 林秋兰
14	儿童语言康复治疗技术	主 编	刘巧云 候 梅
		副主编	王丽燕 马冬梅
15	儿童发育障碍作业治疗技术	主 编	刘晓丹 姜志梅
		副主编	曹建国 许梦雅
16	失语症康复治疗技术	主 编	卫冬洁 江钟立
		副主编	董继革 常静玲

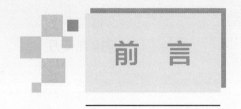

前言

儿童语言障碍对有质量的教育和"实施健康中国战略"提出了特殊挑战,若缺乏良好的教育策略和康复方法,则会影响到儿童的基本生活、正常学习甚至整个家庭生活的质量。根据国外语言障碍患病率最低水平 3% 推算,我国仅 0 ~ 14 岁语言障碍儿童即达 690.24 万人(《中国统计年鉴-2017》,0 ~ 14 岁人口 23 008 万人)。在语言发展关键期内对语言障碍儿童给予及时、系统、有效的干预极为关键。我国语言障碍儿童的康复与教育事业尚处于起步阶段,相关康复理论与方法缺乏系统梳理。

目前语言障碍儿童的康复训练在不同机构进行,因此本书组织了全国在理论和实践方面具有丰富经验的医生、治疗师和教师组成了编委会,他们分别来自高校、医院、特殊教育学校、康复中心和福利院系统,力求编写出一本既有基础理论支撑,又有相应评估工具和康复训练方法的语言治疗师临床工作指南。在理论方面,本书梳理了语言障碍相关的核心概念、生理基础、儿童语言发展规律等。在评估部分,梳理了常用评估方法、评估工具及其使用、典型评估案例及解析。在训练部分,梳理了常用训练方法、训练方案(阶段方案、周方案、日方案)的制订原则及案例。由于儿童语言障碍临床表现及原因多样,案例难以一一列举,本书希望通过典型案例解析达到举一反三的作用。此外,本书努力借鉴国外儿童语言康复的经验和方法,如评估方案的制订引入了美国言语语言病理与听力学协会(American Speech-language Hearing Association,ASHA)推荐的基本框架,训练目标的制订符合 SMART(S = specific,M = measurable,A = attainable,R = relevant,T = time-bound)原则,训练记录引入 SOAP(S = subjective,O = objective,A = assessment,P = plan)方法等。

本书既可作为语言治疗师的临床工作指南,也可作为听力及言语病理学专业人才培养的教材及相关专业人员的参考书。

本书的编写得到了中国康复医学会、全体编委单位和人民卫生出版社的大力支持,在此对他们的支持表示衷心感谢。由于儿童语言康复在我国尚处于发展期,我们仍需对该新兴学科领域的理论和方法进行深入探索,因而本书可能仍存在不足之处,希望广大读者批评指正。

编　者

2019 年 6 月

目　录

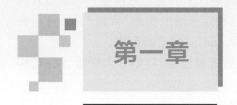

第一章

儿童语言障碍康复基础

第一节 语言的定义及组成

一、语言的定义

（一）语言的基本概念

语言是以语音为物质外壳，以词汇为建筑材料，以语法为结构规律的一种音义结合的符号系统。语言符号系统因其自身的社会性、复杂性和生成性特征而区别于其他符号系统。

语言符号和客观事物之间的关系不由客观事物决定，而由社会集团"约定俗成"。语言是一种社会契约，社会性是语言最主要的特征。同时，语言具有高度复杂性，它由人脑支配，同思维紧密地联系在一起。现代的科学技术还不能完全模拟人脑的语言功能，机器翻译至今还不能完全实现，这都是语言符号高度复杂性的明证。此外，语言还具有生成性特征。语言的规则是有限的，但人们能说出的话语是无限的，其中可能包括过去从未听到过的话语。语言的这一特征是其他符号系统所无法比拟的，马路上的红绿灯和交通符号永远不能够生成出如此多的新符号。

就语言的功能而言，一方面，语言具有信息传递和人际互动的社会功能。语言是人类最重要的交际工具。人们通过语言进行交流和沟通，通过语言表达自己的情感、态度和意图。人类社会离不开语言，一个高度发达的现代社会，一旦失去了语言，就有崩溃的危险。另一方面，语言是人类思维的工具，思维功能是语言的又一重要功能。语言是思维活动的动因和载体，是思维成果的贮存库。语言符号帮助人类达成对外界的认知，储存认知的成果并发展人类的认知能力。大脑专门控制语言功能的区域和人类的抽象思维能力密切相关。

（二）语言与言语

瑞士语言学家索绪尔第一个将语言和言语的概念区分开来。言语活动是多方面的、性质复杂的，跨越物理、生理和心理几个领域，也属于个人和社会的领域。

语言是所有语言社团成员所共有的抽象语言系统，人们通过应用这些符号达到交流目的，包括对文字语言符号、姿势语言和手语的运用（书写）与接受（阅读）。言语是语言的个人方面，是对语言系统的具体使用，因人而异，有人说话带方言或者口音，有人使用标准语

1

言,而且同一个人在不同场合使用的语言也有差异。

语言以许多储存于人脑中的印迹形式存在于群体中,像把同样的词典发给每个人使用。语言是每个人都有的,同时对任何人又都是共通的,而且不以个人意志为转移。言语是人们所说话语的总和,是个人对语言的具体运用以及通过这种运用所产生的"言语产品"。语言和言语是紧密相连而又互为前提的,前者既指导了后者,同时又是它的产物。

在言语语言病理学中,言语主要指有声语言形成的机械过程,可划分为呼吸、发声、构音、共鸣、语音等过程。

二、语言的组成

如上文所述,语言是人类社会中约定俗成的符号系统,人们通过这些抽象符号的共享,可以达到交流沟通的目的,一般包括音、形、义或语音、词汇、语法、语用等要素。

(一)语音

语音,是指人类通过发音器官发出来的、具有一定意义的、用来进行社会交际的声音,是最直接记录思维活动的符号体系,是语言交际工具的声音形式。在语言的音、形、义三个基本属性当中,语音是第一属性,人类的语言首先是以语音的形式形成。世界上有很多无文字的语言,但没有无语音的语言,语音在语言中起决定性的支撑作用。

研究语音,首先要弄清楚音素的意义。音素指的是语音中最小的单位。例如在汉语中,d 与 t 就是 2 个不同的音素,这 2 个音素的发音方法都是塞音,发音位置都是在舌尖,唯一的差别就是 d 不送气,t 送气。音素一般包括元音和辅音两大类,发声时声带振动,气流通过口腔、咽腔时不受阻碍发出来的音是元音;而气流通过口腔、咽腔时受到阻碍发出来的音是辅音。

元音,又称母音,是音素的一种,与辅音相对。根据发音时舌位的前后可分为:前元音、中元音、后元音;根据发音时唇形的圆展与否可分为:圆唇元音和不圆唇元音;根据发音时舌位的高低可分为:高元音、半高元音、半低元音、低元音等(图 1-1-1)。

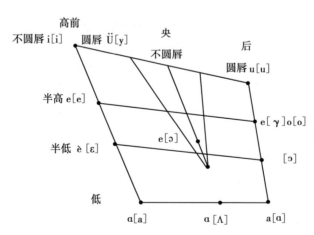

图 1-1-1   汉语部分元音舌位图

汉语里除以上谈到的单韵母元音外,还有双韵母与声随韵母。双韵母指由 2 个单韵母结合而成的音,如 ai、ao 等;声随韵母指元音后跟随一个鼻音,如 an、en 等。

辅音即汉语普通话中的声母,共 21 个(b、p、m、f、d、t、n、l、g、k、h、j、q、x、zh、ch、sh、r、z、c、s);此外,还有 2 个由韵母自成音节构成的零声母。声母的类别有很多,根据发音部位可分为双唇音、唇齿音、舌尖前音、舌尖中音、舌尖后音、舌面音、舌根音。根据发音方法可分为塞音、擦音、塞擦音、鼻音、边音(表1-1-1)。

表 1-1-1　现代汉语普通话声母表

发音方法 发音部位	塞音		塞擦音		擦音		鼻音	边音
	不送气	送气	不送气	送气	清音	浊音	浊音	浊音
双唇音	b	p					m	
唇齿音					f			
舌尖前音			z	c	s			
舌尖中音	d	t					n	l
舌尖后音			zh	ch	sh	r		
舌面音			j	q	x			
舌根音	g	k			h		(ng)	

语音的物理基础主要由音高、音强、音长、音色四要素构成。音高指声波频率,即每秒钟振动次数;音强指声波振幅的大小;音长指声波振动持续时间的长短,也称为"时长";音色指声音的特色和本质,也称作"音质"。

(二)词汇

1. 词的含义　"词"是具有语义的最小单位。无论是在口语还是在书面语中,人们都能够凭直觉识别这个语言单位。语言学家认为,词是自然的、有界限的对立单位,词还是一个语法单位,它是语法诸多层面中的一级。

2. 词的构成　在语言学中,最小具有意义的单位称作词素,只有一个词素的词称作单纯词,多于一个词素的词称作合成词。如英文中"book"有独立语义,但不能再拆解为更小的有意义的单位,因此是一个词素,也是一个单纯词。但"books"是一个合成词,可分解为"book"和"-s"两个词素。中文里"字""词"较难区分,多数字都有其意义,如"牛""马"等;但联绵字如"蚯""蚓"则必须组合到一起才有意义。研究词的构成必须考虑到词的内在结构、功能及其规则等。

中文的构词方式通常指词根与词缀的组合过程。以英文单词"comfortable"(舒服的)和"uncomfortable"(不舒服的)为例,"comfortable"可独立存在,称作"自由词素/词根","un-"不能独立存在,称作"附着词素/词缀"。"uncomfortable"的"un-"为前缀,"boys"中的"-s"为后缀。但中文和英文有很大的差异,"我们"的"我"可视为自由词素,"们"则可视为词缀。中文构词方式主要有:

(1)衍生:将某个词加上词缀形成另一个词,如"语言学家"等。

(2)复合:将两个词根合并成另一个词,如"哭闹"等。

(3)略语:在英文中指将词组中各单词首字母抽出来形成的一个新词,如"World Trade Organization"(世界贸易组织)可略为"WTO"。但在中文中,略语指将一个多音节词组的某些字抽取出来,形成另一个较简短的但能代表相同意思的词,如将"奥林匹克运动会"省略为"奥运会"等。

(4)融合:将两个字中的一个字取一部分出来组成一个新字,英文中"brunch"(早午餐)是"breakfast"和"lunch"的融合;中文中"甭"是"不"和"用"的融合。

（5）借字：向外来语借字，如"咖啡"等。

（6）功能转换：改变原本词类变成一个新词，如"重庆"原为名词，但可改为形容词用，如"这里的饮食很重庆"。

（7）创新字：过去从未出现的词，如"氛围"指气氛，"动画"指卡通，这些新词已慢慢取代原本词。

（三）语法

语法是制约句子中词与词关系的规则。一种语言的语法是该语言里这些制约规则的总和，使词在规则制约下组成为该语言社团所接受的句子。

语言是线性的序列，词作为序列里的单位不是任意组合，而是按照规则组合的。规则虽有限，但我们说的话却多得难以计数，尽管这样，语言社团的成员听起来（不涉及文化和社会因素）并无困难。因为凡是句子（包括组成句子的词组）均有语法，就皆有为语言社团所共同接受的规则。语法是词组成句、句表达意思的根本条件。

1. 词类　词类指按照语法功能对词所做的语法分类。划分词类有利于认识和说明各类词的用法以及组词成句的规律。现代汉语将词分为实词和虚词两大类。

实词包括名词、动词、形容词、副词、数词、量词和代词等。名词是表示人、事物或现象名称的词，如"司机""公交车"等。动词是表示动作行为、心理活动或存在、变化、出现、消失等意义的词，如"说话""吃饭"等。形容词是形容事物性质或表示事物状态的词，如"错误""勇敢"等。副词主要用于修饰形容词及动词，表示程度、时间、范围等意义，如"很""非常"等。数词是表示数目、数量和次序的词，如"一""十"等。量词是计量人、事物或动作的单位，如"头""条"等。代词用于代替名词、动词、形容词、数量词、副词，如"你""这"等。

虚词包含连词、介词、助词、语气词、叹词和拟声词等。连词是连接词、短语、分句或句子的虚词，表示各语法单位间的意义关系，如"因为""所以"等。介词又称前置词，表示名词、代词等与句中其他词的关系，在句中不能单独作句子成分，如"从""为了"等。助词又称语助词，附着在其他词汇、词组或句子上做辅助用，如"的""了"等。语气词表示语气，通常在句末，如"吧""呢"等。叹词表示感叹、呼唤、答应等，可单独成句，如"喂""哎"等。拟声词是模拟自然界声音的词，如"嘎嘎""吱吱"等。

2. 短语　短语又称词组，是大于词而又不成句的语法单位。简单短语可充当复杂短语的句法成分，短语加上句调可成为句子。现代汉语短语有以下5种基本类型：

（1）主谓短语：由主语、谓语两个成分构成，前者把主题提出；后者对该主题加以陈述，如"精力充沛""人民伟大"等。

（2）动宾短语：又称述宾短语，前面是述语，后面是宾语，表示支配、关涉的关系，如"盖被子""吃馒头"等。

（3）偏正短语：由修饰语、中心语组成，结构成分间有修饰与被修饰关系，如"仔细检查""精心设计"等。

（4）联合短语：由两个同类实词或短语组合而成，表示并列、选择或递进关系。如"讨论并通过""花香鸟语"等。

（5）介宾短语：由介词和其他词或短语组成的语言单位。主要用在动词、形容词前，充当状语，介绍动作行为的处所、对象等。如"在楼下""从北京""到晚上"。

（6）述补短语：由中心语、补语构成，又称动补短语表示补充关系，如"高兴极了""学得好"等。

3. 句子　句子是语言的基本运用单位,由词和短语构成。句子与短语是不同的语法单位,两者最明显的区别在于,短语没有语调而句子有语调。

分类方式不同,句子类型也就不同。按照句子语气可分成陈述句、疑问句、祈使句及感叹句,一般称之为句类;按照句子结构可分成单句、复句、主谓句、非主谓句等,一般称之为句型;另外,根据句子的特殊词语或结构划分出来的句子类型被称作特殊句式,如"被"字句和"把"字句等。

由 2 个及以上意义相关,结构上互补的分句组成的句子称作复句,其中分句是结构上类似但没有完整句调的语法单位。复句又分为并列复句、连贯复句、因果复句等。

(四)语用

语用即语言的运用。一般而言,说话时包含了多种言语行为,这些言语行为都符合当时的语境。而说话人说话时的语境则是语用研究不可忽略的条件,因为同一表达在不同的语境中可能产生完全不同的使用意义。

人们交谈时无形中有一种对话规则在指引着交谈双方,若有一方不了解对话规则,则交谈就不能达到有效沟通的目的。如你问某个同学说:"你有辅导员电话吗?",而他只回答说:"我有",但你其实期待他能给你具体的电话号码而不是只回答"有"。将这一对话规则称为语用规则,指的是如何正确使用语言达到沟通目的。

通常,日常对话中说话者的本意并不一定会明显出现在语言表层,这就需要听话人根据当时语境并结合一定语用规则推测出讲话人真正的意图。例如,课上老师突然问学生:"教室里是不是很闷热?",这句话的表层意思是在询问学生,其实言外之意可能是:"我感觉教室里很闷热,把空调打开可以吗?",这也是我们常说的间接言语。生活中这种例子很多,因此,在对话时除了要了解说话人的表层含义之外还要了解说话人的言外之意,这样才能顺利沟通。

(姜　孟)

第二节　语言的解剖与生理基础

一、脑发育与语言的中枢处理系统

(一)大脑的功能侧化

语言是人类社会中约定俗成的符号系统,形成语言的关键生理基础是语言中枢。语言的大脑功能侧化,是指语言功能相对集中于大脑某一侧半球的过程。右利者(惯用右手的人)其语言区多数在左侧半球;大部分左利者(惯用左手的人)的语言区也在左侧,少数位于右侧半球。语言区所在的半球称为优势半球。在长期的进化和发育中,大脑皮层的结构和功能都得到了高度分化。左侧大脑半球与语言、意识、数学分析等密切相关;右侧大脑半球则主要感知非语言信息、音乐、图形和时空概念。左侧半球在语词活动功能上占优势,右侧半球在非语词性认知功能上占优势,如对空间的辨认、深度知觉、触压觉认识、图像视觉认识、音乐欣赏分辨等。但是,这种优势是相对的,因为左侧半球也有一定的非语词性认知功能,右侧半球也有简单的语言活动功能。在大脑优势半球尚未建立时,如儿童左侧大脑半球受损,有可能在右侧大脑半球相应皮质区重建优势脑区,使语言机能得到恢复;成年后若发生左侧大脑皮层损害,就很难再建立起语言活动中枢。

（二）语言中枢

人类大脑皮层某一特定区域受到损伤时，可引发特有的语言功能障碍。经典的大脑语言中枢定位区域如下（图 1-2-1）：

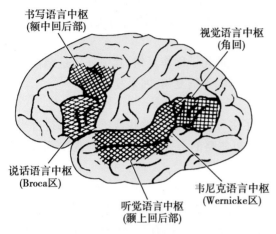

图 1-2-1 大脑皮层语言功能区示意图

1. 语言运动中枢 为布罗卡区（Broca 区），位于 Brodmann 44 区及 45 区，紧靠中央前回下部，额下回后 1/3 处。能分析综合与语言有关的肌肉性刺激，为面、舌、唇、腭、咽等器官和呼吸系统的运动皮层。语言运动中枢如果受损，患者与发音有关的肌肉虽未瘫痪，却丧失了说话的能力，临床上称为运动性失语症。

2. 语言听觉中枢 为韦尼克区（Wernicke 区）的一部分，颞上回后部，位于 Brodmann 22 区，分析从初级听皮层来的输入信号，将这些信号与储存的信息匹配，并翻译意义。该区对复述和理解都很重要。听觉中枢受损，患者能讲话，但内容混乱且缺乏联系；能听到别人讲话，但不能理解讲话的意思（听觉上的失认），对别人的问话常答非所问，临床上称为感觉性失语症。

3. 书写性语言中枢 又称书写中枢，位于额中回的后部。若此处受损，虽然其他的运动功能仍然保存，但写字、绘画等精细运动出现障碍，临床上称为失写症。

4. 视觉性语言中枢 又称阅读中枢，位于 Wernicke 区的一部分及其上方的角回，在 Brodmann 39 区和 37 区，靠近视中枢。此中枢受损时，患者视觉无障碍，但角回受损使得视觉意象与听觉意象失去联系（大脑长期记忆的信息编码以听觉形式为主），导致原来识字的人变为不能阅读，失去对文字符号的理解，称为失读症。

5. 弓形束 联系 Wernicke 区和 Broca 区的神经纤维，其将信息从 Wernicke 区传向 Broca 区，然后信号传递到脑岛的说话区，启动唇、舌、喉的运动而发声（图 1-2-2）。

近年来，随着脑刺激技术、脑电检测技术和脑功能成像技术的进步，不仅对经典的大脑语言中枢定位区域给予了比较准确的描述，而且又发现了一些新的脑功能区。采用定位的电刺激皮层技术研究发现，语言功能区的皮层定位较为离散，语言运动区大大超出了经典的 Broca 区而深入到顶叶和颞叶。语言功能区是由多块小的脑区镶嵌而成，有一些分布在额部，更多镶嵌块居后，这些镶嵌块边缘分明，但其确切位置有个体差异。此外，新发现的语言功能区还包括颞叶中底部、枕叶内侧面、顶叶和辅助运动

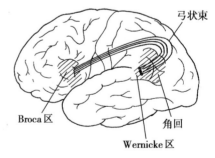

图 1-2-2 弓形束

区，颞底部是视觉刺激与语音、语义相关联的联合区。颞底部损伤可导致阅读和命名障碍。辅助运动区的功能亦不容忽视：大脑皮层任何一侧辅助运动区受到损伤，都会产生一段时间的失语症状，在电刺激辅助运动区时可产生与刺激 Broca 区和 Wernicke 区程度相同的类似失语症的效应。功能性磁共振成像（functional magnetic resonance imaging，fMRI）的研究证

明，Wernicke区之外的颞中回、颞下回、梭状回、角回等广泛区域都参与了语言信息的处理。例如，Broca区之外的颞叶广泛区域参与了语言的处理：包括额叶、颞叶和顶叶等多个脑功能形成脑内网络，共同完成语言的处理。

总之，大脑皮层语言功能具有一定的区域性，但各区的活动紧密相关，语言功能的完整有赖于广大皮层区域的共同活动。因此，当大脑皮层的相应区域受损时，常常多种语言障碍症状合并存在。

二、语言的传入系统

语言的传入主要是通过两种方式实现的：一种是有声语言，主要通过听觉系统传入；另一种是图像语言，如文字、符号、标志、图形、色彩等，主要通过视觉系统传入。

当语言以声波的形式传递给听者时，听觉感知过程即开始。首先，声波通过耳郭进入耳道，在内耳进行初步的声学分析。内耳的毛细胞与螺旋神经节内双极细胞的外周支神经纤维相联系。编码后的听觉神经信息传给双极细胞。双极细胞将这些信息沿其中枢支神经纤维——听神经向脑内传递，首先到达末脑的耳蜗神经核，发出纤维大部分在脑桥内经过斜方体交叉至对侧，至上橄榄核外侧折向上行，称外侧丘系。外侧丘系的纤维经中脑被盖的背外侧部上行，大多数纤维止于下丘。从下丘向左右两个内侧膝状体传递信息，也有少数外侧丘系直接止于内侧膝状体。少数蜗神经前后核纤维不交叉，进入同侧的外侧丘系。最后由内侧膝状体将听觉信息传递到颞叶听皮层（Brodmann 41区、22区、42区）（图1-2-3）。

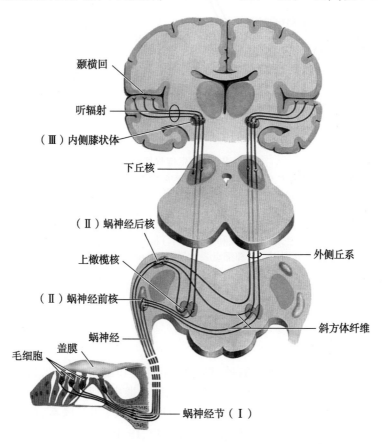

图 1-2-3 听觉传导通路

与声波的传入系统相似,视觉图像信号亦有其神经传导途径:视网膜的视锥细胞和视杆细胞为感光细胞→双极细胞→神经节细胞→节细胞的轴突在神经盘处集合形成视神经→经视神经管入颅腔→视交叉→视束→外侧膝状体细胞(在视交叉处视神经纤维作不全交叉,来自两眼视网膜鼻侧半的纤维交叉,来自颞侧半的纤维不交叉。视束纤维绕过大脑脚,多数纤维止于外侧膝状体)→视辐射(经内囊后脚)→枕叶距状沟上、下的皮质(视觉中枢)(图1-2-4)。

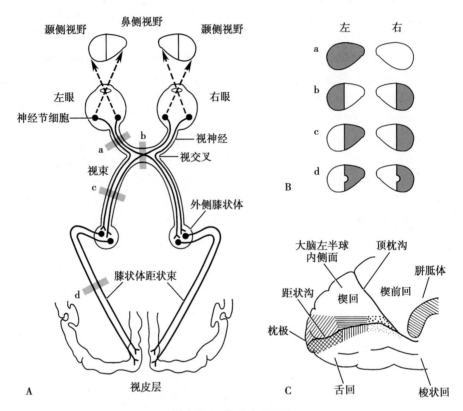

图 1-2-4　视觉传导通路

A.示视觉传入通路;B.a、b、c、d 分别表示视觉传入通路不同水平横断(见于 A 图中标有 a、b、c、d 的灰色长方形小条块处)后出现的各种不同视野缺损情况,视野缺损在图中用灰色表示;C.示枕叶皮层内侧面距状沟上、下缘的初级视皮层,距状沟上、下缘分别接受来自视网膜上、下半部的投射,距状沟后部(上、下缘分别用斜线和方格线表示)接受视网膜中央凹黄斑区的投射,距状沟中部(上、下缘分别用横线和竖线表示)接受视网膜中央凹黄斑区周围的投射,而距状沟前部(上、下缘分别用粗点和细点表示)则接受视网膜周边区的投射

在语言传入过程中,任何一部分传导通路受损都会影响中枢对语言的感知,导致中枢对信息的综合、分析、比较、整合与处理等受限。

三、脑内语言阶段

脑内语言阶段主要将语言进行编排,形成文字符号和概念。首先,口语与声音刺激一样,听觉系统将信息传入 Wernicke 区,Wernicke 区通过颞中回和颞下回后部的听觉联络区(21、22 区)与颞下回(37 区)、角回(39 区)、缘上回(40 区)相互联系,位于顶下叶的角回(颞叶、枕叶、顶叶交界处)与枕叶后部的视觉中枢(17、18、19 区)相连,位于顶下叶的缘上回与顶叶中央后回的感觉中枢(3、1、2 区)相连。文字信息与光感刺激一样,初级视皮层对视觉信息处理后,变成视觉性语言信息,再向视觉联络区(18、19区)发放,然后输入同侧角回,角回储存着以视觉为基础的大量视语记忆痕迹(文字识别的基础)与阅读功能有关。

大脑内与语言有关的区域将听觉系统和视觉系统接收的语言信息进行编排,形成文字符号和概念。首先,Wernicke区把语言特征转变为音素和各个音素序列信息,然后进行信息整合。优势半球后部语言中枢(顶下叶的角回和缘上回)对接收的视、听语言信息进行综合、交换,唤起和回忆储存在脑内的各种感觉信息与刚传入的语言信息综合、联想,产生语义及表达这些语义的语言符号和句法编码。

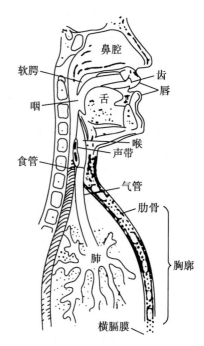

图 1-2-5 发声与构音器官和组织

四、语言的传出系统

语言运动信息转变为运动冲动,经锥体束至运动神经核团支配构音器官,同时锥体外系也有纤维支配这些核团,影响控制发音肌肉的肌张力和共济运动,以保证声音的音调和音色。有声语言产生过程涉及三大系统:呼吸系统、发声系统及共鸣系统,参与发声及构音的器官和组织包括:肺、横膈膜、声带、舌、软腭、齿、唇及喉腔、咽腔、口腔、鼻腔等(图 1-2-5)。

(一)呼吸系统

呼吸运动由肺、气管、支气管、胸廓、横膈和辅助横膈运动的腹肌肌群组成。呼吸运动是语言产生的动力源,呼出的气流使声带振动,产生嗓音。说话时呼吸的条件是:气流维持一定的呼气压且保持一定的时间,呼气压水平能适当控制。在神经支配下,呼气肌和吸气肌的协调运动,完成说话时的呼吸运动。主要的呼吸肌参考表 1-2-1。

表 1-2-1 呼吸运动的主要呼吸肌

	肌肉名称	起始	终止	神经支配	作用
胸廓肌	肋骨提肌	第6颈椎~第11颈椎横突	第1~12肋骨	脊髓神经后支	上提肋骨,吸气
	上后锯肌	第6颈椎~第2胸椎棘突	第2~5肋骨	肋间神经	上提肋骨,吸气
	肋间外肌	肋骨间	肋骨	肋间神经	上提肋骨,吸气
	胸横肌	胸骨	第9~12肋骨	肋间神经	下拉肋骨,呼气
	下后锯肌	第11胸椎~第2、3胸椎棘突		肋间神经	下拉肋骨,呼气
	肋间内肌	肋骨间		肋间神经	下拉肋骨,呼气
	横膈膜	腰椎,肋骨弓,胸骨剑突	中心腱	横膈膜神经	隔膜下降,吸气
腹壁肌	腹直肌	耻骨,耻骨联合嵴	剑突	肋间神经	腹压上升,呼气
	腹外斜肌	第5~12肋间	腹直肌鞘	肋间神经+腰神经丛	腹压上升,呼气
	腹内斜肌	胸腰肌膜,髂骨	腹直肌鞘	肋间神经+腰神经丛	腹压上升,呼气
	腹横肌	下接肋骨,髂骨	腹直肌鞘	肋间神经+腰神经丛	腹压上升,呼气

（二）发声系统

喉为发声系统的重要组成部分。喉腔的发声包括从肺产生呼气流的过程和声门将呼气流转变成间断气流并生成声波的过程。两侧声带外展或内收,致声门的开大或闭合,控制气流通过的大小,参与此运动的是喉内肌(表1-2-2)。气流形成的声门下压作用于声带,使两侧声带边缘在靠近到一定程度时产生振动,发出浊音;开启声带,发出清音。声音的高度由喉来调节:当环甲肌伸展声带变薄而且紧张度高时,振动频率增加,音调高;反之,声带变厚且松弛,频率降低,音调下降。

表1-2-2　喉内肌

肌肉名称	起始	终止	神经支配	作用
环甲肌	环状软骨前面	甲状软骨下缘	喉上神经返支	拉伸声带、使紧张
甲杓肌	甲状软骨正中内侧面	杓状软骨前面	迷走神经返支	声门关闭
声带肌	甲杓肌的声带缘	杓状软骨突起处	迷走神经返支	声带紧张
环杓侧肌	环状软骨侧面	对侧杓状软骨后面	迷走神经返支	声门关闭
杓肌	环状软骨后面	杓状软骨突起处	迷走神经返支	声门关闭
环杓后肌	环状软骨后面		迷走神经返支	声门开大

（三）构音与共鸣系统

喉部产生声音,在声道形成语音。声道是指由咽腔、鼻腔以及它们的附属器官所组成的共鸣腔。当气流通过咽腔、口腔、鼻腔时,会产生不同共鸣。构音系统由唇、下颌、舌和软腭等组成,其灵活协调的运动改变了声道的形状,从而产生不同的声音。形状和大小发生变化的声道,为语言的共鸣腔。主要的运动调节包括:喉外肌参与舌骨运动及咽腔收缩(表1-2-3)。舌骨上肌群通过舌骨向上牵拉喉,舌骨下肌群则向下牵拉,参与构音运动。

软腭位于上腭的后1/3,将咽上部与口咽腔中部分开。腭帆提肌受咽神经丛分支支配,腭帆张肌受三叉神经支配,两者联合运动把软腭向后上方牵拉,阻断从中咽到上咽的通道,同时可使鼻咽腔闭锁,改变鼻腔;腭舌肌、腭咽肌使软腭向下运动,受咽神经支配。口腔的运动比较多样:下颌关节运动是通过咀嚼肌和舌骨肌来进行(表1-2-4)。舌的运动比较复杂。舌外肌由舌的外部进入舌,使舌体前后、上下移动,改变舌的方向;舌内肌在舌的内部可以使舌上下、前后水平方向移动,改变舌的形状。与构音相关的运动是舌体的前后移动、上抬和下降等,具体舌肌及神经支配情况见表1-2-5。

唇位于口腔的前端,围绕口裂的肌肉和从周围向口裂集中的肌肉,统称为颜面肌,这些肌肉受面神经支配。唇和构音相关的运动是双唇的开闭和拢唇。

表 1-2-3　喉外肌

		肌肉名称	起始	终止	神经支配	作用
喉外肌	舌骨上肌	腭二腹肌前腹	下颌体内面	固定于舌骨的中间腱	三叉神经第3支	使舌骨向前上方，下颌骨张开
		腭二腹肌后腹	颞骨乳突	固定于舌骨的中间腱	面神经	使舌骨向后
		上颌骨肌	下颌骨颏棘	舌骨	舌下神经	使舌骨向前上方，下颌骨张开
		下颌骨肌	下颌体内侧	舌骨、颏舌骨肌边缘	三叉神经第3支	使舌骨向前上
		茎突舌骨肌	下颚茎突	舌骨	面神经	使舌骨向后上
	舌骨下肌	肩胛舌骨肌	肩胛骨上缘	舌骨	舌下神经+颈神经丛	下拉舌骨，使下颌张开
		胸骨舌骨肌	胸骨上端	舌骨	舌下神经+颈神经丛	下拉舌骨，使下颌张开
		胸骨甲状肌	胸骨上端	甲状软骨	舌下神经+颈神经丛	下拉喉
		甲状舌骨肌	甲状软骨	舌骨	舌下神经+颈神经丛	下拉舌骨
	咽提肌	会厌咽肌	咽侧壁	会厌	舌咽神经	上拉咽壁
		茎突上咽肌	茎突	咽侧壁	舌咽神经	上拉咽壁
		咽上收缩肌	蝶形骨翼状突起、下颌骨、舌	咽缝线	舌咽神经	收缩咽腔
		咽中收缩肌	舌骨	咽缝线	迷走神经	收缩咽腔
		咽下收缩肌	舌骨	咽缝线	迷走神经	收缩咽腔
		甲咽肌	甲状软骨	咽缝线	迷走神经	收缩咽腔
		环状咽肌	环状软骨	咽缝线	迷走神经	收缩咽腔

表 1-2-4　下颌关节活动肌肉

	肌肉名称	起始	终止	神经支配	作用
咀嚼肌	咬肌	颧骨	下颌角外侧面	三叉神经第3支	闭下颌
	内侧翼状肌	蝶骨翼	下颌角内侧面	三叉神经第3支	闭下颌
	外侧翼状肌	蝶骨翼大翼	下颌关节	三叉神经第3支	前拉下颌、张下颌
	舌骨肌	颞骨	下颌骨突起	三叉神经第3支	关下颌、后部肌束后拉下颌

表 1-2-5   舌肌

	肌肉名称	起始	终止	神经支配	作用
喉外肌 · 舌骨上肌	腭二腹肌前腹	下颌体内面	固定于舌骨的中间腱	三叉神经第 3 支	使舌骨向前上方,下颌骨张开
	腭二腹肌后腹	颞骨乳突	固定于舌骨的中间腱	面神经	使舌骨向后
	上颌骨肌	下颌骨颏棘	舌骨	舌下神经	使舌骨向前上方,下颌骨张开
	下颌骨肌	下颌体内侧	舌骨、颏舌骨肌边缘	三叉神经第 3 支	使舌骨向前上
	茎突舌骨肌	下颚茎突	舌骨	面神经	使舌骨向后上
舌骨下肌	肩胛舌骨肌	肩胛骨上缘	舌骨	舌下神经 + 颈神经丛	下拉舌骨,使下颌张开
	胸骨舌骨肌	胸骨上端	舌骨	舌下神经 + 颈神经丛	下拉舌骨,使下颌张开
	胸骨甲状肌	胸骨上端	甲状软骨	舌下神经 + 颈神经丛	下拉喉
咽提肌	甲状舌骨肌	甲状软骨	舌骨	舌下神经 + 颈神经丛	下拉舌骨
	会厌咽肌	咽侧壁	会厌	舌咽神经	上拉咽壁
	茎突上咽肌	茎突	咽侧壁	舌咽神经	上拉咽壁
	咽上收缩肌	蝶形骨翼状突起、下颌骨、舌	咽缝线	舌咽神经	收缩咽腔
	咽中收缩肌	舌骨	咽缝线	迷走神经	收缩咽腔
	咽下收缩肌	舌骨	咽缝线	迷走神经	收缩咽腔
	甲咽肌	甲状软骨	咽缝线	迷走神经	收缩咽腔
	环状咽肌	环状软骨	咽缝线	迷走神经	收缩咽腔

（赵建慧）

第三节   儿童语言的发展规律

一、前语言能力的发育

（一）吞咽和进食技能的发育

吞咽和进食技巧是婴幼儿期获得的关键性技巧。吞咽和进食障碍不仅会影响能量和营养素摄入,导致体格生长指标下降和营养障碍,而且会影响言语清晰度,限制语言学习和社交参与,影响心理发展。

1. 婴幼儿吞咽的生理解剖学特点　与大龄儿童和成人相比,婴幼儿具有以下吞咽相关的生理解剖学特点:

（1）下颌相对较小;

（2）舌相对于口腔的占比较大;

（3）存在特有的吮吸垫;

（4）面颊肌肉主动活动少;

（5）软腭接近会厌;

（6）喉位置较高,在舌根下方;

（7）后咽壁向前位移更大;

（8）使用鼻呼吸;

（9）耳咽管更接近水平位。

2. 与吞咽和进食相关的原始反射

（1）觅食反射

1）检查方法:检查者用手指轻触小儿一侧口周的皮肤,小儿出现头转向刺激侧并张口寻找乳头的动作。该反射出生后即出现,3~4个月左右消失。

2）临床价值:早产儿及脑损伤、小儿脑瘫患者该反射减弱或消失;4~5个月后持续存在提示脑损伤。

（2）吸吮反射

1）检查方法:检查者用手指轻轻碰触小儿的嘴角或上下唇,或将手指放入小儿口中,小儿会出现口唇及舌的吸吮、蠕动动作。该反射出生后即出现,2~4个月后消失。

2）临床价值:脑损伤、小儿脑瘫患者和早产儿此反射会减弱、消失或持续存在或重新出现;正常儿饱餐后该反射也不易引出,而饥饿时会呈亢奋状态。

（3）紧张性咬合反射

1）检查方法:检查者将手指放入小儿口内并触摸其牙床的咬合面,小儿会做出上下牙床咬合的动作。此反射出生后即出现,6个月后随咀嚼运动的出现而消失;

2）临床价值:脑损伤、小儿脑瘫患者和早产儿此反射会减弱、亢进、持续存在或重新出现。

（4）呕吐反射

1）检查方法:检查者用棉棒刺激舌根部(舌体后1/3部位),小儿会出现软腭、悬雍垂和咽壁同时提起并出现呕吐反应;

2）临床价值:呕吐反射是基本保护性反射,目的是不让异物进入声门或肺部。反应过度表现为棉棒只触碰口腔前部就引发呕吐动作,提示口腔高度敏感;无反应或反应低落表现为小儿对棉棒的刺激毫无反应或反应不明显,提示口腔低敏或舌咽神经麻痹。

（5）吞咽反射:口腔受刺激(食物、咀嚼),产生一系列反射性的吞咽动作。

3. 正常吞咽和进食技能的发育　婴幼儿吞咽和进食技能的发育是一个由整体到分化、由不稳定到稳定、由单一到全面的顺序性和连续性的过程。吞咽能力的发育始于胎儿期,大约怀孕14周之后,胎儿会出现吞咽羊水的动作。出生后的宝宝便展开一连串与吞咽密切相关的行为,尤其在出生后第1年,口腔动作迅速发展,使得进食能力和效率不断提高。表1-3-1~表1-3-3详细描述了不同年龄阶段婴幼儿的吞咽和进食行为、进食技能发育以及食物引入进程。

表 1-3-1　不同年龄阶段婴幼儿的吞咽和进食行为

年龄	吞咽和进食行为
0~3 个月	存在与摄食相关的原始反射,如觅食反射、吸吮反射、吞咽反射、张力性咬合反射、伸舌反射等;舌呈前伸/后缩的活动模式,即前后运动。与下颌、唇呈整体模式活动,相互间无分离活动;舌两边上翘卷曲成杯状,将奶液引向咽;以吸吮/吞咽反射的模式进食
4~6 个月	在等待勺子喂入食物或接触勺子时有啜吸动作反应;会上下咬合;舌和下颌间无分离运动;吸吮、呼吸、吞咽协调;5 个月后觅食反射消失;5 个月后张力性咬合反射消失;咽反射存在
7~9 个月	舌的活动范围明显增大,活动模式增多,会上下、前后方向运动,即吸吮、吞食动作;唇活动增多,也会含在勺子上"抿"下勺中食物;用杯饮水时下颌稳定性仍差;吞咽时仍可见舌前伸;咬食物时可见舌、唇与下颌有少量分离活动;能在口腔内移动食物,从两侧到中间,从中间到两侧;吞咽半固体食物时可见合唇动作;咽反射减弱
10~12 个月	表现出真正的吸吮动作;会用牙齿清洁下唇上的食物;吸吮、吞咽、呼吸协调性提高;吞咽时仍可见舌外伸;咬软食时下颌稳定性好,能自我控制咬食动作;吞咽奶液等流汁食物时,唇闭合能力提高;口腔内食物移动范围增大,能超越中线,出现滚动式咀嚼动作;咀嚼时有较好的唇和颊活动参与
13~15 个月	通过咬住杯沿提高下颌稳定性;舌和唇能分离活动;吸吮、吞咽、呼吸协调性良好;能合唇咀嚼;咬固体食物时有少量自控能力
16~18 个月	开始发展下颌主动控制能力;吞咽时舌外伸减少;能很好地控制流质食物;主动良好地控制咬合,不需转头辅助;吸吮、吞咽、呼吸协调性更趋完善
19~24 个月	会用舌清洁唇部食物;能连续饮;能用吸管吸;吞咽时舌后缩;能自如地咬肉类食物;能在口腔内超过中线移动食物,动作自如
25~36 个月	能很好地主动控制下颌;吞咽时舌尖上抬;咬食物时下颌分级调控好;咬食物时头部分离活动好;食物在口腔内平稳移动,从一侧转移到另一侧;舌活动度和灵活性发育逐渐完善

表 1-3-2　婴儿期食物种类的引入进程

月龄	食物性状	食物种类
0~3 个月	流质	奶
4~6 个月	泥糊状	配方米糊、果泥、菜泥、蛋黄、鱼泥、肝泥、豆腐
7~9 个月	末状食物(细颗粒)	稠粥、烂面、肉末、菜末、水果、饼干、馒头片、面包片
10~12 个月	碎食物(粗颗粒)	软饭(面)、馒头、碎菜、碎肉、蛋、鱼肉、豆制品、水果

表 1-3-3　进食技能的发育进程

年龄	进食技能	年龄	进食技能
3 个月	用汤匙	8 个月	从小碗中拿香蕉粒
4 个月	辅食,捧奶瓶饮奶	10 个月	弃奶瓶、奶头,以杯代饮
6 个月	加饼干	12~18 个月	尝试用匙,把食物送入口中
7 个月	宝宝杯饮水	18 个月	自己吃,捧杯饮水

4. 吞咽的分期　吞咽是食团通过咽、食管和贲门进入胃内的过程。吞咽动作看似简单,可随意开始,但此动作的完成过程是复杂的反射活动。正常吞咽分为 4 个时相:①口腔准备期,此期需要运用牙齿、舌头、嘴唇、脸颊等相关部位,执行咀嚼、磨碎的动作,将食物形成食团;②口腔期,承接准备期,舌头会执行"后送"的动作,首先在舌的后面形成食团,然后舌尖上举,接触硬腭,下颌舌骨肌收缩,将食团推向软腭后方而至咽部。婴儿吸吮奶水后,会直接由舌后送到咽部;③咽期,食团刺激软腭的感受器,引发咽反射,软腭上升,咽后壁前突,鼻咽通路封闭,会厌软骨向后弯曲,声门关闭,喉头上举并向前紧贴会厌,封闭了咽与气管的通路,呼吸暂停。此时食管上口张开,食团从咽挤入食管,此期需要良好的呼吸-吞咽协调;④食管期,这是一项自主的动作,当食团进入食管后,就会借着食管的蠕动与收缩,慢慢往下送至胃里,进行消化作用。

5. 不同年龄段需要关注的吞咽相关行为

(1) 0~1 岁:应关注宝宝吸吮的力量、每次用餐的时间、呼吸与吞咽的协调性、呛咳、呕吐、进奶时口腔的声音、体重的变化、情绪反应等。

(2) 2~3 岁:应关注是否存在下颌和口唇控制不良、流涎、不喜欢坚硬或长纤维食物、戒不掉奶嘴、舌头不灵活、口腔超敏(拒绝某些特定的食物、不喜欢刷牙、不喜欢他人触碰口腔)或低敏等。

(二)儿童前语言感知、产生及交际的发展

0~18 个月儿童的前语言现象包含了前语言感知、前语言发音和前语言交际三方面的发展。该阶段儿童围绕语言最外在的物质显现——语音,突出集中地感知语音、操练发音、学习用语音及体态行为与人交往,获得大量与汉语语音直接有关的经验,是语音核心敏感期。周兢和 Deb Keen 等认为正常儿童前语言期是 0~18 个月;黄昭鸣认为正常儿童前语言期是 0~9 个月。

李辉认为婴儿言语感知能力的发展可分为以下阶段:①胎儿期(妊娠 5~9 个月),胎儿能大致区分出乐音、噪音和语音;②新生儿期(0~1 个月),新生儿能对声音进行空间定位,辨别各种声音的细微差别;③乳儿早期(2~4 个月),婴儿开始理解言语活动中的信息,模仿成人发音;④乳儿中期(5~9 个月),婴儿能辨认母语中的每个音素及其意义,模仿学习新语音,为语言发生做好准备。周兢将前语言感知能力分成 3 个层次:辨音(0~4 个月)、辨调(4~10 个月)、辨义(10~18 个月)。0~4 个月形成了感知辨别单一语音的能力。2 个月后能从各种混合组成的话语中分化出不同的语音,并做出语音尝试。4~10 个月处于辨调阶段,从整块语音的不同音高、音长变化中体会所感知的话语声音的社会性意义,并能够给予相应的反馈。10 个月后开始进入辨义阶段,学习通过对汉语声、韵、调整合一体的感知来接受语言。

张仁俊和朱曼殊将婴儿前语言发音能力的发展分成 3 个阶段:0~4 个月,单音节阶段;4~10 个月,双音节和多音节阶段;10~13 个月,模仿成人发音,是学说话的萌芽期。汉语婴儿的发音练习大致可以分为:单音发声阶段(0~4 个月)、音节发声阶段(4~10 个月)和前词语发声阶段(10~18 个月)。E. Kaplan 和 G. Kaplan 把婴儿的语音发展进一步划分为 4 个阶段:①哭叫(0~1 个月);②喃喃咕咕(1~6 个月),其他语音如[uh]出现;③咿呀学语(5~10 个月),元音、辅音及两者的结合出现,音调和音节获得成熟性发展;④标准化言语(10~12 个月),言语真正发生。

婴儿获得语言前存在着一些交际倾向和表现,称为前语言交际。特定交际能力与儿童语言感知和发音经验有密切关系,前语言时期亦可划分成 3 个阶段:产生交际倾向(0~4 个月),学习"规则"(4~10个月)和扩展交际功能(10~18个月)。前语言交际在出生后不久便开始,1周至1个月的婴儿用不同的哭声表达他们的需要,吸引成人的注意。产生交际倾向后,则进入学习基本交际"规则"的阶段。此时婴儿的前语言交际已有明显的"社会性"的成分。10个月之后,婴儿逐步会用语音语调和动作表情,来达到交际的各种目的。

二、语音系统的发展

1岁半到4岁半是儿童语音迅速发展的时期,在此期间,儿童按照一定速度和顺序不断习得语音知识。总体而言,儿童最先习得调位,随后习得元音音位,而辅音音位习得相对较晚。

研究发现,对说普通话的正常儿童而言,汉语声调的习得在2岁左右就已经全部完成。但学者们对儿童调位的习得年龄和习得顺序并无定论。受语言环境影响,不同地区的儿童在声调习得年龄上有所不同,有的儿童在3岁5个月时仍未完全习得声调,儿童即使到了五六岁,其声调使用正确率仍不能达到成人水平。

在音位习得方面,元音音位习得略早于辅音音位。汉语儿童元音发展的一般顺序是舌面元音早于舌尖元音、不卷舌元音早于卷舌元音、不圆唇元音早于圆唇元音、低元音早于高元音、前元音早于后元音。儿童最先习得舌面元音,舌面单元音在2岁时已习得,舌面复元音在3岁时习得,3岁半时习得卷舌元音,但舌尖元音到5岁时仍未完全习得。石锋、温宝莹指出,儿童元音发展可分为3个阶段:第一阶段(2岁以前),儿童习得[a]、[i]、[ə];第二阶段(2~3岁),习得[u]、[ʅ]、[ɿ]和[ü];第三阶段(3岁后),某些元音,如舌尖元音的发展出现反复。该结果也与Jakobson关于儿童母语语音习得的推测基本一致。

儿童辅音习得情况相对复杂。早在1941年,Jakobson就预测了辅音习得的规律:发音部位靠前的辅音习得年龄早于发音部位靠后的辅音;塞音早于摩擦音、鼻音早于非鼻音。吴天敏和许政援对3岁前儿童的语言发展进行跟踪记录发现,儿童对擦音、鼻音和塞音习得较早。李宇明对1~120天婴儿的发音研究也发现,儿童辅音的发展从发音部位上看是由前后两端挤向中间。从发音方法上看,儿童首先习得鼻音、擦音、塞音。李嵬等认为儿童音节尾辅音的习得时间与元音的习得时间相近,但音节首辅音习得时间较晚。根据其对1~4岁儿童音节首辅音的出现和习得年龄统计(表1-3-4),从发音方法上看,塞音和鼻音习得最早,塞擦音最晚,不送气音早于送气音;从发音部位上看有由两端向中间靠近的趋势。但儿童最后习得的一些音位,如卷舌音、塞擦音等,在儿童早期的语音系统中已经出现,这似乎表明发音难易程度对音位习得的影响并非决定性的。司玉英的研究也得出了相似的结论。

表1-3-4 音节首辅音的音位出现和习得

年龄组	音位出现(90%标准)	音位习得(90%标准)
1岁6个月~2岁	t、tʰ、k、m、n、x、tɕ、tɕʰ、ɕ	t、m
2岁1个月~2岁6个月	f、s、tʂ	n
2岁7个月~3岁	p、l	p、tʰ、f、x、ɕ
3岁1个月~3岁6个月	pʰ、kʰ、tʂʰ	k、kʰ
3岁7个月~4岁	ʂ	pʰ
4岁1个月~4岁6个月	ts、tsʰ、r	l、s、r、tɕ、tɕʰ
4岁7个月~		ʂ、tʂ、tʂʰ、ts、tsʰ

此外,黄昭鸣等认为,正常儿童的声母音位习得顺序可分为5个阶段:第1阶段(2岁7个月~2岁12个月)儿童习得/b、m、d、h/等音位;第2阶段(3岁1个月~3岁6个月)儿童习得/p、t、g、k、n/等音位;第3阶段(3岁7个月~3岁12个月)儿童习得/f、j、q、x/等音位;第4阶段(4岁1个月~5岁12个月)儿童习得/l、z、s、r/等音位;第5阶段(6岁1个月~6岁6个月)儿童习得/c、zh、ch、sh/等音位。

虽然对音调内四声习得、音位中辅音和元音习得顺序还未有定论,但大部分学者认为,音调习得早于音节尾辅音、元音,而音节首辅音习得最晚。为解释儿童语音习得的顺序性和阶段性,学者提出各种假设,如"普遍性理论""功能负载量"假说、"突显性"假说等,但都不能完全解释儿童语音发展的特点。

三、语义能力的发展

从语言学角度看,语义指具体语言的特定符号标记的内容。语义分析被视为自然语言理解中的根本问题,语义的发展也将影响儿童语言自身的发展和语言之外的广泛领域。

（一）儿童词语习得过程中的语义能力发展

词汇是语言最基本的单位,在整个语义系统中占有突出位置。词义发展是语义发展的基础,贯穿于语义发展的整个过程。儿童词义发展存在较大的个体差异,但可以肯定,儿童词义发展是一个循序渐进的过程。马菊青指出,儿童词义发展经历了3个阶段(图1-3-1):词义假设、词义假设的验证和修正、词义深化。

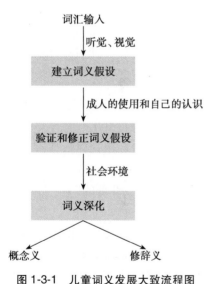

图1-3-1 儿童词义发展大致流程图

1. 儿童的初始词义——词义假设 儿童通过视觉或听觉输入1个词后,会根据成人的使用并结合自己对事物的认识去理解词汇,进而建立词义假设。在此阶段,儿童常会出现过度概括和概括不足的情况,导致其假设的初始词义与成人的词义存在差异。如"摸着有胡子的就叫爸爸"就属于过度概括。

2. 儿童词义的发展——验证和修正词义假设 儿童建立起词义假设后意识到其词义理解过程中的偏差,便试图对此进行验证和修正。他们开始经历漫长的词义探索过程。如儿童慢慢明白,"叔叔"可用来指许多年轻男士。同时,也习得与该词词义相关的其他词语,如"叔叔""舅舅"等。于是,儿童便修正自己已建立的假设。在验证和修正原有假设的同时,儿童对接触到的新词义又进行猜测,建立起新的词义假设。这种反复建立假设、验证假设并修正假设的过程,是儿童词义不断精确化的过程,是构成儿童词义的义素走向相对稳定的过程,也是儿童词义系统逐渐丰富的过程。

3. 社会环境促使词义发展 语言是社会的产物,其存在无时无刻不依赖着社会。语言的词义也是如此。因此,儿童习得词义必须在社会生活中进行。从儿童词义发展的过程中可以看出,儿童词义的发展是儿童根据初始的词义假设,在社会环境中使用词语与成人交际中进行的。同时,社会环境还会促使儿童更早地形成某种概念,体会到词语的修辞意义,使词义进一步深化。社会环境也使得儿童学习母语要比外语快许多。

（二）儿童在话语建构和话语理解过程中的语义发展

1. 儿童在话语建构过程中的语义发展　儿童话语建构指儿童用词语组合成简单话语表达自己的意思。在早期时，儿童常用独词句表示思想，但其语义关系的不确定性使成人有时无法正确理解他们的话语。随着年龄的增长，儿童开始用词的组合或句子来表达意思，弥补了独词句表达语义的不足。儿童在话语构建过程中的语义发展主要经历 3 个阶段（表 1-3-5）：话语片段意义的发展、语法意义的发展、词语内部的语义关系发展。

表 1-3-5　儿童在话语建构过程中的语义发展

发展阶段	主要内容	问题	意义
话语片段意义	习得话语片段指的是儿童重复成人言语中的表达法。儿童习得话语片断，除习得组合关系外，还习得聚合关系，即词语间的替换关系	产生出不可接受的话语。（例如，儿童有时把"小白兔"之类的表达当作固定片段来学，从而建构出"黑小白兔"之类的话）	提高了儿童正确切分话语的能力，无论对于儿童建构话语或理解话语，都有很重要的意义
语法意义	习得语法意义是指儿童已经对词的组合方式、组合功能、表述功能的抽象意义有了一定的了解，使语义发展在儿童习得话语片段的同时，也在积极地建构完全新颖的话语	比起独词句，语义的外延已经缩减，但是语义仍不明朗。"妈妈帽帽"既可以表示"妈妈的帽帽"，又可以表示"妈妈帽帽掉在地上了"等	使儿童能够更为清楚地表达自己的意思，儿童话语的语义关系越来越明确
词语内部语义关系	习得词语内部语义关系指的是儿童能够把意义上有一定联系的词语组合成句子，并对词语语义搭配的种种限制条件和词语搭配的规律有一定的了解	/	有助于儿童正确理解语义关系，进而构建正确的话语

2. 儿童在话语理解过程中的语义发展　儿童倾向于把语句切分为几个有意义的单位来理解，其语义在该过程中得到发展。同成人交流时，儿童的词汇量和用词建构话语的能力都有所提高，因此能够从不熟悉的话语中切分出自己熟悉的语义单位。如儿童理解了"哥哥的书包"，再听到"哥哥的自行车"时，会把"哥哥的自行车"切分为"哥哥的"和"自行车"。这时只要理解"自行车"这一语义单位，便可理解该话语。

当儿童不理解话语时会出现两种情况。一是不会因此感到困惑，也不会试图去搞清楚每一句话的意思。他们会模糊地去理解该话语，这体现了儿童的模糊忍耐力在语义发展中的作用。二是在言语交际过程中，对尚未完全理解或根本不理解的话语儿童会诉诸一些话语理解策略（表 1-3-6）做出暂时理解。他们是言语交际的积极参与者，此过程中其语义能力得到进一步发展。

表 1-3-6　儿童的话语理解策略

话语策略	主　要　内　容
非语言策略	儿童根据言语行为发生时的周围环境、自己已有的知识经验以及成人的态度来理解话语
主观状态策略	儿童根据自己的主观生理心理状态和仅有的语言水平来理解话语
谐音策略	利用近音、同音理解话语

四、语法能力的发展

语法是儿童语言研究不可或缺的内容,是学龄前儿童语言发育的一个重要指标。汉语最根本的特点是:不依赖严格意义的形态变化,主要借助于语序、虚词等其他语法手段来表示语法关系和语意;句式灵活多变,难以掌握。这给汉语习得造成了困难,也给儿童语法能力的研究造成了困难。过去 30 年里,虽然对儿童语言研究探讨的理论问题很多,但对儿童语法能力的研究则相对较少。

（一）儿童语法发育阶段研究

16~30 个月是儿童语法能力发展的关键期,36 个月前可掌握基本的语法元素,至学龄前语法发育基本完成,这是儿童语言获得的普遍特性。语法发育大致分为 3 个阶段:

1. 第一阶段主要是鉴别输入单词的语法分类（如名词、虚词等）,以及标志着分类功能成熟的局部的初始语法结构的建立。该阶段以无修饰句为主,包括基本指令、基本陈述、基本问答。

2. 第二阶段是句法和语义信息相互投映阶段和主题角色配置阶段。最初儿童只能说单个词,随着儿童逐渐区分动作、对象和动作者,言语中便出现两个词组成的短语。当进一步有了表示动作者-动作-对象三者之间的关系,语言中就出现了主谓、主谓宾、主谓补等基本句法结构。

3. 第三阶段是上述各种信息的整合以及再分析和再加工阶段。5 岁是儿童语言发育的一个分水岭,5 岁儿童建立了基本完整的语法系统。之后儿童不断扩充词汇量,完善语言在不同环境中的使用,并不断使句子含义和语言用途向更高级的方向发展,读写能力也在此基础上逐步建立并完善。

国外学者以词素为单位,提出儿童正常语法发育进程:22~24 个月说含 2 个单词的短语,24~30 个月说含 3 个单词的短语,30~36 个月出现过去时态,会说含 3~5 个单词的句子,3~4 岁会说含 3~6 个单词的句子,会讲简单的故事,4~5 岁会说含 6~8 个单词的句子,句法结构清晰。

（二）儿童语法能力发展的影响因素

1. 遗传因素　流行病学调查显示,家庭中的一个成员有某种语言方面的疾病,其他成员有相同疾病的可能性很大。语言障碍的家族聚集现象提示遗传因素对儿童语言发育的影响,其遗传度为 73%,且语法遗传度高于词汇遗传度。Dionne 等人的研究也证实了这一点。

2. 年龄和性别对语法发育的影响　年龄是影响语法发育的一个重要因素。研究表明,16~30 个月幼儿句子的复杂程度随月龄增加呈线性增长,但也存在相当大的个体差异。男、女童在语法发育上也存在差异。但这种差异只是时间性、阶段性的,随着年龄增长,男女间的差异有越来越小的趋势。这种差异可能与词汇发展的差别有关。

3. 家庭认知环境　儿童语言习得是在生物和社会因素相互作用下发展起来的,后天和教育起重要作用。父母语言的数量和质量与儿童语言发育速率呈正相关。研究表明,父母受教育程度高,从事专业技术职业,其儿童句法、词法、以及句子结构掌握发展也较早。对早产儿的语法发育研究发现,母亲受教育程度高可部分弥补因早产引起的语法发育落后。而许多抚养方法,如溺爱、没有提供刺激说话的环境、过分使用婴儿语言、轻易对儿童的言语持否定态度等,则会导致儿童语言能力的缺陷。

4. 词汇量对语法发育的影响   国外众多研究已证实,语法复杂度与词汇量密切相关。大多数儿童表达性语言发育首先经过一定量的词汇积累,然后才掌握语法。近期研究发现,16~30个月儿童词汇和语法发育是同步的。儿童英文词汇量达到50个,平均会说9个短语;达到100个,平均会说20个短语;词汇量超过400个后,句子复杂程度明显加强,提示儿童组句能力由丰富的词汇作基础。国内学者研究发现,动物名称、事物名称、形容词、时间名词、介词、代词、疑问词这7类词汇的词汇量与语法的发育呈正相关。

（三）儿童语法发展的特点

汉语是一种在语法上有特点的语言。汉语儿童在语法习得中基本遵循儿童语法习得的一般规律,其语法知识的理解能力发展先于产出能力,理解策略由最初使用词义策略到之后使用词序策略,语用和语义发展先于句法发展,语法结构发展由简而繁等。然而,汉语儿童在习得语法过程中也有自身的特殊性,如语言发展后期理解句子仍依赖词义策略,习得连动句、递系句等特殊句式有不同特点。简言之,汉语儿童语法发展特点有:①从不完整句到完整句;②从独词句到简单句;③从单句到复句;④从松散到逐步严谨;⑤从无连词句到有连词句;⑥从贫乏到丰富;⑦从无修饰句到修饰句发展。

儿童发展初期,语言尤其是语法的发展最为显著。大量研究表明,语言是儿童在与包括其他人在内的环境相互作用中,在认知发展基础上,通过内隐学习等手段发展起来的。儿童语言发展源于认知,其发展也离不开认知发展。但一旦儿童初步掌握了语言,语言自身也会按照一定的规律发展。

五、语用能力的发展

（一）语用发展的界定

儿童母语语用习得研究又可称为语用发展研究(pragmatic development)或发展语用学(developmental pragmatics)。概括地说,儿童语用发展涉及儿童如何习得在人际场合下按照语用规则去得体地、有效地使用语言所必需的知识和技能。其研究主要探索:特定技能在什么年龄开始具备、获得这些技能经过什么过程、什么因素影响这些技能的习得速度和次序、会出现哪些种类的个体差异。

儿童需要了解在何种社交场合直接发出要求是得体的。在发出要求之前,必须弄清什么是要求、什么是请求,并学会表达要求和请求的语言形式。儿童需要学会如何使用能让交际对象理解的语言形式作出社交反应,学会正确解释别人的言语意义。这些都是语用发展研究者需要予以关注的。这表明,语用发展与语言习得、社会认知能力的发展密切相关。

（二）语用发展研究的理论框架

研究语用发展的一个很有影响的理论框架是文化心理学(cultural psychology),这是社会学家和语言哲学家共同倡导的一种模式,其对发展心理产生根本影响的观点是:无论哪个儿童,不管年龄多小,都不应被看作是环境输入的被动接受者,而是协作性人际交往的参与者,在这一交往过程中交际行为之所以有意义,是参与者共同建构的结果。根据该观点,我们可将儿童逐步掌握人际交往中使用话语的技能看作是人类自出生到成人所经历的文化适应(enculturation)过程的关键部分,他们将语用技能习得看作是社会化发展的过程——通过

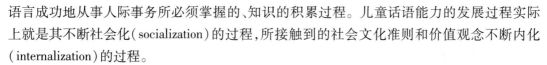

语言成功地从事人际事务所必须掌握的、知识的积累过程。儿童话语能力的发展过程实际上就是其不断社会化（socialization）的过程，所接触到的社会文化准则和价值观念不断内化（internalization）的过程。

总体上，人们对儿童语用能力发展的研究还十分有限，还很难对其作出一个明确的阶段划分，更不要说做出系统全面的描写了。李宇明参照传统的句类划分和英国语言学家韩礼德的研究成果，把儿童的语言功能分为7类：呼应、述事、述意、祈使、惊疑、自娱、模仿等，并相应地将表达这些功能的句子分别称为呼应句、述事句、述意句、祈使句、惊疑句、自娱句、模仿句等。此外，还探讨了影响儿童话语交际的诸因素如语境、交际意图、交际对象、交际媒体、交谈话题等的把握情况。这些研究与描述无疑是具有开拓性的，但与儿童语用能力临床治疗的需求相比，还有很大差距，今后仍需加大对这方面的研究。

六、读写能力的发展

20世纪20年代以前有关读写的研究主要集中在小学阶段，对0~6岁学前儿童读写能力的关注是从1925年美国国家阅读委员会提出"阅读准备（reading readiness）"的观点开始的，该观点将0~6岁的学前阶段称作"为读写做准备的时期"，一经提出便引起了广泛关注，并产生了"天性说（nature）"和"教养说（nurture）"的争论。前者建议教师和父母不要过早对儿童进行阅读教学。后者则建议教师和父母运用更直接的教育方法和教学课程来帮助儿童为阅读做好准备。

传统的"阅读准备"主张幼儿有一个开始学习读写的成熟点，即幼儿在读写前须接受一系列诸如手眼协调、会分辨音形义等读写有关的认知。在该观点基础上，以Marie Clay为首的研究者提出了"读写萌发（emergent literacy）"的观点，从更广阔的视角来认识读写和考察儿童在接受正式读写教育前读写能力的发展。随后Teale与Sulzby对"读写萌发"做了进一步阐述，认为其是一个连续的发展过程，强调读与写相结合的重要性。Teale和Sulzby在 *Emergent Literacy：Reading and Writing* 一书里对该概念进行了更正式的介绍，认为早期读写能力指儿童在正式学习读写前所具有的关于读写的知识、技巧和态度。综合来看，早期读写能力与传统的阅读准备观点的区别有：①前者认为读写能力的习得是在儿童生命早期就出现的发展连续体，而不是在上小学后才出现的，前阅读（pre-reading）和正式阅读（real reading）没有明显的界限，后者则认为正式阅读和前阅读间有明显的界限；②前者认为读、写和口语能力从儿童出生时就开始同步的、相互依存的发展，后者则认为写是在读之后发展起来的。

目前较为一致的看法是，儿童读写能力的习得是一个自然萌发的过程。2008年，全美早期读写专家委员会（National Early Literacy Panel，NELP）通过元分析界定了一系列读写萌发能力，并将其分为三大领域：语音敏感性（phonological sensitivity）、字母知识（alphabet knowledge）和印刷文字知识（print knowledge）。研究发现，读写萌发能力的发展始于儿童接受正式学校教育之前，远远早于解读（decoding）、口头阅读、阅读理解、拼写等常规读写技能的习得时间。已有大量研究证明，读写萌发能力对儿童后期的阅读能力发展和早期口语的能力习得等有重要影响，是儿童阅读和口语等方面发展的重要预测指标，良好的读写萌发技能甚至会影响个体职业和国家经济发展。

阅读与书写是儿童语文学习的重要内容。作为高级认知过程,二者包含了相对独立又相互影响的字形识别、语音提取和语义加工,既涉及识别与理解,又涉及提取与产生,并涉及字词、句子和段落加工等不同层次。王孝玲等发现,小学五年级学生的识字量与阅读成绩的相关系数为 0.7,与写作成绩的相关系数为 0.68,与语文综合考试成绩的相关系数为 0.6(相关系数数值越大相关性越强)。此外,研究表明,觉察动态刺激的敏感度影响儿童的阅读技能,视觉与听觉可能会独立影响阅读过程中提取字形和语音信息的能力。

对影响儿童早期读写能力发展的环境因素研究发现,以下因素对儿童早期读写能力发展有不同程度的影响:社会文化背景、家庭读写环境(家庭物质资源、亲子读写活动、父母自身特征、儿童独立读写活动)、幼儿园读写环境(幼儿园的物理环境、师生间的读写活动、儿童独立读写活动)。

研究表明,阅读能力是儿童发展过程中必须习得的一项非常重要的基本能力。良好的阅读能力是获取其他领域知识的基础,儿童词汇和其他语言技能的获得均离不开阅读。低年级学生的阅读能力从早期的读写萌发能力中能得到预测。经历阅读失败的儿童往往会伴随行为、社会、学业和心理上的困难,且儿童的阅读困难具有累积效应,几乎会影响其在所有学校任务中的表现。近年来,读写萌发中语音意识的相关研究较多,这主要源于语音意识对儿童早期阅读能力或阅读发展具有重要作用。另外,作为读写萌发的一个重要元素,印刷文字知识与儿童后期的阅读技能、学校成绩以及留级等密切相关。

(姜　孟　候　梅)

第四节　儿童语言障碍

一、定义

(一)语言和言语

语言(language)是指人们为了达到交流的目的,而在人类社会中产生的约定俗成的符号系统,该符号系统包含语音、词汇、语法、语用等,形式包括口语、书面语、手语等。简单来说,一切能让人们相互沟通的方式均属于语言的范畴。

言语(speech)是有声语言(口语)形成的机械过程,是参与口语表达相关的神经、肌肉等的活动,包括呼吸、发声、共鸣三大系统的协同作用。言语属于语言的一部分。

(二)语言障碍和言语障碍

语言的异常发育可以被划分为语言障碍和语言发育迟缓。语言发育迟缓是指能够按照正常的语言发育顺序发展,但发育速度较正常为慢,暗示其最终仍会追上。而语言障碍是患儿某些语言结构可能脱离标准的语言发育形式而出现。

语言障碍(language disorder)是指在口语和非口语的应用中出现障碍。美国言语语言病理与听力学协会在 1993 年将其定义为在理解和/或使用口语、书面语或其他符号时有困难。该障碍可能涉及:①语言形式(音韵、构词、语法系统);②语言内容(语义);③沟通功能(语用)。儿童语言障碍是指儿童在语言的发展上,或是语言理解、表达、使用等能力表现上,与其生理年龄应有的期望相比有显著偏差或缺陷。

国外对儿童语言障碍统称为"发展性语言障碍"。有学者建议,对处于语言发展关键期内的儿童,无其他明确病因时,称为"语言发育迟缓"或"特定性语言障碍"。对于病因明确,语言发展明显落后的儿童建议使用"因××障碍导致的发展性语言障碍"。

言语障碍(speech disorder)是指言语发音困难、嗓音产生困难、气流中断或者言语韵律出现困难。广义上是指言语偏离正常,言语清晰度和可懂度受到的影响,超出可接受范围。狭义上讲,言语障碍主要指构音语音障碍(articulationand phonological disorders),也有人将构音障碍(articulation disorder)和语音障碍(phonological disorder)分开。近年来,言语声障碍(speech sound disorder)一词越来越被人们接受,其主要描述既有构音运动又有语音意识问题导致的儿童言语清晰度下降。

(三)语言障碍的发病率

国内 2 岁儿童语言障碍的出现率约为 17%,3 岁儿童为 4%~7.5%,6 岁儿童为 3%~6%。在美国,10%~15%的儿童出现语言障碍。在英国,约 26%的儿童出现言语-语言障碍。

二、常见类型及临床表现

(一)语言障碍的类型

1. 主障碍类别分类法 依据患儿的主障碍类别分别介绍其附带的语言问题。主障碍是指影响患儿整体性发展的缺陷,如脑性瘫痪、智力障碍、听力障碍、学习障碍、孤独症、唐氏综合征、多动症等。这种分类方法在儿童语言障碍的分型中最为常用,可了解不同障碍儿童的共同语言问题,但应避免惯性思维,而忽略个体差异。

2. 语言要素分类法 如音韵障碍、语义障碍、语法障碍、语用障碍、音韵-语法缺陷、语义-语法缺陷、词汇-语法缺陷等,该分类法在特殊教育领域中较为常用。

3. Nelson 分类法 1998 年 Nelson 将语言障碍分成 3 类:①中枢处理问题造成的语言障碍,主要是与大脑处理认知、语言学习活动的缺失有关,包括特定型语言障碍、智能障碍、孤独症、注意力不足过动缺陷症(attention-deficit hyperactivity disorder, ADHD)、后天性脑创伤等;②周边系统问题造成的语言障碍,主要是与感官、动作系统接收与传达语言信息的问题有关,如听觉障碍、视觉障碍、盲聋障碍、肢体障碍等;③环境与情绪因素所间接造成的语言障碍,主要是指不利于语言发展的成长环境及社会互动的状况,如忽视、虐待等造成的语言发育迟缓、缄默症、口吃等。该分类法在临床上也较为常用。

4. 病因学分类法 由于神经生理的损伤,导致患儿某些功能或能力的缺失,如失语症(dysphasia)、失读症(dyslexia)、言语失用症(dyspraxia)、失写症(dysgraphia)、轻微脑功能障碍(minimal brain dysfunction)等。

5. 临床表现分类法 可分为口语理解障碍(接受性语言障碍)、口语表达障碍(表达性语言障碍)、阅读障碍、书写障碍等,这种分类法多见于成人的语言障碍。

(二)常见儿童语言障碍的临床表现

根据上述分类,现分别介绍儿童常见语言障碍的临床表现:

1. 因脑性瘫痪导致的发展性语言障碍 由于脑部发育障碍,患儿常伴有不同程度的言语障碍和语言障碍,表现为语言的接受(理解)和输出(表达)均有缺陷,同时伴有阅读和书写障碍。

2. 因孤独症导致的发展性语言障碍　以交流障碍、语言障碍和刻板行为为主要症状。语言特点为：①鹦鹉学舌，词汇理解落后，常表现出回响式语言；②刻板语言，因缺乏交流欲望，故缺乏学习新词的动力，口语表达以理解无关的高频词为主；③语言形式，语音清晰，但音调异常，发出无意义单词、新词，代词异常、语法异常；④语义，不能根据具体语境调整说话内容，做出符合交际情景的语言表达；⑤语用，缺乏语言交流和目光对视、手势、姿势、表情、语调等辅助交流的非语言因素，即使部分患儿在语言形式和语义方面做得好，其仍会存在语用困难。

3. 因失语症导致的发展性语言障碍　失语症是指由于大脑损伤造成已获得的语言能力受损或缺失。儿童在语言习得的任何阶段患上失语症，其语言能力的发展都会马上中断。儿童失语症与成人失语症既有相似之处也有不同之处，由于幼儿的大脑功能侧化（lateralization）尚未完成，语言功能在大脑中的定位尚不确定，因此患儿 Wernicke 区和 Broca 区还没具有明确的语言功能分工。患儿 Wernicke 区受损后，不会呈现流利性语言，却表现出与 Broca 失语相似的语言障碍，如发音与节奏受到影响，说话费力，且具有严重的语法缺失现象。预后方面，儿童失语症患者的语言恢复能力要远远高于成人患者。

4. 特定性语言障碍　特定性语言障碍（specific language impairment，SLI）是指智力正常、听力正常，没有精神疾病，在正常环境中成长，但语言发展迟缓或异常的儿童。语言特点为：①语音，大部分存在不同程度的构音障碍，主要是声母发音困难，语畅异常，但音调正确，有意义发音多出现在 2 岁以后，正常应出现在 10~15 个月；②语义技能，由于词汇提取和记忆方面存在困难，患儿词汇获得较晚，词汇运用困难，尤其是动词；③语法技能，对语法形态错误不敏感，反应较慢。如代词、介词短语、形容词结果的运用上存在一定的问题，对被动态句子的掌握尤其困难；④语言技能，会话时 SLI 儿童开启话题困难，回应他人的能力较差，且回答的连贯性、完整性和逻辑性较差。

5. 因听力障碍导致的发展性语言障碍　一般先天性的听力障碍会造成语言障碍，学龄后获得的听力障碍一般不影响语言。语音特征表现为词汇不足、掌握程度浅、组词能力不足、阅读困难、口语表达和书面表达难以正确表现其意图。由于听觉输入通道的中断，患儿语意学习迟缓、语法掌握较慢，语言交流主动性较差，一般存在不同程度的构音障碍和音韵障碍，可能会产生听觉延迟反馈，连续说话时有极大的中断现象产生，造成交流障碍的同时，影响患儿的人际关系和心智成熟。

6. 选择性缄默症　多在 3~5 岁起病，发病前有正常的语言功能，发病时可用动作表达所需，主要表现为在某些场合不讲话，而在另一些场合讲话流利，属于心因性语言障碍。

三、常见病因

（一）先天因素

1. 传入通道异常　感官（听觉、视觉、触觉、味觉、嗅觉）能力受损，最常见的是先天性听力障碍，反复或习惯性中耳炎也是影响因素之一。听力障碍导致口语的输入障碍，语言信息的接受（理解）通道和信息发出（表达）通道等受到影响。

2. 中枢神经控制障碍　由于脑部发育异常，导致语言的输入、整合、输出功能障碍，常见的病因是脑性瘫痪、脑肿瘤、先天性的 21 三体综合征（唐氏综合征）、孤独症、智力障碍，同时也包括一些遗传性疾病如皮埃尔·罗班综合征（Pierre Robin syndrome，PRS）、天使综合征（angelman syndrome，AS）、普拉德·威利综合征（Prader-Willi syndrome）等。

3. 传出通道异常　构音器官异常，如脑性瘫痪伴有口部运动障碍，或腭裂影响的口语表达障碍。

（二）后天因素

1. 后天疾病或创伤　脑外伤、脑肿瘤、感染性疾病如手足口病等导致的脑炎、脑膜炎。

2. 环境因素　语言环境剥夺，如照顾者在儿童成长中没有给予足够的语言刺激；脱离语言环境，如囚禁或在动物中成长而脱离人类社会的"狼人"或刺激不足的语言环境。

3. 心理因素　儿童成长过程中遭受虐待、忽略或不良的家庭环境等。

（陈丽珊）

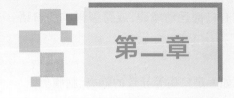

第二章

儿童语言障碍相关的影像学和电生理学检查

第一节　神经影像学检查

一、颅脑计算机断层成像

1. 计算机断层成像　计算机断层成像(computed tomography,CT)是利用 X 线和电子计算机技术成像的诊断技术,可直接显示脑组织,是人类真正能够完成脑成像技术的开始。该技术由英国计算机工程师 Godfrey N. Hounsfield 于 1967 年发明,1972 年正式应用于临床。它根据人体不同组织对 X 线的吸收与透过率的不同,应用灵敏度极高的仪器对人体进行测量,然后将测量所获取的数据输入电子计算机,电子计算机对数据进行处理后,就可拍下人体被检查部位的断面或立体的图像,发现体内任何部位的细小病变。

CT 检查对中枢神经系统疾病的诊断价值较高。对颅内肿瘤、外伤性血肿与脑损伤、脑梗死与脑出血等病诊断效果好,诊断较为可靠。

2. 计算机体层血管成像　计算机体层血管成像(CT angiography,CTA)即螺旋 CT 扫描,在医学上又叫非创伤性血管成像技术,是将 CT 增强技术与薄层、大范围、快速扫描技术相结合,通过合理的后处理,清晰显示全身各部位血管细节。血管造影是一种介入检测方法,显影剂被注入血管里,因为 X 线穿不透显影剂,血管造影正是利用这一特性,通过显影剂在 X 线下的所显示影像来诊断血管病变的。普遍使用的血管造影剂为碘试剂,在少见的有使用碘试剂禁忌证的病例中,会使用二氧化碳作为造影剂。具有无创和操作简便的特点,对于血管变异、血管疾病以及显示病变和血管关系有重要价值。对闭塞性血管病变可提供重要的诊断依据。可以将缺血性脑血管病的诊断提早到发病后 2 小时。

二、颅脑磁共振成像技术

1. 磁共振成像　磁共振成像(magnetic resonance imaging,MRI)是利用人体内所含氢质子在磁场内发生的核磁共振现象,收集 MR 信号,再通过空间编码技术构成图像,供医生来做诊断。影响磁共振影像因素包括:①质子的密度;②弛豫时间长短;③血液和脑脊液的流动;④顺磁性物质;⑤蛋白质。磁共振影像灰阶特点是:磁共振信号越强,则亮度越大,磁共振的信号弱,则亮度也小,从白色、灰色到黑色。因此各种组织磁共振影像灰阶特点如下:脂肪组织、松质骨呈白色;脑脊髓、骨髓呈白灰色;内脏、肌肉呈灰白色;液体、正常流度血液呈黑色;骨皮质、气体、含气肺呈黑色。MRI 的另一特点是流动液体不产生信号,称为流动效应或流动空白效应。因此血管是灰白色管状结构,而血液为无信号的黑色。这样使血管很容易与软组织分开。正常脊髓周围有脑脊液包围,脑脊液为黑色的,并有白色的硬膜为脂肪所衬托,使脊髓显示为白色的强信号结构。

颅脑 MRI 检查对脑肿瘤、脑炎性病变、脑白质病变、脑梗死、脑先天性异常等的诊断比 CT 更为敏感。对颅底、脑干和脑神经的病变显示得更清楚。

2. 弥散张量成像　弥散张量成像(diffusion tensor imaging,DTI)是一种描述大脑结构的新方法,是 MRI 的特殊形式,依据水分子移动方向制图,可以更加清晰地显示神经纤维的走向。目前主要用于脑部尤其对白质束的观察与追踪、脑发育和脑认知功能的研究、脑疾病的病理变化以及脑部手术的术前计划和术后评估。

3. 磁共振波谱分析　磁共振波谱(magnetic resonance spectroscopy,MRS)分析是测定活体内某一特定组织区域化学成分的唯一的无损伤技术,是磁共振成像和磁共振波谱技术完美结合的产物,是在磁共振成像的基础上又一新型的功能分析诊断方法。

4. 功能磁共振成像　功能磁共振成像是一种新兴的神经影像学方式,其原理是将正电子发射断层成像扫描(PET scans)技术和 MRI 两项技术优势结合起来,通过检验血流进入脑细胞的磁场变化而实现脑功能成像,利用磁共振造影来测量神经元活动所引发的血液动力的改变。目前主要运用在人及动物的脑或脊髓的研究,能给出更精确的结构与功能关系。

三、单光子发射计算机断层成像术

单光子发射计算机断层成像术(single-photon emission computed tomography,SPECT)的基本成像原理是:首先患者需要摄入含有半衰期适当的放射性同位素药物,在药物到达所需要成像的断层位置后,由于放射性衰变,将从断层处发出 γ 光子,位于外层的 Γ 照相机探头的每个灵敏点探测沿一条投影线(ray)进来的 γ 光子,通过闪烁体将探测到的高能 γ 射线转化为能量较低但数量很大的光信号,通过光电倍增管将光信号转化为电信号并进行放大,得到的测量值代表人体在该投影线上的放射性之和。在同一条直线上的灵敏点可探测人体一个断层上的放射性药物,它们的输出称作该断层的一维投影(projection)。图中各条投影线都垂直于探测器并互相平行,故称之为平行束,探测器的法线与 X 轴的交角 θ 称为观测角(view)。γ 照相机是二维探测器,安装了平行孔准直器后,可以同时获取多个断层的平行束投影,这就是平片。平片表现不出投影线上各点的前后关系。要想知道人体在纵深方向上的结构,就需要从不同角度进行观测。可以证明,知道了某个断层在所有观测角的一维投影,就能计算出该断层的图像。从投影求解断层图像的过程称作重建(reconstruction)。这种断层成像术离不开计算机,所以称作计算机断层成像(computed tomography,CT)。CT 设备的主要功能是获取投影数据和重建断层图像。

SPECT 最主要优势是能较好地显示脏器或病变的血流、功能和代谢的改变,有利于疾病的早期诊断及特异性诊断,例如骨显像能同时显示全身各个骨骼的形态及各个局部骨骼的血供和代谢情况,可早于 X 线 3~6 个月以上诊断肿瘤骨转移;无创性的心肌灌注显像是目前诊断心肌缺血和心肌细胞活力分析准确性最高的检查方法。可以预见,SPECT 可能会对帕金森病、强迫性障碍、精神分裂症、儿童孤独症、老年人脑梗死、老年人短暂性大脑缺血性发作、老年人腔隙性脑梗死、帕金森病性痴呆、婴儿痉挛症等疾病的诊断提供依据,但目前还缺少各种原因导致言语语言功能障碍的影像学研究依据。

四、正电子发射断层成像术

正电子发射断层成像(positron emission tomography,PET)术是核医学领域比较先进的临床检查影像技术。其方法是将放射性核素标记(如氟 18、碳 11 等)的氟代脱氧葡萄糖(FDG)注入人体后,通过人体不同代谢状态的组织 FDG 的聚集(高代谢),来反映生命代谢活动的情况,从而达到诊断的目的。目前 PET 检查主要用于肿瘤的检查、癫痫灶定位、阿尔茨海默病(老年性痴呆)早期诊断与鉴别、帕金森病病情评价以及脑梗死后组织受损和存活情况的判断。

五、影像学检查对儿童语言障碍的诊断价值

颅脑影像学检查有助于语言中枢结构性损伤的定位和定性诊断。

1. 获得性脑损伤　优势半球语言中枢的炎症性、出血性、缺血性或外伤性损伤可以引起各种不同性质的失语症;基底节区损伤可导致构音器官肌张力障碍,影响构音;单纯疱疹病毒性脑炎所致双侧颞叶和岛盖受损时可引起吞咽障碍和构音困难;围产期脑损伤所致的脑性瘫痪患儿中,不同部位的脑损伤累及语言中枢时则导致语言发育迟缓和运动性构音障碍。

2. 先天性脑畸形　先天性大脑外侧裂周围综合征临床包括 3 个表型:前岛盖综合征(Worster-Drought syndrome,WDS),主要由于皮质球束发育不良所致;先天性双侧外侧裂周围多小脑回(congenital bilateral perisylvian polymicrogyria,CBPP)和先天性单侧外侧裂周围多小脑回(congenital unilateral perisylvian polymicrogyria,CUPP);外侧裂周围神经元移行障碍(neuronal migration disorder,NMD),前者外侧裂周围多小脑回畸形累及双侧,导致假性延髓麻痹,主要影响言语构音和进食技能;后者外侧裂周围多小脑回累及单侧,病情相对较轻,假性延髓麻痹仅见于1/3 病例。外侧裂周围联系 Broca 区与 Wernicke 区的弓形纤维束是 CBPP 患儿容易受累的最大语言相关纤维束。其他脑发育畸形如先天性弥漫性巨脑回畸形、小脑发育不全、胼胝体缺如等,也常常因为语言皮层区构筑不良或其联系纤维发育异常,限制早期语言能力的发育。

3. 发育障碍性疾病　有学者通过 DTI 发现轻度发育性外国口音综合征患者的言语与情感区域的脑白质有所改变;孤独症儿童语言功能区(Broca 区、Wernicke 区)与默认网络(颞顶连接、后扣带回)功能存在异常偏侧化,额叶区域相关性增加,额叶与颞叶、额叶与顶叶、额叶与边缘叶的相关性降低。

(沈　敏)

第二节　神经电生理学检查

神经元的电化学性质为研究大脑的高级功能活动提供了机会。作为研究人类高级神经活动及其机制的重要手段,神经电生理学检查方法不仅适用于对运动和感觉系统的研究,也适用于语言等高级神经功能的研究。本节重点介绍和语言障碍相关的临床神经电生理学检

查技术,包括脑电图、体感诱发电位、事件相关电位、听觉和视觉诱发电位。

一、脑电图

脑电图(electroencephalogram,EEG)是通过精密电子仪器的电极经头皮将脑细胞群的自发性、节律性电活动记录下来,并将记录的脑部自发性生物电位加以放大而获得的图形。EEG 是对大脑皮层的一项非创伤性、功能性检查,结合临床资料,间接诊断脑内各种疾病。

(一)儿童正常脑波的分期和特点

按成长年龄分期:新生儿期为出生后至 28 天内,婴儿期为出生后 28 天到满 1 周岁,幼儿期为 1~3 岁,学龄前期为 3~6 岁,学龄期为 6~12 岁。在各年龄期脑波渐趋成熟,按脑波频率分为 4 期。

1. Ⅰ期(δ 波优势期) 为新生儿至 18 个月;此期脑波以波幅为 1.5~3Hz(20~50μV)的不规则 δ 波为主体,且伴有 13~24Hz 重叠快波,特点为不规则,不对称。出生后 3 个月在中央或枕区偶现 θ 波。65% 的新生儿对闪光刺激可产生同步节律,但常不对称;对体感或视听刺激可有弥漫性低幅慢波。7 个月时顶、枕电活动已趋稳定;12~18 个月侧头部出现规律的 θ 波。

2. Ⅱ期(θ 波优势期) 为 2~6 岁;2~3 岁 δ 波渐被 θ 波替代;后头部尚可见 δ 波,亦偶见 α 波,睁眼后头部脑波受抑制。6 岁后头部 θ 波开始减少,α 节律渐占优势,但尚不稳定。

3. Ⅲ期(脑波不稳定期) 为 6~9 岁;6 岁后头部 θ 波渐为 α 波替代(8~9Hz),右半球占优势,波幅可达 100μV,并兼有少量低幅快波;9 岁后头部 α 波频率可达 9~12Hz,侧头部 6Hz θ 波间歇出现,伴 16~22Hz β 波。

4. Ⅳ期(α 波优势期) 为 10 岁以上,脑波已和成人相似;前头部少量 θ 波,18 岁后头部才形成稳定的 α 波节律。

(二)正常儿童睡眠脑波

与成人相似,但有下列特点:

1. 1~2 个月 新生儿清醒期和睡眠期无差异,思睡阶段各区出现高幅 3~6Hz 慢波,入睡后睡眠分期不显。各区以 50μV、3Hz δ 波占优势,入睡较深波幅可达 100μV;中央区波幅可在 20μV 以下,13~15Hz 不典型纺锤波。

2. 3~5 个月 睡眠分期特点明显。

(1)思睡阶段:额部、中央区出现 100~150μV、2~6Hz 同步化慢波为小儿脑波特点之一;同时出现以枕区为主的各区 5~10μV、20~30Hz 快波。

(2)浅睡阶段:背景活动不规则,中央区有 150~300μV、4~6Hz 双相峰波,可为阵发性。20~30Hz 低快波,峰波减少或消失,有 10~12Hz 睡眠纺锤波。

(3)深睡阶段:0.5~3Hz,不对称,不同步大慢波。

3. 1 岁以后 浅睡阶段有阵发性高幅 4~6Hz 波伴以尖波,易误诊为抽搐发作,15 岁以后少见。浅睡阶段,双顶区峰波在 3~9 岁最明显,随年龄增长波幅减低,快波随年龄增长而消失。中睡阶段纺锤波频率慢于成人,14 岁前 14Hz 纺锤波少见;深睡阶段则和成人相似。

(三)儿童异常脑波

凡不符合同年龄组正常脑波标准者,可考虑为异常脑波;但确诊前应考虑受检儿童状态,有无药物影响及临床疾病状态相结合分析判断。

1. 新生儿及 1 岁以内异常脑波

（1）快波明显增多。

（2）广泛持续性低幅波。

（3）慢波缺如或明显减少。

（4）限局性出现棘、尖波或快慢综合波。

（5）发作性棘、尖波或快慢综合波。

（6）广泛性出现棘、尖波或快慢综合波。

（7）睡眠纺锤波一侧恒定性缺如。

2. 1岁以上，有下列情况者为异常脑波

（1）低波幅脑波或扁平脑波。

（2）有大量β波。

（3）枕区节律4岁以上6Hz以下波，5岁以上慢于7Hz，9岁以上慢于8Hz（但须结合临床分析）。

（4）双侧明显不对称。

（5）棘、尖波或快慢综合波。

（6）阵发性节律性波或高幅θ波。

（7）限局性低电压波或慢波。

脑电图图形与儿童实际年龄不相匹配、发育落后的、以慢波为主的儿童常合并一定程度的发育性语言障碍。癫痫儿童因癫痫发作异常放电会引起大脑神经元损伤，导致儿童认知异常及语言障碍，部分癫痫综合征如Landau-Kleffner综合征常表现为颞区为主的广泛性癫痫样放电伴获得性失语症，语言学特征为言语听觉失认、听不懂或答非所问、缄默，失语可持续2周至数年，部分儿童会出现终生语言障碍。

二、体感诱发电位

体感诱发电位（somatosensory evoked potential，SEP）是指对躯体感觉系统的任一点给予适当的刺激后较短时间内，在该系统特定通路上的任何部位能检出的电反应。多是自中枢神经系统的体表投射部位记录而得。SEP反映了躯体感觉通路自下而上直至皮质的功能状态，主要反应周围神经、脊髓后束和相关神经核、脑干、丘脑、丘脑放射和大脑感觉皮质等相关部位。

（一）体感诱发电位各成分及其可能的神经发生源

体感诱发电位可分为上肢和下肢2种。体感诱发电位各成分及其可能的神经发生源，可协助判断病变发生部位（表2-2-1）。

（二）指标及分析

1. 峰潜伏期　峰潜伏期（peak latency，PL）指自刺激开始到波峰的传导时间，因参量近正态分布，故较恒定；均值>2.5~3SD标准差即为异常。

2. 峰间潜伏期　峰间潜伏期（interpeak latecy，IPL）指两峰间距的时间，亦反映中枢神经传导时间，较稳定。

3. 波幅　波幅（μV）指由波峰到基线，或前一波谷到后一波峰的垂直高度，因参量非正态分布，故差异较大，客观性差；但有时可预示早期疾病变化。

4. 左右侧差　包括左右潜伏期差或波幅差，正常情况应双侧基本对称。

5. 性别　一般情况下，男性身高高于女性，故女性传导值短于男性。

表 2-2-1　体感诱发电位发生源及相关疾病

部位	电位名称	相应神经发生源	可能相关疾病
上肢	N9	锁骨上电位	N9 消失提示后根神经节后(远髓端)损伤 N9 潜伏期延长提示周围神经病损
	N13	颈髓后角突触后电位	N13 异常提示脊髓后角病变
	P15	内侧丘系的电位	PL15 消失提示丘脑病变
	N20	顶叶后中央回 SPR 电位	N20 消失提示急性期顶叶病灶侵及皮层下白质和丘脑
	P25	顶叶后中央回 SI 电位	P25 消失提示顶叶病变
下肢	CE	马尾电位	CE 潜伏期延长提示 S1-L3 病变
	LP	腰髓后角突触后电位	LP 异常提示 T12-L1 节段性病变
	P40	同侧顶叶中央后回(SI)电位	P40 异常提示顶叶中央后回病变,同侧明显
	N45	纵裂内	N45 异常提示足部病变
	P60	顶叶偏后凸面电位	P60 异常提示足部病变

6. 温度　有显著影响,当体温在 28~38℃ 范围内,每升高或降低 1℃,周围神经传导速度则可相应增减 5%;而中枢传导时间仅缩短 0.18ms,但在体温下降时则改变较早且明显。

7. 年龄　50 岁前各值无大差异,但 50 岁后则各年龄组的差异存在具有统计学意义的延迟、波幅下降,故各实验室最好应有自身的各年龄组正常值,则评估结果较为客观。

（三）在神经康复临床上的应用

主要用于脑卒中、多发性硬化、系统变性疾病、严重颅脑外伤和脑死亡,尤其对脑死亡的确诊更为可信。

三、事件相关性电位

事件相关电位(event related potential,ERP)指的是外加一种特定的刺激作用于机体,在给予刺激或撤销刺激时,在神经系统任何部位引起的电位变化。该电位变化是在注意的基础上产生的,与反映人脑处理语言文字等高级功能活动的识别、比较、判断、记忆、决断等心理活动有关。在一定程度上能从脑电生理角度反映大脑思维行进的轨迹。临床上应用 ERP 的主要目的有两方面:①为某一疾病提供神经电生理客观检测数据辅助诊断;②对患者的认知障碍或智能障碍程度进行判定。本技术可在无创伤条件下对脑血管病、脑卒中瘫痪、血管性痴呆及精神障碍、注意、记忆等引起的不同程度的认知障碍进行检测和动态观察,是目前检测大脑认知功能的新技术。由于其测定的是高级皮层功能,需要有一定语言表达和认知能力,在低龄儿童或智力障碍儿童中使用受限。

（一）ERP 各成分的临床意义

1. P300　P300 可分为 3 类:第 1 类 P300 在额区最大,由视刺激中的非靶事件诱发,潜伏期较长,可迅速习惯化;第 2 类 P300 顶区最大,由易记忆的非靶刺激诱发;第 3 类 P300 顶区最大,由靶事件诱发。

2. N400 成分　在提供语言信息、心理状态、词意判别或单词配对时,诱发出潜伏期为 250~600ms 负波。N400 和自动加工或控制性加工有关。如受试者主动注意时波幅增大,经脑磁图证实 N400 起源于左颞叶。

3. 差别负波（Nd）　包括 Nde（早成分）和 Ndi（晚成分），其潜伏期和波幅与个别信号的难度有关。Nde 潜伏期 50~80ms 出现较早，以 Fz 为最大，潜伏期随难度加大而延迟，可达数百毫秒，和受试者注意加工策略有关。Ndi 在 Nde 后较宽慢波（500~1 000ms）以额区为显著，随刺激间隔（inter-stimulus interval，ISI）的随机性而增高，随着训练作用的成熟度而减少，起源于听皮质及网状结构。

4. 失匹配负波　由脑磁图证实，失匹配负波（mismatch negativity，MMN）起源于初级和次级听皮质，是自动式的失匹配过程，是在听输入和自动存储的非靶刺激特征的神经感觉-记忆痕迹或模式间的失配反应，是短时记忆的神经生理基础。不注意刺激时，即可完成对刺激物理特性的分析，故 MMN 不受注意影响。

（二）临床神经康复作用

1. P300　P300 是检测儿童总体认知功能的一个指标，临床上常采用最经典的方案 Oddball 诱发。P300 属内源性成分，与记忆、认知、智能有关。

2. N400　N400 是检测儿童语言及语言功能的一个指标，常采用语言操作任务来诱发。由于儿童词汇量有限，临床上采用国际上通用的标准修订版皮博迪图片词汇测验（Peabody picture vocabulary test，PPVT）来检查儿童的语言功能。声影匹配是国内首创的事件相关电位 N400 方法，参考了国际上最新的临床应用文献及专利成果，通过多媒体刺激的声影匹配方式，检测出儿童特有的语言功能。

3. MMN　听觉刺激中任何可识别的变化均可诱发失匹配负波 MMN，通常认为，MMN 反映大脑对检测当前刺激与前期刺激形成的感觉记忆痕迹之间差异的自动加工过程。另外，MMN 的检测无需患者的主动配合，即使在非注意状态下，也能检测 MMN，因此有利于对年幼或残障被试者及昏迷患者意识恢复情况进行评估。

四、听觉和视觉诱发电位

（一）脑干听觉诱发电位

脑干听觉诱发电位（brainstem auditory evoked potential，BAEP）是用耳机传出重复声音，刺激听觉传导通路时在头顶记录到的电位。它是一种较准确的客观测听法，不需要受检者对声音信号作主观判断和反应，也不受主观意识和神志状态的影响，可用于婴幼儿和昏迷等不配合检查的对象。

1. 脑干听觉诱发电位的检测

（1）电极的放置：脑干听觉电位测听为远场电位记录，记录电极放于颅顶或乳突，参考电极置于对侧耳垂或乳突，前额电极接地并与前置放大器输入盒连接。

（2）刺激声信号：多采用短声，刺激重复率每秒 10~20 次，叠加 1 000 次；多通过单侧或双侧耳机给声，对侧耳给予白噪声掩蔽。一般采用 70~80dB 刺激声强度开始为宜，检测时受检者需要完全放松，也可在睡眠、麻醉或昏迷状态下进行。

2. 脑干听觉诱发电位分析　通常将脑干听觉诱发电位频谱图分为 3 个部分：①早成分，潜伏期在 10ms 以内，反映耳蜗到脑干功能；②中成分，潜伏期为 10~50ms；③晚成分，潜伏期为 50~500ms。中晚成分则反映大脑半球功能。目前临床以早成分应用于诊断者多，后两者则多用于研究。

在较强声刺激，如 60~80dB 声刺激下可从颅顶记录到 7 个波形，主要为 Ⅰ~Ⅴ波，分别主要由听神经（Ⅰ波）、耳蜗核（Ⅱ波）、脑桥上橄榄核（Ⅲ波）、外侧丘系（Ⅳ波）、下丘核（Ⅴ波）产生。其中，Ⅰ、Ⅲ、Ⅴ三个波较稳定，故也是临床应用的主要指标。Ⅰ波以同侧神经元兴奋产生电位，而Ⅲ波以上则由双侧神经元产生；但多数临床病例资料证实，除Ⅴ波外，其他各波主要是由接收短声刺激的同侧脑干听觉通路所产生。

（1）各波的潜伏期：Ⅰ波的潜伏期约 2ms，其余每波均相隔约 1ms。

（2）波间潜伏期：即中枢传导时间，各波间时程在给予 60dB 以上刺激强度时，各波间期相对较稳定，因此，可作为中枢性病变诊断的可靠指标，多采用Ⅰ~Ⅲ波、Ⅲ~Ⅴ波和Ⅰ~Ⅴ波的测量，以Ⅰ~Ⅴ波最常用，一般为 4ms。

（3）两耳间各波潜伏期比较：一般侧间差别不超过 0.2ms。

（4）Ⅴ波反应阈：成人Ⅴ波反应阈一般高于行为测听阈 10~20dB，因此可作为客观听阈检测；婴幼儿反应阈比成人高，但与其行为反射阈相对较低，这对聋耳的早期发现有较大价值。

3. 异常标准

（1）判断异常的标准主要依据频谱图形，波绝对潜伏期（peak latency，PL）、峰间潜伏期（IPL）、波幅（amplitude，Amp）及双耳潜伏期差（inter-aural latency difference，ILD）。正常人左右侧无显著性差异，但 PL 和 IPL 如超过 0.4ms 则有临床意义；以均值加 3 倍标准差为正常值上限，如超过正常均值 3 个标准差以上则为异常。BAEP 波幅的相对值，波Ⅴ或波Ⅳ、Ⅴ复合波与波Ⅰ的振幅（Amp）比临床较为常用，正常人该比值>1。在听力正常前提下，波Ⅴ或Ⅳ、Ⅴ复合波对波Ⅰ的比率<0.5，可以作为异常 BAEP 的一项参量，提示上部脑干受累。

（2）BAEP 各波均消失，在排除技术因素的条件下，并用过高刺激强度和较多的平均次数，仍然引导不出 BAEP 者可属异常。最好有耳蜗电图（electrocochleogram，ECochG）及（或）耳声发射（otoacoustic emission，OAE）测试作为参考。

（3）波Ⅰ~Ⅴ IPL 延迟或波Ⅰ~Ⅴ IPL 的 ILD 延迟，均提示蜗区病变，须进一步定位。

4. 临床应用

（1）客观评价听力：特别是对听力检查不合作者、癔症、婴儿、重症患者、意识障碍及使用氨基糖苷类抗生素的患者，可以帮助判断听力障碍的程度。还可用于监测耳毒性药物对听力的影响。

（2）脑卒中。

（3）脱髓鞘疾病。

（4）小脑脑桥肿瘤：听神经瘤、后颅凹肿瘤等。

（5）锁骨下动脉盗血综合征。

（6）颅脑损伤。

（7）脑死亡。

（二）视觉诱发电位

视觉诱发电位（visual evoked potential，VEP）是通过头皮电极记录的枕叶皮质对视觉刺激产生的电活动，其传入途径为视网膜感受器、视神经、视交叉、视束、外侧膝状体、视放射和枕叶视区。常用于临床的有闪光式及棋盘格式翻转 2 种。前者目前仅应用于精神患者、婴幼儿或意识障碍者，受视敏度影响小，故对视力减退、视物模糊者，仅在须了解视网膜到枕叶皮质通道是否完整时用之；后者是目前临床最常用的一种，又分为全视野、半视野、1/4 视野 3 种刺激形式，故受试者必须在检查中注视视屏上固定的两点，特别在半视野刺激时，常易引起视觉疲劳。

1. 指标分析　VEP 主要成分是 1 个 NPN 三相复合波，分别按各自的平均潜伏期命名为

N75、P100、N145,因 N75 有时难以辨认,N145 潜伏期及波幅变异较大,故临床将 P100 作为较可靠的波形成分。VEP 较 SEP 个体差异大,各波波幅、棋盘大小各异,如方格大小从 60′ 减小到 30′,P100 潜伏期可增加 5ms。另外,视网膜黄斑区受刺激时方格 10′~30′诱发的波幅最高,刺激视网膜周边区,则须较大方格。年龄因素、婴幼儿期 VEP 潜伏期、新生儿 VEP 为大而迟的阴性波,潜伏期 175ms;生后 6 个月上述不成熟波逐渐消失;1 岁左右有和成人相似的 4 个波,潜伏期随年龄增加而缩短;1 岁后 VEP 转为恒定。50 岁后,P100 潜伏期每 10 年增加 2~5ms。女性 P100 潜伏期短于男性 2~3ms。另外,占优势眼受刺激时 P100 平均潜伏期缩短,而波幅则高于对侧。

2. 临床应用:①各种脑病 VEP 的异常率;②皮质盲;③偏盲;④前视路病变;⑤多发性硬化;⑥癫痫。

(马彩云)

第三节　听力和听觉功能测试

听觉是人们获取信息的重要途径,听力在正常人之间的交流沟通中起着关键性的作用,对儿童语言的获得与发展尤其重要。听力受损将直接影响儿童的语言发展。因此,对于语言障碍儿童,有必要先进行听力检查,判断其听力是否有问题。听力检查可以分为 2 个层次,首先是听力筛查,即通过听力筛查问卷等简易方法初步判断儿童是否存在听力受损;其次是听力细查及诊断,即通过标准的主观、客观测试方法,对于疑似听力受损的儿童进行精细的听力检查,对其听力做出诊断。

一、听力筛查

听力筛查可以利用一些听觉行为问卷来进行。听觉行为问卷是通过观察儿童在自然情景中的听觉表现是否符合正常儿童发展的规律,以此判断儿童是否存在听力问题。

（一）听力残疾筛查问卷

1. 0~6 岁儿童听力残疾筛查问卷　对于 0~6 岁儿童,可采用访谈与实际测试相结合的方式,完成听力残疾筛查问卷(表 2-3-1)。

表 2-3-1　0-6 岁儿童听力残疾筛查问卷

年龄	题项	内　　容	选项 是	选项 否
<3 岁	1	儿童刚入睡时能否被大声音惊醒？平时对声音有无听觉反应(操作时一个有反应就算通过,两个都没反应为不通过	○	●
3~5 岁	2	对电话铃声、哨子声或言语声有听觉反应吗	○	●
	3	在背后 50cm 小声叫他(她)时是否有听觉反应	○	●
5~6 岁	4	避开视线,对他(她)发出动作指令,是否能完成	○	●
	5	避开视线与他(她)交谈是否能做出正确应答反应	○	●
0~6 岁	6	家长或直接带养者是否从不怀疑儿童有听力问题	○	●

注:"●"为阳性标记,询问儿童的直接带养者,有一个问题回答"否"即为筛查阳性

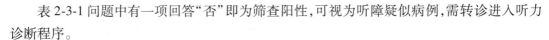

表 2-3-1 问题中有一项回答"否"即为筛查阳性,可视为听障疑似病例,需转诊进入听力诊断程序。

2. 7 岁以上儿童听力残疾筛查问卷　对于 7 岁以上儿童,可以让儿童的直接带养者完成表 2-3-2 的筛查问卷。

表 2-3-2　7 岁以上儿童听力残疾筛查问卷

题项	内　　容	选项	
		是	否
1	除儿童外家族成员中是否有听力问题者	●	○
2	回避视觉时,儿童是否出现言语交流困难或者频繁要求讲话者重复等现象	●	○
3	背后叫儿童名字,他(她)是否经常不理睬	●	○
4	家长是否怀疑儿童有听力问题	●	○
5	他人是否认为与儿童交流有困难	●	○
6	距儿童 2m 远,用双音节词测试(正常音量),儿童是否不能正确复述	●	○

注:"●"为阳性标记

表 2-3-2 问题中有一项回答"是"即为筛查阳性,可视为听障疑似病例,需转诊进入听力诊断程序。

（二）小龄儿童听觉发展问卷

除了听力残疾筛查问卷外,还有一些儿童听觉发育问卷也可用于快速筛查出儿童的听力是否存在问题,如小龄儿童听觉发展问卷(littlEARS auditory questionnaire,LEAQ)。LEAQ 问卷可用于筛查 0~2 岁儿童的听觉发育情况,共包括 35 道题,每道题都描述了一种婴幼儿听觉反应的情况,儿童的直接带养者一一回答儿童是否能做到,详见表 2-3-3。目前该问卷已建立了中国健听儿童常模,对照常模即可大概判断儿童的听觉发育是否正常。

表 2-3-3　小龄儿童听觉发展问卷(LEAQ)

序号	听觉反应	回答	举例
1	您的孩子对熟悉的人的语音有反应吗?	□是□否	微笑;朝向声源;咿呀发声
2	当有人说话时,您的孩子注意听吗?	□是□否	听;等待并倾听;较长时间地看着说话人
3	当有人说话时,您的孩子会转头朝向说话人吗?	□是□否	
4	您的孩子对声响玩具感兴趣吗?	□是□否	拍打、挤压使玩具发出声音
5	当看不见说话人时,您的孩子会寻找吗?	□是□否	
6	当收音机或 CD、录音机打开时,您的孩子会听吗?	□是□否	听;朝向声源,很专注,笑或者唱;自言自语

续表

序号	听觉反应	回答	举例
7	您的孩子对远处的声音有反应吗?	□是□否	从另一个房间喊他(她)
8	当孩子哭泣时,您在看不见的地方和他(她)说话,他(她)会停止哭泣吗?	□是□否	您试图用轻柔的声音或歌声抚慰孩子,但是和孩子没有目光接触
9	当听到严厉的声音时,您的孩子表现出惊慌或警觉吗?	□是□否	变得难过并开始哭
10	您的孩子能"认识"不同的声音吗?	□是□否	床头的音乐盒;催眠曲;水流到浴盆里
11	您的孩子会寻找来自左边、右边或者后边的声音吗?	□是□否	您说话或者狗叫时,孩子会寻找声源
12	当叫孩子的名字时,他(她)有反应吗?	□是□否	
13	孩子会寻找来自上边或下边的声音吗?	□是□否	墙上钟的声音,或者东西掉在地上的声音
14	当孩子伤心或情绪不高时,听到音乐后他(她)能平静下来或改变情绪吗?	□是□否	
15	您的孩子能听电话并且听出是谁说话吗?	□是□否	当奶奶或爸爸打电话时,孩子去接并且"听"
16	您的孩子会随着音乐做有节奏的运动吗?	□是□否	孩子会随着音乐手舞足蹈
17	孩子能将某种声音和某个具体的物体或事件联系起来吗?	□是□否	孩子听见飞机轰鸣声会看天空,听到汽车声会看街上
18	孩子会对简短的口头指令做出适当的反应吗?	□是□否	"停下!""讨厌!""不许!"
19	当有人说"不"时,孩子会停止正在进行的活动吗?	□是□否	即使孩子不看您,当您用强烈的语气说"不"时,孩子也会停止正在进行的活动
20	孩子知道家里人的称呼吗?	□是□否	爸爸,妈妈,乐乐…在哪儿?
21	当您要求孩子模仿发音时,他(她)能做到吗?	□是□否	"A""U""E"
22	孩子会听从简单的命令吗?	□是□否	"到这里来!""把鞋脱下来"
23	孩子理解简单的问话吗?	□是□否	"你的鼻子在哪儿?""球在哪儿?"
24	孩子能根据您的要求拿相应的物品吗?	□是□否	"把球拿给我!"等
25	孩子会模仿您发出的声音或说的词语吗?	□是□否	"U-U""汽-车"
26	当孩子看到不同的玩具时,会发出恰当的声音吗?	□是□否	看到汽车说"嘀嘀",看到狗说"汪汪"
27	孩子知道某种声音代表某种动物吗?	□是□否	"汪汪"代表狗,"喵喵"代表猫,"喔喔喔"代表公鸡
28	孩子会模仿环境中的声音吗?	□是□否	动物的叫声,电话铃声,警笛声

序号	听觉反应	回答	举例
29	孩子能正确重复您说出的短音节和长音节吗?	□是□否	"啦,啦,啦"
30	孩子能从几个物体中挑出您让他(她)拿的那个物体吗?	□是□否	从动物玩具中挑出"马";从各种颜色的球中挑出"红色的球"
31	听歌时孩子会跟着一起唱吗?	□是□否	童谣
32	孩子会在您的要求下重复某些特定的词语吗?	□是□否	"跟奶奶说'拜拜'"
33	孩子喜欢别人读书给他(她)听吗?	□是□否	
34	孩子会听从复杂的命令吗?	□是□否	"脱掉鞋子到这里来"
35	孩子会跟着唱熟悉的歌吗?	□是□否	催眠曲

二、听力诊断

如果听力筛查发现疑似听力障碍,就需要到专业的耳鼻喉科或康复机构进行系统的听力测试,确诊听力是否受损以及听力障碍的程度和性质等。

（一）耳科一般检查

在进行主观、客观听力检查前,一般需要先使用电耳镜检查外耳道和鼓膜是否正常。首先查看外耳道是否通畅,如果外耳道内有耵聍、分泌物要加以清除,以便能够看清外耳道和鼓膜各部。其次要仔细观察鼓膜,确定鼓膜是否有穿孔、鼓膜色泽是否正常。如果外耳道不存在闭锁、畸形、流水等异常情况,鼓膜也没有穿孔、塌陷,鼓膜颜色清亮、标志清晰,则表明耳科一般检查正常,可以进行下面的测听。

（二）主观测听

1. 纯音测听 纯音(pure tone)是指频率成分单一的声音。听阈是指在规定条件下,在测试中对多次给予的声信号察觉次数在一半以上的最小声音。纯音听阈测试简称纯音测听(pure tone audiometry),它是测试听敏度的、标准化的主观行为测试方法,是临床上最基本、最重要的听力检查方法。纯音测听包括纯音气导听阈测试和纯音骨导听阈测试。它以耳机及骨导振子给声,反映受试者在安静环境下所能听到的各个频率的最小声音的听力级。通过儿童纯音测听的结果可以了解其听力是否正常以及听力损失的程度和类型等基本情况,并作为对听力损失诊断和处理的依据。

纯音听阈测试的结果可靠、重复性好,具有频率特异性。它能够反映从外耳到听觉中枢整个听觉传导通路的情况,是真正意义上的听觉。但是,作为一种主观测试,纯音测听需要受试者对刺激信号做出某种行为反应,因此其结果会受到受试者反应动机和反应能力等非听觉性因素的影响。对于儿童尤其是年龄较小的儿童来说,纯音测听有时实施起来难度较大。为了提高儿童受试者的配合度,临床在纯音测听基础上发展出多种小儿行为测听技术。

2. 小儿行为测听 小儿行为测听(pediatric behavioral audiometry)是一种主观听力测试

方法。这种测试需要孩子对声音产生反应并通过某种行为表现出来,如将头转向声源或做出某种动作,检查者通过这些反应判断小儿的听阈。由于这种测试需要孩子的主动配合,因此孩子的年龄和成熟程度决定着检测结果的可靠性。对于不同年龄的儿童,通常采用不同的测试方法以获得儿童的配合,使测试结果更可靠。

(1)行为观察测听:行为观察测听(behavioral observation audiometry,BOA)常用于6个月以内的婴幼儿测试。当刺激声出现时,观察婴幼儿是否出现可察觉的听觉行为改变,如转头、眨眼、发声等。BOA测试中最常用的刺激声由"发声玩具"产生,也可使用录音、电子发生器的刺激声、宽带噪声或言语声作为刺激声,确定婴幼儿是否对刺激声做出适合年龄范围的行为反应。

(2)视觉强化测听:视觉强化测听(visual reinforcement audiometry.VRA)常用于7个月~2.5岁年龄范围的小儿听力测试。该测试是将听觉信号与发光发声的动物玩具结合起来,它需要先让孩子建立起对刺激声的条件反射,即听到刺激声会转向闪光玩具。条件反射稳固建立后,即可正式测试。

(3)游戏测听:游戏测听(play audiometry,PA)常用于2.5~6岁年龄范围的小儿听力测试。该方法是让儿童参与一个简单、有趣的游戏,如听到声音放玩具或穿一颗珠子,先教会儿童对刺激声做出指定的反应。在儿童理解并能正确做出反应后正式测试。

对于6岁以上的儿童,可以采用标准的纯音测听获得其听力结果。此外,需要指出的是,上述3种小儿行为测听方式适用的年龄都只是一般推荐年龄,实际应用时可根据儿童实际情况调整。比如,临床对于听力损失较重或多重残疾的孩子,即使年龄达到10岁仍可以用视觉强化法进行听力测试。

在小儿行为听力评估中,只有当小儿能戴上耳机得出每一侧耳阈值(250~4 000Hz)时,才能认为小儿行为听力检查结果完整。有时儿童不配合,这一测试过程会持续很长时间,或者测试结果不太可靠。这时则需要利用客观的听力测试来评估儿童的听力。目前许多国家都是采用主观、客观测试相结合的方法,对儿童的听力进行诊断。

(三)客观测听

客观听力测试主要包括声导抗测试、耳声发射和听觉诱发电位测试等。

1. 声导抗测试　声导抗测试是临床对中耳疾病诊断与鉴别诊断的基本方法之一,其测试包括鼓室声导抗、声反射,它们对发现中耳病变及面神经病变的定位诊断有很大价值。中耳是包含听骨链、并有肌肉和韧带牵拉悬吊的、具有一定容积的传音结构,可被视为一个特殊的声学器件。通过研究其声阻和声抗(质量声抗和劲度声抗)的改变,可以了解中耳的生理或病理生理状况。目前临床上对中耳功能的分析,主要靠声导抗测试得到。

2. 耳声发射　耳声发射(otoacoustic emissions,OAE)是一种产生于耳蜗,经听骨链及鼓膜传导释放入外耳道的音频能量,它反映出耳蜗不仅能被动地感受声音信号,而且还具有主动产生声音能量的功能。耳声发射检查可客观反映耳蜗功能是否正常,由于检查过程具有快速、无创、准确等特点,因此非常适合于临床应用。耳声发射是目前国内外新生儿听力普遍筛查常用的方法,可在新生儿睡眠状态下完成测试。

3. 听觉诱发电位测试　听觉感受器在接受外界刺激声后,中枢神经可以产生与外界刺激声相关的生物电变化,这种电活动可以从脑电活动中提取并记录,称为听觉诱发电位(AEP)。临床上常用的是听脑干反应(auditory brainstem response,ABR)、40Hz 相关电位(40Hz-AERP)、听觉稳态诱发反应(auditory steady state response,ASSR)。每种测试各有优缺点,临床上经常结合使用。

（1）听脑干反应:听脑干反应(ABR)具有客观、无创、无需受试者主动配合,不受镇静剂影响等优点,适用于婴幼儿或测试困难儿童的听力检测和评估。ABR 使用的刺激声源主要是短声,由于短声的声学特性,该反应主要用于评价高频的听功能状态。

（2）40Hz 相关电位:40Hz 相关电位是一种特定条件下的中潜伏期反应,由于该反应常用频率为 500Hz 的短音诱发,因此具有低、中、高不同频率特性,测试结果可反映相应频率的听阈。

（3）听觉稳态诱发反应:听觉稳态诱发反应(ASSR)是由调制声信号引起的,反应相位与刺激信号的相位具有稳定关系的听觉诱发电位,由于其频率成分稳定而被称为"稳态诱发电位"。它能够同时对多个不同频率刺激声的脑干电位进行采集,具有频率特性、最大声输出强度高、不受睡眠和镇静药物影响、实施快速简便等特点。该测试可以分别测出 500Hz、1 000Hz、2 000Hz、4 000Hz 的听阈。

听觉诱发电位和声导抗、耳声发射等测听方法综合应用,可以使听力检测结果更为可靠。此外,虽然客观听力检测方法可以获得听觉敏度反应值,且无需儿童主观配合,但单靠客观测试不能全面反映儿童真实的听力情况。一些客观听力测试缺乏频率特异性,电生理的阈值往往高于主观听力测试阈值。同时,客观听力测试是对脑干或皮层听觉电位地记录,反映的是一部分听觉传导通路的功能状况;主观听力测试是声音经过听觉感受器、周围听神经、中枢神经系统的听觉脑干、听觉皮层和皮层的整合以及传出神经、效应器等过程,反映的是整个听觉传导通路的功能状况。总之,对于儿童尤其是小龄儿童,必须主观、客观听力检测相结合,才能准确对儿童的听力做出诊断。

（王丽燕）

第四节　视力和视觉功能测试

一、概述

（一）视力

视力即视敏度(visual acuity),主要反映黄斑区的视功能。可分为远、近视力,后者为阅读视力。日常生活视力(presenting vision)是指日常屈光状态下(平时不戴镜或戴镜,后者无论镜片度数是否合适)的视力,它反映的是受试者对视力的需求程度。视力是临床上一项重要的视功能指标,在很大程度上能够反映儿童的视觉发育状况。

（二）视觉

视觉(vision)是指外界的物体通过视觉器官,反映到大脑皮质的视中枢所产生的光觉、色觉、形觉及双眼视觉。视觉能力分为不同的水平和方面,①视觉感受性(能否感受到),这体现了最基本的视觉能力,如单眼视觉功能:视力、对比度视力、像差、色觉、单眼视野等;②视知觉能力(能否感知到),属于较高层次的客体识别能力,即识别刺激或客体的能力,如双眼平衡的视觉功能:调节、辐辏、立体视、眼球运动等;③视觉捕获,最高层次的客体搜索和捕获能力(能否寻找到),如视觉认知等。

(三)视功能检查

视功能检查可采用视觉心理物理学检查及视觉电生理检查两大类方法,其中视觉心理物理学检查包括视力、视野、色觉、暗适应、立体视觉、对比敏感度等方法,可通过非仪器检测和仪器检测两种方法进行检查,本节重点介绍非仪器检测手段。

二、常见婴幼儿童的视力和视觉测试

(一)视网膜病变筛查

早产儿视网膜病变(retinopathy of prematurity,ROP)筛查,一般是对高危新生儿住院期间进行的检查。检查时使用药物适当散大瞳孔,使用间接眼底镜进行眼底检查,筛查是否有视网膜病变,以便尽早采取干预措施。

(二)视觉行为筛查

1. 小儿清醒时在距其眼20cm处用一红球缓慢移动,小儿注视红球或双眼随红球移动,说明小儿视力存在,反之则无。

2. 小儿清醒时面对面谈话,当小儿注视你的眼睛时,慢慢地移动你头的位置,若小儿视线随你的头的移动而移动,说明小儿视力存在。

3. 小儿清醒时用手在小儿眼前晃动,若小儿有眨眼动作,说明小儿视力存在。

4. 小儿清醒时用一手电筒迅速照射小儿面部,若有闭眼动作,说明小儿视力存在。

(三)视动性眼球震颤

视动性眼球震颤(optokinetic nystagmus,OKN)被诱发的情况可评估婴幼儿视力。将黑白条栅测试鼓置于婴儿眼前,转动鼓时,起初婴儿的眼球跟随运动,以后即产生急骤地矫正性逆向运动,这种重复、交替地顺向及逆向性眼球运动,形成视动性眼球震颤。逐渐将测试鼓条栅变窄,能产生视动性眼球震颤的最窄的条纹即该婴儿的视力。

(四)红光反射检查

红光反射试验用来筛查眼后段的异常和视轴上的浑浊,例如白内障和角膜浑浊。所有婴儿应该在出生2周内由儿科医师或者经过训练的护理人员进行一次双眼红光反射试验。用检眼镜在被观测眼前30~45cm处观测受测眼的瞳孔,正常的双眼红光反射应该是对称。红光反射中出现黑斑、单眼出现暗红色反射、单眼无红光反射,或者出现白色反射(视网膜反射)都是转诊眼科医生的指征。

(五)选择观看法

选择观看法(preferential looking,PL)是一种较常用的客观检查婴幼儿视力的方法,向婴幼儿同时提供一个均匀灰色图像和一个黑白相间的条纹图像,如受检儿童有视力,他会更多地注视条纹图像而不愿看灰色均匀图像;如果视力较差,则只对宽条纹有图像感觉,对细条纹则感到与灰色均匀图像无明显区别;如视力较好,就会对细条纹也有图像感觉。通过对不同宽度条纹的反应来测算受检儿童的视力。

（六）图形视力表

对于 2~4 岁的幼儿,通过让幼儿辨认他们熟悉的图标,来了解幼儿视力发育情况。目前,国外常采用的图形视力表有 Teller 视力表、HOTV 视力表和 LEA-SCREENER 图形视力表等。LEA-SCREENER 图形视力表(Lea 视力表)可作为 3 岁及以上儿童的视力筛查工具,一般在幼儿园较适用,其中 5 岁以上使用 15 行的视力表(图 2-4-1A),3~5 岁使用 10 行的视力表(图 2-4-1B)介绍如下。

Lea 视力表尺寸为 22.9cm×35.6cm。第一行 4 个视标,其余行 5 个视标,视标的高度与宽度比近似 1∶1,同一行视标之间的距离等于该行视标的宽度,围栏到视标之间的距离等于该行视标的高度,视力值从顶部的 10/40 到底部的 10/8,配套灯箱照明系统。视力表距离地面 1.2~1.8m,儿童坐在视力表前 3m 处,遮盖其一眼,分别进行左右眼视力检查,1 名检查者坐在儿童旁边,并协助儿童完成对照视力卡(图 2-4-1C)的识别。另 1 名检查者坐在视力表旁边。

检查前准备:儿童坐在视力表前 60cm 处,儿童手持印有"圆、正方形、房子、苹果"的对照视力卡,放于膝上,检查者手持对应的图形,让儿童命名指出检查者指示的 4 种图形,若不能完全指出或命名 4 种图形,则认为该种视力"不可测"。

正式检查:儿童坐在视力表前 3m 处,单眼测试,先右眼后左眼,从该年龄的视力正常参考值的上 3 行开始指示每一行的第 1 个视标,询问并鼓励儿童所看到的图形是什么,若不能命名,可指出所看到的视力表上的图形与对照视力卡上的哪个标志相似,直到儿童对某个视标的识别出现犹豫或错误时,多次鼓励仍不能顺利完成,则停止向下一行视力值的检查。此时,回到上一行,让儿童逐个识别视标,若能完全识别,则继续下一行视力值的检查。当儿童能够识别多于或等于最小视标中的 3 个,就以该行视力值作为儿童该测试眼的视力。若少于 3 个,则以上行的视力值作为儿童该测试眼别的视力。

（七）传统视力检查

传统视力检查是通过让被检查者辨认视力表上的视标,国际标准视力表(E 视力表)以小数法记录视力。在光线充足的环境中,被检者距视力表 5m,并安置在适当高度,使 5.0 行与被检眼等高。被检者能将哪一行的字符完全认出,该行标志的数字即为被检者的视力。这种方法较适用于成人和 3 岁以上能配合的儿童。

（八）视野检查法——对照法

此法以检查者的正常视野与受试者的视野作比较,以确定受试者的视野是否正常。方法为检查者与儿童面对面坐,距离约 1m。检查右眼时,儿童遮左眼,右眼注视检查者的左眼。而检查者遮右眼,左眼注视儿童的右眼。检查者将手指置于自己与儿童的中间等距离处,分别从上、下、左、右各方位向中央移动,嘱儿童发现手指出现时即告之,以检查者的正常视野比较儿童视野的大致情况。

（九）色觉检查——假同色图（色盲本）检查

色觉检查是青光眼、视神经病变等早期诊断的辅助检测指标,假同色图(pseudoisochromatic plate)(色盲本)检查是最广泛应用的色觉检测方法,具有操作简便的优势,但只能检出色觉异常者,不能精确判定色觉异常的类型和程度,且被检者需有一定的认知和判断力。在同一幅色彩图中,既有相同亮度不同颜色,也有不同亮度相同颜色的斑点组成的图形或数

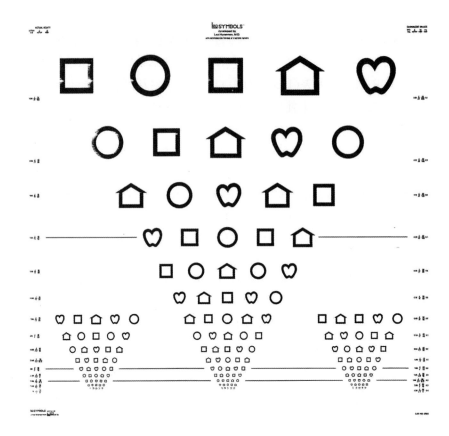

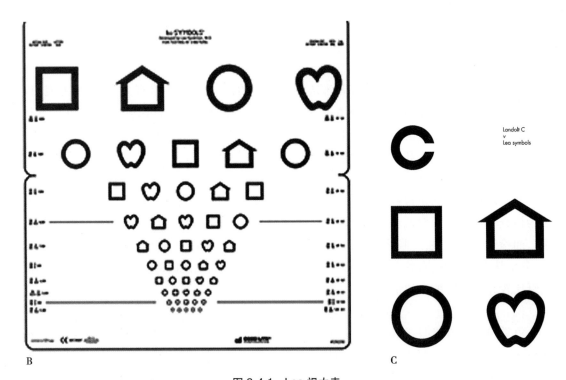

图 2-4-1　Lea 视力表

A. 5 岁以上使用 15 行视力表;B. 3~5 岁使用 10 行视力表;C. 对照视力卡片(key card)

字。它利用不同类型的颜色混淆特性来鉴别异常者。正常人以颜色来辨认,色盲者只能以明暗来判断。色盲本的种类较多,在设计上各有侧重,如石原忍色盲本多用于筛查,AO-HRR测验(American optical hardy-rand-rittler color vision plates)作为一种半定量检查,SPP Ⅱ(standard pseudoisochromatic plates part Ⅱ)用于获得性色觉障碍的检查。国内广泛应用的有俞自萍、贾永源、李春惠、汪芳润等色盲本。

（十）暗适应检查方法——对比法

暗适应(dark adaptation)检查可反映光觉的敏感度是否正常。对比法是由被检者与暗适应正常的检查者同时进入暗室,分别记录在暗室内停留多长时间才能辨别周围的物体,如被检者的时间明显延长,即表示其暗适应能力差。

（十一）视觉诱发电位

视觉诱发电位(visual evoked potential,EVP)是一种较客观的婴幼儿视力评估方法,详见本章第二节"神经电生理学检查"。

三、不同年龄的视力和视觉检查

视力和视觉是儿童认知事物和获得语言的一个重要途径,尽早筛查和干预有利于避免或减轻由于视功能障碍导致的语言障碍。

（一）早产儿或高危儿

有一部分儿童从一出生应得到重点关注,如早产(特别是<34周)、低体重(特别是<2 200g)、有吸氧史、有遗传性眼病或家中有患眼病等情况的儿童,需特别接受早产儿视网膜病变(retinopathy of prematurity,ROP)筛查。

（二）新生儿

1. 视觉行为筛查。

2. 视动性眼球震颤。

3. 红光反射检查。

（三）3~6个月幼儿

1. 视觉行为筛查。

2. 选择观看法。

3. 眼位及眼球运动检查。

4. 红光反射检查。

（四）1~3岁儿童

1. 视觉行为筛查。

2. 点状视力检测或图形视力表检查。

3. 眼位及眼球运动检查。

4. 红光反射检查。

5. 屈光筛查。

（五）≥3岁儿童

1. 视觉行为筛查。

2. 图形视力表或国际标准视力表、对数视力表检查。

3. 眼位及眼球运动检查。

4. 红光反射检查。

5. 屈光筛查。

6. 视野检查。

7. 色盲检查。

（陈丽珊）

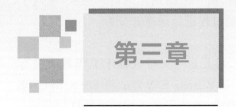

第三章

儿童语言能力评估的内容、方法及流程

第一节　语言能力评估的主要内容

儿童语言能力评估的主要内容应包括前语言沟通技能、语音、语义、语法、语用以及读写等 6 个方面的能力。其中读写能力的评估与训练在第九章中作了详细介绍,此处不再赘述。本节主要介绍前面 5 个方面语言能力的评估。

一、前语言沟通技能的评估

前语言沟通技能是在儿童出现有声语言之前即前语言期儿童的沟通能力,是儿童学习有声语言前的必要准备。该能力主要指儿童能够协调对人和环境的注意,恰当回应外界刺激,并利用眼神、表情、手势动作等非口语形式发起沟通、表达需求的能力。对于正常儿童来讲,这种能力通常在他们能发出第一个有意义的词之前就已经具备。前语言沟通技能的评估主要是考察儿童对环境中的非言语声、表情、手势动作等有无反应,以及是否会运用这些手段表达自己的需求和想法等。如儿童是否与他人有正常的视线接触,在听到自己的名字时是否会做出相应的反应,会不会用肢体语言要求获得自己想要的物品等。前语言沟通技能常用的评估方式主要有 3 种,即正式互动抽样法、非正式互动抽样法和重要他人报告式测量法。

（一）正式互动抽样法

正式互动抽样法,根据其结构化程度又可分为半结构化互动抽样和结构化互动抽样。

1. 半结构化互动抽样　半结构化互动抽样是指在半结构化的诱发情境中,让儿童与成人及物品进行活动,同时进行录像,然后再对录像进行编码和分析。如早期社会沟通量表（early social-communication scales,ESCS）,该量表用于测量 8～30 个月幼儿的前语言沟通技能,在 25 个预设的情境中,评估者利用玩具、生活物品、儿歌、游戏的方式与幼儿互动,并对整个过程进行录像、编码和分析。

2. 结构化互动抽样　结构化互动抽样是指在一组系统的结构化情境中,诱发儿童进行沟通和自发性游戏,并让儿童与父母或临床工作者在这些情境中进行互动,同时进行录像,然后再对录像进行编码分析。如由 Wetherby 和 Qrizant 在 2002 年编制的沟通与象征性行为发展量表（communication and symbolic behavior scales developmental profile，CSBS-DP）。该量表用于 6~24 个月的婴幼儿沟通和符号行为发展的筛查，由一组结构化的情景组成，在这个情境中，让儿童与成人及物品进行活动，再针对整个互动过程进行录像并分析。

（二）非正式互动抽样法

非正式互动抽样法是指在非结构化的互动游戏中，对儿童与父母或临床工作者所进行的互动进行录像，然后对录像进行编码分析。Yoder. P 和 Warren. S 等尝试将 ESCS 和 CSBS 两个量表中的抽样程序加入到非结构化的亲子游戏抽样中，产生了非正式互动抽样的测量。

（三）重要他人报告式测量法

重要他人报告式测量法指通过采用再认式表格或检核表的形式，通过父母等与儿童较亲密的重要他人来调查儿童的语言发展状况的方法。具有代表性的量表为麦克阿瑟沟通发展量表（MacArthur communicative development inventory，CDI）。

在对儿童的前语言沟通技能进行评估时，通常包括发起和回应共同注意、表示要求和社会互动能力这 3 个评估指标。也有一些研究或量表中还包括了理解或使用面部表情及手势、言语、象征性行为以及刻板行为、问题行为等不适当行为、听觉感受能力等指标。

二、语音能力的评估

语音是有声语言的基础。语音能力的评估包括对语音感知能力和语音产生能力 2 个方面的评估。

（一）语音感知能力评估

语音感知能力评估主要考察儿童把握音段音位的多种特性，从而将声音识别出来的能力，即语音识别的能力。常用的评估方式有语音均衡式识别能力评估和最小音位对比识别评估。

1. 语音均衡式识别能力评估　语音均衡是指词表中语音出现的概率与日常生活中出现的概率相一致。汉语普通话系统中常用的语音均衡式识别能力评估词表是中国听力语言康复研究中心孙喜斌等人研发的《儿童语音均衡式识别能力评估》词表。图 3-1-1 为语音均

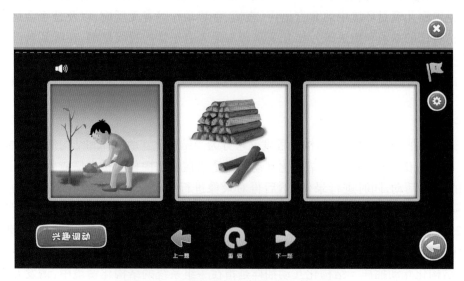

图 3-1-1　儿童语音均衡式识别能力评估举例

衡式识别测试材料举例,评估人员逐一给出图片并发音,让儿童通过短时记忆记住每张图片所对应的音,然后给出目标音(3 个发音中的 1 个)让儿童指出目标音所对应的图片。

2. 最小音位对比识别评估　最小音位对比识别是指对汉语语音中仅有一个维度差异的音位对进行识别。汉语普通话系统中常用的音位对比识别能力评估词表为《儿童音位对比式识别能力评估》词表。该词表由刘巧云等人根据汉语言声母和韵母的声学特征及构音特点编制而成。图 3-1-2 为对声母 m 和 b 进行识别的测试材料。测试方式与语音均衡式识别能力的测试方式相同。

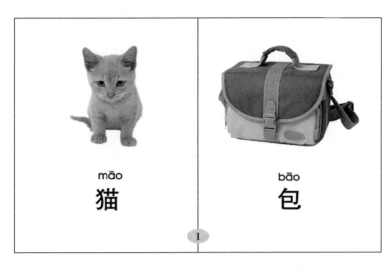

mão
猫

bāo
包

①

图 3-1-2　儿童音位对比式识别能力评估举例

(二)语音产生能力评估

语音产生能力评估主要考察儿童正确发音的能力,汉语普通话系统中主要考察儿童正确发出声母、韵母、声调的能力,通常采用图片诱导或跟读的方式进行评估,国内学者黄昭鸣、韩知娟等人根据汉语普通话儿童的音韵发展历程编制的《黄昭鸣-韩知娟构音语音能力评估》。语音能力评估是语音能力训练的主要依据。

三、语义能力的评估

语义即语言的意义,可以通过词语、句子以及叙述等多个层次来传达。由于语义的复杂性以及受语境的影响,语义的评估也较为复杂。根据儿童语义发展的规律,可以从词、词语、句子以及叙述等层面来评估语义。其中,词语是形成语义的最小单位。词语是指称或表征世界上人、事、物及其之间关系的概念或知识。词语学习是儿童与外界互动,或经由实际经验所建立的一种符号表征与概念联结的产物。研究表明,在儿童所掌握的词汇中,实词始终占有绝对优势。在实词中,掌握名词的比例最高,其次是动词,再次为形容词。孔令达等人研究发现,名词、动词、形容词占学龄前儿童实词总量的 90% 以上。词汇的多样性是目前最常用的儿童语义能力的评估指标,语义能力越强的儿童,能够理解和使用的词汇数量、词汇类型也越多,语言也越丰富多样;而存在语义障碍的儿童,常表现为能够理解的词汇的广度和深度都很有限,在表达时则表现为词汇量小、词汇的种类少、过度使用名词,同时可能出现词汇使用不当、过度类化或类化不足以及词汇提取困难等问题。

词语理解与表达能力评估主要考察儿童能否理解和表达常用的核心名词、核心动词和

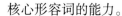

核心形容词的能力。

（一）词语理解能力的评估

词语理解能力评估最常用的方法是指认法。即需要受试者根据目标词从几个选项中指认出正确的答案。目标词可单独给出也可在上下文中给出。由美国学者邓恩父子 2007 年修订的皮博迪图片词汇测验（第 4 版）（Peabody picture vocabulary test-fourth edition-4，PPVT-4）就采用的这种评估方式。国内李孝洁等人在《语言发育迟缓儿童词语理解与表达能力的应用研究》中也采用这种形式考查了儿童词语理解的能力。

（二）词语表达能力的评估

词语表达能力评估常采用的评估方式有命名法、词表法以及语言样本分析法。

1. 命名法　词语命名是指儿童通过对事物或者事物的图片或模型进行贴标签的形式来考察儿童词语表达能力的评估方式。出示图片要求儿童回答"这是什么？"从而考查儿童对图片里的事物命名的能力。

2. 词表法　词表法是指将儿童能够理解或表达的词语从词表中勾选出来的评估方式。如崔欣华等人《2 岁儿童词汇发育研究》中通过问卷的方式在儿童最初掌握的词语和有关儿童语法发展研究的基础上，罗列生活环境中最常用的 245 个词语，按词性和用途将其分为 16 类以及 8 个助词和 14 种表达结构。要求家长填写儿童能自发表达的词语和结构。

3. 语言样本分析法　语言样本分析法也是评估儿童语义能力的较为常用的一种方法，除了词汇量外还可以从词汇理解的深度（如对非字面意义的理解能力）、词汇的种类以及词汇的提取等方面考查儿童的语义能力，如形符比（type-token ratio，TTR）是评估儿童在自然状态下语言样本中词汇量的一个重要指标。

四、语法能力的评估

语法研究的是句子的结构规则。句子是最小的言语交际单位和最大的语法单位，功能上可以在一定语境下传达相对完整的信息，实现交际目标。语法只研究到句子中词和短语间的组织联系。语法能力的评估一般包括句子理解与句子表达能力的评估。句子的理解和表达评估比词语复杂。主要考察儿童是否掌握常用的语法规则，并结合实际的内容进行运用。

（一）句子理解能力的评估

句子理解能力评估的常用方式有指认法、句法判断任务、实验操作反应任务以及代词指称反应法等。

1. 指认法　句子理解的标准化测验常采用指认法，即要求儿童根据目标句指认出与句子相匹配的图片。

2. 句法判断任务　所谓句法判断任务，就是从句子的句法方面判断句子的可接受性。由施测者说出几种不同错误类型的句子，如词序不当、句子成分残缺、句子主成分搭配不当、修饰不当等，再加上正确的句子，让儿童判断对或错。句子判断任务通常会跟评估表达性语法能力的句子纠正任务一并完成。

3. 实验操作反应任务　即让儿童根据指示完成操作任务。其评估目的是了解学龄前儿童对并列、递进、条件和选择复句的理解。测试过程可要求受试者按照听到的句子内容完成操作任务。如把白的圆块拿给我，还要把绿的方块拿给我；只有我拿绿的方块时，你才能拿绿的圆块。

4. 代词指称反应法　让儿童根据所给出的条件回答问题。主要是为了了解儿童对因果复句的理解。例如"李明骂张林,因为他说谎"。被试者听完测试句后,必须回答"他是谁"的问题。通过该方式来评估儿童通过对各分句的意义推论出其中因果关系的能力。

（二）句子表达能力评估

句子表达能力评估的常见方式有句子复述、句法启动、扩展修饰语、优化句子以及语言样本分析法等。

1. 句子复述　句子复述（sentence repetition）也称句子回忆（sentence recall）或句子模仿（elicited imitation）。句子复述常用来考察儿童模仿句长的能力。

2. 句法启动　主试呈现一定句法形式的句子,然后看这种先前呈现的句型对儿童造句时使用的句型是否产生影响。刘巧云、王珩超曾用句式仿说的方式考察儿童的句子表达能力。图3-1-3为句式仿说能力评估的材料举例,例句为"姐姐拿水果""和"哥哥画水果",仿说句则应为"姐姐拿饮料"和"哥哥画饮料"。考查儿童能否将所习得的语法结构有效迁移,正确应用于其他类似的语言情境。

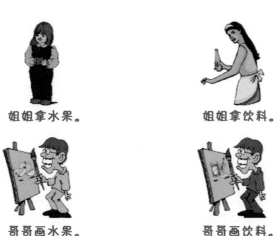

姐姐拿水果。　　　　　　　　姐姐拿饮料。

哥哥画水果。　　　　　　　　哥哥画饮料。

图 3-1-3　句式仿说能力评估的材料举例

3. 扩展修饰语　主要任务是让儿童用更长的句子表达更丰富的含义。例如,主试根据图片说出一个简单句,"这是一个苹果",然后要求儿童扩句,儿童说"这是一个又大又圆的苹果"或"这是一个香香甜甜的苹果"。

4. 优化句子　施测者根据图片说出原句,如"这是一个苹果",要求儿童运用比喻修辞优化句子,如"这是一个圆圆的像太阳一样的苹果"或"这是一个红红的像灯笼一样的苹果"。让儿童明白要说出的句子必须要说明它像什么。

除上述方法外,还可以通过语言样本分析法对儿童的表达性语法能力进行评估。如考查儿童语言样本中的平均句子长度（mean length of utterance, MLU）、所使用的句型、句类及句式等来评估儿童的语法能力。

五、语用能力的评估

语用即在沟通互动过程中语言的运用。语用行为通常会依据情境的不同而有所不同。

语言综合运用评估涉及会话和叙事能力。

会话是指两个及以上的人就某一主题进行的交谈。会话是人们最常采用的语言运用方式，也是儿童沟通能力发展的重要途径。话轮是会话中的基本组织单位，是会话参与者彼此交谈时一个说话者的一次言谈行为，通常是指说话者在任意时间内连续说出的一番话，其结尾以说话者和听话者的角色互换或各方的沉默为标志。因此，会话能力的评估主要就是对话轮进行评估，包括话轮转换、会话发起、会话维持和会话修补等。

叙事是一种脱离语境、进行有组织表达的语言能力。叙述者需要由记忆系统启动与叙述主题相关的知识、选择适当的词语表达概念，选择恰当的句子表达判断、考虑听者的注意力和感受等。叙事包括口语叙事和书面语叙事。本文主要指口语叙事。目前关于叙事能力的评价主要是通过图片诱导让儿童讲述一段故事，然后转录所有内容，从叙事的宏观结构、微观结构以及艺术风格等方面对儿童的叙事能力进行评估。

叙事的宏观结构主要是指叙事主题的内容和组织，包括叙事中的故事的要素、语法和情节构成的复杂性等。微观结构主要包括产生性和复杂性。主评估指标有：相异词汇数、总词汇数、话语总数、词水平的平均句长、包含一个及以上从句的句子总数、包含一个及以上从句的句子数占句子总数的比例、平均句长等。

（武慧多）

第二节　语言评估的常用方法

一、观察法

观察法就是在一段时间内，在现实情境中有目的、有计划地考察和描述儿童语言沟通行为的方法。主要用于对某些特定的语言行为是否发生，以及发生的频率、背景或与之相关的因素等方面的取样。观察法往往能收集到观察对象在日常生活中真实、典型的行为表现，且无需将儿童的表现与参照标准作对比，只需要客观描述其在特定方面的表现。因此，可以用于一些不适合用测验法或其他方法进行语言评估的儿童。

儿童语言能力评估所采用的观察法通常为自然状态下的观察。即可以是评估者在诊疗室中的直接的参与观察，也可以通过影音设备，如录音机、录像机对儿童生活环境中的沟通行为进行间接的非参与观察，因此，在语言评估中，观察法常常与语言样本分析法联合使用。

观察法中最重要的是要界定所要观察的行为，可以通过对家长的访谈或是前期的测验来确定行为观察的目标，制订观察方案。观察方案包括观察清单或评定表格，一般由评估人员根据实际需要进行设计，以便检查和计数特定的行为。所要观察的行为必须是外显的、可观察和可测量的，能够对行为的出现频率、持续时间、强度或其他维度给出数量化的评定，在评定时要注意使用与设计目标相符的记录系统，常用3点或5点计分的方法。表3-2-1是一个检查怀疑有语言障碍的儿童交流能力的行为观察表的样例，采用的是3点计分法。

行为观察适合于那些缺少常模数据的行为，因此评估往往带有某种程度的主观性。例如，如果想了解一个儿童用口语或非口语的方式对问题给出不当的反应的频率是多少时，就可以在自然情境下问儿童一些问题，然后计算恰当回答和不恰当回答的数量。这些观察结果可以作为基线期的数据，用于评估干预效果。

表 3-2-1 交流技能观察分析表

1. 谈话技能

观察项目	经常出现	偶尔出现	未出现	举例
谈话发起				
倾听行为				
内容恰当地回应				
恰当地插话				
维持话题				
转换话题				
恰当地结束谈话				
了解听者的观点				
谈论与主题相关的内容				
采用适当的回应长度				

2. 口语行为和交流功能

	经常出现	偶尔出现	未出现	举例
命名事物或行为				
询问事物或行为				
描述事物或行为				
询问信息				
提供信息				
请求允许				
要求				
承诺				
同意				
威胁或警告				
道歉				
抗议、争辩或不同意				
表现幽默、开玩笑				
使用问候语				

行为观察还可提供以下 3 个方面的信息:①儿童是如何处理任务的,其错误的模式和自我监控能力如何;②在进行干预后,儿童行为的改变程度如何;③能够促使儿童改变的最具可能的干预风格及方法是什么。

二、访谈法

通过对儿童有深入了解的家长、教师及其他成人进行访谈,也能收集到一些儿童健康方面的有效信息,作为对直接临床评估的补充。按照有无结构来分,访谈可以分为非结构性访谈、结构性访谈以及半结构性访谈。非结构性访谈是指访谈人员只按照一个粗线条的访谈提纲进行的非正式、非标准化的访谈,这种访谈法对具体的提问方式、提问顺序、回答方式、记录方式等没有统一的要求,访谈人员可以根据具体情况对这些内容作灵活调整。结构性访谈是根据统一的设计要求,通过结构化的问题进行的标准访谈。通常要求访谈者按照一定的顺序提问,对如何回答问题和记录方式也有统一的要求。半结构性访谈则往往兼具非结构性访谈和结构性访谈的特点。

临床工作人员在编制访谈提纲或是访谈问卷时应注意以下几个方面的问题:①一个问题只能聚焦在儿童语言发展的某一个具体的方面,不要同时涉及若干个不同的方面;②不要在提问时流露出自己的偏见或是价值导向;③问题表达要清晰明确,通俗易懂,尽量避免使用专业术语,必要时可以制订统一的指导语,说明对问题回答的范围、内容以及回答方式等;④问题排列上,访谈开始时可以提一些简单、易于回答的问题,敏感或涉及隐私的问题一般放在最后即访谈结束之前提出,以免因这些问题引起访谈对象的消极情绪反应。

目前,国外已发展出一些与标准化测验一样具有信度、效度等心理测量学指标的访谈问卷,如语言发展调查问卷(language development survey)、社会沟通问卷(social communication questionnaire)等。这些访谈问卷能够使我们能在有限的时间内掌握更多关于儿童基线期功能水平的详细情况。

在儿童语言评估中,有时也会将观察法和访谈法联合使用,如发展量表。发展量表是具有某一特定发展阶段的样本典型行为的访谈或观察工具。通常情况下,这些工具没有提供常模分数,因此不适用于在初期判断儿童是否具有明显交流缺陷。但是,一旦确定儿童存在某些方面的语言障碍,发展量表可以帮助进一步了解在某一方面该儿童所具备的基线功能的年龄等价水平。常用的发展量表如语言行为里程碑评估及安置程序(VB-MAPP)、Gesell 发育量表等。

三、测验法

儿童语言能力测验通常包括标准化测验和目标参照测验 2 种。

(一)标准化测验

标准化测验也称常模参照测验,是语言能力评估中最主要的正式评估方式,是一种脱离语境的测验形式。用设计出来的一套题目给一群语言发展正常的儿童施测,分年龄组计算出可接受范围的变异的得分即为常模。以常模为参照标准编制的测验即为常模参照测验。标准化测验的优点在于可以将儿童个体的行为与同年龄正常儿童群体进行比较,因此标准化语言能力测验是目前鉴别儿童的语言发展是正常的最重要的依据。标准化测验必须具备以下一些心理测量学指标。

1. 信度　信度是测量结果的稳定程度。如果一个测验多次的测量值一致程度较高,或者说接近真值,我们认为这个工具具有较高的信度,是可靠的。

2. 效度　效度是指一个测验是否测得了它想要测得的能力。

3. 集中程度及离散程度　在测量样本足够大的情况下,标准化测验中儿童语言能力常模得分应该呈正态分布。平均分就表示测量的集中趋势,多数人的得分会在算数平均数上下波动。标准差说明一个得分落在了距离平均数多远的地方,表示被试得分的离散程度。

4. 诊断准确性　诊断准确性是测验能够准确区分当事人诊断类型的程度。测量工具中最常用的诊断准确性的指标是特异度和敏感度。特异度是指测验正确诊断为无病的人数占实际无病人数的百分比;灵敏度是指测验正确诊断为有病的人数占实际有病的人数的百分比。特异度和灵敏感度越高说明测验诊断准确性越高。

5. 测量标准误　一个建构良好的测验通常会报告测验标准误。标准误使我们可以根据观测值来确定置信区间,用置信区间估计真值。公式如下:

$$真值的置信区间＝观测值±标准误$$

标准误和置信区间说明当事人的测试分数代表的是一个范围,而非一个点。对于跨时间的得分比较(如康复训练前和康复训练后的测验分数比较)也具有重要意义。

6. 导出分数　标准化测验中,测验所得到的原始分通常不能用于解释被试的情况,只有将被试的原始分与标准样本中其他被试的得分相比较,即转换成导出分数,测验得分才有意义。常用的导出分数有:标准分、百分等级、当量分数等。

(1) 标准分:是以标准差为单位度量原始分数距离该群体平均分数多少个标准差的一种量数。标准分数的主要优点在于范围内的得分具有同等的单位,即具有等距性的特点。常用的标准分数有 Z 分数、T 分数以及离差智商。

(2) 百分等级:百分等级说明在常模群体中得分低于某一被试得分的人数比例。一个得分为第 10 个百分等级的当事人说明只有 10% 的常模人数低于其得分。百分等级不是等距量表,不能像标准分数一样假设其等级之间的距离是相等的。

(3) 当量分数:当量分数(equivalent scores)是按照年龄(年龄当量)、年级(年级当量)等一定的水平将原始分进行分级。当量分数代表原始分所对应的特定年龄或年级组常模的中间值。如一个 7 岁儿童在 PPVT-Ⅳ 上原始分为 55 分,其年龄当量为 4 岁。即该儿童的得分相当于 4 岁儿童 PPVT-Ⅳ 常模得分的中间值。当量分数不适合用于确定儿童发展是否有显著缺陷,而是用于向家长和老师解释语言存在明显障碍的儿童的语言能力的发展情况。

(二) 目标参照测验

目标参照测验主要关注个体在所测量内容上表现出的绝对水平,而不是个体间水平的差异。目标参照测验既可以用于非语境情况下的正式评估,也可以用于语境情况下的非正式评估。相比于标准参照测验,目标参照测验更适合考查儿童在语境化情况下的语言表现。

1. 语言理解目标参照测验　语言理解目标参照测验的评估难点在于避免猜测和无关因素的干扰,因此,评估者在编制和应用语言理解用目标参照测验时应注意以下几个方面:

(1) 避免过度提示:不要提供过多的线索,避免让儿童根据常识进行猜测。例如"把勺子放进碗里"是儿童在日常生活中常会遇到的情境,因此这样的指令更容易被儿童猜测,而"把勺子放进口袋里"与儿童的生活经验相去甚远,因此这样的指令也更难以被猜测。

(2) 选择合适的语言刺激:在进行语言理解测验时,要明确测验的目标词,除目标词外,其他词汇应当都是儿童熟悉的词汇。例如,对于多数 3 岁儿童而言,当目标词为"红色"时,用"把红色的苹果给我"要比用"把红色的樱桃给我"更合适,因为如果用"把红色的樱桃给我"作为测试句儿童没有做出反应,可能是由于儿童不熟悉"樱桃"一词的含义所致。

(3) 明确正确的反应方式:语言理解目标参照测验可以使用自然反应或结构化反应。自然反应包括行为依从和问题回答。行为依从适用于观察低龄的儿童,包括触摸、移动、拿起、指出或是给出物品以及完成某些动作等。儿童语言发展水平达到 24 个月时,才能够采用问题回答的反应方式。通常儿童在语义完全正确之前会出现语法正确而语义错误的现象。因此,对儿童的回答可以从语义和语法两方面计分。语法准确性仅考察回答类型是否恰当。例如,问一个儿童苹果是什么颜色,如果他回答"蓝色",可以说在语法上是正确的,但在语义上是错误的。

结构化反应包括指图、物品操作、最适反应等。最常见的结构化反应方式是指图片,发展水平在 24 个月以上的儿童一般可以完成指图任务。物品操作即给儿童呈现一套物品,要求儿童完成指定的操作任务。发展水平在 20 个月左右的儿童一般可以采用这种反应方式。

指图和物品操作都可用于评估儿童的词语理解和句子理解能力。最佳选择或判断反应（best-fit or judgment response）主要用于测试一些元语言能力，即要求儿童对语言进行评价而不仅是应用语言。该方法适合评价发展水平在 5 岁以上的儿童。例如，要求儿童判断"小明把椅子推倒了"和"椅子把小明推倒了"这两句话中哪一句是正确的，哪一句是错误的。这种反应方式还可以用于对话、推断、说话意图等方面理解的评估。

（4）反应次数要足够多：无论采用哪种反应方式，都需要有足够的反应次数，即对应的题项数量要够多，才能降低猜测反应的影响，得到更准确的结果。在使用目标参照测验时，通常要求每个测试内容应包括 4 个以上的条目，且要求儿童至少做对 3 个才算通过。

2. 语言产生目标参照测验　语言产生目标参照测验的评估难点在于获得反映儿童语言表达能力的代表性样本。常用于语言产生目标参照测验的方法有引发模仿、引发产生和结构分析 3 种。

（1）引发模仿：要求儿童"跟我说一样的"是引发语言产生的最简单方式。但在实际生活中，儿童很少通过重复别人的话来学习语言，因此引发模仿通常是语言产生评估中最后使用的方式。

（2）引发产生：通过设置情境，引发儿童产生特定的语言。主要有模式引发、角色扮演、游戏引发以及叙述引发 4 种方式。

1）模式引发：向儿童示范一组模式相似的语言，然后要求儿童产生新的类似的语言，例如"我用勺子吃饭，用刀切菜，用笔写字"。

2）角色扮演：要求儿童扮演一定的角色，如让儿童扮演布娃娃的妈妈，让她问"布娃娃是不是饿了，要不要吃东西？"从而评估儿童产生疑问句的能力。

3）游戏引发：通过游戏引发儿童语言产生，例如，评估人员示范游戏形式，描述图中的一个元素，如让儿童"找一找戴红色帽子的男孩"，然后进行轮流游戏，看儿童能否产生类似的句子。

4）叙述引发：是评估儿童产生连续讲述能力的一种较为有效的方法。给儿童图画书并给他讲一个简单的故事，然后要求其进行再述。也可以给儿童一些故事图片材料，让儿童根据图片建构故事。

（3）结构分析：结构分析是借助语言样本分析法了解儿童自发交流语言样本的特征，找出其结构、形式、功能以及什么情境影响了这些沟通的使用。具体操作见下文语言样本分析法。结构分析的任务是考察儿童语言样本中是否存在评估者认为应该出现但未出现过的语言结构和功能，然后评估者可以尝试通过诱导让儿童产生这些语言结构或功能，如果诱导仍不成功，就试着让儿童直接模仿。

总之，目标参照测验的优势在于其灵活性比较大，必要时可以将几种方法联合起来使用以得到更多的语言信息。

四、语言样本分析法

语言样本分析是先将儿童口语述说的语料一字不漏地转写成文本，再通过量化或性质分析儿童的语言能力。语言样本分析可以很好地反映儿童所表现出来的语言形式、语言内容、语言运用、说话速度、序列组织等方面的能力，并且是唯一可以了解自然情境下儿童语用技能的方法。该方法是对标准化测验的重要补充。

1. 语言样本的收集　语言样本应一般包括 50～100 句话语，如果能达到 200 句以上的语言样本则更能体现语料的代表性。收集语言样本时,最好能够通过录音或是录像的方式将语言样本记录下来。

（1）语言样本收集的注意事项:为获取真实可靠的语言样本,评估人员应注意以下几点:①收集语言样本前应与儿童建立良好的合作关系;②尽可能减少无关的干扰;③在采集样本时尽可能等待儿童说话,评估人员不需要用说话填充沉默的时间;④在通过活动来获得儿童语言样本时,尽量挑选儿童感兴趣的主题或材料,且能够根据不同的儿童改变评估主题和材料;⑤要收集主题内容多样的语言样本;⑥收集不同环境背景下儿童的语言样本(如治疗室、游乐场、家、学校或幼儿园等);⑦收集不同诱导方式下产生的语言样本(如会话、叙事、对图片的回应);⑧如果评估人员无法收集某些场合的语言样本,可以要求其他人(如父母或教师等)协助收集;⑨在收集过程中,尽量避免使用是否问题以及其他会引发儿童作出简短回答的问题,必要时可以限定主题或回应方式,如"请给我介绍一下你在幼儿园里最要好的3个朋友,说一说你为什么喜欢他们"。

（2）语言样本的诱发方式:可以采用谈话法、图片法或叙事的方式诱发儿童的语言样本。

1）谈话法:即通过与儿童对话的方式诱发儿童语言样本。如,问儿童"这是什么?"让儿童介绍环境中或生活中的活动、物品、玩具来诱发儿童的语言或词汇等。

2）图片法:即给儿童提供一些图片,让儿童根据图片内容进行讲述。但需要注意的是,图片一定是能够说明许多活动性质的图片,如果图片只显示很少的活动情形,没有什么可描述的内容,甚至只能诱发出命名,那就无法评估出儿童综合运用语言的能力了。

3）叙事:即由儿童来说故事。故事的产生需要儿童组织语言,按照事件发生的时间顺序描述开始、中间与结尾等过程。采用叙事法收集语言样本时,可以就某一测试材料,如一篇小故事,评估人员先读一遍,接着再请儿童尽可能详细地重述一遍。有时也可与图片法相结合,给儿童提供一系列有前后逻辑顺序和故事情节的图片诱发儿童说故事。

2. 语言样本的整理　Kenneth G. Shipley等人认为在对语言样本进行整理时除了要逐字转录当事人的整个语言样本外,还要注意以下一些方面:

（1）要包括语言背景中其他说话者的谈话,要注明所有句子的说话者是谁。

（2）转录到不清晰或部分不清楚的语句时,可以使用破折号(——),但要注明有几个字是不清楚的。

（3）尽可能少用标点符号。

（4）在句子结束时用"/"标示。

（5）转录时应连续记录每一个句子,但可以省略正式开始前的热身阶段的语句。

（6）语用分析除了需要记录相关的非语言背景信息外,还需要记录一些伴随言语产生的副语言线索(如语调和重音等)。

3. 语言样本分析的内容　语言样本分析不仅要分析儿童语言中的错误,还要找出可以判定儿童交流水平的模式或规则方面的证据,以及影响语言产生的背景因素。具体可从以下几个方面进行分析:

（1）语言的形式:儿童主要使用的单字、词汇还是句子。这些句子是否全部都是"主语-谓语-宾语"的形式;能否正确使用否定句、问句或是被动句;能否使用复杂句等。

（2）语义的理解:儿童是否能够恰当地回答不同类型的问句(如什么、哪里、谁、怎样等);是否会对来自不同语义类别的词汇产生混淆等。

（3）语言的运用:儿童是否表现出不同的语用能力,如要求提供信息、要求协助、回应、陈述等;能否进行会话轮替;能否表示会话的状态和对会话做出修补等。

（4）说话的速率:儿童说话的速率是否过快或过慢、儿童与对话者之间的对话轮替是否有过长的停顿、儿童是否经常使用插入语或在说特定的字词前会先停顿、是否时常有词语的替换等。

（5）顺序性:儿童是否能够有序地描述一件事情;是否能讨论最近发生的事情或重述一个故事等。

4. 语言样本分析指标

（1）平均句子长度:平均句子长度（the mean length of utterance, MLU）是反映儿童语法和词汇发育情况的指标。计算方法是以词素为单位对自然语言进行统计。普通话中词语没有形态的变化,其计算方法有 2 种,即以字为单位计算每句话中字的数量和以词为单位计算每句话中词的数量。计算公式如下:

$$平均句子长度（MLU）= \frac{字或词的数量}{句子数量}$$

在计算平均句子长度时,以下内容不计算在语言样本内:①模仿;②简略回答或是答非所问的语言样本;③不完整的句子;④不清晰的句子;⑤背诵的语句;⑥句子中做过自我更正,即改变原来的说法或是由于表达不连贯而重复（如口吃）的部分;⑦噪音;⑧口头禅或是语气助词;⑨相同的句子;⑩数数或列举。

（2）相异词出现率:形符比（type-token ratio, TTR）即儿童语言样本中所使用的不同词汇在总词汇中所占的比例,是计算功能性词汇能力的一种指标,反映儿童使用词汇的多样性。计算公式如下:

$$形符比（TTR）= \frac{样本中不同词汇数}{样本词汇总数}$$

如在一段语言样本中"我"出现了 10 次,在计算样本中不同词汇数时只算 1 次。国外研究发现,3~8 岁儿童的相异词比率约为 1:2。

（3）会话能力评估指标:会话能力的评估主要就是对话轮进行评估。评估的指标主要包括:①话轮的发起,包括口语发起、非口语发起以及口语伴随非口语发起;②话轮维持,包括言语维持、非言语维持以及言语伴随非言语维持;③话轮转换,包括话轮数、平均话轮句子数、平均话轮词汇数;④话轮中断,包括无回应、不能解释的回答、无意义重复;⑤话轮修补,包括会话修补的回应、会话修补无回应、会话修补不适宜回应;⑥会话的总体情况,包括会话发起数、会话维持数、会话修补数、会话中断数等。

（武慧多）

第三节　语言能力相关评估

一、发育测试

（一）格塞尔发育量表

格塞尔发育量表（Gesell developmental scale, GDS）是国际公认的经典发育诊断量表,适用于 4 周~6 岁的儿童。该量表由美国儿童心理学家 A. Gesell 设计,他在研究婴幼儿行为发育模式的基础上提出了发育商(development quotient,DQ)的概念,即以测得的年龄和实际年龄之比来表示,即以正常的行为模式为标准来鉴定观察到的行为。此量表用来判断小儿神经系统的完善和功能的成熟,因此不是测量其智商,而是发育商。测试内容分为 5 个能区:适应性行为、粗大运动、精细动作、语言功能和个人-社会性行为。各能区的测试水平是各种生物因素与社会环境因素共同作用的反映。适应性行为能区是最重要的能区,是儿童对物体(玩具)的组织、相互关系的理解、知觉、解决问题能力的反映,是未来"智力"的先驱;大运动是测试姿势反应,头的稳定,坐、站、爬、走等粗大运动能力;精细运动测试手和手指抓握,操纵物体,手眼协调等能力;语言能区是测试儿童语言理解、表达能力,模仿能力及思维能力等;个人-行为能区是测试儿童应人及自理能力。Gesell 发育量表以 DQ 来表示测试结果,如果适应性行为 DQ 在 85 以下,提示可能会有某些器质性损伤,DQ 在 75 以下,表明有发育落后。一次测验约需 60 分钟。结果判定标准见表 3-3-1。

表 3-3-1　Gesell 发育量表结果判定标准

发育商	评价标准	发育商	评价标准
DQ>85	正常	40≤DQ≤54	中度发育迟缓
76≤DQ≤85	边缘状态	25≤DQ≤39	重度发育迟缓
55≤DQ≤75	轻度发育迟缓	DQ<25	极重度发育迟缓

(二)0~6 岁小儿神经心理发育量表

该量表是我国北京市儿科研究所专家自主研发的发育量表。评定内容分为 5 大能区,包括:大运动、精细动作、适应能力、语言、社交行为。5 个能区评估后都可以得出相应的发育年龄、发育商,最后得出总的发育年龄、发育商。该评估量表不仅用发育商来评估儿童的智能发育速率,也可用智龄来表明其发育水平,便于康复专业人员为其制订相应的康复计划。2016 年新修订的《儿童神经心理发育量表(2016 版)》具有良好的鉴别力,信度较高,内容效度良好,且有较高的结构效度,与经典的 Gesell 发育量表相比具有本土文化背景优势,且评分简便、易于操作,可作为临床及儿童发展促进工作使用的诊断评估工具。《儿童神经心理发育量表(2016 版)》新增加了社交互动警示行为指征,进一步拓展了该量表筛查和诊断的范围。

(三)贝利婴儿发展量表

贝利婴儿发展量表(Bayley scales of infant development,BSID)是由心理学家 Nancy Bayley 设计的用于评定婴幼儿发育水平的量表,由心理量表、运动量表和婴儿行为及记录三部分组成。其中心理量表 163 项,内容包括知觉、记忆、学习、问题解决、发音、初步的语言交流、初步的抽象思维等活动;运动量表 81 项,内容包括坐、站、走、爬等粗大动作能力以及用双手操作技能。使用年龄范围是 2~42 个月婴幼儿,每次评估约 45 分钟。可以计算出心理发育指数和运动发育指数。

(四)韦氏智力测验

韦氏智力测验是世界上应用最广泛的智力测验诊断量表,目前最新版本为第四版,我国已对其进行了修订。根据使用年龄韦氏智力测验分为韦氏学前儿童智力量表(Wechsler preschool and primary scale of intelligence,WPPSI),适用年龄为 2 岁 6 个月~6 岁 11 个月(中文版),韦氏儿童智力量表(Wechsler intelligence scale for children,WISC),适用年龄为 6~16

岁,韦氏成人智力量表(Wechsler adult intelligence scale,WAIS),适用年龄为 16 岁及以上。下面以 WPPSI 为例介绍该测试的内容。2012 年 10 月美国正式发表韦氏学前儿童智力量表第 4 版(WPPSI-Ⅳ),2014 年 8 月中文版正式发布。WPPSI-Ⅳ按年龄分为 2 个阶段测验。

1. 2 岁 6 个月~3 岁 11 个月   该年龄段幼儿的测试材料主要是图片以及需要动手操作的图形和积木为主。施测结果包括总智商、3 个主要指数和 3 个辅助指数。总智商由 5 个核心分测验的分数合成,反映幼儿的语言接收和表达的基本能力,配合动手操作对看到的视觉图形进行分析和组织的能力,以及反映幼儿记忆当前看到的形象材料的能力。其结果包括 6 个指数。3 个主要指数是指言语理解指数、视觉空间指数和工作记忆指数,分别反映幼儿对语言信息的接收、理解、准确表达能力,对图案材料的分析组织能力,以及对图案材料的短时记忆能力。3 个辅助指数是指语言接收指数、非言语指数和一般能力指数,分别反映幼儿能否听懂别人的讲话或说出常见物品名称的能力、对图片材料反应和思考的能力,以及反映幼儿在不考虑工作记忆的作用时所能达到的认知能力水平。

2. 4 岁~6 岁 11 个月   该年龄段的幼儿认知能力发展水平已逐渐提高,抽象思考的能力开始出现,因此施测材料除了包括 4 岁前幼儿的测试内容外,还包括了测量抽象思考能力的语言类分测验以及考察反应速度和视觉-动作协调能力的用笔回答的答题册。施测结果包括总智商,5 个主要指数和 4 个辅助指数。总智商由 6 个核心分测验的分数合成,反映了幼儿以语言获得的常识性知识和运用语言进行概括、推理和表达的能力,配合动手操作对看到的视觉图形进行分析和组织的能力,根据看到的图片材料寻找其中规律的抽象思考能力,记忆当前看到的形象材料的能力,以及用笔完成指定的涂画任务的能力。5 个主要指数:言语理解指数、视觉空间指数、流体推理指数、工作记忆指数和加工速度指数,分别反映幼儿对语言信息的概括、理解、准确表达能力,对图案材料的分析组织能力,根据图片材料进行抽象概括、推理等高级思考能力,对图案材料的短时记忆能力,以及快速扫描并辨别视觉图案并动手划记的能力。4 个辅助指数:语言接收指数,非言语指数,一般能力指数和认知效率指数,分别反映幼儿能否听懂别人讲话或说出常见物品的名称的能力,对图片材料反应和思考的能力,对具体事物进行抽象思考的能力,幼儿的认知能力在不考虑工作记忆的作用时所能达到的水平,以及快速做出反应和视觉-动作协调的能力。具体结果判定见表 3-3-2。

表 3-3-2   韦氏智力测验结果判定

智力等级	IQ 范围	智力等级	IQ 范围
极超常	130 及以上	智力低下	低于 70
超常	120~129	轻度智力缺损	50~69
高于平常	110~119	中度智力缺损	35~49
平常	90~109	重度智力缺损	20~34
低于平常	80~89	极重度智力缺损	0~19
边界	70~79		

需要说明的是,在应用韦氏量表对语言障碍儿童进行评定时有一些特殊问题应予以注意:①语言障碍者中部分儿童如孤独症一般操作分数高于语言分数,因此,取得儿童在韦氏量表中具体部分的分数往往比取得其一般智商分数更有用;②在使用标准量表对语言障碍儿童进行评定时,有时须对测试程序做适当调整以获得符合实际的结果,如可用实物奖励的

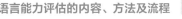

方法取得被评定儿童的配合等。

（五）丹佛发育筛查测验

丹佛发育筛查测验（denver development screen test，DDST）是 William K. Frankerburg 等在 1967 年发表，旨在进行智力筛选，以便对可疑者作进一步诊断性的检查，适用于 0～6 岁婴幼儿。量表有 105 项，根据婴幼儿智能发育的次序先后不同，各项目与 0～6 岁的某个年龄段相对应。这些项目在测验表分别安排于 4 个能区，包括：粗大动作、精细动作、语言、身边处理及社会适应能力 4 大项。结果分为正常、可疑、异常及无法解释 4 种。该量表操作简便，花费时间少，约 15 分钟，工具简单，能从多个维度（能区）评价儿童的心理行为发育。

二、口部运动与吞咽测试

（一）口部运动

口部运动主要是指下颌、唇、舌的运动。口部运动是参与进食、吞咽和构音运动的基础，评估口部运动能力对于评价儿童语言能力有重要意义。口部运动功能的发育遵循由粗到细、由大到小、由近到远、从中间到侧向、从侧向到旋转的顺序，逐步发展出快速、精确、连续的口部运动模式。婴儿啼哭，已经开始无意识地使用口部的大肌群进行整体运动，然后下颌、唇、舌依次逐渐进行分离运动，由大运动转变为精细控制运动。

目前国内有不同的量表对口部运动进行评价，包括口部运动功能评估、吞咽障碍临床检查的吞咽器官功能评估部分、中国康复研究中心构音障碍检查法和 Frenchay 构音障碍评定，尽管评估侧重点不同，但其目的均是评估下颌、唇、舌的感知觉和运动情况，用以了解患儿是否具备发音的能力，本节分别介绍有模仿能力和不能配合患儿的口部评估方法。

1. 能配合的患儿的口部运动评估　对有模仿能力能配合的患儿可根据口部运动功能评估进行评估。主要内容如下：

（1）唇部运动：观察患儿唇在自然状态时的形态结构及位置、有无流涎、唇面部肌力、展唇、圆唇、唇闭合、圆唇交替、唇齿接触运动情况。唇部运动存在障碍将可能影响双唇音/b、p、m/、圆唇音/w/和唇齿音/f/的发音。

（2）下颌运动：观察患儿下颌在自然放松状态下的形态及位置、咬肌肌力、下颌向下、向上、向左、向右、前伸、上下连续运动、左右连续运动情况。下颌的维持和运动控制能力，是发音清晰、音调正常以及语句流畅的重要条件。

（3）舌运动：观察患儿舌的形状和位置、舌尖前伸、下舔下颌、上舔上唇、上舔齿龈、上舔硬腭、左舔嘴角、右舔嘴角、舌尖前后、左右、上下交替运动、马蹄形上抬模式、舌两侧缘上抬模式、舌前部上抬模式、舌后部上抬模式、舌肌肌力检测情况。由于舌的灵活性较大，其障碍将大大影响语音清晰度，可造成齿龈音/舌尖中音（d、t、n）、舌根音（g、k、h）、边音（l）、舌面音（j、q、x）、舌尖前音（z、c、s）、舌尖后音（zh、ch、sh、r）的构音障碍。

2. 不能配合患儿的口部运动评估　对不能执行命令或者没有模仿能力的患儿，临床上主要以观察和询问为主。周惠嫦等通过食物来观察患儿，由此判断其是否具备所需音节的发音能力、对语句长度和流畅性的控制以及对食物的认知程度，现介绍如下：

（1）静态观察：用于考察患儿的感知觉和静止状态时的口部肌肉控制。在接诊和评估语言水平的时候，观察患儿唇闭合、下颌闭合、舌头是否外露、是否流涎等情况。经过提醒或触觉提示，观察患儿能否自动调整。

（2）通过患儿吃紫菜的表现观察其唇和下颌的运动功能：治疗师把紫菜给患儿，观察患儿能否自主张口-闭合吃紫菜,以此判断他对食物的认知能力,以及唇和下颌的自主控制能力;如果不能,撕一点紫菜蘸在患儿上唇,观察患儿能否用下唇呡或者用舌尖舔。

(3)通过患儿吃软糖的表现观察其舌运动和下颌控制能力:将软糖分别放置于唇部上下左右4个方位,引导患儿舌运动,观察舌的活动范围和协调性,随后让患儿吃软糖,观察咀嚼力量和协调性、舌左右环转运送食物的能力、唇部闭合等。

(4)通过患儿吃饼干的表现考察其整个口腔运动的协调性:观察内容和软糖相近,但是观察点侧重于患儿对较多食物的处理能力,包括咬肌力量、舌运转食物、下颌运动运转、唇颊包裹能力以及是否出现呕吐反射等高度敏感反应。

(5)通过喝饮料的表现考察患儿吮吸吞咽协调和唇颊力量:如果患儿不能连续吮吸和吞咽,其说话时的换气功能将受到影响;如果牛奶一边吮吸一边从嘴角流出,考虑圆唇动作范围不足;如果患儿更多地咬住吸管而不是吮吸,或者吮吸时下颌前后活动过多,考虑患儿下颌控制能力和唇颊力量不足。

(二)吞咽测试

吞咽测试包括喉功能检查、吞咽反射检查、饮水试验和进食情况观察等几方面。

1. 喉功能评估 喉的评估包括在持续发元音和讲话时聆听音质、音调及音量,如声音震颤和沙哑等情况,吞咽时的吞咽动作(喉上抬的幅度)。评估具体内容如下:

(1)嗓音的听感知分析:通过聆听患儿的声音变化推测儿童的音质、音量等的控制能力。如声音沙哑且音量低,声带闭合差,在吞咽时气道保护欠佳,容易误吸。如声音震颤,说话时节奏失控,为喉部肌群协调欠佳,吞咽的协调性会受到影响。如声音带有痰音,可能吞咽肌群力量减弱,环咽肌开放不完全。

(2)喉上抬幅度:临床上有一指法、二指法和四指法用于检查喉上抬的幅度,对于1岁以下的婴儿一般采用一指法,即治疗师的示指放在患儿的舌骨位置,在患儿吞咽时感受甲状软骨上缘能否触及示指,正常吞咽时,示指能触及上抬的甲状软骨(图3-3-1);二指法一般用于1岁以上12岁以下儿童,治疗师的示指和中指分别放在患儿的舌骨和甲状软骨的位置,判断标准与一指法相同(图3-3-2);对于12岁以上人群,一般采用更为量化的四指法:治疗师将示指轻放于下颌骨下方,中指放在舌骨,无名指和小指分别放于甲状软骨上切迹和下切迹,嘱患者吞咽时,感觉甲状软骨上缘能否接触到中指来判断喉上抬的能力(图3-3-3)。正常吞咽时,中指能触及越过无名指的甲状软骨,上下移动范围约2cm。

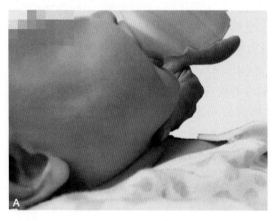
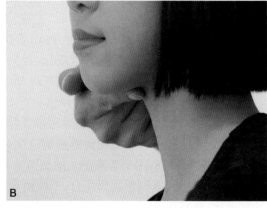

图 3-3-1　一指法

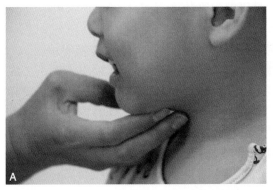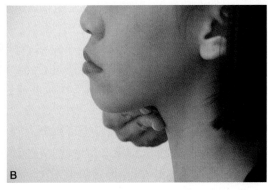

图 3-3-2　二指法

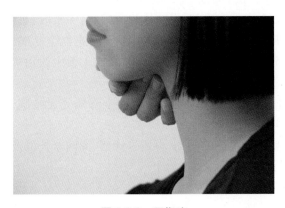

图 3-3-3　四指法

2. 吞咽反射检查　吞咽反射包括咽反射、呕吐反射、咳嗽反射等。

（1）咽反射（swallowing reflex）：用冰棉签触碰硬腭与软腭的交界处或软腭和悬雍垂的下缘，能引起软腭的向上向后动作，但咽壁不会有反应，也不会造成呕吐。对患儿进行检查时，可用棉签依次触碰上下唇、牙床、硬腭、硬腭与软腭交界，如果在触碰硬腭与软腭交界之前出现呕吐反射，考虑患儿口腔高度敏感，因此某些发音点的音素或词汇可能无法发出，如舌根音等。

（2）呕吐反射（gag reflex）：正常呕吐反射是由有害物质刺激所启动，目的是清除咽部的有害物质。检查方法是用棉签触碰舌面或舌根或咽后壁，在触碰后，观察此触碰是否能引起整个咽后壁和软腭强劲而对称的收缩。若咽后壁收缩不对称，可怀疑有单侧咽无力现象，但呕吐反射的缺失不一定导致吞咽能力下降。

（3）咳嗽反射（cough reflex）：咳嗽反射是由于气管、咽黏膜受刺激而作出的一种应激性咳嗽反应。观察患者自主咳嗽以及受刺激后咳嗽的反应。如果咳嗽反射减弱或消失，导致咽及气管内的有害刺激物误吸，容易产生误吸及误吸性肺炎，同时患儿的呼气功能下降，将影响发声时长和响度。

以上反射检查主要涉及舌咽神经、迷走神经所支配的反射活动。由于该项检查常引起患儿不适，且患儿配合程度低，故一般用于检查非经口进食儿童的反射功能。

3. 饮水试验

（1）能配合的儿童的饮水试验

1）反复唾液吞咽测试：一般的测试方法是让患儿取舒适体位，让其尽量快速反复吞咽，如患儿口干或不能跟从指令，可在舌面上注入约 1ml 水或用棉签在舌面上划 3~5 下，嘱其快速多次吞咽，观察 30 秒内吞咽次数以及是否存在吞咽延迟，舌骨、喉部运动情况，超过 3 次为测试通过。

2）吞咽诱发测试：用冰冻的棉棒依次润湿口唇、舌、口腔内黏膜、轻刺激腭弓、舌根、软腭,以引发吞咽反射,观察吞咽发生所需时间,3 秒以内为通过,3~5 秒需进行临床跟踪,5 秒以上为吞咽延迟。

3)试验性吞咽:让患者喝 3~4ml 水,观察其吞咽、舌骨、喉部运动、有无呛咳等情况。

4)分级饮水试验:分 2 个阶段进行:第 1 阶段:每次给予患者 5ml 水,嘱患者喝下。吞咽 3 次共 15ml,如果 3 次中出现 2 次呛咳或吞咽后声音嘶哑可判断为吞咽障碍。如果没有达到上述指标就进入第 2 阶段。第 2 阶段:给予患者 60ml 水,限定于 2 分钟内饮完。如果出现了呛咳或吞咽后声音嘶哑也可判断存在吞咽障碍。临床上,对于怀疑存在误吸的患儿可以在 2 个阶段之间(即第 2 阶段前)先行洼田饮水试验。

5)洼田饮水试验:让患者像平常一样喝下 30ml 水,然后观察和记录饮水时间、有无呛咳、饮水状况等。饮水状况的观察包括啜饮、含饮,水从嘴唇流出、边饮边呛、小心翼翼地喝等表现,饮后声音变化、患者反应、听诊情况等。试验结果按 5 级分级进行记录:Ⅰ级:可一次喝完,无呛咳(按是否在 5 秒内喝完分为 2 个水平);Ⅱ级:分 2 次以上喝完,无呛咳;Ⅲ级:能一次喝完,但有呛咳;Ⅳ级:分 2 次以上喝完,且有呛咳;Ⅴ级:常常呛住,难以全部喝完。结果的诊断标准为:正常,分级在Ⅰ级且在 5 秒内喝完;可疑,分级在Ⅱ级或Ⅰ级中饮水喝完时间超过 5 秒;异常,分级在Ⅲ、Ⅳ、Ⅴ。

若有些患者或者小孩需用茶匙喝水,时间肯定超过 5 秒,因而即便全部喝完无呛咳,但情况仍为可疑;如果每次喝 1 茶匙,连续 2 次均呛住则属异常。

(2)对于不配合的儿童的检查　对不能主动配合的幼儿,可通过观察、询问家长以及自然的饮食活动如牛奶或儿童喜欢的饮料进行考察。

1)观察:患儿安静状态和活动状态下口水的处理能力。

2)询问:询问家长平日患儿是否有喝水呛咳,含而不吞或喝水时从嘴角流出的情况。

3)吞咽诱发测试:具体方法见能配合儿童第 2 点。

4)试验性吞咽:取 3~4 根蘸有水或牛奶的棉签,让患儿吮吸,观察其吞咽、舌骨、喉部运动、有无呛咳等情况。

5)连续饮水情况观察:对于询问无呛咳的患儿,给予 30ml 的水或者牛奶,分别让患儿用杯子喝或用吸管吮吸,观察其吮吸-吞咽的协调性。

三、构音能力测试

语音质量一般包含 3 方面:清晰度、可懂度和自然度。清晰度是指语音中音节以下的语言单元(如音素、声母、韵母等)的清晰程度;可懂度是指语音中音节以上的语言单位(如字、单词和句等)的可懂程度;自然度则是指对讲话人的辨识水平。言语可懂度(speech intelligibility)表明说话者的语言有多少能被他人理解,是能够直接反映语言交流能力的量化的主观评价指标。在言语障碍范畴,可懂度基本与清晰度等同,因为影响儿童可懂度的最大因素是发音的清晰情况,但在语言障碍的范畴,可懂度有别于清晰度,因为除了发音清晰的情况,儿童语用语义等方面因素,同样对其语言可懂度产生重要影响。

(一)言语可懂度测评

1. 诺丁汉大学研发的言语可懂度分级标准(speech intelligibility rating,SIR):是评价儿童日常生活中言语能力的问卷,是评估听力障碍儿童言语功能的常用方法之一(表 3-3-3),在国外已广泛用于小龄听障儿童人工耳蜗植入术后康复效果的评估。其特点为:①适用范围广,可用于任何言语发育水平的儿童,基本不受年龄的限制,从 9 个月的小儿到成年患者均可使用;②不需要复杂的言语测试材料和条件,也不需要患者具有配合检查的能力,简单易行;③采用分级的形式反映患儿日常生活中的自发言语表现,简明直观,便于理解,有利于家长建立合理的期望值;④能够显示人工耳蜗植入术后长期康复训练过程中言语水平的进展,可于术前、术后评估。SIR 是由评估者对被观察者评定等级,其可靠性主要取决于评估者评分的一致性和稳定性,由此必须遵循:①评估者必须是与儿童朝夕相处的人;②保证评估者充分理解问卷,由熟悉问卷的专业人员对评估者进行访问,以随时解答和反馈关于评分标准的问题;③按照 SIR 的指南,如果评估者对儿童言语水平的评价介于 2 个等级之间,则评为较低的等级(例如当介于 2 级与 3 级之间时,评为 2 级)。

表 3-3-3　言语可懂度分级标准

分级	判 定 标 准
5	连贯的言语可被所有人听懂,在日常语境下儿童(的言语)容易被听懂
4	连贯的言语可被少有聆听聋人言语经验的人听懂
3	连贯的言语需要听者集中注意力并结合唇读方可被听懂
2	连贯的言语不可懂,但(儿童口语中的)单个词语在语境和唇读提示下可被听懂
1	连贯的言语不可懂,口语中的词语不能完全被辨认,主要交流方式为手势

*注:引用 Parker A,1995

2. 言语可懂度指数(speech intelligibility index,SII)　是指聆听者可以听到多少长时平均言语信号,代表在一个典型听觉环境中可听到的言语量,可用于估算言语可听度。SII 通常用数字 0 至 1 表示,0 表示言语声中的声学能量不可听到,1 表示全部言语信号都可听到。也有用 0 至 100 的整数表示,意义是相同的,数值越高代表言语可懂度越高。测量方法:说话者在聆听者前方距离约 1m,聆听者估算 SII 值。魏宏权等采用以下方法进行言语可懂度的评价:令患者在距检查者 1m 远处随意说出 20 个包括名词、动词和形容词在内的 2~4 个音节的词汇,由听者重复并由说者确定后,以听懂的词汇数目除以 20 所得百分比即为言语可懂度。言语可懂度指数的优点在于方便易操作,不足在于该方法与聆听者和说话者的场所、位置及距离十分相关,不同聆听环境中言语声学的变化很大,SII 值可能会高估或低估可懂度。

3. 构音清晰度　在言语-语言病理学(特别是在构音障碍)领域,言语可懂度一般与构音清晰度的概念等同,即听众可以准确获得说话者语音信号表达信息的程度。参照黄昭鸣、韩知娟等《构音语音能力评估》的构音清晰度评估表。

4. 简易量化评估　原理和上述黄昭鸣等的构音清晰度相似,计算公式为:字清晰度 =(单字目标音正确个数/目标音总个数)×100%;句清晰度 =(句中目标音正确的个数/目标音的总个数)×100%。

(二)构音障碍评估

目前,构音障碍的评估方法主要有描记法、音标法、测验法和声学分析法。

1. 描记法　是指对语音进行录音,由专业人员聆听分析。随着视频技术的普及,描记法也可以对患儿进行录像录音,有利于治疗进行听觉和视觉分析,该方法用于构音障碍的筛查。

2. 音标法　是治疗师面对患者,对其语音进行分析,并用国际音标标注其发音情况,分析更为详尽,但是治疗师的音标标记技术不同可能造成诊断误差。此法一般不单独使用。

3. 测验法　一般以量表的形式进行,国外包括筛查量表和正式评估量表。而国内应用的构音障碍评估主要以量表为主,以中国康复研究中心构音障碍检查法、Frenchay 构音障碍评定和构音语音能力评估词表应用最为广泛。中国康复研究中心构音障碍检查法侧重于构音语音错误的检查,而 Frenchay 构音障碍评定侧重于构音器官运动的检查。黄昭鸣等设计的构音语音能力评估词表主要根据普通话音位习得规律,评测患儿声母音位习得的能力、声母音位对比以及构音清晰度的能力,因此对构音错误的分析更为详尽。

4. 声学分析法　随着语音信号数字处理技术的发展,构音障碍的定量测量成为可能,它能够结合上述 3 种评估方法的优点,同时增加了语谱图等声学分析技术,让治疗师用更为多维的指标进行记录,如嗓音起始时间(voice onset time,VOT)等,但其评估结果的分析仍然需要专业人员的知识和经验。程序自动判别构音情况是构音障碍测量的趋势。

以下介绍与构音和吞咽测试相关的评估工具(表 3-3-4)。

表 3-3-4　构音测试和吞咽测试相关评估工具

工具名称	开发团队	适用年龄	工具描述
林氏六音测试	Daniel Ling	任何年龄的听障儿童	快速评估听障儿童对/m/、/u/、/ɑ/、/i/、/sh/、/s/6 个低、中、高频语音的察觉和识别能力
儿童超音段分辨能力评估	刘巧云	听障儿童	评估听障儿童的超音段听觉分辨能力。包括对声音时长、语速、频率和强度 4 个方面的评估
儿童语音均衡式识别能力评估表	孙喜斌	听障儿童	评估患者识别日常生活中常语音的识别能力。该词表中声母出现数与实际出现数的频率一致
儿童音位对比式识别能力评估	刘巧云	听障儿童	评估听力障碍患者的音位对比识别能力
有意义言语使用量表(meaning-ful use of speech scale,MUSS)	Robbins	任何年龄的听障儿童	评估听障儿童在日常生活中的语言使用情况、语言可懂度、语言沟通技巧等
言语听觉反应评估(evaluation of auditory response to speech,EARS)	Dianne J. Allum-Mecklenburg	任何年龄的听障儿童	评估听障儿童对环境声、言语声的察觉、识别、理解能力
普通话早期言语感知测试(mandarin early speech perception test,MESP)	郑芸等	听觉年龄 2～5 岁儿童	评估儿童的语言感知能力,包含言语察觉、节律分辨、扬扬格词分辨、韵母分辨、声母分辨、声调分辨 6 项分测验
口部运动功能评估	卢红云	任何年龄段	评估下颌、唇、舌的运动功能
口部运动评价	候梅等修订	脑瘫儿童	根据口腔器官神经运动学特点设计口运动检查项目,包括对下颌、唇、舌的运动功能的评估
构音语音能力评估	黄昭鸣、韩知娟	2 岁 7 个月以上	评估儿童声母、韵母音位的习得情况,声母、韵母音位对比情况和构音清晰度

续表

工具名称	开发团队	适用年龄	工具描述
构音障碍检查法	李胜利	儿童和成人	包括一般检查、构音器官检查、构音类似动作和构音检查
连续语音清晰度评估词表	刘巧云、黄昭鸣等	儿童和成人	评估患者所发出连续语音的清晰度,包括字清晰度、句清晰度和连续语音清晰度
Frenchay 构音障碍评定	张清丽、汪洁修订	儿童和成人	评估患者构音障碍严重程度。评定内容包括反射、呼吸、唇、颌、软腭、喉、舌、言语 8 大项
言语可懂度分级标准(speech intelligibility rating,SIR)	Nikolopoulos 等	9 个月~成人	评估听力障碍儿童言语可懂度
吞咽障碍调查法(deglutition disorder survey,DDS)	Sheppard 等	脑瘫儿童	用不同性质食物(硬质、软质和流质食物)评价儿童的吞咽功能
吞咽障碍的严重性评分(dysphagia severity scale,DSS)		脑瘫儿童	评估儿童吞咽障碍程度

四、适应行为评估

适应性行为评估标准包括个人独立的程度和满足个人和社会要求的程度。以下介绍几个临床常用的适应性行为评估测试。

(一)文兰适应行为量表

文兰适应行为量表(Vineland adaptive behavior scales)包括交流沟通、生活能力、社会交往、动作能力及问题行为 5 个分测验。评定时可根据特定的目的选择全部或其中数个分测验:①交流沟通分测验由 133 个问题组成,涉及儿童的理解能力、表达能力、书写能力等;②生活能力分测验包括 201 个问题,评定儿童在个人卫生、料理家务、社区活动等方面的实际问题;③社会交往分测验包括 134 个问题,儿童在人际关系、闲暇娱乐、处理问题等方面的能力是评定的重点;④动作能力分测验由 73 个问题组成,目的是了解儿童在肢体动作、手指动作方面的能力水平;⑤问题行为分测验包括 36 个问题,以了解儿童在负面行为方面有无障碍。其优点是确定孤独症儿童在特定领域的长处与问题,从而为干预方案的制订提供客观依据。适用年龄 2~18 岁。

(二)儿童适应行为评定量表

由原湖南医科大学编制,分为城市和农村 2 个版本,包括感觉运动、生活自理、语言发展、个人取向、社会责任、时空定向、劳动技能和经济活动 8 个分量表,共 59 个项目,适用于 3~12 岁儿童。量表主要是用来评定儿童适应性行为发展水平,诊断或筛查智力低下儿童以及帮助制订智力低下儿童教育和训练计划。评估结果用适应能力商数(adaptive quotient, ADQ)表示,评分与分级标准见表 3-3-5。

(三)婴儿-初中生社会生活能力量表

婴儿-初中生社会生活能力量表由北京大学第一医院专家团队开发,适用于 6 个月~14 岁的儿童,包括独立生活、运动、作业操作、交往、参加集体活动、自我管理能力等几部分的 132 个项目,分为 7 个年龄阶段,由家长或照料人每天根据相应年龄逐项填写,≥10 分为正常。

表 3-3-5　儿童适应行为评分与分级

ADQ	分级	ADQ	分级
极强	≥130	轻度缺损	69~55
强	115~129	中度缺陷	54~40
平常	114~85	重度缺陷	39~25
边界	84~70	极重度缺陷	≤25

五、其他相关评估

与儿童语言功能相关的评估除以上介绍的发育评估、口部运动与吞咽测试评估、构音能力评估和适应行为评估外,还应包括听觉能力评估、视觉功能评估、儿童情绪评估、行为评估及注意力评估等。其中视、听评估可参考本书第二章第四节相关内容,其他评估由于篇幅所限,在这里不做详细介绍。

(马冬梅　陈丽珊)

第四节　语言障碍评估流程

儿童语言障碍评估应包括病史采集、体格检查、语言能力及相关能力评估、评估数据分析以及临床报告撰写 5 个环节。具体流程如图 3-4-1 所示。

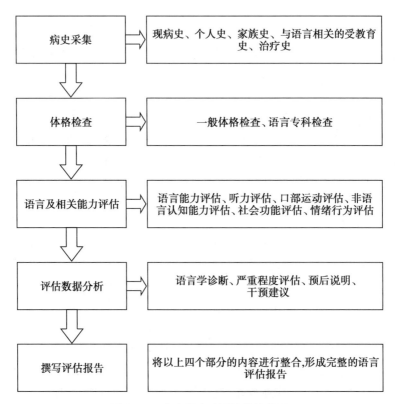

图 3-4-1　儿童语言障碍评估流程图

一、一般情况

获得完整、准确的病史是语言障碍诊疗工作的重要环节,治疗(医)师良好的仪表和询问时和蔼的态度有助于取得家长和患儿者的信任,帮助病史采集。儿童语言障碍的病史要进行完整的系统回顾,包括对症状及前期治疗的评估。

(一)基本信息

基本信息主要包括患者姓名、性别、年龄、民族、家庭住址、病史提供者与患者关系、病史可靠程度。

(二)病史信息

1. 主诉　就诊的主要语言学症状及其持续的时间,一般不超过 20 个字。

2. 现病史　围绕主诉重点询问语言学症状开始的时间、具体表现,是否存在与语言生理学或解剖学相关的其他系统症状,如听觉、视觉、认知、运动、社交等方面的伴随表现,及有鉴别意义的阴性症状;既往诊疗情况,加重和缓解的因素等。问诊时针对不同病因有侧重。

3. 个人史　包括出生史、喂养史、生长发育史、教育史、预防接种史。其中出生史要详细记录胎龄、分娩方式及过程、出生体重、母孕期情况、有无围产期损伤等。应重点询问与语言相关的发育史,包括早期进食和吞咽情况,有无喂养困难及其具体表现;粗大和精细运动、认知及语言发育里程碑获得史;早期语言环境、父母文化水平和带养情况,入托入园和教育史等。

4. 既往史　一般不需要对各系统疾病进行回顾,只需要询问一般健康情况,注意相关疾病史。

5. 家族史　父母年龄、职业、健康状况、生育年龄及胎次、不良妊娠记录,是否近亲结婚、家族中有无类似疾病、有无家族遗传病史。

(三)体格检查及辅助检查

体格检查是诊断儿童语言障碍的必要手段,亦为制订康复方案和评价康复效果提供重要信息。儿童语言障碍体格检查包括以下方面:

1. 一般状态　包括体重、身高(身长)、头围、血压等。在平静状态下,观察自发语言中的气流情况、口鼻呼吸能力、呼吸频率、最长发声时间等。

2. 头部、颈部、胸部　头颅大小、形状、头围;前囟大小及紧张度、有无凹陷或隆起;枕秃和颅骨软化、血肿或颅骨缺损等。面部注意有无特殊面容。口面部构音器官:包括安静状态及随意运动时的检查,注意观察患儿颜面、双唇、舌头、腭咽、喉头静态时两侧是否结构完整、对称、是否有无力下垂、麻痹等情况;咽反射强弱。做咧嘴笑、噘嘴、鼓腮、伸舌、抬舌、卷舌、露齿、张嘴、前后左右移动下颌等动作表现和发"ah"音时软腭运动,观察吞咽动作有无流涎、呛咳等。颈部有无斜颈、短颈或颈蹼等畸形,甲状腺有无肿大、气管位置,颈静脉充盈及搏动情况,有无颈肌张力增高或低下。胸廓注意有无鸡胸、漏斗胸、肋骨串珠、肋缘外翻等佝偻病体征,胸廓两侧对称性,有无桶状胸等。肺部注意呼吸频率、呼吸深浅改变。心脏心前区有无隆起、心尖冲动强弱和范围等,心律、有无心脏杂音。腹部有无包块及肝脾有无肿大等。

3. 脊柱和四肢　有无畸形、躯干与四肢的比例,手、足指(趾)有无杵状(趾)、多指(趾)畸形等,脊柱完整性,四肢肌张力有无增高或低下及肌张力波动等。

4. 神经反射　观察儿童神志、精神状态、面部表情、肢体语言及主动表达、有无异常行为等。神经系统反射检查包括原始反射的残存、生理反射有无减弱或消失、病理反射等,需根据年龄有选择地进行。

辅助检查是指语言障碍儿童原发病相关检查。听障儿童需进行听觉传导通路的结构及功能检查；听障及孤独症儿童可能进行相关基因检测；孤独症及脑瘫儿童会有头颅影像学及脑电图等相关检查记录；脑瘫儿童评估粗大运动功能分级及手功能分级；孤独症儿童的筛查、诊断量表得分等。

二、语言能力及相关能力评估

语言能力的评估往往需要了解与儿童沟通交流能力密切相关的其他相关功能的情况。言语-语言治疗师通常无法独立完成这些相关功能资料的收集，因此需要多学科团队的合作，从其他相关专业人员那里得到所需的评估资料。语言能力的评估主要包括前语言沟通技能以及语音、语义、语法、语用和读写等方面能力的评估（详见本章第一节）；语言相关功能的评估主要包括：听力评估、口部运动评估、非语言认知能力评估、社会功能评估以及情绪行为的评估。

（一）听力评估

在对儿童进行语言评估前必须先对儿童的听力情况进行评估，以明确儿童是否存在听力问题。言语-语言治疗师可以使用便携式听力计对儿童进行听力评估，如果怀疑儿童存在听力问题，应将儿童转诊到听力门诊。

（二）言语产生系统的评估

对于存在语言障碍的儿童，要对其言语产生系统的生理结构及功能做系统评估，包括与言语紧密相关的头部、颈部、胸部以及腭咽等与呼吸、发声、共鸣相关的生理结构和功能。详见本节"体格检查"部分。对于一些存在严重口部运动障碍的儿童，如严重的脑瘫、构音障碍儿童等，由于其口部运动功能严重影响了其口语的发展，可以考虑使用辅助沟通设备，如图片交流系统、计算机辅助沟通系统等。对于口部运动障碍程度较轻的儿童，言语运动功能评估可以帮助确定其口部运动的状况，从而更好地制订干预方案。

（三）非语言认知能力评估

非语言认知能力也是语言障碍儿童的必查项目。如果无法采用标准化的认知测验，评估人员也可以使用一些非标准化的认知筛查工具来进行判断，只需要评估儿童是否具备或是接近其年龄段所应具备的非语言认知能力即可。如果儿童在认知能力测试上接近其年龄水平，就无需再进一步了解更多关于认知方面的信息。如果儿童未达到这一水平，评估人员则应将其转诊给相关的专业人员接受正式的发展性认知能力测试。

（四）社会功能的评估

沟通是人与人之间的事情，因此了解儿童的社会功能以及与儿童语言需求相关的社会环境就显得十分重要。社会功能的评估可以通过对父母的访谈，也可以通过对父母与儿童之间互动的观察获得。目前已有一些较为成熟的评价儿童社会功能的工具，如文兰适应行为量表Ⅱ，可以提供了从婴儿到青少年以及从正常人群和特殊人群的参照标准。

社会功能评估需要了解的主要信息有：①儿童怎样运用沟通技能，以及沟通问题是如何影响儿童日常生活技能的发展的；②儿童对情绪及行为的调节；③家庭对儿童需要的认识，以及对儿童需要的满足情况；④家庭的优势和需求，包括来自同伴的支持和来自专业人员的支持；⑤家庭中存在的文化与语言差异，并且这些差异可能会影响到儿童的沟通技能或是家庭对沟通技能的认识。

但需要注意的是，当评估人员发现语言障碍儿童的家庭亲子互动模式异于正常家庭时，不要急于得出结论，认为儿童的问题是由于家庭中的亲子互动模式所导致的。因为有时家庭亲子互动模式可能是结果,而非原因。也就是说,当前的家庭亲子互动模式可能是父母为了适应儿童的交流需要而形成的。通常情况下,除去一些极端忽视和虐待的情况,父母的沟通方式很少会成为儿童语言障碍的主要原因。

评估人员还可以与家庭成员简单谈一谈关于他们对孩子的看法、担忧、需要和期望。收集这些资料的主要目的是让家庭成员知道他们是帮助孩子最大限度习得这些能力的关键性成员。不仅是专业人员决定了孩子需要学什么和怎样学,家庭所提供的信息在制订康复计划时也同样起着至关重要的作用。家庭也有权根据他们及儿童本人的需要决定干预的目标和方法,为了让儿童更好地发展其功能,家庭也需要更有效地参与到评估和干预中来。如果家庭积极地参与了干预过程,治疗目标就会在日常环境中进行更大范围的泛化。因此,言语-语言治疗师应让家庭感受到家长是儿童进步的最重要的伙伴。

（五）情绪行为的评估

在进行观察时要记录儿童在无法与他人沟通时是否感到沮丧等情绪表现。有时儿童不良情绪或行为的出现是由于不能表达自己的需求所造成的,有时儿童的语言障碍也有可能是情绪困扰的结果。选择性缄默症的儿童可能在某些情境下会拒绝说话,而在另外一些情境下则又会说话。评估过程中如果发现儿童的情绪和行为调节是问题的原因或是交流的障碍,言语-语言治疗师可以将其转诊给心理学或精神医学方面的专业人员。常用的语言能力及相关能力评估工具见表3-4-1。

表 3-4-1　常用语言能力及相关能力评估工具列表

	工具名称	适用年龄	工具描述
语言能力评估工具	S-S 语言发育迟缓评价法	1 岁半~6 岁半	评估儿童语言"符号形式与指示内容关系""促进学习有关的基础性过程"和"交流态度"3 个方面的能力,并对语言障碍进行诊断、评定和分类
	普通话儿童语言能力临床分级评估表（mandarin clinic evaluation of language fundamental,MCELF）	3~5 岁 11 个月	评估儿童前语言沟通技能以及语音、语法、语义、语用的理解和表达能力,可作为鉴别儿童是否存在语言障碍的诊断工具
	语言行为里程碑评估及安置程序（verbai behavior milestones assessment and placement program,VB-MAPP）	任何语言落后的个体	评估孤独症儿童及其他发展性障碍儿童的语言和社会能力。包含里程碑评估、障碍评估、转衔评估、任务分析和技能追踪以及个别化教育计划（individualized education plan,IEP）的建议目标
	"梦想":普通话听力理解和表达能力标准化评估（diagnostic receptive and expressive assessment of mandarin,DREAM）	2 岁 6 个月~7 岁 11 个月	评估儿童的语言理解、语言表达、词义、句法、和总体语言情况。可作为语言障碍的诊断工具
	皮博迪图片词汇测验（PPVT）	2 岁半~18 岁	评估儿童词汇理解能力及智能
	学前儿童语言障碍评量表	3~5 岁 11 个月	评估儿童的口语理解能力、表达能力及构音、声音、语言流畅性
	中文早期语言与沟通发展量表——普通话版（Chinese communicative development inventory mandarin version,CCDI）	8~30 个月	评估儿童前语言沟通技能、词汇及语法能力

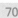

续表

	工具名称	适用年龄	工具描述
语言相关能力评估工具	Gesell 发育量表	4 周~6 岁	评估小儿神经系统的完善和功能的成熟程度,包括对适应性行为、大运动、精细动作、语言和个人-社会性行为 5 个方面能力的评估
	韦氏学前儿童智力测量表(WPPSI)	2 岁半~6 岁 11 个月	评估儿童智力水平。包括儿童的言语智力和非言语操作智力
	韦氏儿童智力量表(WISC)	6~16 岁	
	0~6 岁小儿神经心理发育量表	0~6 岁	评估儿童的智能发育速率、发育水平,包括对大运动、精细动作、适应能力、语言、社交行为 5 个方面能力的评估
	贝利婴儿发展量表(BSID)	2~30 个月	评定婴幼儿心理、运动及行为发育水平
	言语可懂度分级标准	9 个月~成人	评估听力障碍儿童言语可懂度
	构音语音能力评估	2 岁 7 个月以上儿童	评估儿童声母、韵母音位的习得情况,声母、韵母音位对比情况和构音清晰度
	文兰适应行为量表(Vineland adaptive behavior scales,VABS)	2~18 岁	评定儿童适应性行为发展水平,包括对交流沟通、生活能力、社会交往、动作及问题行为 5 个方面的评估
	儿童适应性行为评定量表	3~12 岁	评定儿童适应性行为发展水平,诊断或筛查智力低下儿童。包括对感觉运动、生活自理、语言发展、个人取向、社会责任、时空定向、劳动技能和经济活动 8 个方面的能力的评估
	婴儿-初中生社会生活能力量表	6 个月~14 岁	评估儿童的社会生活适应能力。包括对独立生活、运动、作业、交往、参加集体活动、自我管理等方面能力的评估

评估是一个持续不断的过程,所有这些评估信息需要评估人员在早期评估及干预方案的实施过程中不断加以完善。

三、评估数据的分析

当访谈、测验以及观察都已经完成,接下来应根据评估数据对儿童的语言能力作出判断和提出干预建议,并在此基础上撰写评估报告。评估报告主要有 4 个方面的内容,即做出语言学诊断、确定障碍的严重程度、做出预后说明以及提出干预建议。

(一)语言学诊断

根据语言能力及相关能力的评估结果,结合观察以及对儿童背景资料的掌握进行综合分析,做出该儿童是否存在语言障碍的诊断。

(二)严重程度评估

基于评估数据,评估人员要作出关于儿童沟通障碍的严重程度的判断。通常严重程度分为轻、中、重或极重度。世界卫生组织为各种严重程度的界定做出了描述。具体见表3-4-2所示。

表 3-4-2　儿童沟通障碍严重程度及其描述

分级	描　　述
轻度	对行为表现有一些影响,但可以在学校和社区中参与与其年龄相适应的活动;能够在最少的协助下独立工作
中度	损伤程度明显,在主流环境中需要辅助才能实现其功能,能够在监护情况下活动
重度	在主流环境中需要各方面的辅助;在监护情况下能够完成部分活动
极重度	具有很少的功能。完成一些最基本的活动都需要最大化的辅助

严重程度评级的重要性表现在以下2个方面。首先,它们有助于确定干预的优先顺序。如果发现儿童的语言障碍并非是由于其他方面的障碍所造成的,则优先对语言障碍进行干预;如果发现是由于其他方面的功能问题严重影响到了语言交流,如社会情绪发展或行为调节,则需要对这些领域的功能优先干预。严重性评级的第2个目的是为评估干预的有效性制订一个基准。如果语言沟通技能在干预后较干预前障碍程度有所减轻,即使功能尚未实现完全正常,也可以说明干预取得了一定的效果。

（三）预后说明

预后说明是指临床工作者根据儿童当前的功能水平,对未来某一时间内儿童交流能力的合理预测。预后说明有助于节省干预资源和明确干预责任,同时也可以作为衡量干预进展的标准。在做出预后说明时,评估人员应充分利用来自访谈和观察资料的信息,尽可能考虑到所有影响因素。如儿童的年龄、家庭社会经济状况、儿童的个性以及儿童其他方面的功能等因素都会影响语言障碍的预后。此外,在做预后说明时还应注意以下3点:①做短期的预后说明,不做长期的预后说明;②以积极的方式进行陈述,不用消极的方式陈述。例如说明儿童在特定时期内可以做什么,而不是他(她)不能做什么;③预后说明最好是能进行评估的;例如,"通过干预,患儿可在1年内实现从仅能发出单字句到发出双字和3字句。"该预后陈述了特定的时间段和可测量的结果,因此是可以被评估的。此外,临床工作者还应特别注意提醒儿童家长,帮助孩子在未来几个月乃至几年中努力做到最好才是最重要的。

（四）干预建议

在临床报告或与家长面谈中提出的干预建议应包含以下3个部分:①说明言语语言干预是否必要:这项建议是基于儿童是否存在明显的沟通障碍,以及根据障碍的严重程度和预后说明而得出的结论,其目的是要说明进行语言干预是否会有所帮助。②说明干预的重点:这项建议是基于儿童语言障碍的内容、语言能力发展的优势和劣势而给出的,其目的是要提出最有效的干预功能领域、干预优先顺序和干预内容。③说明干预模式:即在直接干预模式和间接干预模式中应以哪种干预模式为主或应综合采用哪几种干预模式。④随访建议:即间隔多长时间后需进行复查。

四、临床报告的撰写

将当事人一般情况、评估结果、严重程度评估、预后说明以及提出的干预建议等几个方面的概要整合在一起即形成了临床报告的主体。具体而言,临床报告基本内容见表3-4-3。

表 3-4-3   语言报告单样例

1. 基本信息

姓名：   性别：   出生日期：

民族：   障碍类型（原发病）：

家庭住址：

父亲姓名：   联系电话：   母亲姓名：   联系电话：

评估人：   评估日期：

2. 问题主诉：

3. 病史（包括现病史、个人史、既往史、家族史）：

4. 阳性体征及辅助检查结果（包括头部、颈部、胸部检查、脊柱和四肢、神经反射等）：

5. 语言及相关评估结果：

（1）相关领域评估结果（包括听力、口部运动、非语言认知能力、社会功能、情绪行为等领域的评估结果）：

（2）语言标准化测验结果（包括口语理解、口语表达、读写能力及语用技能等）：

（3）语言标准参照评估结果（非标准化语言能力测验结果、语言样本分析等）：

（4）行为观察（观察儿童是否存在某些特定的交流行为）：

6. 主观印象（包括对儿童的性格、交流动机、家庭环境，如父母的态度、期望、与兄弟姐妹的互动等方面的印象）：

7. 总结：

（1）语言学诊断：

（2）严重性评估：

（3）预后说明：

8. 干预建议：

（1）干预必要性：

（2）干预重点：

（3）干预模式：

（4）随访建议：

临床报告中的语言应该客观、清晰、简洁、专业。其目的是尽可能清晰传达从评估中收集的信息，并以家长和其他专业人员都容易理解的方式进行表述。因此，在表述过程中尽可能不要使用难懂的术语,也不要表达对当事人的期望。避免使用"相当""非常"等词汇,应区分评估者收集到或观察到的信息与父母或其他相关人员所提供的信息,表述其他人提供的信息时,可以说"根据父母报告…"或"据其母亲回忆…"。在描述儿童的表现时,最好避免使用诸如"好""差""很好"等判断词。Jerger 建议言语-语言治疗师:"'用你说的方式去写'。我们可以将报告视为与非专业人士的对话,告诉他们我们所看到的该患儿的语言表现。这样有助于我们选择最恰当的词和句子来表达我们的意思。"

评估报告是制订干预计划的依据,明确当事人是否需要干预,干预的重点是什么,以及干预是否有效等。言语-语言治疗师应能够恰当选择并熟练使用各种正式和非正式的评估工具,全面高效地完成儿童语言能力的评估过程。此外,言语-语言治疗师还需要掌握临床报告的撰写技能,从而使儿童的家人能通过临床报告准确了解到儿童的语言现状。

(武慧多　赵建慧)

第四章

儿童语言障碍评估常用工具及使用方法

第一节　S-S 语言发育迟缓评价法

一、简介

"S-S 语言发育迟缓评价法"是日本音声言语医学会语言发育迟缓委员会以语言障碍儿童为对象,于 1977 年开始研制试用的。1980 年通过试案 1 并发表,1987 年对 238 名儿童进行测试取得了正常数据,增加了前语言阶段的项目,1989 年正式更名为 S-S(sign-significance relations)语言发育迟缓评价法,简称 S-S 法。该检查法由 3 个侧面组成,即符号形式-指示内容的关系、基础过程和交流态度。此评价法能比较全面地对各种儿童语言障碍进行评价并对引起与语言障碍密切相关的交流态度和非言语功能进行评价。由于语言和文化背景不同,中国康复研究中心按照汉语的语言特点和文化习惯研制了汉语版,试用于临床后,效果很好。

二、主要内容

(一) S-S 法原理

从认知研究的角度,一般将语言行为分为语法规则、语义、语言应用三方面。S-S 法是依照此理论对语言发育迟缓儿童进行评定的,在此检查法中对"符号形式与指示内容关系""促进学习有关的基础性过程"和"交流态度"三方面进行评定,并对其语言障碍进行诊断、评定、分类和针对性的治疗。

(二) 适应年龄和适应证

该检查法适用于由各种原因引起的 1~6 岁半的语言发育迟缓儿童。也可适用于已超出此年龄段但语言发展现状仍处于此年龄段水平的儿童。另外,学龄前获得性失语症的儿童也可以参考应用。不适用于以听力障碍为原因的语言障碍。

(三) S-S 法的构成

检查内容包括符号形式与指示内容关系、基础性过程和交流态度 3 个方面的综合评价。该量表内容清晰,阶段明确,对儿童语言康复方案具有较好的指导作用。

1. 符号形式与指示内容的关系　言语符号与指示内容的关系评价为本量表评价的核心,根据该内容将儿童发展分为 5 个阶段,见表 4-1-1。将评价结果与正常儿童年龄水平相比较,即可发现语言发育迟缓儿童。

表 4-1-1　符号形式与指示内容关系的阶段

阶段	内容	阶段	内容
第一阶段	对事物、事态理解困难	3-2	成人语言(任意性符号)
第二阶段	事物的基础概念	第四阶段	词句,主要句子成分
2-1	机能性操作	4-1	两词句
2-2	匹配	4-2	三词句
2-3	选择	第五阶段	词句,语法规则
第三阶段	言语符号	5-1	语序
3-1	幼儿语言(相关符号)	5-2	被动语态

(1) 阶段 1 事物、事物状态理解困难阶段:此阶段语言尚未获得,并且对事物、事物状态的概念尚未形成,对外界的认识尚处于未分化阶段。此阶段对物品的抓握、舔咬、摇动、敲打,一般为无目的性。例如,拿起铅笔不能够做书写操作而放到嘴里舔咬。另外,对于自己的要求不能用某种手段来表现,这个阶段的儿童身体常左右摇晃、摇摆、旋转等;正在干什么时出现突然停住、拍手或将唾液抹到地上、手上等反复的自我刺激行为。

(2) 阶段 2 事物的基本概念阶段:此阶段虽然也是语言未获得阶段,但是与阶段 1 不同的是能够根据常用物品的用途大致进行操作,对于事物的状况也能够理解,对事物开始概念化。此时可以将人领到物品面前出示物品,向他人表示自己的要求。一般认为阶段 2 又包括初级水平和高级水平。因此,阶段 2 中设定了 3 个亚项,具体内容如下:①阶段 2-1(事物机能性操作),此阶段儿童能够对事物进行机能性操作。例如能完成拿起电话,将听筒放到耳朵上,或拨电话号码等基本操作。在生活当中,外出穿鞋、戴帽等,如反复练习,会形成习惯。检查分 3 项进行,即事物,配对事物,镶嵌板;②阶段 2-2(匹配),在日常生活当中不难判断是否有"匹配行为",如果能将 2 个以上物品放到合适位置上的话,可以说"匹配行为"成立。例如将书放到书架上(或书箱里),将积木放到玩具箱里,像这样将书和积木区别开来放到不同的地方为日常生活场景,在这样的场景中是很容易将"匹配行为"引出来的;③阶段 2-3(选择),此阶段是当他人出示某种物品或出示示范项时,儿童能在几个选择项中将出示物或与示范项有关的物品适当的选择出来。与阶段 2-2(匹配)不同的是匹配是儿童拿物品去匹配示范项,而选择则是他人拿着物品或出示物品作为示范项

其中匹配与选择都是利用示范项进行操作,因为检查顺序不同,对儿童来说意义也不同,因此分为 2 项。选择检查时,儿童与出示的示范项间要有一定程度的空间距离,也就是儿童用手抓不到物品。如果相隔太远,出示物无法起到示范项作用。发育阶段低的儿童视线转向很困难,因此选择行为很难完成。检查用具同"匹配"(图 4-1-1)。

(3) 阶段 3 事物的符号:此阶段符号形式与指示内容关系开始分化。语言符号大致分为 2 个阶段,即具有限定性的象征性符号也就是手势语的幼儿语阶段,和事物的特征限定性少的任意性较高的成人语阶段。本检查法将手势语、幼儿语包括在阶段 3 里,具体分项目为:阶段 3-1(手势符号)(象征性符号);阶段 3-2(言语符号),包括幼儿语(象征性符号)成人语(任意性符号)。

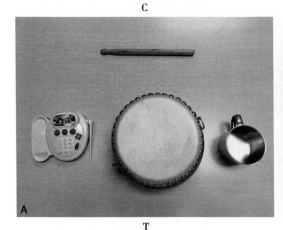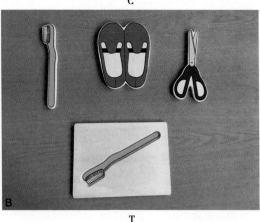

图 4-1-1 匹配与选择
A.匹配;B.选择。C.患儿;T.治疗师

1) 阶段3-1(手势符号):开始学习用手势符号来理解与表现事物。此阶段可以通过他人的手势开始理解意思,还可以用手势向他人表示要求等。手势语与幼儿语并不是同一层次的符号体系。手势符号为"视觉-运动回路",而幼儿语用的是"听力-言语回路",因为"听力-言语回路"比"视觉-运动回路"更难以掌握,所以将此2项分开为阶段3-1(手势符号)及阶段3-2(言语符号)。

2) 阶段3-2(言语符号):此阶段是将言语符号与事物相联系的阶段。但是事物的名称并不都能用手势语、幼儿语、成人语来表达。可分为:①能用3种符号表达的,例如"剪刀"用示指与中指同时伸开做剪刀剪物状(手势语);手势语和"咔嚓、咔嚓"声同时(幼儿语);"剪刀"一词(成人语);②无幼儿语,只能用手势语及成人语表达的(例如眼镜);③只能用幼儿语及成人语表达的(例如"公鸡");④只能用成人语表达的。理论上儿童是按"①②③④"的顺序来获得言语符号的。

在检查中,阶段3-2共选食物、动物、交通工具和生活用品方面名词16个(图4-1-2),身体部位6个词(图4-1-3),动词5个词(图4-1-4),表示属性的2个种类(图4-1-5)。阶段3-1(手势符号)的检查词汇中,使用的是阶段2(事物)的基本概念中用的词汇以及阶段3-2(言语符号)词汇中的手势语。

(4) 阶段4组句及语言规则(非可逆态):本阶段能将某事物、事态用2~3个词组连成句子。此阶段中又分成两词句和三词句2个阶段:①阶段4-1(两词句阶段)。开始学习用2个词组合起来表现事物、事态的阶段。儿童在此阶段能够理解或表达的两词句有各种各样,在本检查法中仅举了四种形式,即[属性(大、小)+事物](图4-1-5)、[属性(颜色)+事物]、[主语+宾语]、[谓语+宾语]。在日常生活中,若不设定一定的场

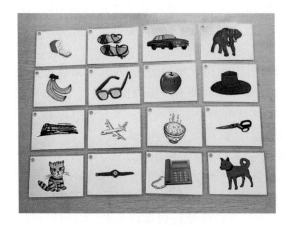

图 4-1-2 名词检查用图

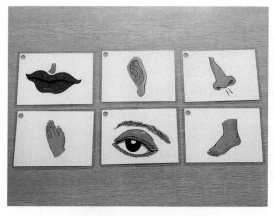

图 4-1-3 身体部位检查用图

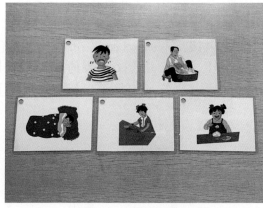

图 4-1-4 动词检查用图

景检查是很困难的,另外,注意选择项图片不宜太多,否则儿童进行起来很困难;②阶段 4-2(三词句阶段)。此阶段与阶段 4-1(词句)同样,但考虑到句子的多样化,在此仅限定 2 种形式。即[属性(大小)+属性(颜色)+事物],例如大红帽子,小黄鞋等;[主语+谓语+宾语],例如"妈妈吃苹果"(图 4-1-6)。

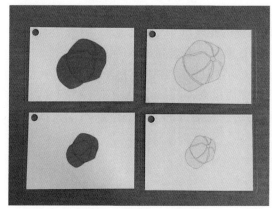

图 4-1-5 大小分辨用图

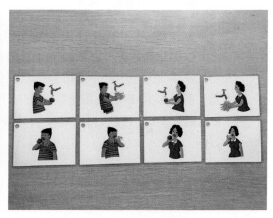

图 4-1-6 4 阶段三词句

另外,在阶段 5(语法规则)中也有三词句,但有所不同,阶段 4 的句型是非可逆句,主语与宾语不能颠倒,如"妈妈吃苹果",而不能为"苹果吃妈妈"(图 4-1-7)。

(5)阶段 5 词句、语法规则:能够理解三词句表现的事态,但是与阶段 4-2(三词句)不同的是所表现的情况可逆。5-1 阶段为主动语态,如"乌龟追小鸡"。5-2 阶段为被动语态,此阶段中要求能理解事情与语法规则的关系,如"小鸡被乌龟追"等。

2. 基础性过程的测试内容

(1)操作性课题:适应证为疑存在语言发育迟缓,可以用手操作的患儿。检查工具:小毛巾、可以捏响的小玩具、小玻璃球、积木 3 块、装小球容器 1 个、3 种图形木制镶嵌板、6 种图形木制镶嵌板、10 种图形纸质拼图子图形和纸质母图形板、语言发育迟缓检查记录表。操作包括以下几个方面:

Ⅰ. 放入小球。

Ⅱ. 延迟反应。

Ⅲ.图形辨别：a. 3 种图形；b. 6 种图形；c. 10 种图形。

Ⅳ.积木搭放：a. 堆积；b. 并列；c. 隧道。

Ⅴ.描线：a……；b. |；c. —；d. ○；e. +；f. □；g. △；h. ◇。检查顺序中，发育差的孩子(0 岁的)从Ⅰ、Ⅱ部分开始；1~2 岁的孩子从Ⅲ、Ⅳ、Ⅴ部分开始。3 岁以上的孩子从Ⅲ的 c 项 (10 种图形)、Ⅳ的 c 项(隧道)，Ⅴ的 e 项(+)开始(图 4-1-8)。

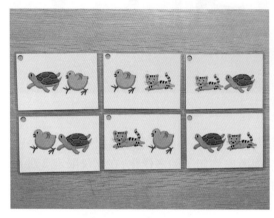

图 4-1-7　5 阶段三词句

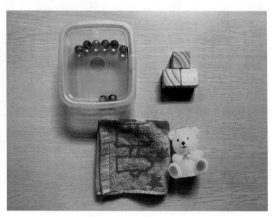

图 4-1-8　操作性课题

（2）听觉记忆测试：主要用于可以完成单词检查的儿童(C、D、E 已完)。检查用具包括名词检查中 16 张图片中的 9 张。操作按照语言发育迟缓检查表列举顺序进行。

（3）手势、言语模仿：手势模仿包括状况依存、事物对应。言语包括单音节模仿、幼儿语、成人语。符号形式-指示关系内容检查中，注意穿插检查，并记录。

3. 交流态度测试内容　交流态度测试内容包括注意他人的动作、视线，对他人指示的回应等。

三、评估方法

（一）检查用具

检查用具详见表 4-1-2 所示。

表 4-1-2　检查用具及图片目录

检查用具		数量
实物	A：帽子、鞋、牙刷、玩具娃娃	4
	B：电话-听筒、鼓-鼓槌、茶壶-茶杯	3
镶嵌板	鞋、剪刀、牙刷	3
操作性课题用品	小毛巾、小玩具、小球、积木 6 块、装小球容器 1 个、6 种图形镶嵌板、6 种图形镶嵌板、10 种拼图	
图片 日常用品	鞋、帽子、眼镜、手表、剪子、电话	6
动物	象、猫、狗	3
食物	面包、香蕉、苹果、米饭	4

续表

检查用具		数量
交通工具	飞机、火车、汽车	3
身体部位	眼、嘴、手、鼻、耳、脚	6
动词	睡觉、洗、吃、哭、切	5
大小	帽子（大、小）	2
颜色	红、黄、绿、蓝	4
词句	妈、弟+（吃、洗）+香蕉、苹果	8
大小+颜色+事物	大、小+红、黄+鞋、帽	8
语言规则	小鸡、乌龟、猫+（小鸡、乌龟、猫）+追	6

（二）检查顺序

1. **基本顺序**　一般较差的患儿应从头开始,为了节省时间,对年龄较大或水平较高的患儿没有必要进行全部的检查,可按以下顺序:①不可用图片检查的患儿,可用实物检查阶段1和阶段2;②可用图片检查的患儿,在3-2阶段以上,用图片检查单词到词句检查;③发育年龄在3岁以上、能进行日常会话者,进行阶段4~阶段5,以词句检查为主。

2. **阶段3-1及阶段3-2顺序和标准检查**顺序是按照"阶段2-1(机能性操作)→阶段2-2(匹配)→阶段2-3(选择)→阶段3-1(手势符号)→阶段3-2(言语符号)"的顺序进行。从2-1阶段的A组开始,达到合格标准后,再按照以上规定的顺序(2-1阶段→3-2阶段)进行。在2-1至2-3阶段A、B、C组不论哪一组检查进行到2-3阶段并且合格就要进行3-1阶段和3-2阶段的检查,而且这两个阶段的每一组都要进行测试,并按照此阶段的通过标准确定阶段。

3. **阶段3-2(图片)以上阶段检查**对可以用图片检查的患儿,在3-2阶段以上用图片进行单词-词句检查;发育年龄在3岁以上、能进行日常会话者,进行阶段4-1、阶段4-2,以词句检查为主。图片的摆放按照检查表的图示摆放。

四、评估结果的判断标准

（一）通过标准

检查结束后,要对检查结果和问诊情况进行分析、综合。如对MRI、CT结果等进行评价、诊断。S-S法检查结果显示的阶段要与实际年龄语言水平阶段进行比较,如低于相应阶段,可诊断为语言发育迟缓,主要内容测试通过标准见表4-1-3和表4-1-4;与年龄的关系见表4-1-5和表4-1-6。

表4-1-3　阶段2-1至3-2(事物检查)通过标准

	阶段	2-1 机能性操作	2-2 匹配	2-3 选择	3-1 手势+声音符号（理解）	3-2 言语符号（理解）
通过标准	A	(2)/3	(2)/3	(2)/3	(2)/3	(2)/3
	B	(2)/3	(2)/3	(2)/3	(2)/3	(2)/3
	C	(2)/3	(2)/3	(2)/3	(2)/3	(2)/3
	组项	A+B(2)/6个	(1)/3组	(1)/3组	(1)/3组	(1)/3组

表 4-1-4　符号-指示内容的关系（图片检查）通过标准

符号-指示内容的关系				
内容	阶段项目		图片组合合格标准	阶段通过标准
语法规则	5-2	被动语态	6/6+或 7/8+	6/6+或 7/8+
	5-1	语序	4/4+或 5/6+	4/4+或 5/6+
词句	4-2 三词句	大小+颜色+事物	3/3+或 3/4+	2 种形式中 1 种形式以上合格
		动作主+动作+事物		
	4-1 两词句	颜色+事物	4/4+或 4/5+	4 种形式中 1 种形式以上合格
		大小+事物		
		动作主+动作		
		动作+对象		
事物的符号	词汇	颜色	3/4+	
		大小	4/4+或 5/6+	
		动词	3/5+	
		身体部位	4/6+	
	3-2	事物的名称 言语符号（图卡）	AB3/4+ C3/9+ D3/7+ E4/4+	5 组中 1 组以上合格
		言语符号（事物）	各组 2/3+以上合格	3 组中 1 组以上合格

表 4-1-5　符号形式-指示内容的关系及年龄可通过阶段

年龄	1.5 岁~	2.0 岁~	2.5 岁~	3.5 岁~	5~6.5 岁
阶段	3-2	4-1	4-2	5-1	5-2
	言语符号	主谓+动宾	主谓宾	语序规则	被动语态

表 4-1-6　基础性过程检查结果（操作性课题）与年龄阶段对照表

年龄	镶嵌图形	积木描画	投入小球	及延续性
5 岁以上			◇	
3 岁 6 个月~4 岁 11 个月			△、□	
3 岁~3 岁 5 个月	10 种图形 10/10+		+、○	
2 岁~2 岁 5 个月	10 种图形 7/10 +	隧道		
1 岁 9 个月~1 岁 11 个月	6 种图形 3/6~4/6	排列	|、—	
1 岁 6 个月~1 岁 11 个月	3 种图形 3/3+	堆积	.	
1 岁~1 岁 5 个月				部分儿童+

（二）障碍分群

1. 按交流态度分为 2 群：Ⅰ群：交流态度良好；Ⅱ群：交流态度不良。

2. 按言语符号与指示内容的关系可分为 A、B、C 3 个主群（图 4-1-9）。原则上本分群适用于实际年龄 3 岁以上儿童。但是要注意到这种分群并不是固定不变的，随着语言的发展，有的从某一症状群向其他的症状群过渡。根据言语符号与指示内容的相关的检查和操作性课题（基础性过程）的完成情况，将以上的 A 和 C 群又分为 6 个亚群。

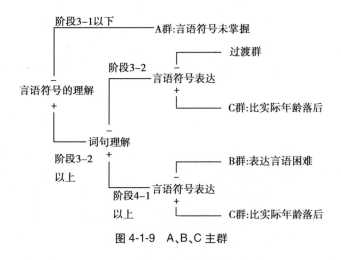

图 4-1-9　A、B、C 主群

（1）A 群：言语符号尚未掌握，符号与指示内容关系的检查在 3-1 阶段以下，不能理解口语中的名词。A 群①：操作性课题与符号形式与指示内容的相关检查均落后于实足年龄。A 群②：操作性课题好于符号形式与指示内容的相关检查。

（2）B 群：无亚群，但应具备言语表达困难和以下条件：①实足年龄在 4 岁以上。②词句理解在 4-1 阶段以上。③一般可以用数词表达。④言语模仿不可，或有波动性。⑤上述②～④的状态持续 1 年以上。⑥无明显的运动机能障碍。

（3）C 群：语言发育落后于实际年龄，条件为言语符号与指示内容相关检查在 3-2 阶段以上。亚项分类如下，C 群①：动作性课题和言语符号与指示内容相关的理解和表达全面落后（动作性课题＝言语符号的理解＝表达）。C 群②：动作性课题好于言语符号与指示内容的相关情况（动作性课题＞言语符号的理解＝表达）。C 群③：言语符号的理解好于表达，操作性课题检查基本与言语符号理解相当（动作性课题＝言语符号的理解＞表达）。C 群④：言语符号表达尚可，但理解不好，此亚群多见于孤独症或有孤独症倾向的儿童。

五、评估举例

评估报告中应包括语言障碍儿童的既往史、现病史、发育史等信息。限于篇幅，此处语言评估报告的举例仅重点介绍语言评估报告部分。

程××，男，汉族，2 岁。脑炎。主诉为感冒后突发意识不清致右侧肢体功能障碍 1 个月余。经 S-S 法语言发育迟缓评价法检查显示：患儿交流态度可，注视、追视可，注意力集中时间短，对他人的指示、问候及招呼反应明显，语言理解处于 3-2 阶段，语言表达，只能叫"爸爸、妈妈"等，操作性课题积木堆积（＋）排列（－）隧道（－），镶嵌板 1/3（＋）、1/6（＋）、1/10（＋），描画点（＋），其余均不能完成。患儿构音器官运动功能，舌、唇运动力量减弱，协调性差，运动范围减小，流涎,咀嚼能力差。患儿检查时配合能力好。

通过语言发育迟缓检查患儿理解在3-2阶段,年龄对应是1.5~2岁水平,儿童的表达较少,要考虑儿童构音器官的运动功能训练,因为儿童年龄较小不能很好地配合构音器官的主动训练,考虑用构音器官运动功能的被动训练,同时还要注重儿童咀嚼、进食的训练来提高儿童的构音器官运动功能。操作性课题中镶嵌板好,积木、描画能力低于正常儿童,总体感觉操作能力好于理解及表达能力。

(贾革红)

第二节　普通话儿童语言能力临床分级评估量表

一、简介

《普通话儿童语言能力临床分级评估表》(mandarin clinic evaluation of language fundamental,MCELF)是华东师范大学教育康复学系自2013年开始研制的儿童语言能力评估工具,旨在通过评估判断儿童语言障碍的程度,帮助治疗师找到儿童语言障碍康复的领域和内容,为儿童语言障碍患者康复训练方案的制订提供更为直接的参考依据。全量表包含两大版块,第一大版块为主测验版块,为标准化测验;第二大版块为辅助测验版块,为目标参照测验。其中,主测验板块包括词语理解能力测验、词语命名能力测验、句子理解能力测验、句式仿说能力测验、看图叙事能力测验5个测验,反映儿童的语言理解、语言表达以及语言的综合运用3个方面的能力;辅助测验板块包括前语言沟通技能测验、语音感知能力测验、语音产生能力测验、模仿句长能力测验4个测验,反映儿童的前语言沟通能力、语音能力和语言记忆能力。各分量表既可单独使用评估儿童某领域的语言能力,也可联合使用全面考查儿童总体的语言能力,完成MCELF主测验量表的5个分测验需40分钟左右。

二、主要内容

(一)MCELF原理

语言的要素包括语音、语义、语法、语用等,这些要素在语言的理解与表达中体现。在儿童语言的发展过程中,经历了从前语言阶段的沟通交流、到逐步建立语言符号表征、发展语法体系、再到灵活运用语法体系进行叙事、谈话的过程。MCELF以儿童语言发展的规律为基础,从前语言沟通领域开始考察,逐步进行语音、词语、句法的评估,最后考察独立组织语言的看图叙事能力。

(二)适应年龄和适应证

MCELF适用于由各种原因引起的语言能力处于1~6岁的正常儿童水平的语言障碍患者,包括听力障碍、孤独症谱系障碍、智力落后、特定性语言障碍等。对语言年龄低于3岁的语言障碍患者可采用其中的前语言沟通能力评估、语音的感知、语音的产生等目标参照测验,对语言年龄介于3~6岁的,可重点采用其中的词语理解、词语表达、句子理解、句式仿说和看图叙事等标准参照测验。本量表不适用于语言能力高于6岁的儿童。需要说明的是,智力障碍、孤独症、听力障碍者中的多数学龄段儿童虽然生理年龄超过6周岁,但其语言水平仍在6周岁以下,对此类儿童本评估表同样可用于帮助治疗师找到儿童语言训练的领域和内容。该评估表可供各级医院、康复机构、特殊教育学校、民政福利机构、普通学校资源教室等使用。

（三）MCELF 的构成和优点

全量表包含两大版块，第一大版块为主测验版块，为标准化测验；第二大版块为辅助测验版块，为目标参照测验。主要内容如下：

1. 主测验版块

（1）词语理解能力测验：词语理解能力是指儿童对实词中常见的名词、动词和形容词的理解能力。按照儿童的词语习得规律，选取日常生活中各年龄段代表性的名词、动词、形容词等词汇并配套了色彩丰富、贴近生活场景的图片形成了词语理解能力测验。该测验共 35 个题项（图 4-2-1）。

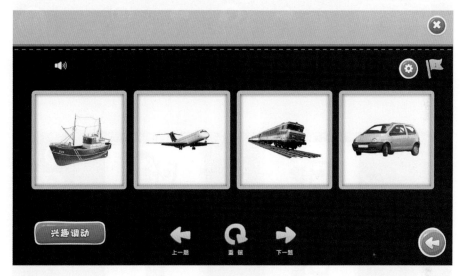

图 4-2-1　词语理解测验举例

（2）词语命名能力测验：词语命名是语言发展过程中的一个重要环节，是在一定认知基础上从语言理解到语言表达的重要过渡，是儿童能够用语言对看到、听到、闻到或触摸到的东西贴标签的过程。词语命名能力测验共 65 题，其目的是考察儿童名词、动词、形容词的命名能力（图 4-2-2）。

（3）句子理解能力测验：句子理解是指能够将句中关键信息进行整合，从而明白句子的含义，进行恰当回应的能力。句子理解能力测验根据汉语的语法结构，遵循汉语儿童语言发展规律而设计的。主要考查儿童对无修饰句、简单修饰句和特殊句式等常用句式的理解。其中，简单修饰句包含 1 或 2 个修饰成分的修饰句；特殊句式包含非可逆句、可逆句、把字句、被字句以及比较句。该测验共 23 个题项，其目的在于考察儿童对句子的理解能力（图 4-2-3）。

（4）句式仿说能力测验：句式是指句子的语法结构格式，即指由一定语法形式显示的表示一定语法意义的句子的结构格式，具体可表述为由词类序列、特定词（或特征字）、固定格式、语调等形式显示的包含句法结构和语义结构以及语用功能的句子的抽象结构格式。句式仿说能力测验遵循汉语语法构建规则和儿童语言发展规律，主要考查儿童对常用句式，包括无修饰句、简单修饰句（含 1~2 个修饰成分），特殊句式和复句等几种句式的语法结构的提取和迁移能力，每种句式从语法和语义 2 个方面进行评估，建立句子表达分级评估体系。该测

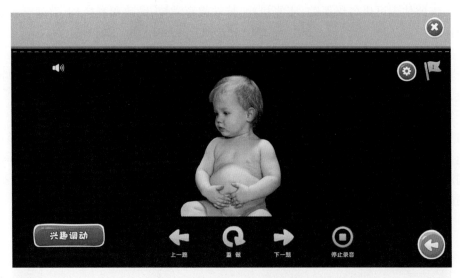

图 4-2-2　词语命名测验举例

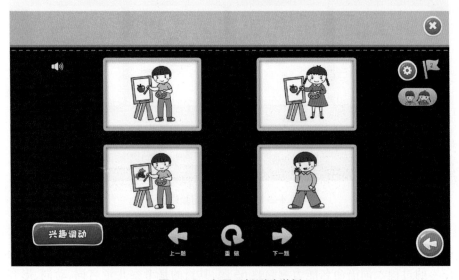

图 4-2-3　句子理解测验举例

验共 30 个题项,目的在于考察儿童提取句子结构并结合句子内容进行表达的能力(图 4-2-4)。

(5) 看图叙事能力测验:叙事,又称说故事,是一种脱离语境对事件进行有组织地表述的语言能力。看图叙事能力测验遵循儿童叙事能力发展规律,从故事内容、句法、时间、地点、人物、叙事的顺序、故事内容的连贯性、故事的宏观结构、韵律感、清晰度、流畅性等方面对叙事能力进行考察,以此建立起叙事能力的分级评估体系。该测验共包含 2 个小故事,每一个故事有 4 张图片,要求儿童对每一个故事进行分篇讲述和整体讲述,目的在于考察儿童整合信息、叙述一段事情的能力。

2. 辅助测验版块

(1) 前语言沟通技能测验:前语言沟通技能是前语言期儿童的沟通能力,是儿童学习语言前的必要准备。前语言沟通技能要求儿童能够协调对人和环境的注意,恰当回应外界刺激,并利用眼神、表情、手势动作等非口语形式发起沟通、表达需求。该测验共 8 个题项,从沟通动

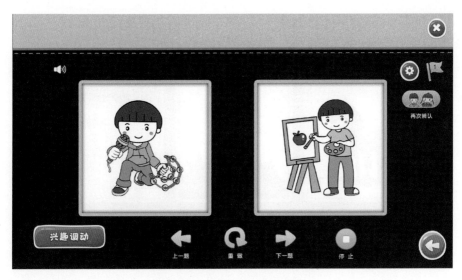

图 4-2-4 句式仿说测验举例

机、模仿技能和共同注意 3 个方面的前语言沟通能力对儿童进行考察。其目的在于考察儿童对环境中事物的关注能力,为对特殊儿童进行前语言沟通技能康复训练提供依据(图 4-2-5)。

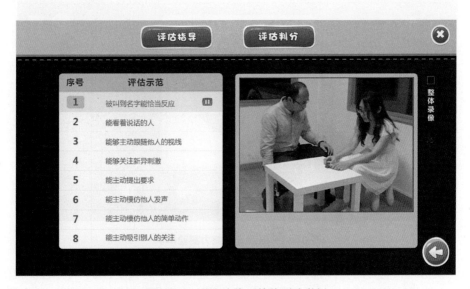

图 4-2-5 前语言沟通技能测验举例

（2）语音感知能力测验:语音是语言形式中的一个重要语言要素,语音感知是指大脑对经由听觉器官传导而来的声波进行语音识别的过程。同时,语音感知能力还是语音产生能力获得的基础。语音感知能力测验共 25 个题项,各题项中的一组词只在一个音位上有差异,该测验目的在于考察儿童分辨和识别最小音位差异的能力。词表中语音出现的概率与日常生活中出现概率相一致(图 4-2-6)。

（3）语音产生能力测验:语音的产生要求儿童能够利用发声器官,通过组织、协调、控制相关肌群,从而产生各种声音,是有声语言的外在表现形式。语音产生能力测验共 27 个题项,目的在于考察儿童对声母、韵母、声调的表达能力,为特殊儿童的语音康复训练提供依据(图 4-2-7)。

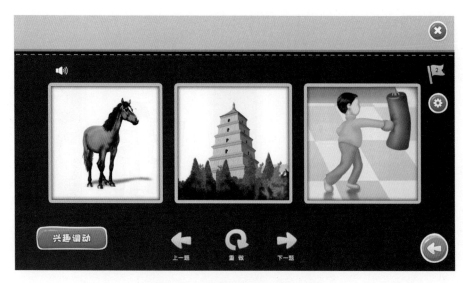

图 4-2-6   语音感知能力测验举例

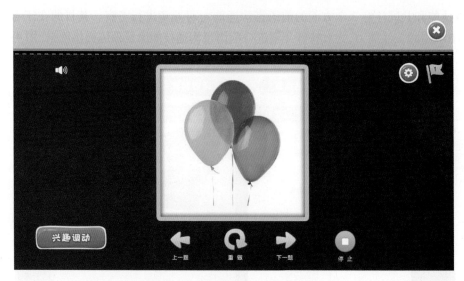

图 4-2-7   语音产生能力测验举例

（4）模仿句长能力测验:句长是指儿童能够表达的句子的长度,以字为单位。模仿句长是指儿童完整复述以听觉通道输入的完整句子的能力。模仿句长能力测验共 16 个题项,其目的是考察儿童对句子的记忆及完整复述的能力。

MCELF 测验的优点在于:一是主测验和辅助测验相配合,更有利于考察儿童语言障碍的问题所在。二是标准化测验部分严格规定了测试的流程,且经过上海市一级园和二级园208 名儿童的信效度分析,得出了量表的标准化测验分量表克隆巴赫 α 系数范围在 0.78~0.94 之间,重测信度在 0.70~0.95 之间,测验结构效度和效标效度良好,测验结果可换算为标准分。三是由于 1 次测试成绩可能有偏差,测验还给出了测验标准误(SEM),可通过儿童测验的得分计出估算真分数的范围。四是测验对生理年龄 6 岁以上而语言年龄 6 岁以下的给出了分级参考标准,提示儿童所处的语言水平,为更好地制订长期目标服务。五是测验给出了错误走向分析,为更好地制订长期及短期目标提供依据。该测验的不足之处在于仍需

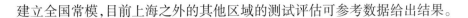

建立全国常模,目前上海之外的其他区域的测试评估可参考数据给出结果。

三、评估方法

(一)评估工具

MCELF 评估工具有计算机软件版和纸质版两种形式,两种形式各有优点。软件版测试标准化程度更高,测试的音质、音量、语速统一,对多数儿童采用平板电脑测试具有较大的吸引力,能顺利完成测试。但少数听力障碍儿童对计算机播放的声音不敏感,采用计算机软件版可能会低估儿童的语言能力,此时可采用纸质版进行评估。采用纸质版进行评估时,需要注意的是,测试者的指导语要清晰、简洁,不能过度提示,将评估过程变成训练过程(表 4-2-1)。

表 4-2-1 评估工具列表

测验模块	内 容 举 例	题数
1. 前语言沟通	呼名反应、模仿、共同注意、对视等	8
2. 语音感知	语音均衡式声母识别(白、柴、埋)	25
3. 词语理解	名词(狗)、动词(拍)、形容词(高)等	35
4. 句子理解	无修饰句(小明有汽车玩具)、简单修饰句(小明在房间玩汽车玩具)、特殊句式(小明被小红推倒了)等	23
5. 语音产生	声母、韵母、声调	27
6. 词语命名	名词(楼梯)、动词(画画)、形容词(冷)等	65
7. 句式仿说	无修饰句(小明有火车玩具)、简单修饰句(男孩在草地上看书)、特殊句式(小明被小红逗笑了)等	30
8. 看图叙事	《做客》《月亮船》	2

(二)测试模块的选择

完整的测试顺序是从模块 1~8。但在临床实践中,受儿童注意力稳定性等各种因素的限制,儿童往往无法完成全部测试,此时建议根据儿童的特征和语言水平选择性进行测试。如果儿童所日常能表达的词语不超过 20 个,主要测试前语言沟通技能部分以及语音的感知和产生。如果儿童能表达的词语已经能达到 20 个以上,但没有完整的说句子,则可以重点测试语音感知、词语理解、句子理解以及语音产生和词语命名。如果儿童已经能说出 3 个以上完整的句子,但句子内容过于简单,则重点进行词语理解、句子理解和词语命名、句式仿说和模仿句长的测试。如果儿童不仅能说句子,还能讲 2~3 个环节以上的事件,则可进行看图叙事能力的测试。主测试部分的题目如果儿童连续 4 道题没有反应或 6 道题连续反应错误,则可中止测试。辅助测试部分可参照该标准。此外,需要注意的是,测试内容的选择还应考虑到不同类型的语言障碍,听障引起的儿童语言障碍,在测试过程中语音感知测验需要重点考虑,因为语言理解部分的测试易受听力的影响而降低;孤独症谱系儿童则需考察前语言沟通技能,考察某儿童在语言习得方面会受到哪些基本沟通技能的影响;脑瘫的儿童则需要考虑语音产生能力,如果语音产生能力受到影响,则之后的词语命名和句式仿说也将受到严重影响。如果时间和精力允许,建议完成主测验的全部内容。

(三)测试流程

由于测试流程细节非常多,本书仅介绍主测验部分的核心测试流程,详细内容可参见《普通话儿童语言临床分级评估指导手册》。

1. 词语理解能力　测试词语理解能力评估主要采用听话选择的方式进行。每道题包含 4 张图片,儿童根据指导语选择相应图片,以此形式来完成评估。在正式评估之前,要先进行例题的练习,让儿童熟悉评估规则。例如,在进行"狗"的理解评估时,评估者先给出 1 组图片。即"牛、羊、鸭、狗",然后播放指导语"听一听,找一找,狗",让儿童选择。练习 2~3 次,如果儿童学会这种听话选择的反馈方式,则正式开始评估。正式评估时,每道题仅测试 1 次。测试结果正确计"1",错误计"0",同时给出错误走向,如4→2,前者为目标词语,后者为儿童指认错误的词语。具体结果记录方式以题"狗"为例,若儿童能够准确无误地指认出"狗",计"1",结果记录如表 4-2-2 所示。

表 4-2-2　词语理解能力测验评分记录举例 1

| 序号 | 测试内容 | | | | 得分 | 错误走向 |
	目标词	测试词 1	测试词 2	测试词 3	测试词 4		(正→误)
1	狗	牛	羊	鸭	狗	1	

若儿童选择的是"羊",则指认错误,计"0",结果记录如表 4-2-2 所示。同时注明儿童所犯的错误走向,以指导后续的康复训练。

2. 词语命名能力　测试词语命名能力的测验主要采用看图说词的方式进行,即要求儿童"看一看,说一说"。根据内容的不同,提示的内容略有调整。例如,在名词类内容的测试中,治疗师可提问"图片上有什么?"或指着图片问"这是什么?"动词的提问方式有"他在做什么?"如果儿童对图片的动作理解有歧义,主试可以演示动作并追问儿童"这是什么动作?"要求儿童作答;形容词的提问方式采用反义词诱导的方式,例如"哥哥高,那弟弟呢?"若儿童所说词语不是目标词,但与目标词意思相近,评估者可追问"还可以怎么说?"继续要求儿童回答,但最多追问 1 次。正式评估中,每道题仅测试 1 次,等待 10 秒儿童未做出反应,则直接进入下一题。在评估过程中需要注意的是:①词语命名的评估考查的是儿童自主命名词语的能力,评估者不可以用复述或者提示中出现目标词的方法要求儿童进行命名;②若儿童在例题中始终未能明白评估要求或者在经过示范后还是未能正确命名,评估者可以尝试利用评估场地中常用物品进行命名评估,从而了解儿童的命名能力是否受到评估形式的限制;③建议评估者利用纸质版记录表进行现场同步打分。若有部分命名不确定时,可在评估结束后通过听现场录音再进行打分,以保证评分的准确性。词语命名能力测验结果采用 0、1 计分,命名正确计"1"分,错误计"0"分,同时给出错误分析,包括:①无反应;②新造词;③相关描述;④不相关描述;⑤上位替代;⑥同位替代;⑦下位替代。具体结果记录方式以题"扣子"为例。

若儿童自主表达为"扣子(纽扣、纽子)",则正确,计"1",结果记录如表 4-2-3 所示。

表 4-2-3　词语命名能力测验评分记录举例 1

| 序号 | 目标词 | 命名词 | 得分 | 错误走向分析 | | | | | | |
				无反应	新造词	相关描述	不相关描述	上位替代	同位替代	下位替代
5	扣子(纽扣、纽子)	纽扣	1							

若儿童命名为"扣子(纽扣、纽子)",则正确,计"1",结果记录同上表。若儿童命名为"针",则错误,计"0",结果记录如表 4-2-4 所示。

表 4-2-4 词语命名能力测验评分记录举例 2

序号	目标词	命名词	得分	错误走向分析						
				无反应	新造词	相关描述	不相关描述	上位替代	同位替代	下位替代
5	扣子 （纽扣、纽子）	针	0						▲	

3. 句子理解能力 测试句子理解能力测验的内容主要包括无修饰句、简单修饰句和特殊句式。其中，简单修饰句包括 1 或 2 个修饰成分的修饰句；特殊句式包括非可逆句、可逆句、把字句、被字句以及比较句等。句子理解能力测验的指导语为："听一听，找一找，……（题干）"句子理解能力测验采用 0、1 计分，指认正确计"1"，错误计"0"分。同时给出错误走向，计"正确项→错误项"，如"3→2"则表示选项 3 为正确项，而儿童选择了选项 2；如儿童测试时，一道题目超过 10 秒无反应，计"NR"。具体结果记录方式以题"小明开汽车"为例。如儿童选择测试句 4 所对应的图片，则正确，计"1"，结果记录如表 4-2-5 所示。

表 4-2-5 句子理解能力测验评分记录举例 1

序号	测试内容					得分	错误走向
	目标句	测试句 1	测试句 2	测试句 3	测试句 4		（正→误）
1	小明开汽车	小红开汽车	小明开火车	小明玩汽车	小明开汽车	1	

若儿童选择测试句 2 所对应的图片，则错误，计"0"，错误走向标为"4→2"，结果记录如表 4-2-6 所示。

表 4-2-6 句子理解能力测验评分记录举例 2

序号	测试内容					得分	错误走向
	目标句	测试句 1	测试句 2	测试句 3	测试句 4		（正→误）
1	小明开汽车	小红开汽车	小明开火车	小明玩汽车	小明开汽车	0	4→2

4. 句式仿说能力 测试句式仿说能力评估要求儿童提炼例句图片对应的句子结构并结合仿说图片内容进行句子的自主表达，继而判断该儿童是否存在句子语法掌握和语义表达问题。句式仿说评估的指导语为："我来说左边，你来说右边，跟我用一样的句式"，然后主试说例句，让儿童根据仿说图片内容进行仿说。句式仿说能力测验从语法和语义两个方面进行评分。每题总分为 2 分，其中语法为 1 分，采用 0、1 计分，正确计 1 分，错误计 0 分；语义分采用 0、0.5、1 计分，即正确为 1 分，不精确为 0.5 分，错误为 0 分。

判断仿说句正确的标准，语法方面包括以下 3 点：①儿童说出的句子与目标句式完全一致；②儿童说出的句子包含例句所有的句子成分，表达上符合汉语语法规范和常规说法，仿说内容与图片内容相符，语法运用能力高于目标句。例"爸爸每天开车上班。"→"爸爸每天开小汽车去工作。"；③在不影响语义的情况下，不涉及句子结构的完整性时，句尾的"的、了、着"不做扣分项处理。例"虽然下雨了，但是他还在跑步。"→"虽然下雨，但是他还在跑步。"

语义正确的判断主要包括以下3点：①儿童说出的句子与目标句式完全一致；②儿童说出的句子包含图片中所有的信息，且描述得比目标句更细致。例"小明画画。"→"小明画红色的苹果。"；③用另一种说法表达和目标句式一致的画面内容。例："小红把小明推倒了。"→"小明被小红推倒了。"

5. 看图叙事能力　测试看图叙事能力测验的内容分为分篇讲述和整体讲述2个部分，在分篇讲述中考察儿童对每一张图片画面内容和句法的掌握程度；在整体讲述中，考察儿童对时间、地点、人物、故事讲述的顺序性、故事内容的完整和连贯性、故事的宏观结构、整体句法、流畅性、韵律感和清晰度共10个方面的内容。看图叙事能力的评估分为2个小故事，分别是《做客》和《月亮船》，每个小故事均有明确的指导语。如《月亮船》的指导语是："×××，请你仔细看一看这张图片，故事的小主人公叫小美，你来说一说小美她发生了什么事情呢？""这是第二（三、四）张图，发生了什么事情……"，"请你从头到尾再讲一讲这个故事"。

四、评估结果的判断

如本章第一节所介绍的，评估结果的判断应综合考虑相关影像学、电生理的检查结果进行考虑。MCELF法检查结果显示的级别可与典型发展儿童的语言水平进行比较。此处以典型发展儿童百分等级为10作为分级参考标准，因篇幅有限，标准误及标准分等参照《普通话儿童语言能力临床分级评估表》。分级标准中，3级相当于3岁正常儿童百分等级为10的标准，4级和5级分别相当于4岁和5岁正常儿童百分等级为10的水平。对于生理年龄超过6岁以上的儿童，其语言水平的级别很可能在5级以下的水平。在实际测试的结果中，儿童各项得分的级别可能不一致，一般以3项以上所在的级别判断为该儿童整体语言所在的级别。如某6岁儿童词语理解为4级、词语命名为3级、句子理解为3级、句式仿说为3级以下、看图叙事在3级以下，由于该儿童4级及以上的仅1项，3级及以上的有3项。因此，该儿童语言临床分级为3级。分级结果可作为该儿童长期目标制订的重要依据。此外，测试中各项内容的错误走向可为短期目标的制订提供重要参考（表4-2-7）。

表 4-2-7　MCELF 分级参考标准（表格内为原始分）

测试项目	3 级以下	3 级	4 级	5 级	5 级以上
1. 词语理解	<19	19~26	27~28	29~34	35
2. 词语命名	<21	21~35	36~41	42~58	59~65
3. 句子理解	<9	9~12	13~15	16~22	23
4. 句式仿说	<1	1~18	19~27	28~54	55~60
5. 看图叙事	<7	7~22	23~31	32~46	47~52

五、评估举例

正如第一节S-S法一样，评估报告中应包括语言障碍儿童的既往史、现病史、发育史等信息。限于篇幅，此处语言评估报告的举例仅重点介绍语言评估报告部分。如表4-2-8所

表 4-2-8　儿童汉语语言分级能力评估报告单

一、基本资料

儿童姓名：李×　　性别：女　　障碍类型：听障　　就读学校：上海市××早教中心

出生年月：2012年9月15日　　评估时间：2017年1月3日　　实足年龄：4岁3个月18天

家长(监护人)姓名：李××　　与受试者关系：母女　　联系方式：18919001****

二、儿童语言沟通能力评估结果

1. 主测验分数

	原始分	量表分	百分等级	语言能力等级	达标情况
(1)词语理解	31	10	50	5级	达标
(2)词语命名	42	8	25~50	5级	达标
(3)句子理解	19	11	50~75	5级	达标
(4)句式仿说	37	10	50~75	5级	达标
(5)看图叙事	44	13	75~90	5级	达标

	量表分	商数	百分等级
(1)语言理解	21	103	50~75
(2)语言表达	18	95	25~50
(3)综合运用	13	114	75~90
(4)语言能力	52	102	50~75

2. 辅助测验分数

	原始分	达标情况
(1)前语言沟通技能	/	/
(2)语音感知	23	达标
(3)语音产生	59	达标
(4)模仿句长	/	/

3. 测试过程表现

☑非常配合　□比较配合　□不配合

备注：_____/_____

3. 量表分数剖面图

量表分	词语理解	词语命名	句子理解	句式仿说	看图叙事	语言商数	语言理解商数	语言表达商数	综合运用商数
						160	●	●	●
						155			
20	●	●	●	●	●	150	●	●	●
19	●	●	●	●	●	145	●	●	●
18	●	●	●	●	●	140	●	●	●
17	●	●	●	●	●	135	●	●	●
16	●	●	●	●	●	130	●	●	●
15	●	●	●	●	●	125	●	●	●
14	●	●	●	●	●	120	●	●	●
13	●	●	●	●	●	115	●	●	●
12	●	●	●	●	●	110	●	●	●
11	●	●	●	●	●	105	●	●	●
10	●	●	●	●	●	100	●	●	●
9	●	●	●	●	●	95	●	●	●
8	●	●	●	●	●	90	●	●	●
7	●	●	●	●	●	85	●	●	●
6	●	●	●	●	●	80	●	●	●
5	●	●	●	●	●	75	●	●	●
4	●	●	●	●	●	70	●	●	●
3	●	●	●	●	●	65	●	●	●
2	●	●	●	●	●	60	●	●	●
1	●	●	●	●	●	55	●	●	●

1. 语言能力级别： 5级

2. 评估建议：

建议该儿童进行：(☑听力 ☑口部运动 □嗓音 □构音 □认知 ☑社会适应能力 □智力 □其他_____) 方面的评估。

3. 康复建议：

建议该儿童接受：(□前语言沟通技能 □语音感知 □语音产生 □词语理解 ☑词语命名 ☑句子理解 ☑句式仿说 □模仿句长 □故事理解 □主题对话 □看图叙事)方面的康复训练)方面的康复训练。

评估人：梁×××

示,对于 3~6 岁的儿童根据原始分,可以在《普通话儿童语言临床分级评估指导手册》(下称《指导手册》)中查到主测验各模块对应的量表分和百分等级。语言能力等级可参照表 4-2-7。达标情况是将年龄与级别相比较,如果语言能力级别低于年龄,则未达标;如果语言年龄等于或大于生理年龄则判定为达标。

为更好地体现语言理解、表达和综合运用情况,还可将词语理解能力测验与句子理解能力测验的量表分相加,得到该儿童语言理解量表分,再根据量表分查《指导手册》中对应的数据可获得商数和百分等级。根据相应的量表分,可绘制量表分数剖面图,更直观地了解儿童语言各模块发展的情况。

将词语命名能力测验、句式仿说能力测验 2 个分测验的量表分相加,得到该儿童语言表达量表分 18 分,从语言商数等值百分等级换算表中查到语言表达商数 95 所对应的百分等级为 25~50。同理根据看图叙事的原始分数查得对应的量表分、商数和百分等级放在综合运用的得分中。把 3 个分数相加。把语言理解、语言表达和综合运用的分数加起来可获得语言能力的总分数。

辅助测验主要看原始分及达标情况。前语言沟通技能共 16 分,1 岁半以上儿童应获得 12 分及以上。语音感知 2 岁半儿童应获得 16 分以上,3 岁儿童能达到 22 分以上。语音产生 3 岁儿童应达到 48 分以上,4 岁及以上能达到 55 分以上。

参照评价参考标准可以看出,该儿童词语理解、词语命名、句子理解以及句式仿说能力均处于平均水平(8~12 分),而看图叙事能力则处于平均以上水平(13~14 分)。总体来看,语言理解和语言表达能力均处于平均水平(90~110 分),而语言的综合运用能力测处于平均以上水平(110~120 分);总的语言能力处于同龄儿童的平均水平。

(刘巧云)

第三节　语言行为里程碑评价法

一、简介

语言行为里程碑评价法即《语言行为里程碑评估及安置程序》(verbal behavior milestones assessment and placement program,VB-MAPP),由美国 Mark L. Sundberg 博士及其团队于 20 世纪 70 年代开发而成,2008 年再版。VB-MAPP 是一套针对孤独症及其他发展性障碍儿童的语言和社会能力的评估程序,它来源于斯金纳关于语言分析、行为分析的基本原理和儿童发展的里程碑,是一套比较完整和实用的评估方法,可以帮助找出妨碍儿童学习和语言进步的障碍,为障碍儿童制订个别化干预方案提供方向和指导。

二、主要内容

VB-MAPP 共包含 5 个部分:

1. 里程碑评估　评估儿童现有的语言能力及相关技能。这个评估包含了 170 个重要的学习和语言里程碑,依序和均衡的跨越 3 个发展阶段(0~18 个月,18~30 个月和 30~48 个月)。所评估的技能包括提要求、命名、仿说、对话、听者技能、动作模仿、独立玩耍、社交和社

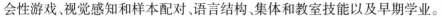

会性游戏、视觉感知和样本配对、语言结构、集体和教室技能以及早期学业。

2. 障碍评估　包含 24 个常见于孤独症及其他发育性障碍儿童之中的关于学习和掌握语言障碍的评估。这些障碍包括行为问题，教学控制，不正确的提要求，不正确的命名，不正确的仿说技能，不正确的模仿，不正确的视觉感知和样本配对技能，不正确的听者技能，不正确的对话，不正确的社交技能，依赖辅助，猜想式回答，不正确的扫视能力，不正确的条件性辨别，不能泛化，动机微弱，回应要求减弱动机，依赖强化物，自我刺激，发音清晰度不足，强迫性行为，多动行为，无法与人对视以及感觉防御。通过识别这些障碍，临床治疗人员能制订有针对性的干预策略来帮助克服这些问题，从而引导儿童更有效的学习。

3. 转衔评估　用于评估儿童的进步程度与相应的教学环境，包括了 18 个评估领域来帮助判断儿童是否具备在限制较少的环境当中学习的条件。这个评估工具能为儿童的个别化教育计划团队做出决策，为设置优先顺序提供一种可测性方法，以满足儿童教育的需要。这个评估由 VB-MAPP 的其他几个部分的总结性测量以及可以影响转衔的其他各种技能所组成。这个评估包括在《语言行为里程碑评估及安置程序》里程碑评估中的测量总分，在《语言行为里程碑评估及安置程序》障碍评估中的测量总分，以及消极行为、教室规则和集体技能、社交技能、独立的学业、泛化、强化物的转变、技能获得的等级、记忆、自然环境学习、转换技能、对改变的适应性、自发性、独立玩耍、普通的自我服务、如厕技能、和进餐技能。

4. 任务分析和技能追踪　提供关于技能的进一步分解，可用来作为更完整的、持续的学习和语言技能的课程指南。其中大约有 900 项技能分布在 16 个领域中。在里程碑已得到评估以及泛化技能已经建立后，任务分析可以提供关于特定儿童的进一步信息。任务分析里的技能包括目标领域的各种各样的支持部分。这些技能的重要性可能还没达到里程碑或个别化教育计划目标的程度，但其中每一个都在转变儿童并使其技能接近普通发展儿童的过程中扮演了重要的角色。它们同样也给父母和老师提供了各种各样的活动以用于促进泛化、维持、自发性、记忆、扩展，和在各种教育和社交环境中有效地运用这些技能。

5. 个别化教育计划　个别化教育计划（individualized education plan，IEP）的建议目标与前四部分呼应，安置方案会对里程碑评估中的 170 项成就和 IEP 目标制订提供特定的方向，安置建议能帮助项目设计者制订出一个良好的干预方案。需要注意的是这些仅仅是建议，在实际工作中，每名儿童的具体计划一定由该儿童的个别化教育团队讨论决定。

三、评估方法

1. 适合人群　VB-MAPP 主要用于患有孤独症谱系障碍的儿童，以及其他发展障碍的儿童。VB-MAPP 中第一部分里程碑评估中包含了 0~48 个月大的儿童所表现出的学习和语言能力，但该评估绝不仅限于 0~48 个月的儿童，它适合任何一个有语言落后的个人。如果对该评估内容稍作调整，就可用于青少年和成人，如表达性或接受性语言落后，或由于脑外伤引起的语言障碍等的评估。

2. 测试用具　里程碑的应用减少了大量评估用具的数量,某些评估可以在自然环境中进行,如教室、操场、公园等。建议使用的材料清单举例见表 4-3-1。

表 4-3-1　材料清单

所有阶段

- 用于计时的秒表,计时器,或有计时秒针的手表
- 用于记录和计数行为反应的铅笔和数据表
- 适合于儿童的强化物(如泡泡、小点心、饮料、发条玩具、弹出式玩具、各种游戏、iPad)

第二阶段

- 能鼓励儿童对缺少部分提出要求的物品(如一盒果汁而没有吸管、有轨道但没有火车、有泡泡水却没有泡泡棒)
- 用于命名的图画书,图画卡片或生活小照(日常生活中看得见的物品、活动、动作),样本配对(相似的物品,如在一个有 1 栋房子、1 个铃铛和 1 匹马的组合中有 3 张关于花的图片),关于功能、特性、类别的听者反应(能发出特定声音的动物,如牛、狗、猫、鸭子等),有相似功能或同一类别的物品的图片(如衣服、餐具、盘子、家具、食物、车辆、乐器、玩具、学校用品),同样颜色和形状的物品图片(如红苹果、红色汽车、红色仓库和圆形的球、圆形的气球、圆形的橘子)
- 完全相同的物品:用于样本配对的 25 组物品(如勺子、玩具汽车、鞋子、儿童喜欢的卡通人物图片)
- 相似颜色物品组合:用于对相似颜色分类的 3 件物品(如红色玩具汽车、红色帽子、红色玩具消防车、黄色香蕉、黄色气球、黄色玩具卡车)
- 用于分类的形状相似,但颜色不同的物品组合(如红色正方形、蓝色正方形、红色圆形、蓝色圆形)
- 相似但不同的物品组合(如篮球和足球)
- 一系列用于在一个组合中进行样本配对的相似物品:25 个(如在 1 个组合中有 3~4 个勺子、同时有 1 双筷子和 1 把叉子)
- 儿童剪刀、固体胶、蜡笔和纸张
- 能发出环境中声音的物品(如电话铃声、摇铃、婴儿的哭声、狗叫声、汽车喇叭)……

3. 测试方法　在 VB-MAPP 的计分表上对所有的技能都明确规定特定的测量方法,包括正式的测试、观察、正式测试或观察两者选一以及计时观察。

(1) 正式的测试(T):施测者提出一个具体任务并记录受试者的反应,根据题目可以逐一提供各项物品,同时用语言辅助,如"这是什么?",然后记录受试者的反应是正确的还是错误的。目的是直接测定受试者是否能表现出目标能力。

(2) 观察(O):即观察某个技能在各种环境下的表现,施测者不正式提供任何的刺激。其目的是确定在没有语言辅助下是否能完成目标能力。

(3) 正式测试或观察两者选一(E):施测者可以通过对受试者进行正式的测试或直接的观察来获得相关的数据。

(4) 计时观察(TO):受试者的反应必须在一个有限的时间段出现,即受试者需要在规定的时间内表现出目标能力,而不需要他人的辅助。

4. 计分方法　里程碑评估、障碍评估及转衔评估分别设有计分表,每个表可用于四次评估计分,每个测试项目得分均为 3 个等级,即 0 分、0.5 分和 1 分,测试时要按照每个项目特定的计分说明来给分。这里以里程碑评估中命名能力测试为例,介绍具体计分方法(表 4-3-2)。

表 4-3-2　里程碑评估第一阶段命名

命名	评估			
	第 1 次	第 2 次	第 3 次	第 4 次
	4½			

孩子能够命名人物、物品、身体部位或图片吗?

评估			
第 1 次	第 2 次	第 3 次	第 4 次
1			

1. 能在仿说或模仿辅助下命名 2 个强化物(如人物、宠物、角色或喜欢之物)(T)

评估			
第 1 次	第 2 次	第 3 次	第 4 次
1			

2. 能命名任何 4 个物品而不需要仿说或模仿的辅助(如人物、宠物、角色或其他物品)(T)

评估			
第 1 次	第 2 次	第 3 次	第 4 次
1			

3. 能命名 6 个非强化物(如鞋子、帽子、勺子、车、杯子、床)(T)

评估			
第 1 次	第 2 次	第 3 次	第 4 次
1			

4. 能自发命名(没有语言辅助)2 个不同物品(O)

评估			
第 1 次	第 2 次	第 3 次	第 4 次
½			

5. 能命名 10 个物品(如常见物品、人物、身体部分、或图片)(T)

　　如上表所示,在"命名"能力测试的第一阶段里,主要测试儿童是否有命名人、物体、身体各部位或命名图片的能力。举例说明:

　　(1) 第 1 题(命名 1-M)在仿说或模仿辅助下对 2 个物品进行命名(如人物、宠物、角色或喜爱的物品)(T)。

　　(2) 测试目的:儿童是否能够辨别 2 种不同的非语言刺激,如他的爸爸和妈妈。

　　(3) 所需材料:用儿童日常环境中常见的各种自然物品即可。

　　(4) 得分标准

　　1 分:在测试中,无论是否有仿说的辅助,能命名 2 个物品。

　　0.5 分:在测试过程中,无论是否有仿说的辅助,能命名 1 个物品。

　　0 分:在测试过程中,如果不能命名任何物品,记为 0 分,如果将所有东西都命名为一个名称,记 0 分。

　　如果儿童在测试过程中看到自己的妈妈,主动叫"妈妈",或在辅助下如被问"这是谁?",能回答"妈妈",均视为正确命名 1 个物品,如果该儿童在看到最喜欢的卡通人物佩奇时,可命名"佩奇",则本题得分为 1 分;若儿童仅能命名"妈妈"一个词,则得分为 0.5 分;若儿童把爸爸、奶奶等人也命名为"妈妈",则本题记 0 分。

将 5 个题目得分的总分相加,即为第一阶段命名测试项目的总分。

障碍评估项目计分分为 5 个等级,0 分表示测试者该项目没有明显的障碍,不需要干预;1 分表示偶然会出现问题,需要监测,但不需要正式的干预;2 分表示该障碍已存在,需进一步分析和干预;3 分表示该障碍明显存在,需要进行分析和正式的干预;4 分表示该障碍很突出,问题严重,需要分析和正式的干预。

5. 测试环境和实施时间　正式测试和观察可以在治疗室、家里或社区内进行,对于儿童来讲,可能在一个环境比在另一个环境更加适应和配合,例如在家里可能比在教室里更放松。对完成整个评估没有时间限制,总的实施时间取决于受试者的一般水平、配合程度以及所准备的材料等。

6. 测试顺序　对能力的测试应该按所提供的各种能力领域的顺序进行测试,但从本质上说,先后顺序并不重要。可根据受试者的具体情况进行交叉形式的测试,可能更有利于维持儿童的注意力。另外,有些技能涉及同样的材料,可以一起评估。

7. 其他需要注意的问题

(1) 在评估开始之前需要了解受试者的兴趣所在,选择好强化物;

(2) 尽量与受试者建立亲密的关系;

(3) 使用的材料要么是中性的,要么是针对儿童性别特点的;

(4) 测试过程中可以短时间的休息;

(5) 对受试者自发的发声或手势要给予认可和恰当的反应;

(6) 测试过程尽量保持趣味性;

(7) 避免过度的暗示或辅助;

(8) 辅助应该尽可能少。

四、评估结果的解读

里程碑评估、障碍评估和转衔评估的结果对儿童的情况提供了综合性的概述,并为个别化干预计划的设计提供依据。这 3 个评估确定了儿童需要获得的能力,以及必须减少或消除的在语言和学习方面的障碍。

1. 结果解读原则　解读 VB-MAPP 总体结果需遵循以下原则:

(1) 参照里程碑评估结果,寻找语言、社交、学习的功能性发展方向;

(2) 在确定功能性发展方向时考虑均衡性发展的要求;

(3) 结合障碍评估结果,考虑具体障碍的减少和消除;

(4) 根据具体障碍和障碍的程度,确定优先干预项目;

(5) 明确个体需要的特定的教学程序;

(6) 选择适合个体的特定的教育方式或教育体系。

2. 结果解读步骤

(1) 第一步:确定儿童的一般水平,属于第一、第二还是第三阶段;每一阶段与一定的语言、发育年龄以及发展目标基本一致。

(2) 第二步:分析每个相关领域的成绩及其与儿童在其他领域表现的关系;评估者需要看到儿童的优势与弱势,发挥优势,解决弱势。

（3）第三步：分析出每一个阶段儿童的所有技能领域中存在的不平衡发展。例如一个儿童有100个听觉辨别，但是只有少量命名，那么这个儿童就失去了平衡，因此在训练计划中应更多关注命名以便让儿童平衡发展。

3. 各阶段结果解读

（1）第一阶段：处于第一阶段的儿童干预重点是以下6个基本的语言及相关能力：提要求、仿说、动作模仿、听觉辨别、命名以及视觉和配对技能。游戏和社交技能也是干预的主要部分；还可能需要学习其他各种技能，如精细动作、粗大动作、日常生活自理能力等。根据儿童的具体情况，应将以上技能训练都加入到综合干预中。这一阶段的儿童需要一个强化并且直接的语言和社交能力的干预计划。正式训练的时间建议每周25小时，主要照顾者应该在儿童全天的生活中提供训练的后续和泛化。另外，这一阶段的很多儿童还需要辅助性沟通训练。

（2）第二阶段：处于第二阶段的儿童即处于学习的早期阶段，但已经开始掌握了一些较好的学习和语言技能。这一阶段干预的重点应该是用各种方法来扩展这些技能。干预的核心是扩展提要求、命名和听者能力等的数量和范围；开展关于对话能力的训练；开展与同伴的社交和语言的训练；提高与集体和教室有关的能力；提高在宽松环境中活动的能力。语言和社会技能的干预计划也仍然需要，干预的时间仍然不少于每周25小时；在干预时要逐渐注重自然方法的应用。

（3）第三阶段：处于第三阶段的儿童可以展示出一个很好的能力基础，可以引入更为高级的语言、社会和学习课程。在制订这个阶段儿童训练计划的时候，一定不能因为其好的部分而忽视了存在的问题，因为这些问题会妨碍儿童的进步。及时解决这些问题可以加快儿童学习的进度。融合也是这一干预计划中重要的一点。第三阶段儿童的干预重点：①通过教新的提要求、命名和听者反应来丰富儿童的语言；②通过教儿童如何用形容词、介词、代词和副词等来修饰名词和动词，从而扩展其句子的长度；③发展更复杂的提要求能力，如提出对于信息的要求和包括语言不同部分的要求；④教对话行为（如怎么来谈论那些不在当下的东西或事件）；⑤学会根据社会情境而恰当使用这些语言技能；⑥增加同伴游戏和社会交往的频率和复杂性；⑦扩展儿童在集体教育模式下的学习能力；⑧过渡到更少限制的教育环境中去；⑨发展起初级的学习知识的技能。

在此阶段，仍需有一个详细的干预计划，但其重点不再是一对一或一对二方式的桌面教育；要综合使用个别回合和关键性教育方法提高儿童的学习技能、独立工作、泛化和对已有能力的扩展，同时自然环境和集体教学的方法可以使用于发展其他重要的语言和社会技能。

五、评估举例

（一）病例介绍

张××，男，出生日期：2013年8月22日，现4岁2个月，于3岁时诊断为孤独症谱系障碍。该儿童自幼语言发育落后，与人互动少。10个月认识妈妈，叫名字无反应，对陌生人和亲人无差别。15个月能发"a""o"等几个单音，之后语言发育一直缓慢。现呼名偶有反应，目光对视短暂；无主动交流语言，被动要求下能说2~3个字短语，发音不清晰，语调异常，时有仿说语言；在家长指导下可完成简单指令，对周围环境及他人活动不感兴趣；经常可见转圈、足尖行走等；有明显刻板行为。无其他遗传、代谢性疾病。听力检查及口腔内部形态结构正常。自幼由父母亲抚育，家庭氛围良好。

（二）VB-MAPP 测试结果

1. 里程碑测试结果，见表 4-3-3 和表 4-3-4。

表 4-3-3　VB-MAPP 第二阶段评估结果

	提要求	命名	听者反应	视觉/配对	游戏	社交	模仿	仿说	LRFFC	对话	团体	语言结构
10												
9												
8												
7												
6												
	0000	0000	0000	0000	0000	0000	0000	0000	0000	0000	0000	0000

注：LRFFC 是指对于功能、特性和类别的听者反应。

表 4-3-4　第一阶段

	提要求	命名	听者反应	视觉/配对	游戏	社交	模仿	仿说	语音
5									
4									
3									
2									
1									
	0000	0000	0000	0000	0000	0000	0000	0000	0000

结果解读

（1）VB-MAPP 里程碑评估结果提示该儿童基本处于第二阶段，即 18～30 个月能力水平。

（2）该儿童配对、模仿及仿说能力相对较强，游戏、社交能力明显不足，命名、听者反应等能力一般。

（3）对干预方案的提示：该儿童处于学习的早期阶段，现掌握了一些基本学习和语言技能，干预的重点应该是提高这些技能。干预的核心是提高提要求、命名和听者能力的数量和范围。同时，设计开展对话能力的训练，与同伴的社交和语言的训练。由于儿童存在明显的社交、游戏能力不足，故提示干预训练要以一对一教学与小组式训练相结合的方式开展，给儿童设计、提供社交环境。

2. 障碍评估结果　见表 4-3-5。

表 4-3-5　评估结果表

障碍名称	行为问题	教学控制	不正确的提要求	不正确的命名	不正确的仿说	不正确的模仿
分数	3	2	2	2	0	0
障碍名称	不正确的视觉感知和样本配对技能	不正确的听者技能	不正确的对话	不正确的社交技能	依赖辅助	猜想式回答
分数	2	2	4	4	4	2
障碍名称	不正确的扫视能力	不正确的条件性辨别	不能泛化	动机微弱	行为稍难就减弱动机	依赖强化物
分数	0	0	4	4	2	3
障碍名称	自我刺激	不正确的表达	强迫性行为	多动性行为	没有目光接触	感觉性防御
分数	3	3	3	2	4	0

结果解读：上表结果提示该儿童在对话技能、社交技能、依赖辅助、目光对视、主动性方面存在非常突出的障碍，在制订康复训练内容时要充分考虑这些障碍，制订出有针对性的训练计划，用来减少或消除这些障碍。

3. 转衔评估结果显示大部分得分在 0~2 分之间，提示该儿童还不具备在较宽松环境中进行学习的能力，更适合个别化的强化训练。

4. 小结　VB-MAPP 测试结果可明确显示儿童的优势和劣势；帮助确定训练目标；可分析出更适合儿童的教育方式；为制订孤独症儿童个别化教育计划提供可参考的重要信息。值得强调的是，VB-MAPP 第 5 部分个别化教育计划 IEP 建议中给出的很多信息，不能直接用来作为孤独症儿童的训练内容，儿童最终的训练计划应该综合分析各方面影响因素，结合 VB-MAPP 内容，由专业的个别化教育团队做出最适合儿童的训练方案。

（马冬梅）

第四节　其他语言能力评估工具

除了前面 3 节介绍的语言能力评估工具外，根据各种不同的评价理论，国内外学者还编制了多种语言评估工具。现介绍目前国内外应用较为广泛的语言评估工具。

一、语言能力评估工具

（一）皮博迪图片词汇测验

1. 检查介绍　皮博迪图片词汇测验（Peabody picture vocabulary test，PPVT）应用较普遍，由美国 L. M. Dunn 于 1965 年修改发表，通过听觉词汇来测试语言智能，是一套测量"使用"词汇能力的测验工具，适用的年龄为 2.5～18 岁。

2. 检查方法　此检查共有 150 张黑白图卡和 150 个目标词配对，每张图卡由 4 个小图组成，测验图卡按从易到难的顺序排列。测验时测试者拿出一张图卡并说出目标词，要求被试在图卡上的 4 个小图中指出最接近目标词的小图，记录下被试的反应结果，每答对 1 词记 1 分，连续 8 个词中错 6 个停止测试。顶点数减错误数为总得分，测验所得的原始分数可以转化为智龄，离差智商分数或百分位等级，即可比较该被试者与同龄正常儿童之间的语言水平发育情况。

3. 优点与不足　由于测试时不需要受试者说话，所以因各种原因而丧失说话能力（如听障、失语、脑瘫等），或表达能力薄弱（如口吃、智能低下、胆怯孤癖等）的儿童特别适用。PPVT 具有较高的内部一致性和重测信度，操作方便，只需要 10～15 分钟即可完成，可作为筛查智力落后儿童的一种方法。但由于形式单一，儿童在测验中容易失去兴趣和耐心。而且目前国内修订版测试材料采用平面黑白图画，不同的儿童对图画的熟悉程度可能不一样，因而也可能影响测验效果。另外，PPVT 只考虑到词汇的理解，对儿童语言发育的水平很难做出系统完整的评价。

（二）伊力诺斯心理语言能力测验

伊力诺斯心理语言能力测验（Illinois test of psycholinguistic abilities，ITPA）于 1968 年在美国第一次发表，从儿童交往活动的侧面来观察儿童的智力活动情况，以奥斯古德的交流模型为基础编成的语言交流回路诊断测验，包括回路（听觉、发音、视觉、运动回路）、过程（接收过程、表现过程、综合过程）、水平（表象水平、自动水平）的三维结构。用于测验儿童在理解、加工和产生语言和非言语性语言的能力。整个检查由五大部分，12 个分测验组成，其中 10 个为必测项目，2 个为备用分测验。内容包括：①理解能力，言语的理解和图画理解；②综合能力，言语推理和图画类推；③表达能力，言语表达和动作表达；④构成能力，作文和构图；⑤记忆能力，数字的记忆和图形记忆。适合于 2 岁 4 个月至 10 岁 3 个月儿童。对于探明精神迟滞儿童、语言迟缓儿童和心理语言能力的个别差异特别有效。

（三）Rossetti 婴幼儿语言量表

Rossetti 婴幼儿语言量表（Rossetti infant toddler language scale）可以测量 36～40 个月幼儿的语言发展。此外，还可以收集表达性词汇增长、最长的 3 句话的平均长度等信息。

（四）学前儿童语言发展量表

学前儿童语言发展量表（preschool language scale，PLS）用于评估 1.5～7 岁儿童的语言发展，由听觉理解和口语表达 2 个分测验组成，题目涉及的内容极其广泛。缺点是在语用方面的评估不足；施测时对于 2 岁前的幼儿比较困难：由于测验所用材料较多，一般教师或有关人员使用前需经反复练习。

（五）Reynell 语言发展量表

测试儿童的语言表达和词汇理解，可以测量 6 个月到 2 岁儿童，可用于有特殊障碍儿童的语言发展测量。

（六）班克森语言筛选试验

班克森语言筛选试验（Bankson language screen test，BLST）用于筛选语言障碍儿童的测验，共包括 5 个部分、17 个测验，不仅考察儿童在语义、语法等语言要素上的表现，而且考察儿童的视听觉能力。

（七）MacArthur-Bates 沟通发展量表

MacArthur-Bates 沟通发展量表（MacArthur-Bates communicative development inventory，MCDI）是 Fenson 等人在 1993 年为美国儿童制订的语言与沟通发展量表。它包括 8 个月到 1 岁 4 个月的婴儿词汇和手势问卷，以及 1 岁 4 个月到 2 岁 6 个月的幼儿词汇和句子问卷。用于早期筛选语言发展异常的儿童。

（八）学前儿童语言障碍评量表

学前儿童语言障碍评量表（the preschool children language barrier rating scale）是中国台湾学者林宝贵和林美秀于 1993 年编制，主要用于评估 3 岁~5 岁 11 月的学前儿童的口语理解能力、表达能力及构音、声音、语言流畅性等情况。此测验工具简便，时间短，使用方法容易。缺点是缺少操作与互动，特殊幼儿较难维持对测验的兴趣；表达测验中多数只是回答词汇或短语即可得分，难以评估句法的表现；由于缺少语用的评量项目，对于高功能孤独症幼儿，有高估的可能性。

（九）中文早期语言与沟通发展量表——普通话版

中文早期语言与沟通发展量表——普通话版（Chinese communicative development inventory mandarin version，CCDI）是梁卫兰等根据 MCDI 的基本格式，按照汉语语法规律修订的。CCDI 采用父母报告形式，是一个简便实用的儿童语言发展量表。此量表可应用于从婴幼儿第一个非词汇手势信号到早期词汇的增长，一直到开始语法出现这些阶段。儿童发展量表分为婴儿和幼儿 2 种表格。婴儿表格适用于 8~16 个月。婴儿表中，除了含有 411 个词汇外，还含有测试小儿对一些短语的理解、动作手势运用等。幼儿表格适用于 16~30 个月。幼儿表中除含有 799 个词汇外，还包含词组、句子复杂程度、小儿表达的词汇和语法技巧。但该量表对于鉴定儿童是否具有语言障碍缺乏评价标准。

（十）婴幼儿智能开发与发育简明表

该测试是福建医科大学编制的。该表根据"寓教于乐"的原则，在大运动、精细动作、认知能力、语言、社交行为、情感等 6 个方面设计了 124 项早教方法、134 项自评项目和测评方法。适合于儿童保健人员和家长便捷地测试儿童的智能发育水平。

（十一）香港粤语词汇接受测验

翻译改编于 PPVT 量表第三版。在测试中，测验员大声念词，儿童从 4 张发音近似的图片中找到确切对应的图片。

（十二）学前儿童语言障碍筛查量表

该量表由郑静等 2005 年编制，从语言要素的角度构建量表的结构，内容分为语音、词汇、句法和语用 4 部分，各部分以理解和表达 2 种形式进行考查，分别考察构音、语义、语法和语用能力。

二、其他相关能力评估工具

由于地域、语言和沟通文化差异,上述语言能力评估工具必然存在某一方面的优缺点,为了对儿童更个体化、针对性评估,不少学者从不同的侧重点研发相关能力的语言评估工具,以便从多方面客观了解儿童的情况,详见表 4-4-1。

表 4-4-1 相关能力评估工具列表汇总

工具名称	开发团队	适用年龄	工具描述
贝利婴儿发育量表(Bayley scales of infant development,BSID)	Nancy Bayley	2~42 个月	评定婴幼儿心理、运动及行为发育水平
希-内学习能力测验(Hiskey-Nebraska test of learning aptitude,H-NTLA)	Hiskey	3~17 岁听障人群	评估听障儿童智力,包含串珠、色彩记忆、辨认图画、看图联想、折纸、视觉注意广度、摆积木、完成绘画、记数字、迷津、图片类比与空间推理等 12 个分测验
格里菲斯精神发育量表(Griffith mental development scale)	Ruth Griffith	0~7 岁听障儿童	评估小年龄听障儿童智力,包含 6 个分测验:运动、个人与社会、听力与语言、手眼协调、操作、推理
儿童听觉理解能力评估	刘巧云	听障儿童	评估听障儿童对单条件、双条件、三条件词语的听觉理解能力
有意义言语使用量表(meaningful use of speech scale,MUSS)	Robbins	任何年龄的听障儿童	评估听障儿童日常生活中的语言使用情况、语言可懂度、语言沟通技巧等
言语听觉反应评估(evaluation of auditory esponse to speech,EARS)	Dianne J. Allum-Mecklenburg	任何年龄的听障儿童	评估听障儿童对环境声、言语声的察觉、识别、理解能力
普通话早期言语感知测试(mandarin early speech perception test,MESP)	郑芸等	听觉年龄 2~5 岁儿童	评估儿童语言感知能力,包含言语察觉、节律分辨、扬扬格词分辨、韵母分辨、声母分辨、声调分辨 6 项分测验
普通话儿童言语理解力测试(mandarin pediatric speech intelligibility test,MPSI)	四川大学华西医院、美国 HOUSE 耳研所	听觉年龄 3~6 岁儿童	评估儿童在安静和噪声环境下的短句理解能力
小龄儿童听觉发展问卷(littlEARS auditory questionnaire,LEAQ)	Weichbold 等	听觉年龄 2 岁以下儿童	通过儿童在日常生活中的听觉行为表现评估其早期听觉行为及言语感知能力
有意义听觉整合量表(meaningful auditory integration scale,MAIS)	Robbins 等	3 岁以上听障儿童	评估听障儿童助听设备使用情况、对声音的察觉、识别以及理解能力

续表

工具名称	开发团队	适用年龄	工具描述
婴幼儿有意义听觉整合量表（infant-toddler meaningful auditory integration scale,IT-MAIS）	Zimmerman-Phillips 等	3 岁以下听障儿童	评估听障儿童助听设备使用情况、对声音的察觉、识别以及理解能力
听觉行为分级（categories of auditory performance,CAP）	Nikolopoulos 等	任何年龄的听障儿童	评估听障儿童对于环境声和言语声的行为反应程度
文兰适应行为量表（Vineland adaptive behavior scales,VABS）	S. S. Sparrow 等	2~18 岁	评定儿童适应性行为发展水平，包括对交流沟通、生活能力、社会交往、动作及问题行为 5 个方面的评估
儿童适应行为评定量表	原湖南医科大学	3~12 岁	评定儿童适应性行为发展水平，诊断或筛查智力低下儿童。包括对感觉运动、生活自理、语言发展、个人取向、社会责任、时空定向、劳动技能和经济活动 8 个方面的能力的评估
婴儿-初中生社会生活能力量表	左启华等	6 个月~14 岁	评估儿童的社会生活适应能力。包括对独立生活、运动、作业、交往、参加集体活动、自我管理等方面能力的评估
孤独症行为评定量表（autism behavior checklist,ABC）	Krug 等（杨晓玲修订）	8 个月~28 岁	用于孤独症儿童的筛查。评估儿童在感觉、行为、情绪、语言等方面的异常表现
儿童期孤独症评定量表（childhood autism rating scale,CARS）	E. Schopler,J. Reichler,R. Renner	儿童	评估儿童孤独症的标准化诊断量表。从人际关系、模仿、情感反应、躯体运动能力、与非生命物体的关系、对环境变化的适应、视觉反应、听觉反应、近处感觉反应、焦虑反应、语言交流、非语言交流、活动水平以及智力功能等 14 个方面反映儿童孤独症的程度
改良婴幼儿孤独症检查表（the modified checklist for autism in toddlers,M-CHAT）	Robins,Fein,Barton	16~30 个月	由家长填写的用于评估儿童孤独症风险程度的筛查量表
心理教育评估量表（第 3 版）（psycho-educational profile-3rd edition,PEP-3）	Schopler,Lansing,Reichler,Marcus	2~7 岁	评估疑似有孤独症的儿童的行为和技能。能够反映儿童优势、劣势及学习风格。可以通过儿童照料者对其交流及游戏等行为的观察为孤独症诊断提供辅助信息
沟通能力分级系统（communication function classification system,CF-CS）	Hidecker 等	2~18 岁脑瘫儿童	评价儿童沟通能力，包括 I~V 级，随着级别增高，沟通能力逐步下降

续表

工具名称	开发团队	适用年龄	工具描述
脑瘫粗大运动功能分级系统（gross motor function classification system）	Palisano 等（史惟等修订）	0~18 岁	根据功能是否受到的限制、是否需要辅助技术、活动质量降低程度 3 个方面评估脑瘫儿童粗大运动损伤情况
手功能分级系统（manual ability classification ystem，MACS）	Eliasson 等	4~18 岁	针对脑瘫患儿在日常生活中操作物品的能力进行分级的系统。反映患儿在家庭、学校和社区中最典型的日常能力表现，评定双手在日常活动中的参与能力

（陈丽珊）

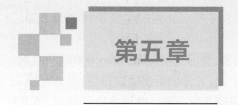

第五章

儿童语言障碍评估报告样例解析

本书第三章和第四章分别对儿童语言评估的内容、方法、流程及常用工具做了介绍,本章主要呼应儿童语言障碍评估报告的撰写要求,分别给出听力障碍、智力障碍、脑性瘫痪、孤独症、特定性语言障碍 5 类儿童的评估报告样例,并对评估报告的各项内容进行解析,旨在进一步明确儿童语言评估应该包含哪些内容、各项内容的必要性及其对于后续康复治疗的意义,从而为临床工作提供参考。

第一节　听障儿童语言评估报告

听觉是人类感知世界,学习言语、语言、阅读以及发展认知能力的最有效途径。儿童处在身心发展的关键时期,听力障碍会严重损害儿童的言语、语言功能。先天性听力障碍对儿童语言发展的影响主要体现在以下几个方面:①难以通过声音辨识事物;②无法理解言语动作与语音的联系,难以获得言语控制能力;③难以理解言语内容,很难参与交流;④难以通过听觉获得有声语言,只能通过具体形象认识世界,不能像健听儿童那样通过语言的抽象作用认识世界。因此,听障儿童的语言发展面临巨大的挑战,必须进行语言康复治疗,才能不断发展其语言能力,帮助儿童学会用语言和他人交流,融入有声世界。在为听障儿童进行语言康复治疗前,对其语言能力进行全面评估非常重要。本节将通过一个具体的案例,对听障儿童的语言评估报告做详细介绍及相应解析。

一、一般情况

(一)基本信息

于××,女,汉族,2012 年 3 月 25 日出生,参加本次评估时 5 岁 2 个月,听力障碍儿童。父亲,于×,联系方式:139×××××××;母亲,王××,联系方式:138×××××××。现居住在上海市××区××弄××号××室。

(二)病史信息

该儿童于 2014 年 2 月(1 岁 11 个月)因家人怀疑其听障开始就医。2 岁 2 个月经医院听力检测确诊为双耳感音神经性听力障碍,病因不明。母孕期为 40 周,剖宫产,生产过程无其他异常。母亲怀孕期间,无患病、服用药物以及其他异常情况。父母非近亲通婚,家族无其他听障患者,无遗传病史。除听觉方面,该儿童在新生儿期健康情况良好,未出现异常,早期运动情况与正常儿童相比也未出现异常情况。无既往病史和过敏史。

父亲和母亲学历均为本科,父亲是工程师,母亲是公务员。儿童的主要照顾者为母亲,其语言环境以普通话和上海话为主。

该儿童于 2014 年 6 月(2 岁 3 个月)双耳配戴助听器,型号为 Oticon Safari 600P,同时进入××康复中心接受言语矫治和认知干预,频次为 1 周 1 次,儿童助听器适应很快,愿意配戴,听说能力进步很大;2015 年 9 月(3 岁 6 个月)进入普通幼儿园小班。参加本次评估时,该儿童就读于普通幼儿园中班。父母认为康复效果很好,反映该儿童能和认识的人通过电话进行交流,但觉得儿童的语言能力和同龄健听儿童相比还存在不足,希望继续加强,对儿童的期望是希望今后能够进入普通小学,完全融入主流社会。

(三)体格检查及辅助检查

该儿童外耳发育正常,声导抗测试显示中耳功能正常。行为测听结果显示,左侧裸耳平均听阈为 80dB HL(500Hz、1 000Hz、2 000Hz、4 000Hz 处的听阈分别为 75dB HL、80dB HL、80dB HL、85dB HL),右侧为 70dBHL(500Hz、1 000Hz、2 000Hz、4 000Hz 处的听阈分别为 65dB HL、70dB HL、75dB HL、70dB HL)。配戴助听器后平均听阈左侧为 28.75dB HL(500Hz、1 000Hz、2 000Hz、4 000Hz 处的听阈分别为 25dB HL、25dB HL、30dB HL、35dB HL),右侧为 25dB HL(500Hz、1 000Hz、2 000Hz、4 000Hz 处的听阈分别为 20dB HL、25dB HL、25dB HL、30dB HL)。儿童听觉之外的其他器官发育无异常。

解析:"一般情况"主要涉及儿童的基本信息和与语言障碍相关的病史、体检结果等。作为语言评估报告,其中的病史不需要面面俱到,但一些重要的、与原发病和语言障碍关系密切的病史资料必须齐备。对于听障儿童,需要报告发现、确诊听力障碍的时间、听障病因、性质以及配戴助听设备、接受康复治疗的时间等信息,这有助于判断儿童属于学语前聋还是学语后聋,进而分析儿童当前的语言发展状况是否符合一般规律等。根据该案例中儿童的相关信息,可知该儿童属于学语前聋。阳性体征及辅助检查结果主要可以帮助判断个案是否属于单纯性耳聋,即除了听觉器官有障碍外,其他器官发育正常。该个案除听力障碍外,无其他原发障碍。有些听障儿童除了听觉器官有损伤外,还伴有头面部畸形、视觉器官发育不正常等情况(如综合征型耳聋),如果出现这些情况,需要在评估报告中记录下来,这对于后续康复建议有重要意义。此外,对于听障儿童,辅助检查结果最重要的是报告听力情况。根据第二章第三节的内容,可以报告儿童进行的客观、主观听力测试结果,以此明确儿童听力损失的程度以及配戴助听设备后的助听效果。裸耳听力和助听听力直接影响儿童语言康复的效果,所以这方面的信息应尽可能详细。根据测试结果,该个案双耳均为重度听力障碍,配戴助听器后双耳助听效果均达到最适(根据听觉康复评估标准,250~4 000Hz 各频率助听听阈均处于言语香蕉图范围内为"最适"助听效果)。病史中还应了解患儿的家庭环境、接受康复教育的经历等,主要是为了更加全面地分析儿童语言障碍产生的原因、具备哪些语言康复经验、对家庭配合程度有一个合理预期等,这可以为后续进行哪些语言评估提供线索,对于制订康复目标和方案也有一定参考意义。

二、语言评估结果

该儿童语言能力评估测试采用的是《普通话儿童语言能力临床分级评估表》(mandarin

clinic evaluation of language fundamental, MCELF), 该评估包括基本沟通技能、语音感知、语音产生、词语理解与命名、句子理解与表达、综合运用 6 个方面。评估测试结果见表 5-1-1。

表 5-1-1　个案汉语语言分级能力评估结果

测验维度	测验名称	测验结果
基本沟通技能	基本沟通技能	通过
语音感知	声母识别	22/25(88.0%)
语音产生	①声母	19/21(90.5%)
	②韵母	36/36(100%)
	③声调	4/4(100%)
词语理解与命名	①词语理解	30/35(85.7%)
	②词语命名	23/65(35.4%)
句子理解与表达	①句子理解	16/23(69.6%)
	②模仿句长	11 个字长
	③句式仿说-语法	21/30(70.0%)
	④句式仿说-语义	17.5/30(58.3%)
综合运用	看图叙事	30/50(60.0%)

注:表中测验结果为得分/总分(正确率)

该儿童有积极主动与他人进行沟通交流的意识,能够使用口语与他人进行简单沟通,且能根据他人的指令做出适当反应,由此表明其具备基本沟通技能;语音感知欠佳,进一步的错误走向分析表明,儿童对声母音位 b/d、s/c、l/w 的识别存在问题;语音产生得分较高,声母、韵母、声调正确率均为 90% 以上;词语理解较好,但词语命名正确率很低、句子理解较差、模仿句长较好;句式仿说方面,语法和语义得分较低;综合运用方面,看图叙事能力较低。

将该儿童的得分和 MCELF 参考标准对照,可以得知该儿童的语言能力等级及达标情况,具体见表 5-1-2。

表 5-1-2　个案汉语语言能力等级及达标情况

测验类别	测验名称	原始分	语言能力等级	达标情况
主测验	①词语理解	30	5 级	达标
	②词语命名	23	3 级	未达标
	③句子理解	16	5 级	达标
	④句式仿说	38.5	5 级	达标
	⑤看图叙事	30	4 级	未达标
辅助测验	①前语言沟通技能	/		/
	②语音感知	22		未达标
	③语音产生	59		达标
	④模仿句长	11 字长		达标

由表 5-1-2 可知,该儿童 5 项主测验中,词语理解、句子理解、句式仿说 3 项达标,词语命名、看图叙事 2 项未达标;4 项辅助测验中,前语言沟通技能、语音产生、模仿句长 3 项通过或达标,语音感知一项未达标。整体来看,该儿童有一定语言能力,具备基本的语言沟通技能,语言理解能力和被动的语言表达能力(如复述、模仿)较好,但主动的语言表达能力较弱。此外,语音产生尤其是精细的声母辨识还需要加强。

解析:语言评估通过直接考查儿童的语言能力状况,明确其语言障碍的具体表现和严重程度。MCELF 包括基本沟通技能、语音感知、语音产生、词语理解与命名、句子理解与表达、综合运用 6 个方面,能较完整反映儿童前语言沟通技能、语言理解、语言表达、语用等方面的语言能力。此外,MCELF 主测验建立了参考标准,据此可以判断患儿的语言能力和同龄儿童相比所处的水平。

通过对本案例中的儿童进行 MCELF 评估,其语言能力情况得到较为清晰的呈现:儿童的前语言沟通技能较好,能主动与他人进行沟通交流,且具备一定的沟通技能。语言理解可以从语音感知、词语理解和句子理解 3 个方面综合考查,该儿童词语理解和句子理解均已达到同龄儿童的基本要求,语音感知略低于达标要求。语言表达方面 MCELF 包含了多个分测验:该儿童声母、韵母、声调的产生均达标,这和"一般情况"中家长的主诉、评估人员的观察一致;该儿童词语命名能力较低,相当于 3 岁普通儿童水平;句式仿说达到同龄儿童的基本要求;总体来看儿童的语言表达能力已具备一定基础,构音能力和复述能力较好。语用方面,MCELF 主要采用看图叙事来考查,该方面儿童的能力相当于 4 岁普通儿童标准,还需要进一步加强。

MCELF 适用于语言能力处于 1~6 岁的正常儿童水平的语言障碍患者,对语言年龄低于 3 岁的语言障碍患者可采用其中的前语言沟通能力评估、语音感知、语音产生等辅助测验,对语言年龄介于 3~6 岁之间的,可重点采用其中的词语理解、词语表达、句子理解、句式仿说和看图叙事等主测验。对于初次评估的听障儿童,如果不清楚其语言年龄,可考虑辅助测验和主测验全部进行,以全面了解其语言能力,判断其语言年龄;再次评估时,可根据前次评估得到的语言年龄选择性地进行部分测验。

对于刚配戴助听设备的学语前聋听障儿童,其语言能力可能还较弱,评估重点可放在语音感知、词语理解方面。除借助 MCELF 中的部分测验外,还可应用林氏六音测试、《听力障碍儿童听觉能力和语言能力评估标准及方法》中的语音识别、双音节词识别测试等进行评估。对于年龄较小或配合程度较差的儿童,也可以采用问卷评估的方式,请家长根据儿童日常生活中的听觉、语言表现填写问卷,目前国内外常用的听障儿童听觉语言能力评估问卷有小龄儿童听觉发展问卷(littlEARS auditory questionnaire,LEAQ)、听觉行为分级(categories of auditory performance,CAP)、言语可懂度分级(speech intelligible rating,SIR)、有意义听觉整合量表(meaningful auditory integration scale,MAIS)、语言应用问卷(MUSS)等。

对于语言能力已经具备一定基础的听障儿童,可以进一步考察其在实际生活中语言应用的情况。评估人员可以参考《听障儿童语言功能评估》或者通过询问家长的方式获得相关信息。对于 6 岁以上的学龄听障儿童,还可对其阅读和书写能力加以考察。

三、语言相关的评估结果

1. 言语方面　绝大部分的声母和韵母已经习得,不存在声调方面的问题。能说出连贯的句子,说话听感自然、舒适,音调正常,响度适中。

2. 非语言认知方面 常见的颜色均已习得,基本图形也已掌握,能进行 20 以内加减运算及 10 以内的四则运算,能完成简单的应用题。

3. 社会功能方面 与同龄普通儿童相比,社会交往方面不存在太大问题,能较好地适应环境。在幼儿园与同学交往很好,有一个非常亲密的朋友。

4. 情绪行为问题方面 家长反映平时无明显情绪行为问题,极少数情况会出现尖叫行为。

5. 视觉方面 正常。

6. 粗大运动方面 能独自单脚跳 5 次以上。

7. 精细运动方面 能正确握笔写一些简单的数字和汉字。

解析:除了语言评估结果外,还应报告言语、认知、社会性、情绪行为等方面的检查结果,这些和语言都息息相关,对后续判断儿童的语言水平、产生语言障碍的原因及康复治疗的重难点都有提示作用。有些情况下,还有助于进一步确定儿童的原发障碍属于什么类型。有些儿童除了听力异常外,可能还存在认知、社会交往或情绪方面的问题,属于多重障碍儿童。因此,对儿童的评估应根据多方面综合评估的结果,同时结合病史、体检结果等才能确诊儿童的原发病类型,从而明确后续的康复治疗方向。该案例儿童原发障碍类型明确,体格检查和辅助检查显示不存在听力障碍之外的发育障碍,而且其语言发展已经具备一定水平,和同龄普通儿童差距不大。因此,对于该儿童语言相关能力的考查没有使用标准化测验或量表,而主要是采用询问家长及现场观察法,这也是临床常用的方式之一。对于伴随其他障碍或语言发展严重滞后的听障儿童,建议借助标准化测验或量表对儿童进行全面的评估。

四、主观观察结果

该儿童性格较为安静,有积极主动与他人进行沟通交流的意识,主要沟通方式为口语,能使用部分含有 1 个修饰词的完整句进行表达。本次测试开始时由于环境不熟悉以及天气炎热,该儿童参与度略低。但熟悉后,能较好地配合测试,尤其是遇到感兴趣的事物时,表现出较强的沟通动机。儿童家长康复意愿强烈,配合度很高,在与儿童互动时显示出亲子关系良好,母亲语言输入多,语言也较丰富。

解析:主观观察主要是评估人员或治疗师现场观察儿童的表现,以此获得对儿童语言能力、认知能力、情绪、行为、社会性、性格等方面的直观印象。主观观察是在现实情境下对儿童的观察,故比较自然、真实,可以成为上述评估的重要补充。本案例通过对儿童的主观观察,发现该儿童在语言沟通技巧、语言表达方面具备一定能力,这和 MCELF 评估结果相吻合。该儿童在新环境中比较谨慎,但适应能力较强,也有较强的好奇心,配合度高,这些特点可以为后续制订个性化康复计划、预期康复效果提供依据。除观察儿童本身外,主观观察还可以关注家长的表现以及家长与儿童之间的互动情况,以此大致了解家长的性格特点、教养方式、亲子关系及亲子互动模式等,这可以帮助评估人员或治疗师全面把握儿童及其家庭的情况,为后续分析评估结果以及制订康复治疗计划提供参考。本案例中的家长文化程度较高,康复意愿强烈,康复目标明确,主动配合意识强,父母双方都能参与康复治疗,这些是该儿童后续语言康复治疗潜在的优势,值得关注。

五、评估总结

根据个案 MCELF 语言评估的结果,以及其他相关评估、主观观察和一般情况提供的信息,可以明确此 5 岁 2 个月儿童的语言障碍是由于听力障碍导致的,经过 2 年多的助听器配戴以及听觉康复、言语矫治和认知干预,该儿童的听力得到了有效补偿,听觉、言语、语言能力获得了较大进步,但仍存在发展性语言障碍。目前该儿童的语言能力水平整体相当于 5 岁左右的普通儿童,根据表 3-4-1 世界卫生组织对儿童沟通障碍严重程度的描述,该儿童语言障碍程度为轻度。具体来说,该儿童语言理解能力基本正常,但语言表达,尤其是主动表达能力尚落后于同龄儿童;儿童对部分声母的识别存在困难,这提示一方面要加强助听器的定期调试,确保助听效果最优,另一方面需加强对儿童的语音辨识能力的干预。该儿童除听力障碍外,不存在其他方面的障碍或影响语言康复的疾病,儿童的认知能力正常,接受新事物能力较强,配合度高,这些将为后续康复提供有利支持。儿童目前就读于普通幼儿园,这种融合的教育环境会为其语言发展提供帮助;儿童所处的家庭环境、家长能力及配合度等方面也可以为康复提供较好的保障。

解析:评估总结旨在综合一般情况、语言评估及主观观察的结果,对儿童的语言障碍原因做出推断,明确儿童当前的整体语言能力状况,并分别对其语言理解、语言表达、语言应用、阅读、书写等各个方面的能力进行说明。同时,从儿童自身的认知能力、性格特点、情绪行为以及家庭、家长方面分析今后语言康复治疗中可能存在的优势和劣势,为制订康复目标和方案提供依据。

六、干预建议

该儿童虽然已具备一定的语言能力,整体水平和同龄普通儿童相差不大,但仍有必要进行语言康复,持续巩固已经获得的语言能力,以不断缩小与同龄普通儿童间的差距。该儿童当前语言康复的重点是加强词语命名和看图叙事的能力,同时巩固语音感知能力,尤其是对声母音位对 b/d、s/c、l/w 的识别能力。参照 MCELF 参考标准,该儿童词语命名得分为 23 分,仅相当于 3 岁普通儿童的水平,要想基本符合达标水平,该项测试最低需达到 42 分;该儿童看图叙事得分为 30 分,相当于 4 岁普通儿童标准,训练目标可提升至 46 分。训练重点在于加强内容之间衔接,增强叙述的逻辑性。后续的康复可以 12 个月为周期,采取直接干预模式,治疗师和家长共同参与,个别化干预和集体干预、小组干预相结合,通过各种途径提高儿童的语言能力。康复 12 个月后再次进行 MCELF 评估,考察儿童的语言能力发展状况。

解析:干预建议部分应包含语言干预的必要性、干预目标和重点、干预模式和随访建议等。首先,根据前面的评估总结,明确儿童是否需要接受语言康复,这个相对容易得出结论。其次,根据儿童存在的主要语言问题,确定当前干预的重要方面。在本案例中,该儿童的语音感知、语言表达、语言应用都存在不足,根据各方面不足的程度、儿童的年龄和具备的语言基础及相关条件,可确定其当前干预的重点是词语命名和看图叙事。明确了干预重点后,可参照同龄普通儿童的标准、儿童的实际情况以及具备的康复条件,对涉及的每项内容进一步设定干预目标。本案例即是依据 MCELF 同龄普通儿童的参考标准设定的干预目标。最后,可以给出随访建议,告知家长何时需要再次评估。

（王丽燕　刘巧云）

第二节　智障儿童语言评估报告

智障是指在发育期间整体智能较正常平均水平显著降低,并伴有适应性行为障碍。智能水平比正常平均水平低 2 个标准差以上,IQ 不足 70。存在与实际年龄不相符的适应性行为障碍,并在发育期(18 岁以前)出现。该患儿语言的接受和表达能力均较实际年龄低。另外,模仿语言等语言症状在精神发育迟缓中也可见到。在行为方面易伴有多动,注意力不集中等异常行为。总之,智障儿童必须进行语言康复治疗,才能不断挖掘其语言能力,更好地融入社会。本节通过一个具体的案例,对智障儿童的语言评估报告做详细介绍及相应解析。

一、一般情况

(一)基本信息

周××,女,汉族,2011 年 5 月 28 日出生,参加本次评估时,6 岁 1 个月。智障儿童。妈妈张×,联系方式:175×××9971,现居住河南省驻马店市平舆县××庄。

(二)病史信息

该儿童系第 3 胎第 2 产,足月顺产,出生体重 3.7kg,生后会哭,否认黄疸及缺氧史,母孕初期有“呼吸道感染”,口服药物治疗(具体不详),无其他患病史及用药史,母乳喂养。

父亲和母亲学历均为高中文化,父亲外出务工。儿童主要由其母亲照顾,其所处语言环境以当地方言为主。

(三)体格检查及辅助检查

该儿童 1.5 岁会走路,2 岁会发“爸、妈”音,现主动表达少,仅会说“爸、妈、爷、奶、吃、要”等单词,理解能力差,可执行简单指令,会示意大小便,拇、示指捏物灵活,会独走及跑,会双足跳跃,遇父母及家人有亲近感,无明显刻板行为,否认抽搐史。参加评估时,该儿童未参加任何学前教育。父母希望进行康复治疗,今后能上小学,生活能自理。MRI 检查、视频脑电图、心电图均未见明显异常,听性脑干反应、稳态听觉诱发电位均为正常阈值,PPVT 图片词汇智力测试:IQ 47 分。儿童孤独症家长评定量表:20 分。感觉统合测试:中度失常。遗传代谢病检测无明显异常。

解析:“一般情况”主要涉及儿童的基本信息和与语言障碍相关的病史、体检结果等。作为语言评估报告,其中的病史不需要面面俱到,但一些重要的、与原发病和语言障碍关系密切的病史资料必须齐备。对于智障儿童,需要报告智障低下的水平,存在的适应性行为障碍,是否接受康复治疗等信息。如果出现这些情况,需要在评估报告中记录下来,这对于后续康复建议有重要意义。通过病史了解患儿的家庭环境、接受康复及教育的经历等,主要是为了更加全面地分析儿童语言障碍产生的原因、所经历过的语言康复训练、对家庭配合程度有一个合理预期等,这可以为后续进行哪些语言评估提供线索,对于制订康复目标和方案也有一定参考意义。

二、语言评估结果

该儿童语言能力评估采用的是 S-S 语言发育迟缓检查法。通过 S-S 法可以检查出语言发育迟缓的水平与实际生理年龄的差距,以及语言发育迟缓的状况,为诊断和评价提供客观依据,可以结合检查结果及临床表现制订训练程序及选择训练方法,并可以按照 S-S 法的各大项的阶段逐步全面提高其语言发育水平。S-S 法包括交流态度、符号形式-指示内容关系、基础性过程。

该儿童经 S-S 法检查,视线交流时间较短,注意力较集中,对他人的问候及应答反应差,理解处于 3-2 阶段水平,但名词完成差,动词、大小及颜色不能完成。表达:身体语言;基础性操作:延迟反应、小球的投入、积木堆积及排列完成好,镶嵌板 3/3+、4/6±,其余均不能完成。

解析:语言评估直接考查儿童的语言能力状况,明确语言障碍的具体体现和严重程度。综合 S-S 法检查测试中交流态度、符号形式-指示内容关系、基础性过程这 3 个方面的信息,能较完整地反映儿童前语言沟通技能、语言理解、语言表达、语用等方面的语言能力。此外,S-S 法检查建立了参考标准,据此可以判断该儿童的语言能力和同龄儿童相比处于什么水平。通过对本案例中的儿童进行 S-S 法评估,其语言能力情况得到较为清晰的呈现:儿童交流态度较差,不能主动与他人进行沟通交流;从符号形式-指示内容关系评估中了解到,该儿童的词语理解能力均未达到同龄儿童的基本要求;言语表达方面词语运用能力差,不能用言语进行表达。这和家长的主诉、评估人员的观察是一致的;该儿童的理解能力较低,相当于 1 岁 7 个月左右正常儿童水平。总体来看儿童的交流态度、符号形式-指示内容关系、基础性过程不具备一定的基础。

对于初次评估的智障儿童,如果不清楚其语言发育年龄,除了需要对智障儿童进行智力测试和语言评估外,还需要进行与语言障碍相关的影像解剖学和神经电生理学检查、听力检查等,以全面了解其语言能力状况,判断其实际语言发育年龄完成情况;再次评估时,可根据前次评估得到的实际语言年龄的情况,选择性地进行部分测验。

三、语言相关的评估结果

1. 言语方面　由于在学习过程中语言的接受迟缓,结果显示对他人的问候和应答反应差,表达以肢体语言为主。

2. 语言认知方面　现掌握的名词词汇量较少,动词、大小、颜色均不能完成,基础性操作过程完成差。

3. 社会功能方面　与同龄正常儿童相比,社会交往方面存在较大问题,在新环境中不胆怯,但不能参与到各种活动中,对他人的指令不能很好的理解和应答。

4. 视觉方面　正常。

5. 情绪方面　家长反映平时无明显情绪行为问题。

6. 粗大运动方面　能双足蹦。

7. 精细运动方面　可握笔。

解析:除了语言评估结果外,还应报告言语、认知、社会性、情绪行为等方面的检查结果,这些和语言都息息相关,对后续判断儿童的语言理解水平、产生语言障碍的原因及康复治疗的重难点都有提示作用。有些儿童除了有认知,还存在社会交往或情绪方面的问题,属于多重障碍儿童。因此,对儿童的评估应根据多方面综合评估的结果,同时结合病史、体检结果等才能确诊儿童的原发病类型,从而明确后续的康复治疗方向。比如该儿童交流态度差、理解能力差、基础性操作完成差,即后期康复课题的设定重点在于改善交流态度;扩大名词词汇量,动词、大小及颜色的识认训练;镶嵌板 1/6 的选择等。

四、主观观察结果

该儿童性格较为安静,与他人交流沟通意识较差,主要沟通方式多为手势语言等肢体语言。本次测试中该儿童能较好配合,在遇到感兴趣的事物时,可表现出较强的沟通愿望。儿童家长康复意愿较强烈,配合程度较高,在与儿童互动时表现出亲子关系良好。

解析:主观观察主要是评估人员或治疗师现场观察儿童的表现,以此获得对儿童语言表达能力、交流能力、认知能力、情绪、行为、社会性、性格等方面的直观印象。主观观察是在现实情境下对儿童的观察,故比较自然、真实,可以成为上述评估的重要补充。

本案例通过对儿童的主观观察,发现该儿童语言理解差,这和S-S法的检查结果相吻合。该儿童在新环境中视线交流时间较短,配合度较高,这些特点可以为后续制订个性化康复计划、预期康复效果提供依据。除观察儿童本身外,主观观察还可以关注家长的表现以及家长与儿童之间的互动情况,以此大致了解家长的性格特点、教养方式、亲子关系及亲子互动模式等,这可以帮助评估人员或治疗师全面把握儿童及其家庭的情况,为后续分析评估结果以及制订康复治疗计划提供参考。本案例中的家长文化程度尚可,康复意愿较强烈,康复目标明确,主动配合意识较强,妈妈能参与康复治疗,这些是该儿童后续语言康复治疗潜在的优势,值得关注和运用。

五、评估总结

根据个案S-S法语言评估的结果,以及其他相关评估,主观观察和一般情况提供的信息,可以明确该6岁1个月儿童的语言障碍是由于智力问题所导致的。目前该儿童的整体语言能力水平相当于1岁7个月左右正常儿童的语言发育水平。具体来说该儿童交流态度、符号形式-指示内容关系、基础性过程等方面均落后于同龄儿童。该儿童理解能力差,但家长的配合度较高,其家庭环境、家长能力等情况有利于进行语言康复。

解析:评估总结旨在综合一般情况、语言评估及主观观察的结果,对儿童的语言障碍原因做出推断,明确儿童当前的整体语言能力状况,并分别对其交流态度、符号形式-指示内容关系、基础性过程各个方面的能力进行说明。同时,从儿童自身理解能力、交流态度、符号形式-指示内容关系、基础性过程及家长、家庭方面分析今后语言康复治疗中可能存在的优、劣势,为制订康复目标和方案提供依据。

六、干预建议

该儿童语言能力的整体水平和同龄儿童相差较大,因此需要进行语言康复,提升语言能力,缩小与同龄儿童的差距。根据儿童语言评估报告结果,目前其语言康复的重点是改善交流态度、建立符号形式-指示内容关系、提升基础性操作技能的训练,参照S-S法检查标准,该儿童仅相当于1岁7个月左右儿童的发育水平,要想达到正常同龄儿童的语言发育水平困难较大,只能针对该儿童语言发育实际水平制订训练计划和短期目标,即训练的重点在于改善交流态度,扩大名词词汇量,加强动词、大小、颜色词的认识理解训练,基础性操作镶嵌板1/6选择训练,采取直接干预模式,治疗师和家长共同参与,个训化和小组训练相结合,通过多种途径提高儿童的理解及操作能力。康复1个月后再次进行S-S法评估检查,观察该儿童的语言能力提升状况。

解析:本部分应包含语言干预的重要性、必要性、干预目标、干预模式和建议等。首先,根据前面的评估总结,明确儿童是否需要接受语言康复;其次,根据儿童存在的语言问题,确定当前干预的重点。在本案例中,该儿童的交流态度、符号形式-指示内容关系、基础性操作过程均落后于同龄水平,然后根据几方面存在的问题、儿童语言年龄和具备的语言基础及相关条件,确定其当前干预的重点是交流态度、理解能力、基础性过程方面,明确了干预重点后,可遵循横向扩展,纵向提高的原则,运用S-S法进一步为儿童设定干预目标,给出训练建议,并告知家长下次评估时间。

(马彩云)

第三节　脑瘫儿童语言评估报告

脑瘫是受孕开始至婴儿期非进行性脑损伤和发育缺陷所导致的综合征。主要表现为中枢性运动障碍及姿势异常,同时常伴有不同程度的智力障碍、癫痫及视听觉、言语行为等障碍。

伴有智力障碍的脑瘫儿童存在语言发育迟缓,其语言的理解和表达水平均较实际年龄迟缓。脑瘫儿童因肌张力的改变,肌肉协调运动困难,存在呼吸、下颌、唇、舌、软腭等运动功能不协调,导致说话费力,音拖长,音量、音调异常,韵律失常,元音和辅音、气息音歪曲或减弱等。总之,脑瘫儿童必须进行语言康复治疗,才能不断挖掘和改善其语言能力,帮助儿童回归家庭、融入社会。在为脑瘫儿童进行语言康复治疗前,对其语言能力进行全面评估非常重要。本节即通过一个具体的案例,对脑瘫儿童的语言评估报告做详细介绍及相应解析。

一、一般情况

(一)基本信息

李××,女,汉族,2007年12月24日出生,参加本次评估时,9岁7个月。脑瘫儿童。爷爷,李××,联系方式:138××××××××。现居住在河南省驻马店市上蔡县××乡。

(二)病史信息

该儿童系第1胎第1产,孕30周顺产,出生体重(birth weight,BW)不详,生后哭声低,全身青紫,先后至上蔡县人民医院、驻马店市某医院按"早产儿及新生儿缺氧缺血性脑病"治疗3周,病情好转出院,母孕期有保胎史,否认孕期药物、毒物接触史,否认妊娠期糖尿病、高血压等,否认病理性黄疸史,母乳喂养。该儿童5年前无诱因抽搐2次,表现为四肢强直抖动,口吐白沫,意识丧失,持续约2分钟自行缓解,予中药调理后未再发作。患儿4年前因不会走路在武警河南总队医院诊断"脑性瘫痪"间断治疗3个月(具体治疗不详),病情稍有好转;3年前因尖足于河南省儿童医院骨科进行"双侧股薄肌经皮延长术,双侧腓肠肌腱膜切开延长术",术后未予康复治疗。

父亲和母亲学历均为高中文化,常年在外务工,由爷爷奶奶带养,但爷爷在当地工作,儿童主要由奶奶带养,已申请到当地残联补助金,其所处语言环境以当地方言为主。

(三)体格检查及辅助检查

该儿童竖头稳,翻身不灵活,独坐不稳,扶走姿势异常,说话少,会叫"爸爸""妈妈""爷爷""奶奶",能说"尿""拉"等单词,可听懂简单指令,可手握固体食物进食。参加本次评估时,该儿童未进行语言康复,希望进行康复治疗,对该儿童的期望是今后能够生活自理。

MRI 检查:①考虑侧脑室周围白质软化(PVL);②双侧顶枕叶局部脑沟增深,胼胝体萎缩。听性脑干反应、稳态听觉诱发电位、视觉诱发电位测试均无明显异常。韦氏检查:言语<40 分,操作<36 分,总分<32 分。

解析:"一般情况"主要涉及儿童的基本信息和与语言障碍相关的病史、体检结果等。作为语言评估报告,其中的病史不需要面面俱到,但一些重要的、与原发病和语言障碍关系密切的病史资料必须齐备。对于脑瘫儿童,需要报告脑瘫的合并症状,如智力障碍、癫痫及视听觉、言语行为障碍、构音基础性运动及构音的检查结果,是否接受康复治疗等信息。如果出现这些情况,需要在评估报告中记录下来,这对于后续康复建议有重要意义。病史了解患儿的家庭环境、接受康复及教育的经历等,主要是为了更加全面地分析儿童语言障碍产生的原因、具备哪些语言康复经验、对家庭配合程度有一个合理预期等,这可以为后续进行哪些语言评估提供线索,对于制订康复目标和方案也有一定参考意义。

二、语言评估结果

该儿童语言能力评估采用的 S-S 检查法、脑瘫构音基础性运动检查、构音类似运动检查(检查构音器官联合运动的能力)。

通过 S-S 法可以检查出语言发育水平与实际年龄的差距,以及语言发育迟缓的状况,为诊断和评价提供客观依据,可以结合检查结果及临床表现制订训练程序及选择训练方法,并可以按照 S-S 法的各大项的阶段逐步全面提高其语言发育水平。S-S 法包括交流态度、符号形式-指示内容关系、基础性过程。

该儿童经 S-S 法检查,视线交流时间较短,注意力集中,对他人的问候及应答反应差,理解和表达 3-2 阶段水平,但名词、动词完成较差,大小完成好,颜色完成差(可识认红色)。但清晰度较差;基础性操作:延迟反应、小球的投入完成好,积木堆积及排列可完成,镶嵌板 1/3+,其余均不能完成。

构音器官的发育均正常,构音基础性运动检查如下:

1. 呼吸　头可保持正中位,独坐不稳,躯干伸展差,腹肌力量差,膈肌运动差,呼吸气时间短而弱。

2. 下颌、舌、唇的运动　下颌、舌、唇运动控制可,张嘴、闭嘴可完成,但范围减小;双唇可闭合,但唇力度差,舌的外伸可过唇,侧方运动范围小,速度减慢,噘嘴、咧嘴完成差,舌的上抬及鼓腮不能完成。

3. 构音器官的联合运动能力差。该儿童在 S-S 法检查测试中交流态度、符号形式-指示内容关系、基础性过程及构音基础性运动均存在一定障碍。整体来看,该儿童理解能力较差,构音基础性运动完成较差,是语言障碍和言语障碍所存在的主要问题。

解析:语言评估是直接考查儿童的语言能力状况,明确其语言障碍的具体体现和严重程度。S-S 法检查测试中交流态度、符号形式-指示内容关系、基础性过程,综合以上 3 个方面,能较完整地反映儿童前语言沟通技能、语言理解、语言表达、语用等方面的语言能力。此外,S-S 法检查建立了参考标准,据此可以判断该儿童的语言能力和同龄儿童相比处于什么水平。通过对本案例中的儿童进行 S-S 法评估,其语言能力情况得到较为清晰的呈现:儿童交流态度较差,不能主动与他人进行沟通交流,不具备一定的沟通技能。语言理解可从符号形式-指示内容关系了解该儿童的词语理解能力均未达到同龄儿童的基本要求。语言表达方面词语的运用及构音基础性运动完成较差,所以言语表达完成差。这和家长的主诉、评估人员的观察是一致的;该儿童的理解能力较低,相当于 1 岁 9 个月左右普通儿童水平;总体来看儿童的语言理解、表达能力和构音基础性运动不具备一定基础。

对于初次评估的脑瘫儿童,如果不清楚其语言年龄及构音障碍,可考虑辅助测验和主测验全部进行,以全面了解其语言能力及构音状况,判断其实际语言发育年龄及构音完成情况;再次评估时,可根据前次评估得到的实际语言年龄和构音障碍的情况,选择性地进行部分测验。

三、语言相关的评估结果

1. 言语方面　由于神经病变导致肌肉运动不协调,呼吸、下颌、舌、唇的运动功能受限,导致说话费力,音拖长,音量、音调异常,韵律失常,元音和辅音、气息音歪曲或减弱等;

2. 语言认知方面　能掌握较少的名词、动词词汇量。大小完成好,颜色可识认红色,基础性过程完成差;

3. 社会功能方面　与同龄正常儿童相比,社会交往方面存在较大问题,不能很好地适应新的环境;对他人的指令不能很好地理解;

4. 视觉方面　正常;

5. 粗大运动方面　头可保持正中位,独坐完成差,可独立进块状食物;

6. 精细运动方面　完成差。

解析:除了语言评估结果外,还应报告言语、认知、社会性、情绪行为等方面的检查结果,这些和语言都息息相关,对后续判断儿童的语言水平、产生语言障碍的原因及康复治疗的重、难点都有提示作用。有些儿童除了有构音、认知障碍,还存在社会交往或情绪方面的问题,属于多重障碍儿童。因此,对儿童的评估应根据多方面综合评估的结果,同时结合病史、检查结果等才能确诊儿童的障碍程度,从而明确后续的康复治疗方向。

四、主观观察结果

该儿童性格较为安静,依赖性较强,与他人交流沟通意识较差,主要沟通方式多为手势语言,本次测试能较好配合,在遇到感兴趣的事物时,表现出较强的沟通愿望。儿童的爷爷康复意愿较强烈,与儿童互动时表现出亲子关系良好,但在家庭康复上儿童的爷爷和奶奶因年龄的关系参与和配合的程度稍差。

解析:主观观察主要是评估人员或治疗师现场观察儿童的表现,以此获得对儿童语言能力、认知能力、情绪、行为、社会性、性格等方面的直观印象。主观观察是在现实情境下对儿童的观察,故比较自然、真实,可以成为上述评估的重要补充。

本案例通过对儿童的主观观察,发现该儿童在语言理解、构音运动方面完成较差,这和S-S 法和构音基础性运动检查结果相吻合。该儿童在新环境中视线交流时间较短,依赖性较强,配合度可,这些特点可以为后续制订个性化康复计划、预期康复效果提供依据。除观察儿童本身外,主观观察还可以关注家长的表现以及家长与儿童之间的互动情况,以此大致了解家长的性格特点、教养方式、亲子关系及亲子互动模式等,这可以帮助评估人员或治疗师全面把握儿童及其家庭的情况,为后续分析评估结果以及制订康复治疗计划提供参考。本案例中的家长康复意愿较强烈,康复目标明确,主动配合意识尚可,父母长期在外务工,孩子

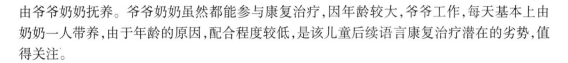

由爷爷奶奶抚养。爷爷奶奶虽然都能参与康复治疗,因年龄较大,爷爷工作,每天基本上由奶奶一人带养,由于年龄的原因,配合程度较低,是该儿童后续语言康复治疗潜在的劣势,值得关注。

五、评估总结

根据个案 S-S 法语言评估的结果,以及其他相关评估,主观观察和一般情况提供的信息,可以明确该 9 岁 7 个月儿童的语言障碍是由于理解能力和构音基础性运动导致的。目前该儿童的整体语言能力水平相当于 1 岁 9 个月左右的正常儿童,具体来说该儿童交流态度、符号形式-指示内容关系、基础性过程均落后于同龄儿童,并且构音基础性运动完成较差。该儿童理解能力差,所处家庭环境、家长能力及配合程度等方面也可为康复提供一些帮助。

解析:评估总结旨在综合一般情况、语言评估及主观观察的结果,对儿童的语言障碍原因做出推断,明确儿童当前的整体语言能力状况,并分别对其交流态度、符号形式-指示内容关系、基础性过程各个方面的能力进行说明。同时,从儿童自身理解能力、交流态度、符号形式-指示内容关系、基础性过程、构音基础性运动及家长、家庭方面分析今后语言康复治疗中可能存在的优、劣势,为制订康复目标和方案提供依据。

六、干预建议

该儿童语言能力整体水平和同龄儿童相差较大,应进行语言康复,提升语言能力,缩小与同龄儿童的差距。该儿童当前语言康复的重点是加强交流态度、符号形式-指示内容关系、基础性过程、构音运动的训练,参照 S-S 法检查标准,该儿童仅相当于 1 岁 9 个月左右儿童的水平,要想基本符合同龄儿童的普通水平困难较大,训练的重点在于扩大名词、动词、颜色的训练及构音基础性运动训练,采取直接干预模式,治疗师和家长共同参与,个训化和小组训练相结合,通过各种途径提高儿童的理解及构音运动能力。康复 1 个月后再次进行 S-S 法评估及构音基础性运动检查,观察该儿童的语言能力提升状况。

解析:干预建议部分应包含语言干预的重要性及必要性,干预目标、干预模式和建议等。首先,根据前面的评估总结,明确儿童是否需要接受语言康复;其次,根据儿童存在的语言问题,确定当前干预的重点。在本案例中,该儿童的交流态度、符号形式-指示内容关系、基础性操作过程均落后于同龄正常水平、构音基础性运动完成较差,然后根据以上几方面存在的问题,儿童语言年龄和具备的语言基础及相关条件,可确定其当前干预的重点是交流态度、理解能力、基础性过程和构音基础性运动方面,明确了干预重点后,理解方面可运用 S-S 法进行横向扩展,纵向提高的原则进一步设定干预目标;构音基础性运动方面加强构音器官的粗大运动训练。最后给出训练的建议,告知家长下次评估时间。

(马彩云)

第四节　孤独症儿童语言评估报告

孤独症谱系障碍(autism spectrum disorders,ASD)是一类广泛性发育障碍疾病,以缺乏社会交流和社会交往、重复刻板的语言、行为模式以及兴趣狭窄为基本特点的神经发育障碍。

《精神障碍诊断与统计手册第 5 版》(DSM-V)中 ASD 的定义为:在儿童发育时期表现出持续的社会沟通和社会交往缺陷,以及限制性重复行为、狭窄兴趣、刻板活动及感知觉异常 2 大核心特征。ASD 儿童存在的语言障碍主要表现为语言发育迟缓、缺乏主动沟通意图、语言表达的变异(语音异常、语调异常、重复性语言、表达不符合情景等)和非口语沟通障碍等几个方面,但具体表现又千差万别,因此在治疗前进行全面、细致的语言功能评估十分重要。评估的方法、工具、评估报告的撰写等前面章节已有详细介绍,在这里不再赘述,下面通过具体案例对孤独症儿童语言评估报告做详细介绍及相应解析。

一、一般情况

(一)基本信息

齐××,男,汉族,2012 年 8 月 22 日出生,本次评估时年龄为 4 岁 11 个月,3 岁 8 个月时被确诊为孤独症谱系障碍。父亲齐某,37 岁,联系电话:138×××××××;母亲李某,39 岁,联系电话:138×××××××。家庭住址:黑龙江省佳木斯市××区××社区××号楼××室。

(二)病史信息

该儿童于 2016 年 6 月(3 岁 8 个月)因"说话少"、不能进入普通幼儿园第 1 次就诊,诊断为孤独症谱系障碍,2 个月后(3 岁 10 个月)开始进入××康复机构接受专业的康复治疗。母孕期无患病、服药及其他异常妊娠史。孕 40 周剖宫产,出生体重 3.4kg,生后无窒息,无畸形,否认病理性黄疸史,否认其他特殊疾病。运动功能发育基本同正常儿童发育水平。5 个月时出现微笑,但不易被逗笑,没有咿呀学语表现;8 个月认识妈妈,但对陌生人和亲人无差别,叫名字无反应;14 个月能发"a""u"等 3~4 个单音,之后语言发育一直缓慢。自幼互动反应很少,对周围的人、事不感兴趣。随着年龄的增长,一些异常表现逐渐显现出来,如经常对他人的问话听而不闻,以重复语言回答,一段时间内对某个事物表现出极大的兴趣等。3 岁和 3 岁 8 个月时父母 2 次试图将儿童送入普通幼儿园,但最终都因不能适应幼儿园生活而失败。该儿童父母非近亲结婚,家族内无智力障碍及精神障碍患者,无其他遗传、代谢病史。

儿童于 2016 年 8 月(4 岁)进入××康复机构接受专业的康复治疗。干预内容以社会交往、认知、语言功能为主,以一对一训练和小组课相结合的模式开展。训练 4 个月时患儿各项功能均有明显的提高。家长期望儿童的语言再多一些,能够尽快进入普通幼儿园。

患儿自幼由父母亲抚育,家庭氛围良好。父母均为初中文化,父亲外出务工,无稳定收入,家庭经济条件较差,孩子由母亲带养,已申请到当地残联补助金。

(三)体格检查及辅助检查

目前该儿童呼名偶有反应,目光游离,对视较短暂;未见主动交流语言,被动要求下能说 2~3 个字短句,发音不清晰,语调异常,有明显重复语言;在家长指导下可完成简单指令,几乎无互动,无分享,对他人活动不感兴趣,不会玩假扮游戏。经常无目的地活动,如来回跑、跳,经常转圈,时有摆弄手指,经常用足尖行走,对圆形、旋转的物品较感兴趣,如玩具汽车轮子,各种球类。营养状态一般,挑食,经常患上呼吸道感染。

辅助检查:头部 MRI 检查:正常;脑电检查:正常;脑干听觉诱发电位检查:正常;口腔内部形态结构正常。

解析:在评估报告的"一般情况"中主要涉及儿童自然情况信息、与语言障碍相关的病史信息、体格检查结果及辅助检查等。其中病史信息同住院病案中的病史内容略有不同,评估报告中的病史应以与原发病相关的病史为主要内容,生长发育史应根据儿童障碍的不同而各有侧重,其中涉及语言障碍的相关部分要尽可能详尽。对于孤独症谱系障碍儿童而言,母孕史和出生史需要表述;发育史中粗大功能和精细功能发育如无明显异常,可简单带过;而认知、社交和语言发育情况应详细描述,这可以帮助我们分析儿童的起病年龄、孤独症样表现是否典型,也可以帮助我们了解儿童的智能水平,从而判断病情的程度。本案例中儿童自幼表现出社交方面的障碍,如很难被逗笑,对叫名字没有反应;情感方面的淡漠,如不分亲疏;语言发育较同龄儿明显落后。这些信息提示我们该儿童自幼表现出孤独症样行为,且较明显。另外,何时第一次就诊,何时开始干预,在什么样的机构进行干预(是否为正规、专业的康复机构或学校),干预内容和模式及治疗效果等信息均应提供。这些内容有助于了解儿童的治疗情况,可为制订下一阶段干预方案提供参考,也有助判断儿童的预后。大部分孤独症儿童首次就诊原因是"语言落后",在确诊孤独症后由于种种原因并未及时得到治疗和干预,从而错过了最佳的干预时机。孤独症儿童的语言治疗也是遵循早发现早治疗的原则,一般认为 3 岁之前是最佳的治疗时机。如果在 3 岁之前能得到专业的干预,则其预后良好的可能性较大。本案例儿童开始治疗时已经 4 周岁,但尚处于学龄前阶段,仍有很大治疗价值。病史中如果患儿还有其他原发障碍应记录,如是否有视力和听力问题,是否存在癫痫等,这些信息有助于我们更加合理的制订治疗方案。病史信息中还应提供家庭环境、家长对治疗的态度等,这些可以帮助我们更加全面的分析患儿的优势及劣势,为预期家庭的配合程度提供依据。我们分析这些的目的是给儿童设计和制订出更加适合的干预方案,同时也可为分析预后提供依据。本案例中患儿家长对治疗的态度较积极,能坚持为儿童治疗近 1 年时间,家庭经济环境一般,有一定残联资助,家长文化程度有限,可能在儿童的家庭训练中有一定困难。体格检查主要是描述原发病的体征,如案例中主要描述的是孤独症儿童特有的表现。辅助检查要包括基本的神经系统辅助检查项目和与孤独症相关的辅助检查,主要为听力和口腔结构检查,这些对诊断和鉴别诊断非常有意义。

二、语言评估结果

该儿童语言能力评估采用的是语言行为里程碑评估及安置程序(VB-MAPP),包括里程碑评估、障碍评估、转衔评估、任务分析和技能追踪及个别化教育计划 IEP 的建议目标 5 个方面。评估结果如下:

（一）里程碑评估

第一阶段里程碑评估结果见表 5-4-1。第二阶段里程碑评估各项均未得分。

表 5-4-1　第一阶段里程碑评估结果

评估项目	提要求	命名	听者反应	视觉/配对	游戏
分数	2	3.5	3	2.5	1

评估项目	社交	模仿	仿说	语音
分数	2	3.5	4	3.5

（二）障碍评估

障碍评估结果见表 5-4-2。

表 5-4-2   障碍评估结果

障碍名称	行为问题	教学控制	不正确的提要求	不正确的命名	不正确的仿说	不正确的模仿
分数	3	3	4	2	1	2
障碍名称	不正确的视觉感知和样本配对技能	不正确的听者技能	不正确的对话	不正确的社交技能	依赖辅助	猜想式回答
分数	3	2	4	4	3	2
障碍名称	不正确的扫视能力	不正确的条件性辨别	不能泛化	动机微弱	行为稍难就减弱动机	依赖强化物
分数	2	2	4	4	4	3
障碍名称	自我刺激	不正确的表达	强迫性行为	多动性行为	没有目光接触	感觉性防御
分数	3	3	2	2	3	1

（三）转衔评估

转衔评估结果见表 5-4-3。

表 5-4-3   转衔评估结果

项目	里程碑总分	障碍总分	负面行为和教学控制	教室规则和集体技能	社会技能和游戏	独立的学业性工作
分数	1	1	1	0	1	1
项目	泛化	强化物范围	技能获得的速度	新技能的维持	自然环境学习	无须训练的转衔
分数	2	2	2	2	1	1
项目	对变化的适应性	自发性行为	独立的休闲时间	一般的自助技能	如厕技能	进餐技能
分数	3	1	0	1	3	4

（四）任务分析和技能追踪及个别化教育计划 IEP 的建议目标

这两部分结果可根据里程碑评估结果,参见 VB-MAPP 工具书中以下 2 部分:①任务分析和支持性能力第一阶段内容列表;②对第一阶段评估结果解读。由于篇幅所限,在此不做具体列表。

解析:VB-MAPP 是目前国内外针对孤独症儿童语言和社会能力的一套评估程序,其中里程碑评估可以测试出儿童现有的语言能力水平;障碍评估部分包含了孤独症及其他发育性障碍儿童常见的 24 个关于学习和掌握语言的障碍,如行为问题、不正确的对话、不正确的社交技能等,本部分评估就是分析儿童在学习语言的过程中存在哪些障碍,通过识别这些障碍,专业人员可以更有针对性的制订干预策略,引导儿童更有效的学习;转衔评估是评估儿童是否具备在限制较少的环境当中学习的能力,可以帮助专业人员和家长选择更适合孤独症儿童目前阶段的教育方式;VB-MAPP 的第 4 部分任务分析和技能追踪是对技能的进一步分解,可用来作为更完整的、持续的学习和语言技能的课程指南;第5部分个别化教育计划 IEP 的建议目标可以帮助专业人员设立干预目标和制订干预策略。

本案例中 VB-MAPP 里程碑评估结果显示该儿童处于第一阶段,即0~18个月功能水平,其命名、模仿、仿说能力相对较好,游戏、社交能力明显不足,主动性较差。提示干预重点是提高基本的语言及相关技能,如提要求、命名、听觉辨别以及视觉和配对技能等。另外该儿童具备一定仿说、模仿能力,在制订干预方案时也要充分考虑利用这些"优势"。障碍评估提示该儿童在提要求、对话、社交、泛化、动机方面存在突出的问题,这些障碍阻碍了儿童语言及相关技能的发展,康复训练中必须优先解决这些问题,才能更为有效的提高一些基本技能。转衔评估结果提示我们该儿童目前并不适合学校集体教育,目前所掌握的技能较适合小组模式的学习,一些技能可能还需要一对一的训练模式。

VB-MAPP 评估适用于语言能力在0~48个月的障碍儿童,并不是年龄在4岁以上就不适合应用,因而在评估一个儿童之前,应该对该儿童有一般性的了解。在能力评估方面,VB-MAPP 可以清晰地展示出儿童的优势和劣势,如何利用优势、如何改善劣势,后面三部分又给我们提供了很多有价值的参考材料,关于学习模式的选择、关于治疗目标的制订、关于干预方案的制订等。值得强调的是,在实际工作中,VB-MAPP 给我们提供的建议不能直接套用于障碍儿童,每个儿童的具体计划应该由该儿童的个别化教育团队讨论决定。

三、语言相关的评估结果

(一)孤独症儿童心理教育评估量表(第3版)

孤独症儿童心理教育评估量表(第3版)(psycho-educational profile for autistic and developmentally disabled children,PEP-3)见表5-4-4。

表5-4-4 PEP-3 报告单

姓名:齐×× 性别:男 年龄:4岁11月 病室:00000 床号:00
评定次数:第1次 评定号:000000
临床诊断孤独症谱系障碍 评定日期:2017 年7月16日

测试项目		测 试 结 果		
		发展年龄	百分比级数	发展/适应程度
A. 认知		24	55%	中度
B. 语言表达		14	35%	中度
C. 语言理解		16	40%	中度
D. 模仿		22	30%	中度
G. 问题行为		—	5%	严重
合成分数	沟通	18	35%	中度
	行为	—	9%	严重

(二)孤独症行为评定

孤独症行为评定84分,见表5-4-5。

表 5-4-5　孤独症行为评定（ABC）报告单

姓名:齐××　　　性别:男　　　年龄:4 岁 11 月　　　病室:00000　　　床号:00
评定次数:第 1 次　　　　　　　评定号:000000
临床诊断孤独症谱系障碍　　　评定日期:2017 年 7 月 16 日

测试项目	测试结果		
感觉	14		
交往	19		
躯体	23	总分	84
语言	14		
自理	14		

（三）Gesell 0~6 岁儿童发育报告

见表 5-4-6。

表 5-4-6　Gesell 0~6 岁儿童发育报告

姓名:齐××　　　性别:男　　　年龄:4 岁 11 月　　　病室:00000　　　床号:00
评定次数:第 1 次　　　　　　　评定号:000000
临床诊断:孤独症谱系障碍　　　评定日期:2017 年 7 月 16 日

测试能区	发育年龄（月）	发育商	评价
适应性	30.30	49	中度发育迟缓
大运动	59.97	95	正常
精细运动	59.80	95	正常
语言	22.40	36	重度发育迟缓
个人-社交	21.42	35	重度发育迟缓

　　解析:孤独症儿童的行为问题、感觉统合障碍、智力发育障碍等直接影响了其语言能力的发展,因此在评估孤独症儿童语言能力的同时,应该对孤独症儿童存在的其他常见障碍进行评估。本案例选择了 PEP-3、孤独症行为评定及 Gesell 评定。PEP-3 结果显示出儿童在认知、语言理解、语言表达、模仿及问题行为等方面的程度,确切的给出了各方面发育年龄:认知为 24 个月水平,语言表达能力为 14 个月水平,语言理解在 16 个月水平,模仿在 22 个月水平。PEP-3 的结果,可作为制订康复目标、检验康复效果的重要参考。

　　孤独症行为评定即 ABC 量表是目前临床较为常用的孤独症筛查量表,该量表可由儿童的照顾者来填写。该儿童 ABC 量表总得分 84 分,提示其存在较为典型的孤独症症状,尤其在躯体和社交行为方面。ABC 量表可以帮助专业人员获得患儿更全面的有关孤独症的表现。

　　Gesell 发育量表展示了儿童 5 大能区的水平,该儿童在粗大功能和精细功能方面可达到同龄儿童水平,而语言和个人-社交能区显示重度落后,适应性中等程度落后,这符合孤独症儿童的特点。Gesell 发育量表虽然在一些能力的测定上相对粗略,但它可以展示出一个儿童各个领域的能力水平,也可为鉴别诊断提供参考。

四、主观观察结果

患儿基本的呼名无反应,整个检查过程中无主动交流,目光偶有对视,极短暂,未见分享注意。未见主动语言表达,家长辅助下能说 2~3 个字短语,发音不清晰,声音细小,语调平直,一字一顿,未见肢体语言,表达能力明显落后于同龄儿童。认知理解能力较差,基本指令也需在家长指导下完成。模仿能力较差,对他人活动不感兴趣,对周围环境不在意。整个评估过程中患儿配合度不高,重复刻板行为较多,如无目的的来回跑动、转圈,用足尖行走,摆弄手指。评估中还发现该儿童对一般玩具兴趣不大,唯一可引起其注意的是玩具小球。患儿整体语言、认知、交流及社会交往能力明显低于正常同龄儿童,按照 DSM-V 孤独症谱系障碍的分级初步确定为中-重度孤独症儿童。

解析:主观评估一般是由专业人员通过观察得来的关于儿童目前表现的信息,要求评估者具有专业知识以及丰富的实践经验。在整个观察过程中要给儿童充分的自由表现时间,以便得到更为准确的信息。另外评估者要恰当的引导,不仅要诱发儿童展示相关的能力,还要诱导出儿童的障碍表现,这需要评估者具有一定的实践经验。以上主观评估带给我们更多、更详细的有关儿童存在的问题,如该儿童在语音语调上存在刻板,同时也帮助我们发现其感兴趣的物品,即玩具小球,可以作为训练时选择强化物的参考。

五、评估总结

综合评估信息和各项结果,确定该患儿为中-重度孤独症谱系障碍儿童。语言功能为 20 个月水平左右,语言表达及理解能力均重度落后,且无手势语;社会交流、交往能力约 20 个月水平,严重缺乏适宜的沟通能力,几乎无法与他人进行交流和互动;整体认知功能优于语言功能,约 25 个月水平;运动功能正常。患儿自幼由父母亲抚养,家庭氛围好;目前训练的康复机构为国内专业的儿童康复训练机构,父母及其他家庭成员对于患儿的康复训练态度积极;患儿由母亲全职照顾,母亲也能积极学习孤独症治疗相关知识,能较好地开展家庭康复训练;患儿父亲外出务工,家庭无稳定收入,目前已申请到当地残联补助资金。

解析:评估总结旨在综合一般情况和各项评估结果的基础上对儿童的障碍程度做出判断,并明确语言能力的整体状况。总结中还应分析儿童康复训练的情况,包括训练机构情况、家人对治疗的态度、家庭经济状况等。本案例中的儿童训练机构为专业的儿童康复机构,家人治疗态度积极及争取到残联补助资金这些均为优势资源,虽然该儿童孤独症病情较重,但积极发挥优势将对儿童的预后起到非常大的帮助。

六、干预建议

根据以上评估内容分析,该儿童需要在康复机构(或学校)中做专业的干预治疗,暂时并不适合普通幼儿园集体教育。目前儿童的康复重点是提高语言理解及语言表达能力,加强社会交流、交往方面的干预。语言理解方面先从完成两步指令练习开始,结合认颜色、指方位等认知训练。语言表达方面可从基本命名开始,逐渐练习在对话中回答简单问题等。治疗模式建议一对一语言训练和小组干预相结合,同时积极开展家长培训,加强各项技能在日常生活中的泛化。训练时间建议每周不少于 20 小时,连续干预 3 个月后可根据情况再次进行评估。

解析:干预建议的基本内容首先要明确是否需要干预,如果需要干预则应分析干预的重点、干预的模式及干预的强度等,最后给出随访建议。本案例中儿童语言能力明显不足,提高语言理解和表达能力是训练的核心内容。干预目标的制订则应根据之前评估内容,重点参考 VB-MAPP 结果,分析得出儿童目前最急需提高的技能是什么,最应该改善的症状是哪些,同时结合家长的期望,确立康复目标。考虑该儿童目前的障碍程度和年龄,建议干预强度要加大,既保证训练的连续性,同时发挥其优势条件,提高家庭康复水平。最后提出随访建议,3 个月后应进行再次评估。

(马冬梅)

第五节　特定性语言障碍儿童语言评估报告

特定性语言障碍是儿童语言障碍的一种类型,是一种单纯性语言发育性障碍,指儿童在各方面发展正常,但语言发展迟缓或出现缺陷,而其语言学习困难并非源自于智力缺陷、感官缺陷、严重的情绪行为问题或是明显的神经损伤。特定性语言障碍儿童是一个特异性极高的群体,个体间的语言存在着相当大的差异性,他们的语言问题既可能是语言理解障碍,也可能是语言表达障碍,或者语言的理解和表达都存在障碍;语言障碍的表现可体现在单个的语言要素上,也可体现在全部的语言要素上,即语言的形式、内容和使用方面。特定性语言障碍的诊断标准为:①在语言测试上的得分需低于平均数 1.25 个标准差(百分等级在 10以下);②在非语言智力或操作量表的得分需在 85 分或以上;③需通过对话层次的听力检查,且近期内无浆液性中耳炎;④未出现癫痫、脑性瘫痪、脑外伤等神经损伤;⑤口腔构造正常;⑥口腔动作功能正常;⑦未出现社会互动问题或是活动有限之现象。

虽然特定性语言障碍儿童除了语言学习和处理的缺陷,并不伴有智力障碍、听力丧失、运动障碍、社交情绪功能障碍或明显的神经病学缺陷,但是由于语言是人类生活必备的基本技能,在人类生活、工作和学习中是极为重要的部分,所以,对特定性语言障碍儿童的评估,既是为了从各种语言障碍中区分出这种特异性较高的语言障碍,进一步掌握其语言特征,也是通过对障碍儿童语言行为相关方面的评估,掌握儿童的语言发育水平,使语言治疗师制订出对特定性语言障碍儿童更有针对性的康复目标、训练计划,并针对此种语言障碍进行有效的语言训练,选取恰当的治疗方案,促使儿童语言理解及表达能力的进一步发展。

本节将对一个特定性语言障碍儿童的案例,进行详细的介绍和解析。

一、一般情况

(一)基本信息

患儿王××,男,2014 年 3 月 20 日出生,年龄 2 岁 9 个月。家长姓名:父亲,王×,联系电话:138×××××××;母亲,李××,联系电话:138×××××××。家庭住址:武汉市武昌区某某小区。就诊医院:华中科技大学同济医学院附属武汉儿童医院儿童康复科。

(二)病史信息

患儿系第 1 胎第 1 产,足月剖宫产,出生体重 3.2kg,出生时无窒息缺氧史,无病理性黄疸史,围产期无特殊疾病。现因"2 岁 9 个月语言少"就诊。患儿出生后 3 个月抬头,14 个月会走路,20 个月开始说话,现可有意识说"爸爸、妈妈、不要、弟弟、姐、狗、猫、哎"等 10 余个字词,对患儿打招呼或给予简单指令时,患儿有时以语言回应,但发音不清,手势语表达多;

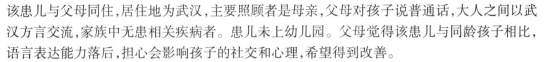

该患儿与父母同住,居住地为武汉,主要照顾者是母亲,父母对孩子说普通话,大人之间以武汉方言交流,家族中无患相关疾病者。患儿未上幼儿园。父母觉得该患儿与同龄孩子相比,语言表达能力落后,担心会影响孩子的社交和心理,希望得到改善。

（三）体格检查及辅助检查

体格检查:该患儿面容正常,神志清楚,交流态度好,语言沟通时口语表达较少,可执行简单指令,叫名字可做回答,反应较好,运动能力正常。根据患儿病史,给予相关的检查及结果如下所示,头颅MRI示:正常;常规脑电图示:正常;体感诱发电位示:双侧大脑半球SEP正常;听力检查示:双耳听力正常;口腔科检查示:口腔内部形态结构正常;Gesell发育量表评估示:适应性89,大运动89,精细运动87,语言52,个人社交87。

解析:在进行语言评估之前,语言治疗师尽可能全面地收集患儿的相关资料,患儿的病史包括:现病史、既往史、家庭史、康复治疗及训练史等,相关的专科检查包括:口腔结构及口腔运动功能检查,进食情况;听力检查,近期有无耳朵的感染等;智力检查,注意力、心理、性格、情绪及社会适应性能力等。

此患儿2岁9个月,因"主动发音少"就诊,只能较清楚地表达约10余个词汇,20个月开始说话,与正常发展的儿童相比开始说话时间很晚,而且口语进展很慢,一般来说,2岁的儿童大约能说50个以上的单字,并且开始组织单字,但是此患儿已经2岁9个月了,却只能表达10余个字词,分析患儿的Gesell发育评估结果:适应性89,大运动89,精细运动87,语言52,个人社交87,发展商数低于86即提示落后,显示该患儿语言发育明显落后于正常水平,但其他能区发展基本正常。分析相关专科检查:MRI结果正常,脑电图结果正常,提示无明显神经性损伤或癫痫,听力检查正常,口腔内结构正常,口腔运动功能基本正常,能听指令完成大部分口腔运动如咂唇、噘嘴、呲牙、弹舌、下颌开合、舌外伸、舔左右嘴角及吹吸等动作,经询问家长,患儿无癫痫、脑外伤及肢体活动异常情况,饮食与大人相同无特殊,近期也没有患耳朵炎症或感染。患儿检查过程配合,交流态度好,互动可,情绪稳定,稍害羞。根据以上病史及各相关检查分析:患儿存在语言障碍,语言发育明显落后,但是其他方面发展正常,没有智力障碍、听力障碍、视觉障碍、肢体运动障碍、行为问题和其他障碍。

二、语言评估结果

该患儿语言能力评估采用的是S-S语言发育迟缓评价法。评价结果描述如下:

患儿王××,男,出生日期:2014年3月20日,年龄2岁9个月。评估日期:2016年12月22日。评估结果为:患儿交流态度好,情绪积极,检查配合,注意力较易分散,语言理解能力处于4-2三词句阶段,能理解"动作主+动作+对象",颜色指认时红色和黄色易混淆;能主动表达"爸爸、妈妈、弟弟、姐、姨、狗、猫、车"等10余个叠音词及单音节词,自我表达时常常出现发音不清,可模仿部分单词发音,仿说时语音较清晰,手势语使用较多;基础性过程检查,动作性课题:积木构成可完成搭隧道,10种图形辨别可完成10/10,能描画"+"和"O",两个单位听觉记忆广度不能完成。

解析:S-S语言发育迟缓评价法的检查内容包括"符号形式-指示内容关系""促进学习有关的基础性过程"和"交流态度"3个方面,检查结果将显示患儿语言理解和表达能力相对应的阶段、与语言相关的学习能力以及交流态度如何,治疗师将检查结果与同龄正常儿童水平相比较,即可发现患儿语言行为有无落后以及落后的程度,语言治疗师根据评估结果可以为患儿制订康复目标和训练计划;并根据其语言障碍的具体症状和表现,选取合适的治疗方法和技巧,以促进康复方案的实施。

对此患儿,治疗师通过S-S语言发育迟缓评价法,评估患儿语言能力的3个主要方面显示:患儿交流态度好,语言理解能力处于4-2(三词句阶段),能理解"动作主+动作+对象"的句型,相当于正常2岁9个月儿童理解能力;但不能清楚地辨别红色和黄色,颜色的认知落后于正常发育水平;语言表达方面只能主动说十几个单字和叠音词,看图片时能自主表达出"猫、狗、包、大、帽帽、机机",其他言语含糊不清,可模仿治疗师表达部分双音节词,如"眼镜、帽子",语言表达能力相当于约1岁8个月能力水平,显示患儿在口语表达方面明显落后于正常儿童。基础性过程则与正常同龄儿童能力相当。

对于有一定表达能力的患儿,语言治疗师还可以通过自由会话、讲故事、看图说话等方式与患儿交谈,引导其主动表达,收集与患儿交谈时具有代表性的语言(治疗师可以采用一些以特殊疑问句为主的开放性的问题,引导患儿的口语表达,例如,治疗师问"你最喜欢的玩具是什么?""这个杯子真漂亮,在哪里买的?""我也想要一个,怎样去买?"),或是记录患儿叙事能力的表现(语言治疗师收集儿童说出的一段话或一个故事的语言材料,例如治疗师引导儿童看图讲故事、复述故事或根据开头进行故事接龙等)。治疗师通过与患儿的现场交谈或叙事能力分析,可以详细了解儿童所发展出来的语言形式(音韵、构词、语法),语言内容(词汇的使用、语句意义整合),语言的使用(语用能力),说话速度、序列组织能力(依照事情发生或是执行的顺序描述),叙事能力等,有利于语言治疗师对患儿的口语表达能力进行更深入的评估,分析障碍儿童的语言表现,制订更有针对性的治疗方案。对具备一定表达能力的特定性语言障碍儿童,针对其口语表达能力,治疗师还可以使用其他语言评估方法,如年龄在3岁以上,可使用《言语残疾测试》对患儿的语音清晰度和语言表达能力进行测试。

三、语言相关的评估结果

1. 言语方面　患儿因口语表达较少,较多的声母和韵母不能主动发出或者发音不清晰,仿说时发音较为清晰,音调基本正常。

2. 认知方面　基本图形和描画已掌握,S-S法检测两个单位的听觉记忆广度未完成。

3. 皮博迪图片词汇测验　词汇理解商为95。

4. 读写方面　未对该患儿评估。

解析:对特定性语言障碍儿童,既要准确评估患儿的语言能力,掌握其语言理解与表达能力的发展水平,也要全面掌握与语言相关的各个方面的能力,包括患儿的智力、感官、口部运动、情绪行为、社交及有无神经损伤等方面,这些已在进行体格检查及各种专科辅助检查时做了详细解析。另外,与特定性语言障碍儿童相关性较强的方面还包括:言语、非语言认知、读写方面的能力等。具体来说,对患儿言语方面可以进行构音检查,分析语音错误的走向;虽然特定性语言障碍儿童非言语智力正常,但有部分儿童有轻微的认知缺陷,因此,可对其认知进行评估;可以通过PPVT,了解患儿对词汇的理解;对于学龄期的儿童,还可以进行阅读和书写能力的评价。

该患儿在言语表达方面只能主动表达十余个字词,看图说话时常出现构音错误,治疗师给予正确发音让其仿说时能纠正,但再次表达时又出现错音或发音不清,分析显示:因该患儿口语表达较少,较多声母韵母出现错音,但因较多语音尚未习得,未全面测试其构音;在认知方面,记忆广度需提升;PPVT得出此患儿词汇理解商(智龄大于等于90为正常),显示其词汇理解能力正常;因为该患儿尚处学龄前阶段,因此未做阅读和书写方面的评价。

四、主观观察结果

患儿检查时配合好,情绪稳定,和治疗师互动时主要以手势语等表达沟通意图,偶尔以单词表达,如"不要、给"等,会称呼少部分家人和物品,有尝试模仿治疗师所说的部分单字或词语的意图。治疗师和患儿家长交流时,发现家长对孩子的教育属于任其自身发展的状态,经常带孩子外出游玩,允许孩子较短时间地使用电子产品,患儿的父母对其语言发展状况未表示过度担心,但还是认为孩子的语言发展太慢,愿意配合医生更好地促进患儿口语能力的发展。

解析:在主观观察过程中,治疗师既可以对患儿语言表达能力及技巧进行详细的分析,了解其语言障碍的具体表现,详细分析患儿的说话速度、音韵、构词、语义、语法、语用能力以及序列组织和叙事能力等;还可以了解父母的性格、情绪、要求及对孩子的教育方式、与孩子的关系等,在与父母的交谈中,治疗师能更全面地掌握儿童在生活情境中的语言发展情况,也能更好地促进家长在康复治疗中的积极性。

五、评估总结

根据评估结果分析,该患儿符合特定性语言障碍的诊断,语言问题主要体现在口语表达、某些音韵的学习以及听觉记忆跨度和颜色的认知方面。患儿的主要优势在于智力正常,交流态度较好,学习积极,语言理解能力基本正常;劣势为语言表达能力明显落后于正常儿童,这会影响患儿与其他儿童的沟通能力,进一步可能影响患儿的情绪、社交及心理发展,未来还可能影响患儿的读写能力。因此,必须给予早期有效的语言康复治疗,提高患儿的口语表达能力,以促进患儿与其他儿童正常交流。

解析:详细、完整的语言评估,可以让语言治疗师对儿童的语言障碍有更深层次的了解,并对其语言障碍的原因进行分析,语言能力评估决定了语言康复治疗的目标,并可作为评价治疗效果的依据。例如对一个 3 岁的特定性语言障碍儿童进行汉语版 S-S 法检查,语言理解能力正常,但只能表达单音节词为主时,语言训练是以促进单音节词向双音节词的主动表达为目标(如能说"要"→说出"我要")。另一个特定性语言障碍儿童体现为无法理解被动语态时,语言教学的目标就是以被动语态的理解和应用为主。另外,根据评估结果所分析的语言年龄的资料,可作为语言治疗师和儿童互动时所使用的语言复杂度的参考,以介入合适的目标语言;同时,实际生理年龄的参考,还可让语言治疗师了解同龄儿童的认知发展水平、音韵发展及语言发展阶段或内容,以及适合该年龄的生活经验等,因此,在康复目标的拟定与治疗方法的设计中将更适合患儿的需求与兴趣。

总之,语言治疗师经过详细的检查资料分析,根据语言行为的评估和分类,才能明确患儿有无语言障碍,并判断语言障碍的类型是否为特定性语言障碍,再根据患儿实际语言能力水平,制订有针对性的康复目标和治疗方案。

六、干预建议

该病例属于特定性语言障碍,根据 S-S 法评估和语言相关能力的评估,显示患儿所习得语言少,主动表达很少,只能表达十余个单、双音节词,口语能力明显落后,因此,当前干预的重点是患儿的口语表达能力,使患儿由只能说十余个单字词发展至能说较多词汇、两词句、三词句及复杂长句的能力,促进患儿与同伴的交流,提高患儿的自信心。同时患儿颜色认知不足,发音不清晰、记忆广度都可以在语言治疗中得以促进。治疗师可根据评估制订长期目标、中期目标和短期目标;设计康复方案,包括月方案、周方案和日方案;定期进行下一阶段的评估。在治疗初期,语言治疗师多采用情境教学法、时间延迟技巧,教导患儿发音方法,反复说给患儿听,让他多注意听治疗师的语言,由浅入深,培养患儿主动表达的动机,引导患儿从单字到词汇的表达,让他有机会主动说话,进一步促进语用能力的发展。

解析:特定性语言障碍儿童的康复治疗,可选择以语言治疗师介入治疗模式或家长介入治疗模式为主完成,语言治疗既在训练室中进行也在家中完成,这将更有利于提高患儿的口语表达能力。语言治疗师常采用一对一的治疗模式,在专门的语言治疗室内进行语言康复治疗,语言治疗每天1次,每次30分钟,每周5次。治疗师对特定性语言障碍儿童进行语言治疗时应注意以下几点:①与儿童建立温和、融洽的关系;②以儿童为中心,耐心等待儿童思考;③善于选择能激发儿童兴趣的交谈或游戏主题;④变化沟通方式,如交谈对话、图卡描述、回答问题或叙事;⑤治疗师多使用陈述性、开放性的问题,尽量不用回答"是"或"不是"的问题;⑥可选择不同的沟通环境,如治疗室、游乐场或家里。

针对该患儿语言能力和语言障碍的表现,治疗师为他制订了详细的康复计划。治疗中,该患儿仿说能力较强,沟通意图也较明显,治疗师运用这些特征,使用游戏、玩具等方式,可激发患儿的兴趣让患儿更愿意仿说;运用视觉策略、聚焦刺激法等,在日常生活情境促进患儿主动表达的意愿,习得目标词语并变成自己的主动语言。当患儿能表达更多词汇和短句子时,要更多地利用鹰架教学法、脚本治疗教学法、绘本共读教学法、情境教学法等治疗方法,来促进患儿的词汇使用、语法结构的学习及语言使用的技巧。同时,治疗师应指导家长增强患儿的独立性,减少其过度依赖,耐心等待其反应,给予患儿更多的鼓励,并在自然环境中,各种生活情境中,利用随机教学方法,提供给患儿更多学习和互动的机会,扩展他们的口语表达能力,将所习得的语言熟练运用到日常生活中。

(周　泉)

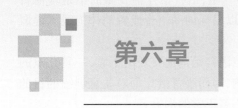

第六章

儿童语言康复治疗概述

成功的语言康复不是要求儿童完成更多的测试题目或是准确模仿语言治疗师给出的语言刺激，而是让儿童能够使用训练中习得的语言形式和功能来实现真正的沟通。因此，我们训练目的不仅是教授语言行为，更重要的是让儿童成为更好的沟通者。同时，我们还必须证明训练使儿童的语言行为发生了好的变化，假如没有训练，这样的变化就不会发生。要实现所有这些目标，是一个巨大的挑战，因为有效的语言训练不仅需要语言治疗师个人的水平与技术，还需要考虑训练的原则、训练模式的选择、训练方法的应用等诸多方面。本章将从儿童语言训练的目的和意义、语言训练的常用模式、语言训练的常用方法及技巧、影响语言训练活动的要素等几个方面展开，以期为儿童语言能力的训练提供参考。

第一节　儿童语言康复的目的和原则

一、目的

在对特殊儿童做语言训练前，首先必须明确训练的目的是什么。语言康复的目标主要在于改善、调整、预防不符合期望和不被接受的语言沟通行为，具体可分为以下四点：

第一，帮助儿童习得新的语言沟通知识或技能，改善和消除儿童语言学习存在的潜在问题，使儿童成为一个正常的语言学习者，从而不再需要进一步的训练。以听障儿童为例，若能够在婴幼儿早期发现该儿童的听力损失，并能通过助听器或者是人工耳蜗帮助儿童达到或者接近正常的听力水平，那么语言治疗师只要教授儿童语言学习的技能，帮助其语言能力达到同龄儿童的水平，该儿童就可以像正常儿童那样学习语言，不需要进一步训练。

第二，使用与维持已习得的语言或沟通知识与技能。在许多临床实践中，特别是对于语言障碍的儿童而言，大部分儿童的语言障碍病因不明或是相关疾病目前仍缺乏有效的治疗手段，如智力障碍、孤独症等，他们不仅学习新的词语困难，在迁移运用所学词语时也非常困难。对此，我们能做的一方面是设计更多的环节教儿童特定的行为来改善儿童的语言学习困难，如教儿童更多的词汇来产生更广泛的语义关系，教儿童语法来使他们更灵活地使用语言，让儿童能够成为一名更好的沟通者。特别要注意的是，少部分儿童存在退行性的病变，语言能力逐渐下降,因此,对该类儿童我们的康复目标应是努力维持儿童现有的语言功能。

第三,增强非语言、副语言、元语言等技能对语言能力的补充和配合,以此来改善儿童的语言障碍。例如教导一名有词汇提取困难的语言障碍儿童,语言治疗师要做的不是教他特定的语言行为,而是要帮助儿童能够使用语言策略,如以目标词的语音或者韵律为线索提取词汇,进而克服提取词汇困难的问题。

第四,最大限度降低语言障碍对儿童生活的影响。语言是沟通交往的工具,一旦儿童的语言受损,其认知、情感、社会交往等能力也会受到影响,因而语言治疗师对儿童训练的目的是帮助儿童搭建起与他人沟通交流的桥梁,使其成为一名正常的沟通者。

儿童语言训练目的的选择是基于儿童的年龄、病史、康复史、评估结果以及家庭支持的情况而定的。一般而言,对障碍程度较轻的儿童,训练目的是帮助其获得正常的语言技能以达到同龄儿童的正常水平,所需的训练周期一般较短;而对于障碍程度较重的儿童而言,补偿性语言学习策略可能使其获益最多,且对该类儿童的语言训练,训练周期较长,甚至需要进行终身干预。

基于以上的训练目的,儿童语言训练的意义在以下三个方面:

第一,促进(facilitation)儿童语言行为的发展。伴随着干预的不断进行,儿童学习速度将不断加快,水平不断提高。通过语言水平的提升,也能够促进其认知、社交、情绪行为等其他方面能力的提升。

第二,维持(maintenance)儿童已经习得的语言或沟通知识和技能,使得该语言行为不会减少或消失。语言是一种工具,不使用就会被遗忘,如起初尚有口语能力的孤独症儿童,在成长过程中长期不使用语言,那么他的语言功能就会逐渐衰退、消失,对于这一类的儿童,我们需要帮助其最大程度将已习得的语言运用到实际生活中。

第三,培养(induction)儿童掌握新的语言沟通形式。对于有口语能力的儿童,我们可以教他们使用语言符号来实现与人的沟通,但对于无口语能力的儿童,就必须培养他们掌握新的语言沟通形式,如教无口语的孤独症儿童掌握辅助沟通系统作为补偿性的工具。

二、原则

为更好地实现语言障碍康复目标,在康复过程中应遵循如下原则:

(一)早发现、早干预原则

0~6岁是儿童语言发展的关键期,也是语言障碍儿童康复的关键期。对于特殊儿童进行有效的早期语言康复教育将获得事半功倍的效果。依据生物学用进废退的理论,进行早期语言康复教育能刺激并促进儿童大脑语言中枢的成熟,为大脑潜能的后续开发提供物质基础,而大脑语言中枢的成熟,又能促进儿童语言能力的发展。因此,主要照料者应给予儿童充分的语言刺激,注意观察儿童的语言表现,如发现明显低于同龄儿童,应咨询儿保科医生或语言康复专家。此外,在儿保定期检查中,也应及时咨询医生儿童是否存在该类问题。对于已经在学校就读的儿童,语言治疗师应及时观察并转介给专业机构。尤其警惕"贵人语迟"的说法,千万不要错过语言康复的最佳时机。

(二)多通道强化康复原则

多通道:多数儿童能从听觉、视觉、触觉等感官通道中获益,在语言康复时应充分调用这些通道,建立立体的语言形象,有利于儿童对该内容形成充分的认识,建立语言与形象的稳定联系。在给每个通道刺激时,应遵循强化原则。例如,给儿童讲词语"猫"时,最好能给儿童看到猫的样子、听到猫的叫声、摸到猫的皮毛。在看时,除了给儿童看真实的猫,也要给其看系列的图片,让儿童充分暴露在猫的环境中。此时可借助计算机辅助进行语言康复,但不要过分依赖软件,以免影响效果。

（三）多组织形式结合原则

由于语言是一种社会交际的工具,语言最终的目标是最大限度地提升儿童与社会进行沟通的能力,因此,在设定康复目标时就需要考虑儿童沟通的对象及内容,这涉及训练组织形式。常用的组织形式为"1+X+Y"。"1"为集体康复,即在班级团体中进行康复训练;X 为个别化康复,既可以是一对一,也可以是小组康复;Y 是家庭和社区康复。在康复过程中,应根据儿童语言掌握情况选择合适的组织形式。在集体康复中发现问题,在个别化康复中集中解决问题,在家庭和社区康复中巩固已习得内容并进行适当拓展。其中特别要注意的是,在语言康复中,父母是最重要的参与者,应指导家长学习语言康复方法,并将方法统整到儿童的日常沟通交流中。

（四）小步子、多反复原则

语言障碍者学习语言速度慢、容易遗忘,且语言学习内容繁杂,为更好地提高效率,巩固成果,在语言康复中应注意小步子和多反复原则。小步子原则强调分阶段设定目标,并对目标予以明确规定和表述。每一个目标还可分解成小的目标,完成每个小目标都及时给予强化。设定每个小目标的内容都是儿童能够轻松掌握的,儿童的学习积极性就会很高,而且,得到表扬的机会也会增加。多反复是指应在不同场景、不同对象、合适的时间间隔中不断地尝试应用,以达到巩固的目的。

（五）全语言康复教学原则

全语言教学主张语言历程应该回归到真实世界中,透过儿童在日常生活中实际使用语言的机会,要求儿童提问题、聆听对方的回答、对回答内容进行响应等,从听说读写中全方位学习语言。因此,在特殊儿童语言康复教育中,应尽量创设反复运用语言的情景与环境,将儿童已有的生活经验与学习内容结合起来,将语言学习与生活情景结合起来。如尽量以儿童日常生活中经常出现且必须掌握的内容为学习材料,鼓励并要求儿童在生活情景中反复运用,不断巩固,将初始习得的语言逐渐迁移到其他情景中去。3 岁前,父母等家人是陪伴儿童时间最多的人,在 3 岁后的语言康复与学习中同样不可或缺,应积极调动儿童身边所有人与儿童进行语言沟通。值得注意的是,电视虽然对儿童有语言输入,但由于缺乏互动,且会减少儿童与成人交流的机会,因此在实践中应把握好看电视的时间。

（白锋亮）

第二节　语言训练的常用模式及方法

一、常用模式

语言训练的模式以语言治疗师是否直接介入语言训练为依据,划分为直接干预和间接干预两种模式。

1. 直接干预模式

（1）个别干预模式:以语言治疗师为主要责任者,每周对儿童实施 30~60 分钟的个别化康复训练,训练的重点放在儿童的语言结构、沟通能力上。语言治疗师首先评估儿童语言、沟通能力的发展水平,找出其迟缓的方面,再以相应的训练方式进行干预。该模式的优点是具有针对性,对儿童存在的语言问题进行集中式的训练,有利于短期内儿童语言的提升,但该模式的缺点是儿童缺乏学习语言的相关背景,儿童习得的语言行为很难泛化到实际生活中。

(2) 集体干预模式:集体干预模式是在语言发展的基础上对社交基础的认识及语言学习背景支持的需要而形成的,在该模式中,语言治疗师担任语言障碍儿童的课堂语言治疗师,利用嵌入日常活动中的连续干预形式对儿童进行语言干预。该模式弥补了个别干预模式的缺点,最大限度地提高儿童参加和练习口头语言的机会,但该模式下,语言治疗师是给课堂中所有的儿童进行训练,对每一个儿童的训练针对性没有那么强。

(3) 小组干预模式:该模式将语言障碍程度相近的儿童抽取出来形成小组进行语言训练,在该模式中,语言治疗师对儿童既开展针对性训练,又提供给儿童将习得的语言行为与同伴相互练习的机会,弥补了上述两种干预模式的不足。

2. 间接干预模式

(1) 以家庭为中心的干预模式:以家庭为中心的干预模式是指语言治疗师在干预过程中主要承担咨询、协助的角色,指导父母或主要照料者,使其成为改变儿童语言行为的主要责任者。提供间接干预时,语言治疗师与父母合作设计康复计划并依据儿童进展情况进行修订,但主要训练工作由父母或主要照料者完成。语言治疗师提供知识、示范、鼓励等策略增强父母或主要照料者了解儿童和帮助儿童的技能。一般情况下,由于幼儿与父母或主要照料者相处时间长,而其他人难以做到像父母给予自己孩子一样的时间和关爱,因此父母自身才是儿童语言发展的最佳促进者。在实际生活中,父母或主要照料者应该提供大量的口语活动,并在日常生活中随时根据情况给予新的词汇,根据生活经验不断运用并扩展已学得的词汇。当儿童有任何口语行为时,应立刻把握机会给予适当的反应。

(2) 协作模式:协作模式是指语言治疗师、教师和家长合作,共同为具有语言障碍的儿童制订康复目标、干预计划、训练方案等,要求语言治疗师、家长能够将针对语言障碍儿童的干预目标融合在日常的教学过程中,且在常规的课堂教学、日常生活中完成。协作模式比较适合于融合教育和随班就读的儿童。

一般而言,当儿童需建立新行为时,多采用直接干预,而在儿童需要反复练习、扩展或类化一行为使其更自动化时,可采用间接干预,让父母们了解如何利用环境活学活用。无论利用哪种模式,语言治疗师、教师和父母等均需仔细组织情境,提升儿童的语言沟通能力,并促进其社会性互动技巧,才能达到最佳的训练效果。

二、常用方法及技巧

儿童语言训练的主要方法有三类,分别是以语言治疗师为主导的训练方法(the clinician-directed approaches)、以儿童为中心的训练方法(child-centered approaches)、综合教学方法(hybrid approaches)。本节将对这三类方法进行详细的论述。

(一) 以语言治疗师为主导的训练方法

以语言治疗师为主导的训练方法,也称为练习法(drill),是结构化程度最高的干预方法。使用该种方法时,语言治疗师严格把控训练环境,减少或消除不相关的刺激,使相关的语言刺激高度突出,同时提供明确的强化以增加目标语言行为出现的频率,使得干预在改变语言行为方面发挥最大的作用。Roth 和 Worthington 对该方法的训练思路进行了很好的阐述,如表 6-2-1 所示。

表 6-2-1 以语言治疗师为导向方法的训练步骤

步 骤	举 例
1. 语言治疗师说出要求或者指令	"说说你看到了什么。"
2. 语言治疗师出示干预刺激或者是前因事件	语言治疗师将一个大球放在桌面上
3. 语言治疗师提供足够的时间等待儿童回应	等待儿童命名
4. 语言治疗师提供强化物,可以是物质性的奖励,也可以是社会性的口头表扬	给儿童喜欢的食物如棒棒糖或口头表扬儿童"你真棒"
5. 语言治疗师对儿童的反应给出反馈	"你说的 5 个里面有 4 个是正确的。"

由以语言治疗师为主导的训练方法延伸出两种训练技巧,分别是游戏化练习(drill play)和建模(modeling)。

游戏化练习与传统的练习技巧唯一的不同之处是增加了一些激发动机的成分。在干预中,语言治疗师不仅在目标回应出现之后对儿童的语言行为加以强化而且在其被引发之前就给予动机刺激。因此,在这种方法中存在两个激励事件,一个与最初训练刺激一起呈现(先行激励事件),另一个是目标回应出现之后的强化(结果激励事件)。

建模以社会学习理论为依据,引入第三人——示范者,进行示范。示范法在高度结构化的形式下,结合恰当的语境,同时使用强化的手段对儿童进行干预。在使用这种方法时,需要注意的是,该方法不要求儿童在示范者示范之后立即进行模仿,而是要求儿童先聆听,在聆听的过程中找到示范者所呈现的所有刺激之间蕴含的相同语言方法,然后再要求儿童能够使用这种语言方法。建模一般可应用于固定句式的学习,以被动句为例,具体操作流程如下:①父母或者同伴作为"示范者",语言治疗师首先呈现一组图片,要求"示范者"用被动句的形式说出目标图片,如"西瓜被姐姐吃掉了""牛奶被妈妈喝掉了""玩具被爸爸藏起来了";②在"示范者"描述了 10~20 个目标句式之后,要求儿童使用相同的句式,模仿"示范者"描述内容不同的图片,在这个过程中,儿童和"示范者"轮流说出语言治疗师给出的目标图片,直到儿童能够说对 3 个目标句式为止;③撤除"示范者",让儿童自己进行目标内容的描述,直到连续 8 个目标句全对为止;④此外,也可以使用录音玩偶作为"示范者",以此来增强儿童的兴趣。

以语言治疗师为主导的训练方法的优点在于语言治疗师可以最大化的增加儿童学习新的语言行为的机会,增加了儿童在单位时间内产生更多的回应的可能性,为儿童更多地练习新的语言形式或功能提供了极好的机会。虽然以语言治疗师为主导的训练方法可以高效率地让儿童习得新的语言形式,但是该方法不够自然情境化,不能有效地使儿童将这些语言行为迁移到结构化干预环境之外的日常交流中。

(二)以儿童为中心的训练方法

俗话说,"牵马到河易,强马饮水难。"这就是以语言治疗师为主导的训练方法存在的主要问题。在康复训练的实践中,一部分儿童拒绝按照语言治疗师设计的形式学习。此时,以儿童为中心的训练方法可以很好地弥补以语言治疗师为主导的训练方法的不足,使语言治疗师赢得儿童的信任,与儿童建立起良好的沟通交往的关系。

以儿童为中心的训练方法又可以称为间接语言刺激法(indirect language stimulation)、游戏促进法(facilitative play)、语用学习法(pragmatism)、语用能力发展法(developmental or developmental/pragmatic approaches)等。该训练方法将儿童放在中心位置,语言治疗师安排活动,提供机会让儿童在自然的游戏或者沟通中学习目标语言行为,除了选择儿童会玩的材料外,治疗师不直接控制活动的进程。从儿童的角度来看,训练"仅仅"是一种游戏。该训练方法的目的并不是试图引出儿童特定的语言结构,而是使儿童在活动中学会如何将语言与行动或相应的物品进行匹配,关键在于帮助儿童建立起行动或相应物品与语言之间的对应关系。语言治疗师在教学的过程中,以一种特定的方式回应或维持与儿童的沟通,没有具体的强化刺激,不要求儿童对语言治疗师的语言做出回应,但必须注意的一点是语言治疗师要学会等待,等待儿童的表现,然后对儿童的表现做出回应。

在以儿童为中心的训练方法中,具体有以下几种技巧:

1. 自我谈话和平行谈话　自我谈话(self-talk)是指自己对自己大声说话,说出沟通对象或教学对象正在看的物品与事件、正在听的刺激或事件、正在做的事情或是在即刻情境中的感受,让沟通对象可以在即时的沟通情境中获得相对应的语言刺激,借此抽取出意义,发展语言。语言治疗师通过模仿儿童的行为,并匹配相应的语言,向儿童示范如何用语言表达我们的行为。比如,当儿童正在开玩具汽车时,语言治疗师可以和儿童做一样的动作,同时口头进行描述,"我在开汽车,我在开红色的汽车。你看见我正在开汽车吗? 我正在开汽车。我在开红色的汽车。"

自我谈话是在沟通情境中提供口语刺激,让儿童有机会将听到的语言与情境中的意义联结,而经过累积多次聆听的经验,自然习得相应的语义、语法和语用。该技巧使用的关键在于和儿童形成共同注意(joint attention),对儿童输入语言的内容和形式,而不刻意要求儿童回应。

平行谈话(parallel talk)在某种意义上是语言治疗师为儿童提供了自我谈话的示范。在平行谈话中,语言治疗师不是谈论自己的行为,而是谈论儿童的行为,描述儿童正在注意的物品与事件或是正在进行的活动。以儿童为中心描述其正在做的事情或是注意的事物,让其听到正确的语言输入,向儿童提供一个动态的解说。以上述的活动为例,语言治疗师应根据儿童的动作进行口头描述,"你正在开汽车。你开了一辆汽车。你又开了一辆汽车。哇!你开了两辆汽车。你开了两辆红色的汽车。"平行谈话也可以帮助我们与障碍程度严重、行为异常的儿童建立起沟通关系,其中最典型的是孤独症儿童,比如我们给孤独症儿童一辆玩具汽车,他们可能不会去开汽车,而是以非常规的方式玩汽车,比如去闻一闻汽车,或者是把注意力集中在玩具汽车的轮胎上,这时语言治疗师便可以使用平行谈话与孤独症儿童建立联系,讨论他注意力所集中的点,"你看这是轮胎。圆圆的轮胎。轮胎是黑色的。这是黑色的轮胎。汽车有轮胎,有圆圆的轮胎,有黑色的圆圆的轮胎。"

自我谈话和平行谈话适用于缺乏沟通意识的儿童,语言治疗师使用自我谈话与平行谈话可以给儿童提供最大的机会让其去尝试与人沟通,一旦儿童开始建立与人沟通的意识,就可以介入其他的训练方法,帮助儿童更好地使用语言进行沟通。

2. 仿说　在干预的过程中,很多时候语言治疗师往往都要求儿童模仿我们说话,同样的,针对缺乏与他人沟通意识的儿童,我们可以通过模仿儿童的话语与其建立起沟通关系。研究表明,当成年人常常重复正常幼儿说的话时,儿童有很大可能模仿成人的这种模仿,且这种模仿可以促进儿童语言的发展。儿童说得越多,他们越有机会练习语音、词汇、语法结构等,也会获得更多的沟通互动与回馈。而当这种模仿形式一旦建立,语言治疗师就可以使用特定的目标刺激,让儿童在模仿的过程中习得相应的语言形式。

3. 扩展 当儿童所能讲述的话语有限时,扩展(expansion)这种方式就可以很好地介入。当儿童说出某些话语之后,语言治疗师根据其所说的内容,重新整合词序,以更完整的语句形式叙述。比如,当儿童把鞋放在妈妈面前时,儿童会说"妈妈穿鞋",此时,语言治疗师就可以将儿童的话语进行扩展为"是的,妈妈穿鞋,妈妈穿了一双红色的皮鞋。"扩展的使用可以增加儿童模仿的机会,同时也可以帮助儿童更好更快地学会语法结构。

4. 延伸 延伸(extension)指的是对儿童的话语加以释义,即对儿童话语添加一些表示语义关系网络的信息。当儿童能够复述语言治疗师所说的完整话语后,语言治疗师可顺势再将该话题延伸,说出上下文语意相关的句子,让儿童有更多的机会接收相关的语言讯息。以上述的"妈妈穿鞋"为例,语言治疗师可以在儿童说出"妈妈穿鞋"后加以评论,"是的,妈妈要穿鞋,因为妈妈要去外面工作了"。研究表明,成人对儿童语句的延伸与提高儿童的平均句长呈显著相关。

仿说、扩展、延伸这三种方法利用儿童已习得的表达形式和语义,将儿童的语言能力向前推进一小步。在儿童的最近发展区内进行练习,将认知、情感等信息用恰当的语言符号进行表征。同时,这三种行为都增加了儿童模仿语言治疗师话语的可能性,提高了儿童与人沟通的频率。更重要的是,语言治疗师运用这三种方式对儿童语言的形式重新编码,为儿童提供了更好的语言样本。

5. 组合与分解 Weir研究了一个正常2岁儿童的睡前独白。她发现,在独白中儿童常把自己的语言分解成更小的片段,然后再构建成句子。受此启发,她认为语言治疗师可以采用组合和分解(buildup and breakdown)的技巧对儿童进行语言训练。仍以上述"妈妈穿鞋"为例,当儿童说出"妈妈穿鞋"后,语言治疗师可以对儿童的语言进行组合和分解,"是的,妈妈要穿鞋。鞋。穿鞋。妈妈要穿鞋。妈妈。妈妈要穿鞋"。

6. 改编 改编是指改编句型(recast sentences),但保留儿童话语中的意义,即将孩子的话语扩展成不同的类型或者是更为复杂的句子,如把陈述句改编为疑问句、否定句或是反问句,比如当儿童说出"妈妈、鞋"时,语言治疗师可以将它改写为疑问句"妈妈要穿鞋吗?"或者是"妈妈不穿鞋",甚至是一个反问句"难道妈妈不穿鞋吗?"改编的目标不在于改变儿童当前的语言形式,而只是向儿童示范如何正确使用目标形式。需要注意的是,用改编的方式教授儿童目标的语法形式被证实是有效的,但是目标句式要在单位时间内不断地呈现。

以儿童为中心的训练方法的优点是更容易被儿童接受,语言治疗师更能与儿童建立起沟通关系。同时,以儿童为中心的训练方法更接近自然的语境,更容易使儿童有机会将目标语言用于真正的沟通,并促进儿童自发使用。对于平均句长低于3个字的儿童,以儿童为中心的训练方法更为有效。但以儿童为中心的训练方法的缺点是以儿童主导,语言治疗师对整个活动的控制较差,对康复师的技能要求较高。

(三)综合训练法

综合训练法(hybrid approaches)结合了以语言治疗师为主导的训练方法和以儿童为中心的训练方法的优点,比以语言治疗师为主导的训练方法更加自然化,同时比以儿童为中心的训练方法更加结构化和可控化。它的主要特征有:一是该方法针对的是特定的一个或者一组目标;二是语言治疗师对训练活动和训练材料进行了控制,但在操作的过程中,语言治疗师最大程度去诱导儿童自发地使用目标语言行为;三是语言治疗师使用的语言刺激并不

是仅仅为了回应儿童的需要,更主要的是为了示范和强化目标语言行为。综合训练法主要
包括了4种训练技巧,分别是集中刺激(focused stimulation)、垂直结构(vertical structuring)、
自然情景教学(milieu communication training)和脚本治疗(script therapy)。

1. 集中刺激   集中刺激是在语言治疗师精心安排的有意义的沟通情境下,提供大量的
语言示范来帮助儿童达到训练目标的方法。集中刺激将训练目标集中在某个特定的语言形
式中,以不同的方式提供多种重复的目标语言示范,以便通过多次刺激帮助儿童处理及储存
语言讯息,强化语义网络联结。此外,集中刺激也可以在交谈的互动情境中使用,让儿童从
自然的人际互动情境中,观察周遭事物及他人的示范而习得语言的内容、形式和语用。表6-
2-2列举了集中刺激的主要实施技巧。

表6-2-2   集中刺激的主要实施技巧

技巧	解释	举例
目标语言的示范(demonstrating use of targets)	将目标语言放置在听觉输入上最明显的句首或句尾	师:这是包子。白白的包子。好吃的包子。
扩展(expansion)	矫正儿童话语中的错误	生:猫屋子。 师:哦,猫进屋子里去了。
改编(recast)	保留儿童话语中的意义,但改变句型	生:小明画画。 师:小明在画画吗?
组合与分解(buildups and breakdowns)	示范如何操控语句中的要素	生:我开汽车。 师:是的,汽车。开汽车。你在开汽车。
不正确的声明或主张(false assertions)	故意说出不正确的话语,以诱发儿童否认与更正	师:我晚上起床上学。 生:不,是早上起床上学。
装不懂(feigned misunderstandings)	假装不懂儿童的话语的意思以诱发儿童说出更多话语	生:我想要这块积木。 师:哦,是那块黄色的积木。 生:不,是这块红色的积木。
迫选(forced choices)	提供正确使用目标语言的示范,并依语境提供两种范例以供选择	师:你要不要喝饮料? 你可以回答"我要喝饮料"或者是"我不要喝饮料"。
其他相关的询问(other contingent queries)	鼓励儿童提供遗漏讯息	生:我要白色的纸。 师:你要白色的纸做什么呢? 生:我要画画。 师:哦,你要用白色的纸来画画。
违反惯例(violating routines)	省略或故意做错某个例行活动中的步骤,以鼓励儿童表达意见	康复师给儿童牛奶时不给吸管。 生:我要吸管。 师:哦,你是对的,我们要用吸管喝牛奶。
在轮流的过程中将物品扣住(withholding objects and turns)	鼓励儿童提出要求	康复师在和小朋友依次轮流玩游戏的过程中故意忽略儿童。 生:轮到我了。 师:哦,是该轮到你了。

续表

技巧	解释	举例
违反物体功能（violating objects function）	鼓励儿童使用否定句的句型	师：我用筷子喝汤。 生：筷子不是用来喝汤的。
语法故事（syntax stories）	创作一个故事，内容包括多样目标语言句型的范例	师：今天我给大家讲一个故事。故事的小主人公是乐乐。乐乐每天都过得很有规律，早上7点钟乐乐起床去上学，早上9点钟乐乐上英语课，中午12点乐乐吃午饭，下午4点钟乐乐放学回家。

2. 垂直结构　垂直结构（vertical structuring）是一种特殊形式的扩展法（expansion），用于集中刺激之后，主要用来突出目标语言行为。首先，语言治疗师精心安排非语言刺激，并针对非语言刺激向儿童提出问题，要求儿童回答。当儿童用一些零碎的话语进行回答后，语言治疗师用儿童提供的语言线索继续提问，要求儿童回答。其次，语言治疗师将儿童多次做出的回答进行合并，并将儿童提供的零碎话语扩展成为完整的句子，要求儿童进行模仿。若儿童能够模仿，就给予强化，若儿童不能够模仿，就再次重复上述形式。表6-2-3展示了使用垂直结构语言康复治疗的例子。

表6-2-3　垂直结构语言康复举例

教学材料：儿童参观海底世界的图片。
- 语言康复师：看一看这张图片，你看见了什么？（若儿童没有回应或发表与图片无关的评论，则语言康复师将儿童的注意力吸引到图片中特定的指示对象上），并再次询问："你看<u>这</u>是什么？"
- 儿童："<u>海豚</u>。"
- 语言康复师："是的，<u>海豚</u>在做什么？"
- 儿童："游泳。"
语言康复师："是的，它在游泳，海豚在游泳。"

3. 自然情境教学　自然情境教学（milieu communication training）选择儿童感兴趣的内容，以此作为激发儿童开启话题的刺激，在与儿童的沟通互动中示范目标语言行为，以促进日常生活中儿童交流能力的提高。自然情境教学主要有以下三种教学策略，分别是随机教学（incidental teaching method）、要求-示范教学（the mand-model approach）、延迟回应（time delay）。

（1）随机教学法：随机教学主要是指在自然的情境中，语言治疗师把握或创造沟通的机会，让语言治疗师或家长在互动的过程中将语言讯息传达给儿童，提供正常沟通的模式，示范给儿童正确的语言运用方式及模仿与内化的机会。在实际执行此教学策略时，语言治疗师的介入是随儿童的兴趣与注意焦点来转换的，其关键点在于语言治疗师要等待儿童主动发起口头的回应。操作的整体流程总结如下：

1）语言治疗师在自然情境中安排不同的沟通机会，向儿童呈现其感兴趣的物品但放在儿童伸手够不到的地方，例如将儿童喜欢的汽车玩具放在高柜子上，或是给儿童故意制造困难，仅凭儿童个人无法完成，如吃饭时"忘了"将筷子或勺子给儿童，出门前不给儿童穿鞋子等。

2）当儿童使用简单的手势或动作(如用手指、伸手拿或是发出声音),语言治疗师先用共同注意作为回应,逐步靠近儿童,与他们进行眼神交流,并期待着儿童提出更具体的要求。

3）若儿童提出要求,则给予儿童反馈并表扬儿童。若儿童没有提出要求,语言治疗师则提供训练或教学,依据干预的目标向儿童提问,引出更复杂的反应。可采用四种提示方法:①自然提示(natural prompt),语言治疗师问问题(你想要什么),加上脸部表情作为视觉线索;②最少提示(minimum prompt),非特定的口语指示,如"你需要告诉我,你想要什么?"③中等提示(medium prompt),语言治疗师提出问题,再加上部分模仿,例如语言治疗师可问"你要告诉我你想要什么,要____",提示儿童应完成该句子;④最大提示(maximum prompt),语言治疗师问儿童"你要什么? 你告诉我,说(物品或动作名称)",同时指着该物品或图卡。

(2) 要求-示范教学法:要求-示范教学是由 Halle 发展的一种情境教学策略。这是一种通过师生的自然互动,帮助语言障碍儿童习得目标语言结构或行为的沟通情境安排。治疗时,语言治疗师在适当的时间引导儿童注意某物品或事件,并请儿童针对该事件、物品表达自己的意思,或提示儿童回应。如果儿童可适当地表达自己的意思,治疗师即可提供其感兴趣的物品或是进行他想做的活动。但如果他并未做出任何回应或是表达不恰当,语言治疗师则可示范正确的语言或沟通行为,或是使用一些语言介入技巧及暗示等,帮助儿童学习该目标语言形式。该方法经常使用在语言治疗师和儿童的游戏情境中,具体操作流程如下:①语言治疗师在自然情境中提供沟通的机会,例如准备好儿童喜欢的食物或游戏;②当儿童接近目标物时,语言治疗师主动建立沟通机会,例如,问"你想要什么";③如果儿童没有回答,语言治疗师再扩展该问题并示范希望引出来的语言行为。例如,语言治疗师问儿童"你想要那个红色的娃娃吗",同时指着红色的娃娃;④停下来观察儿童的反应。儿童如果仍未响应,提供第二个示范,如果需要甚至可加上身体动作的提示,例如"告诉我你想要什么? 是那个红色的娃娃吗",同时将娃娃拿过来递给儿童。当儿童做出适当的响应之后,就回应儿童的要求,给他想要的物品及口头表扬。

该策略与随机教学类似,但不同之处在于:第一,使用此策略时语言治疗师不需要等待孩子发起交流,语言治疗师只需仔细观察孩子,当儿童似乎对环境的某些方面表现出某种兴趣时,语言治疗师就可以"要求"儿童做出请求,例如"告诉我你想要什么"。第二个区别是使用此策略时语言干预目标可以是非常笼统,因而该方法可适合于小组教学,语言治疗师可以根据小组中每个儿童现有的能力水平设定不同的语言干预目标,进行分层教学。

(3) 延迟回应法:延迟回应教学是由 Halle、Baer、Spradlin 所发展的一种情境教学策略。教学时为了创造机会让语言障碍儿童使用语言与人沟通,语言治疗师可故意安排一些状况让儿童不得不表达自已的意思才能满足自身的需求。而在互动的过程当中,语言治疗师会看着儿童等待其提出要求。根据 Olswang 和 Bain 的建议,语言治疗师应等待 15 秒后再做出下一个指令。如果儿童并未有任何响应,可给予提示或示范。但如果提示或示范 3 次之后,儿童仍然无法如预期般反应,则可给予其所需求的事、物,免得增加其挫折感及降低学习意愿。教学的流程概述如下:

1）安排沟通交流的时间和环境。

2）当儿童靠近、或看着他想要的东西时,语言治疗师可站在稍远处,但不发出声音。

3）确认儿童知道语言治疗师就在旁边（如语言治疗师可使用身体语言或轻轻咳嗽）。

4）等待15秒,让儿童主动与语言治疗师进行沟通。如果儿童可以主动与语言治疗师沟通、要求物品,则给予其想要得到的物品。

5）如果儿童在语言治疗师停下来不理他的15秒内都未出现任何反应,则可进行下面的训练步骤:

- 提供视觉提示（如握着咖啡杯、靠近小朋友想要的东西）。
- 夸张脸部表情/身体语言（如缩嘴、皱眉、耸肩表示"我不知道你想要什么"）。
- 半蹲或蹲下去,与小朋友处于同高的位置上。
- 示范目标沟通行为,或是使用随机教学中所建议的提示方法。

6）一旦沟通行为产生了,就给予儿童想要的东西。

4. 脚本治疗　脚本是个体对不同事件（events）所储存、表征的一种方式。它表征某个空间、时间情境中一串串有前后顺序的行动,而这些行动或行为都是绕着一个目标组织在一起的。因此,行动者（actors）、动作或行为（action）以及支撑的细节（props）都是在该特定情境中完成那个目的所需的组成要素。而脚本治疗就是用儿童熟悉的事件或者是情境,在儿童所熟悉的日常生活活动情境中教导儿童目标沟通行为,减少儿童的语言训练在认知方面的负荷。可选用的脚本如吃饭、看医生、购物、生日会等。表6-2-4提供了一个看医生的脚本架构举例。

表6-2-4　《看医生》的故事脚本

幕次	角色	布景	语言
第一幕 去医院看医生	医生、妈妈、宝宝	医院	妈妈:"医生,我孩子发烧了。" 医生:"我来检查一下,38℃,小朋友需要打针和吃药,我开个药方,等会儿你先去护士站打针。"
第二幕 打针	护士、妈妈、宝宝	护士站	妈妈:"我孩子需要打针。" 护士:"好的,我来给她打针。" 宝宝:"我不要打针,打针疼。" 护士:"小朋友不要怕,很快就好了。"
第三幕 拿药	医生、妈妈、宝宝	药房	妈妈:"医生,我来拿药。" 医生:"好的,这是你的药,红色的药片每天吃3次,1次1粒,吃3天就好。" 宝宝:"我记住了,谢谢医生。"

（刘巧云）

第三节　语言康复治疗方案的制订与实施

语言障碍的治疗是一个完整的系统过程,具体包括五个部分:个人信息的搜集（查阅评估报告及相关病史）、语言能力的治疗评估（标准化、非标准化评估或访谈）、治疗方案的制订、治疗方案的实施与治疗效果的监控。个人信息采集可参见本书第三章和第四章语言障碍的评估。本节重点阐述语言康复治疗方案的制订。

一、治疗方案的制订

（一）语言康复方案的类型及要点

根据适用时间的长短不同,语言康复方案可分为年度方案、季度方案、月方案、周方案和日方案等。由于工作性质的不同,在医院工作的语言治疗师通常主要制订月方案和周方案,而在学校工作的语言治疗师制订的方案根据学校要求,可能除月方案和周方案外,还有年度方案、学期方案、季度方案和日方案等。由于儿童语言障碍治疗是一个漫长的过程,很难实现日新月异的突破,同时又受多方面因素的影响,一般建议围绕诊断性评估报告,以阶段方案（季度或月方案）为引领、以周方案为主体、以日方案为辅助进行方案的制订。

具体来说,阶段方案主要包括 1~3 个月的治疗目标、语言评估摘要、治疗模式以及强度、注意事项等（表 6-3-1）。

表 6-3-1　语言障碍儿童的康复阶段方案

1. 基本信息

姓　　名:＿＿＿＿＿　性　　别:＿＿＿＿＿　出生日期:＿＿＿＿＿

联系人:＿＿＿＿＿　联系电话:＿＿＿＿＿　通讯地址:＿＿＿＿＿

制订人:＿＿＿＿＿　制订日期:＿＿＿＿＿　实施时间:＿＿＿＿＿

2. 语言评估摘要（即评估报告中的总结和建议部分）

＿＿＿＿＿＿＿＿＿＿＿＿＿＿＿＿＿＿＿＿＿＿＿＿＿＿＿＿＿

＿＿＿＿＿＿＿＿＿＿＿＿＿＿＿＿＿＿＿＿＿＿＿＿＿＿＿＿＿

＿＿＿＿＿＿＿＿＿＿＿＿＿＿＿＿＿＿＿＿＿＿＿＿＿＿＿＿＿

3. 治疗目标

长期目标:　（1）＿＿＿＿＿＿＿＿＿＿＿＿＿＿＿＿＿＿＿

（＿＿＿月）（2）＿＿＿＿＿＿＿＿＿＿＿＿＿＿＿＿＿＿＿

　　　　　（3）＿＿＿＿＿＿＿＿＿＿＿＿＿＿＿＿＿＿＿

　　　　　（4）＿＿＿＿＿＿＿＿＿＿＿＿＿＿＿＿＿＿＿

阶段目标:　（1）＿＿＿＿＿＿＿＿＿＿＿＿＿＿＿＿＿＿＿

（＿＿＿月）（2）＿＿＿＿＿＿＿＿＿＿＿＿＿＿＿＿＿＿＿

　　　　　（3）＿＿＿＿＿＿＿＿＿＿＿＿＿＿＿＿＿＿＿

　　　　　（4）＿＿＿＿＿＿＿＿＿＿＿＿＿＿＿＿＿＿＿

4. 治疗模式及强度

□个别治疗:每周＿＿＿＿次,每次＿＿＿＿分钟,共＿＿＿＿次;

□小组治疗:每周＿＿＿＿次,每次＿＿＿＿分钟,共＿＿＿＿次;

□集体治疗:每周＿＿＿＿次,每次＿＿＿＿分钟,共＿＿＿＿次;

□家庭治疗:每周＿＿＿＿次,每次＿＿＿＿分钟,共＿＿＿＿次;

□其他模式:＿＿＿＿＿＿＿＿＿＿＿＿＿＿＿＿＿＿＿＿＿。

5. 注意事项

＿＿＿＿＿＿＿＿＿＿＿＿＿＿＿＿＿＿＿＿＿＿＿＿＿＿＿＿＿

＿＿＿＿＿＿＿＿＿＿＿＿＿＿＿＿＿＿＿＿＿＿＿＿＿＿＿＿。

周方案设定了一周的具体干预目标、康复内容、康复资源、康复方法等（表 6-3-2）;日方案则设定了一日的干预目标、具体内容、主要过程、提示层级、反馈方式等更为详细的内容（表 6-3-3）。本章提供的举例仅供参考,语言治疗师可在此基础上,设计既符合儿童语言康复要求,又具有单位或个人特色的模板。

表 6-3-2　语言障碍儿童的康复周方案举例

儿童姓名:＿＿＿＿＿治疗时间:＿＿＿＿＿治疗地点:＿＿＿＿＿治疗师:＿＿＿＿＿

康复目标	康复内容		康复资源	康复方法	目标达成情况*				
					周一	周二	周三	周四	周五
1. 能理解物体含方位词上面、下面、前面、后面的句子,5次连续任务中4次以上正确	1.1	把××放在××的上面	用具:两层的房子模型、小动物模型强化物:贴纸	平行谈话法、集中刺激法	1.1				
	1.2	把××放在××的下面			1.2				
	1.3	把××放在××的前面			1.3				
	1.4	把××放在××的后面			1.4				
2. 能描述物体方位的句子(上面、下面、前面、后面),5次连续任务中3次以上正确	2.1	描述"××在××的上面"	软件、卡片或PPT	建模法、游戏化练习法、扩展法	2.1				
	2.2	描述"××在××的下面"			2.2				
	2.3	描述"××在××的前面"			2.3				
	2.4	描述"××在××的后面"			2.4				

*注:目标达成情况记录方式——未掌握○;部分掌握△;完全掌握√。

表 6-3-3　语言障碍儿童的康复日方案举例

基本信息	儿童姓名:＿＿＿＿＿治疗时间:＿＿＿＿＿治疗地点:＿＿＿＿＿治疗师:＿＿＿＿＿
康复目标	具体目标
康复内容	为实现具体目标所需要用的核心的词、句等内容
康复资源	含环境安排、软件、玩具及教具、强化物等的准备
康复过程	含训练活动、康复方法、提示层级等
康复效果	治疗前后康复目标的完成情况,可用具体数据表示,也可以用文字描述
康复延伸	本次训练内容在家庭或其他康复环节的迁移运用
康复反思	训练目标是否达成、训练方法是否适用于该儿童,训练过程中儿童的表现、配合程度等

　　在语言康复训练实践中,各医院、学校、康复机构制订语言康复治疗方案的周期差别很大,所制订的康复治疗方案的样式也各有不同。有的治疗师喜欢用表格格式,有的喜欢用文字描述。本书中主要采用表格的形式供大家参考。用文字描述时,表格中所有的要点应该包含于其中。

　　日方案中的提示层级是指在儿童可能无法主动完成目标所要求的反应时,治疗师给予的不同提示。提示层级从高到低依次为"语音+口型+手势""手势+口型""手势(语音)""无提示"。强化物是促进儿童保持训练兴趣的一个重要事物,治疗师可通过询问家长、观察等来选择有效的强化物,强化物可能是糖果、玩具等实物,也可能是口头表扬、小贴纸等社会强化物,还可能是儿童喜欢的活动,如儿童喜欢跳,当他出现目标行为后,治疗师可以允许他去跳5分钟的蹦蹦床。康复效果的记录与分析可以为制订下一次的康复目标服务。

　　一般情况下,阶段方案应由非常有经验的语言治疗师制订,而周方案和日方案则在阶段方案制订者的指导下,由语言治疗的具体实施者完成。新手语言治疗师尤其需要加强日方案的撰写,通过撰写日方案做好充分的准备工作,保障康复目标的实现。在学校中工作的语言治疗师根据教育工作的要求,语言治疗方案主要采用教案格式,在教案中除上述内容外,还会增加教材分析和学情分析等内容。

(二)语言康复目标的撰写

无论是阶段方案、周方案还是日方案,其中最重要的内容都会涉及目标的撰写问题。其余部分内容治疗师均容易理解。语言康复目标指引着康复内容的选择和康复资源的准备,是康复训练方案中最重要的部分。如果目标的设定不符合儿童的情况,则康复将会事倍而功半。科学地制订康复目标可依据 SMART 原则。SMART 是特定性(specific)、可测量性(measurable)、可实现性(achievable)、相关性(relevant)和时效性(timely)的缩写。具体含义如以下:

1. S(specific)是指治疗目标的特定性,目标需要具体明确,而且目标要选择相对重要的目标。泛泛地提"提高语言能力,增加沟通交往"之类的目标对儿童来说是无法实现的。目标越具体,实现的可能性越大。具体目标可从以下几个方面考虑:

(1)谁(儿童、儿童与父母、儿童与治疗师)?

(2)什么(具体内容)?

(3)什么时候(星期几/天)?

(4)在哪里(在言语治疗师的办公室、在家里、在路上、学校……)?

(5)怎样(需要准备的工具/用品)?

例如,某儿童的 6 个月的目标为:在熟悉的环境中面对熟悉的听众,儿童能从不足 25 个表达性词汇发展到在最少提示下能使用 100 个词语,且在 5 个连续的会话中,在 4 个会话中能有效地使用已习得的词语。

2. M(measurable)是指治疗目标应为可测量的目标。可测量目标的基本结构为细化的目标语言行为+特定的量化指标。量化指标可从正确率、正确频次、时限要求、距离要求、时间周期等方面进行。举例如下:

(1)正确率:小明将能理解他生活中常见的生活用品类词语,正确率达 80%(一般用的正确率范围是 75%、80%、90%、100%,慎用 100%)。

(2)正确频次:小明将能理解他生活中常见的生活用品类词语,5 次中 4 次正确(根据行为的性质选择次数,常用 4/5、8/10、10/12、15/20)。

(3)时限要求:小明能在 1 分钟内说出 20 个常见生活用品的名称(根据行为确定时限,常用 1~10 分钟、15 分钟、20 分钟、30 分钟等)。

(4)距离要求:小明能在 2m 处回答治疗师的简单问题(常用 0.5m、1m 等)。

(5)时间周期:小明在每个半天内能提问 3 次(每半天、每天、每周、每月等)。

当某类行为描述难以使用以上量化目标时可采用行为描述。例如,小明的共同注意能力能有所提升。错误有所降低、维持原有水平等。

3. A(achievable)是指治疗目标应为可实现的目标。同为语言障碍,某些儿童的语言障碍的治疗可能会更困难,因此儿童的治疗目标必须基于其面临的具体问题,不能超越儿童的发展阶段,同时也应确保人员、工具等资源都能及时到位,有效保障儿童康复目标的实现。在此过程中还应保障儿童克服其他阻碍目标实现的障碍。例如,某儿童尚处于前语言阶段,6 个月的目标为可以产生完整的句子,则是不可实现的目标。目标可降低为掌握 20~30 个新词语。但如果儿童在这 6 个月中没有丰富的语言环境,在家仅由只保障吃穿的看护者陪同,该目标也不具有可行性。

4. R(relevant)是指治疗目标应优先考虑与儿童生活密切相关的目标,如吃、玩、穿、行等内容。唐诗、宋词与儿童后面的语言学习也有关，可以作为语言治疗后期的目标。在儿童尚无法表达"我想要××"的句子时，不宜将"熟练地背诵 5 首唐诗，正确率为 100%"作为治疗目标。

5. T(timely)是指治疗目标应在一定时间期限内完成。例如，每周 4 天，每天 15 分钟的语言治疗。

二、治疗计划的实施

语言康复治疗计划的实施在日方案中即可看到具体的过程。在实施过程充分考虑以下几点，会更有效地帮助目标的实现。

（一）治疗前的准备应充分

熟悉计划、准备材料、安排治疗环境等工作都应事先准备好。对新手治疗师来讲，还应该将治疗活动进行演练，确保治疗过程的顺利进行。在物理环境的准备上应注意排除视觉和听觉方面的无关干扰，相关工具取用方便。

（二）与儿童建立良好的信任关系

儿童的年龄和经历在很大程度上影响着治疗师取得其信任的时间和方式。学龄期的儿童可能通过简短的对话、猜谜游戏等就会放松下来，而学前儿童需要符合他们水平的好玩的游戏使他们放松。只有在儿童放松及合作状态下的语言治疗才有价值和意义。

（三）采用简单易行的 A-B-C 三步曲治疗范式

A(antecedent)即前事，指的是诱发行为发生的事件，如指导语、手势、图片、实物等。B(behavior)即目标行为，指的是儿童的反应，如对实物的命名等。C(consequence)即行为的结果，这里指的是强化。强化物层级分为原级强化物（如食物）和次级强化物（如活动、鼓励、微笑）。对强化物的使用应充分掌握好，不宜形成强化物依赖和强化物失效。

（四）尽量泛化目标语言的使用

语言干预之所以进行，是因为儿童在实际的沟通交流中需要相关的语言，因此仅在治疗环境中达到了语言的目标还不能算完成任务，真正完成治疗的目标是儿童在生活中能使用这些语言，因此，拟定如何实现目标迁移的方案也非常重要。具体策略包括尽可能多的在真实场景中使用儿童能理解的语言描述，充分调动起儿童在日常环境中使用目标语言的积极性。

（五）行为问题的管理

儿童在语言治疗过程中，如果出现异常行为问题，需要有效地采取行为管理方式加以应对。

（六）小组或集体干预中的儿童与儿童之间的互动关系问题的处理

在目前治疗师稀缺的情况下，一对一的治疗无法实现。在公立学校中，多数的语言治疗是以 2 人以上的小组模式完成的。小组干预首先应选择短期目标相近、认知水平相近的儿童组成小组，这是小组干预的重要前提和基础。其次，在小组干预中要保障管理好儿童不相互干扰。此外，在小组干预中还需考虑到每一个儿童的情况。

三、治疗后的记录与方案调整

语言治疗结束后，一般需要在方案中记录本次治疗过程中儿童对目标的掌握情况，以及治疗过程中的相关过程、儿童的配合情况等。在教育机构，目前主要以教学反思的方式呈现，而在医疗机构，则更多采用 SOAP 格式报告个案完成就诊记录。SOAP 是 subjective(主观)、objective(客观)、assessment(评估)和 plan(计划)的缩写,其目的在于促进与个案相关的专业人员之间的沟通,例如医生、护士、营养师和其他治疗师。具体内容如下:

1. subjective   该部分记录难以测量的信息及病史信息等。概括陈述该个案或照料者的观点。包括现病史及既往史、个案的关心程度、合作程度以及整体的情绪状态。

2. objective   该部分记录可测量的结果。如首次诊断、检查结果的记录。在治疗过程中,文档记录干预任务的客观表现。

3. assessment   该部分综合分析主、客观部分的信息。在诊断环节,写评估总结和建议。在治疗环节,记录个案与目标相关的症状。以其他专业人士能理解的方式撰写。

4. plan   撰写行动计划。是维持原计划,还是需要调整计划。

如果儿童在过程中出现特殊情况,使得原有目标无法实现或者超越了原计划的进度,则应根据儿童的当前情况调整目标。例如,儿童因为生病,半个月未能参与治疗,影响了治疗进度,则需降低原有的目标。而如果儿童语言累积到一定程度,刚好在儿童的语言爆发期,原有的目标过低,则应提高目标。总之,目标应始终处于儿童的最近发展区内。SOAP 记录举例见表 6-3-4。

表 6-3-4   SOAP 形式的语言康复治疗记录举例

儿童姓名:小明 治疗时间:2016-1-13

服务类别
言语-语言康复治疗

主观报告(subjective)

小明在华东师范大学独自接受语言康复。儿童意识清醒,配合良好。语言治疗师助理周××在场观察和辅助康复,同时撰写记录

康复目标(objective)

1. 小明能通过增加词汇知识提高语言表达技能

1.1 小明能对 5 项物品进行分类,正确的频次为 8/10

1.2 在结构化的任务中,小明能按照常见的分类方式对物品做出正确的分类,同时对此进行表达,例如苹果和梨是水果

2. 小明能使用与其年龄相符的语法进行表达,逐步学会复合句

小明能在简单的句子中,使用人称代词(我、你、你们),正确频次为 8/10

3. 小明能回答谁、什么、在哪里等,正确频次为 8/10

4. 小明要提高言语清晰度,以帮助她与熟悉和陌生的人进行交流

4.1 小明能在 80% 的时间内准确发出声母

4.2 小明能在 80% 的时间内准确发出韵母

4.3 小明能在减少辅助的条件下,以 75% 的准确度说出词首中前音节

4.4 小明能说出 2~3 个音节的词,准确度达到 80%

客观记录/康复效果

实施:听觉分辨、t 的构音、代词、方位词的学习

- 听觉辨识:在中等线索提示下,t/k 辨识的正确率为 50%
- 声母 t 的构音:在最大的视觉提示下,t 构音语音正确率为 80%
- 人称代词我、你、你们的使用:视觉提示下正确率为 100%,无视觉提示正确率为 80%
- 常见物品的命名:在无视觉提示下,正确的频次为 9/12
- 第一阶段的方位词:在……上面,在……下面的正确率为 100%

续表

解析
小明即使看语言治疗师的口型,t/k音的辨识也是不一致的,但是当响度增大时,对t/k音辨识的正确率有所提高。当语言治疗师要求小明在发音时,舌头夸张地做出相应的动作,他t构音清晰度得到了改善,这种夸张的口部运动对他来说,也是一种视觉提示。最终,发/t/音时,舌头的动作趋于正常。小明在无视觉提示下,简单句中人称代词我、你、你们的使用尚不能完全正确,在语言治疗师的视觉提示下,能正确使用。在非视觉提示下,他可以对许多常见的东西进行命名,这里只提供了气球、蜡烛和勺子的模型。小明能够很好的理解方位词,但难以正确的命名,这可能是由于他语言表达存在困难

计划
语言治疗师继续实现目标。通过电子邮件填写治疗的概况
家庭康复:练习人称代词(你/你们)。比如,在玩积木的时候问他,说"你在做什么",让他用句子来回答

四、治疗的终止

由于语言治疗师数量不足,目前仍不能充分满足实际的康复需求。有些儿童终生伴随语言障碍,但语言康复治疗往往难以持续终生。此外,在少部分儿童的康复治疗中也存在过度治疗的现象。何时终止语言治疗服务是值得思考的问题。目前该问题并没有明确的政策规定,仅有一些机构对此做了一些说明。例如,密西根2016言语语言治疗纲要(Michigan speech language and hearing guidelines 2016)中关于语言治疗的终止标准为:①语言障碍问题已不存在;②所有的语言治疗目标都已经达到;③语言障碍不再影响个案的教育成就,包括学业和职业的发展;④鉴于目前的医学、神经生理、认知、情感因素、发展水平等,学生的语言水平已达到预期目标;⑤在1~2年的连续治疗中,尝试了各种方法,成效甚微,甚至看不到任何进步;⑥由于缺乏足够的生理、心理和情感因素的支持,儿童无法在一个及以上的环境中形成泛化的能力;⑦个案出席率过低阻碍了治疗进度;⑧家长或监护人要求终止语言治疗服务;⑨儿童已毕业。只要满足上述9个方面的任何一点,治疗就可以结束了。

在考虑终止语言治疗时,需征得家长或监护人的同意。与此同时,应给予家长充分支持,指导其在家庭中能有效地利用相关资源进行交流,最大限度维持并发展儿童的语言沟通能力。

(刘巧云)

第四节 影响语言治疗效果的主要因素

当训练目标与训练方式已经确定,语言治疗师就必须设计一系列语言训练活动对儿童实施干预。本节将从语言训练活动设计构架、语言输入形式、非语言刺激三个方面讨论影响语言训练活动的因素,以便康复师可以更好地设计具体的活动,实现提升儿童语言能力的目标。

一、语言训练活动设计

Bayles、Gillam和Loeb总结了以下几点因素可以在干预活动中有效地增进儿童的学习,具体如表6-4-1所示。

表6-4-1　语言训练活动的成功因素

因素	说明	举例
强度	包括训练的频次、时长、周期	对语言障碍儿童进行5~8周每日1~1.5小时的个训
活动设计是否能够吸引儿童	在活动中,是否有提供预先的注意刺激来维持儿童在活动中的注意力,监控并引导儿童注意目标刺激;是否选择合适的刺激线索和社会互动游戏来吸引儿童更好地学习	提供预先刺激如"看这个"来吸引儿童的注意; 结合手势、动作提醒儿童注意看、注意听; 在训练过程中与儿童保持充分的互动
反馈-强化	是否给予儿童正确的反馈形式; 当儿童做出正确的反应时给予儿童强化鼓励措施以增强目标行为出现的频次	如当儿童故意制造噪声时要告知儿童这是不对的行为;当儿童表现良好时要告知儿童你做的很好并说明原因。 强化物的选择须依据儿童的情况而定,对有些儿童而言,社会性的强化物如口头表扬就足矣;而对于某些儿童而言,就必须给予物质性的强化物
重复	提供足够的机会让儿童练习目标语言行为	利用集中刺激教儿童词汇
控制复杂性	学习的内容必须是接近儿童最近发展区的,是儿童在语言治疗师的帮助下可以完成的任务	教儿童的目标句稍长于儿童的平均句长,在语言治疗师的辅助下可以正确表达目标句式
在儿童熟悉的日常活动中学习泛化	将学习的内容和形式设计在儿童熟悉的一系列活动中	在购物的游戏环节中教儿童买东西的交际用语

二、语言输入形式

在进行语言训练时,语言治疗师最重要的输入媒介就是语言,语言是在训练过程中最丰富、最灵活的工具,只有当语言治疗师提供有效的语言输入时,才能真正促进儿童语言的发展。语言治疗师在对儿童进行语言输入时要注意以下几个方面:

1. 语速　研究表明,较慢的语速可以减少单位时间内需要处理的语音信号数量,更有利于儿童的理解,针对特殊儿童,建议语言治疗师要保持一个相对较慢的语速,同时提高言语清晰度,以保证其理解。

2. 通过韵律的突出和词序的改变突出目标词汇　在训练时,语言治疗师可以通过语调的变化、重读的提示来突出目标词,建立起儿童听觉信号与目标词之间的直接联系。也可以改变目标词在句子中的位置,如将目标词放在句首或句末的位置,突出重点。

3. 控制语言的复杂程度　在日常情况中,我们常常会使用较为复杂的句式与儿童进行交流,但对于具有语言障碍的儿童而言,这些内容对他们学习语言增加了难度。同样在训练过程中,很多语言治疗师使用"简化"的语言对儿童进行训练,如要求儿童把球捡起来时往往发出"捡球"的简单指令,在语言训练的初期,这种简化的语言有利于儿童对语言的理解,但训练一定时间后,这种简化式的语言输入形式却不利于建立相应的语法规则。因此,在干预时要根据儿童的情况控制语言输入的复杂度,保证儿童能够理解并在语言治疗师的指导下能够模仿。

4. 用恰当的引导引出儿童目标语言反馈形式　举个例子,在实际训练过程中,语言治疗师想要儿童用"××吃××"句式回答姐姐正在吃包子的画面内容,语言治疗师会询问儿童:"姐姐吃什么",儿童回答"吃包子",此时,语言治疗师的下一步会对儿童说:"不,我们要用完整的句子回答,跟我说,姐姐吃包子",但儿童习得句式的过程往往比较慢且收效甚微。这也是困扰语言治疗师的问题之一,为什么儿童不能说出我想让她回答的目标语言呢,其实这是由于引导形式不恰当造成的。我们可以通过选择一种能够正确唤起这种形式的刺激来改变这种情况。同样是上述例子,语言治疗师可以呈现一系列的图片,如爸爸吃面条、弟弟吃馒头、奶奶吃馅饼,告诉儿童,"让我们看看这些图片,第一张,爸爸吃面条;第二张,弟弟吃馒头;第三张,奶奶吃馅饼。那么你来告诉我第四张,姐姐做什么",当给儿童提供足够的语言示范形式后,才能引出儿童正确的反应形式。

三、非语言刺激

在设计语言训练活动中,除了要考虑语言训练活动本身的架构、语言治疗师对儿童的语言输入外,我们也需要精心设计非语言刺激,表 6-4-2 罗列了各类非语言刺激的优缺点,供语言治疗师选用参考。

表 6-4-2　各类非语言刺激的优缺点

类型	优　　点	缺　　点
实物(玩具)	1. 直观形象,适合障碍程度严重的儿童 2. 可以更好地吸引儿童的注意,尤其适合年龄小、障碍程度重的儿童 3. 特别适用于儿童前 50~300 词的学习	1. 成本较高 2. 易受条件、环境限制
图片	1. 便于获取,应用最广 2. 成本较低	受图片本身的限制,表达的信息相对较少
计算机软件	1. 提供训练的内容和主题,吸引儿童注意 2. 刺激内容多样、刺激形式丰富	1. 成本高 2. 不利于儿童与人建立沟通意识

(刘巧云　梁洲昕)

第七章

儿童语言理解的训练

第一节　语音感知的训练

一、基本概念

语音是语言的外部形式,是最直接的记录人的思维活动的符号体系。语音感知是大脑对经由听觉器官传导而来的声波进行语音识别的过程。听者由感知系统接受刺激后,进行初步的分析,找出语音的音位学特性进行编码,然后依据记忆系统中有关的语音知识,对信息进行整合,完成对语音的识别。

婴儿期是语音感知建立的关键时期。对婴儿来说,语音感知能力的发展先于发音能力。婴儿要先具备对语言的感知、理解能力,才能产生语言。婴儿从对所有语音的普遍感知中,逐渐形成了对母语语音的特异性感知,并在此基础上,进行词汇的学习。婴儿可以利用已有的语音知识来辨别和切分词汇,然后将这些词汇和指示物进行匹配。婴儿对元音、辅音和超音段信息的感知发展存在一定的差异。婴儿在4~6个月期间形成元音的母语特异性感知,约在6~10个月期间完成辅音的母语特异性感知。婴儿对某些超音段信息的感知也会形成母语特异性,如对以音高变化为主要特征的声调信息的感知,其发生时间与辅音相近。一般母语为声调语言的婴儿在6~9个月期间逐渐形成了对声调的特异性感知,而非声调语言的婴儿则在此期间逐渐失去了对声调的感知能力。

社会互动对语音感知过程产生了积极的影响。一方面,社会互动提高婴儿的注意和唤醒水平,促进了一般性认知加工过程,从而增强婴儿的语音感知。另一方面,社会互动可能通过注视追随、注意联合、意图理解等方式为婴儿的语音感知提供了特定的功能性信息,使婴儿可以免于进行无意义的计算,确保学习聚焦于语音之上,而非来自其他的无意义信号。

二、主要内容

语音感知训练的原则包括早期干预,要重视婴儿期语音感知能力的发育。强调社交互动,社交互动能够帮助儿童提高语音感知能力,以积累丰富的语言信息。提高认知能力、记忆能力,促进儿童语言符号的认知、处理和学习。

口语理解根植于听觉功能的运作。口语信息经听觉通道进入大脑后,相关的语言区域会分析话语中的频率、强度、语音时长等特征。当输入的声音信息经过分析后,就会与储存在记忆系统中的语言知识进行比对。如果声音信息与语言知识比对后相匹配,则会产生对口语的理解;如果比对结果失败,则无法对语言信息进行理解。此外,如果比对不正确,反而可以促发个体进行多次学习,以帮助个体建立某项语言知识。而在以上的处理过程中,会涉及语音知觉、语音辨别、语音记忆、听觉排序、听觉记忆、音义联结、听觉理解等运作。

声音及语音的觉察感知需要能够感知声音的存在、分辨声源、察觉语音、察觉语音的开始与结束。在口语接收、理解的过程中,除了输入的语音信息之外,也需要将所听到的语音信息暂存在工作记忆系统中,等待进一步的解码与分析,以建立合理的意义表征。因此将语音类型依照其顺序有组织的排列并记忆与口语理解能力直接相关。听觉记忆能力的提升为口语理解的进一步发展提供了可能。因此,在日常生活情境中可以通过听觉记忆、记忆配对、记忆联系、复述等方法帮助儿童提高其听觉记忆能力。语音意识是对语言中语音结构的觉察,指的是在一连串语音中觉察、切割与合成音节或音素的能力。通常,这种能力需透过特殊语言经验的学习而获得,是一种非自发的后设能力。儿童的语音意识能够反映儿童掌握与操纵语言中的语音、音节、押韵、声调的能力。语音意识的发展对儿童音素-字母规则的掌握、语音切割、音节的辨析及拼读等能力都会产生影响。音节意识的觉醒与辨识可通过根据音节数打节拍、练习音节替换的方法进行训练。语音切割可通过找图配音、读故事找语音、区分真假词的方法进行训练。音韵辨识、音节结合可通过词首的语音辨识、声母辨识、韵母及声调辨识,语音整合等方式进行训练。

三、训练方法

(一)声音感知

1. 操作定义　使儿童觉察周围环境声音及自己声音的存在,引导儿童对声音产生兴趣并作出反应。

2. 应用流程　运用发声玩具、乐器等发出声音以吸引儿童的注意,并观察儿童对声音的反应,鼓励儿童寻找声源。

3. 注意事项　若儿童不喜欢某种声音、对声音表现出恐慌,治疗师须暂停活动,可在一段时间后再次尝试或对声音进行调整。

4. 应用举例

(1)在儿童面前摇动或敲击乐器,使其发出声响。当儿童作出适当的反应时,治疗师对其进行赞赏。当再次摇动乐器时,可尝试在儿童背后进行,以鼓励儿童寻找声源。训练过程中,可鼓励儿童自行拿起乐器来摇动。

(2)播放动物的叫声,再展示与声音相对应的动物模型或图片,观察儿童对声音的反应。

(3)按动包含有动物叫声的电子类玩具或图书,使其发出声音,观察儿童对声音的反应。可鼓励儿童自行按动玩具,使玩具发出声音。

(4)与儿童玩发声动物镶嵌板。当镶嵌板发出动物叫声时观察儿童对声音的反应。若儿童未能自己配对或放好镶嵌板,治疗师给予协助。

(5)把发声动物娃娃放在纸箱里,鼓励儿童寻找声源。当儿童翻开纸箱找出动物后,可让儿童玩一会儿。

（6）在儿童背后按响不同类型的发声玩具，鼓励儿童转身寻找声源。

（7）与儿童相对而坐，并发出不同类型的声音（如自然环境中的声音、言语声、生活环境中的声音）。每次声音有变化时，观察儿童对声音的反应。

（二）声源分辨

1. 操作定义　使儿童能够分辨声源的方向、位置，分辨不同声源发出的声音。

2. 应用流程　先请儿童把眼睛闭上，治疗师牵着儿童的手，带儿童行走各个方位，并尝试先接近声源、再远离声源，建立内在感觉。然后治疗师在适当的距离发出任何儿童可察觉的语音，让儿童指出声源的方向。团体活动中也可以玩分辨声源的游戏。

3. 注意事项　音量、距离等因素会影响声源分辨的难易度，因此要从音量适宜，距离适中的地方开启训练，再逐渐增加难度。

4. 应用举例

（1）用录音工具录制学校中不同活动中产生的声音，例如打开书本的声音、午餐时的声音、下课时同学追赶跑跳碰的声音、削铅笔的声音、治疗师讲课的声音、下课钟响的声音。让儿童听完这些预录的声音，并指出是什么声音。

（2）请儿童闭上眼睛，认真聆听由治疗师播放的周遭世界的声音共5分钟，之后一起讨论刚才都听到了哪些声音。或者通过游戏的方式，如请闭上眼睛的儿童问："小明在哪里？"，小明回答："我在这里。"，要求闭上眼睛的儿童听出声音的方向并指出来。

（三）察觉语音

1. 操作定义　运用不同语音的超音段信息，引起察觉反应。超音段有丰富的声调、节奏、轻重音等变化，不同的声调变化可以让儿童学习不同的语音形态。

2. 应用流程　用响度较大的音素或选择儿童听力较好频率的音素，并呈现超音段的变化，或者用儿童的名字或熟悉的词汇，建立察觉反应模式（例如指耳朵、举手、点头、放积木或仿说等）。

建立听制约的概念，即帮助儿童建立起"听声音-放积木"的方式。儿童与治疗师面对面隔着桌子坐着，教具放在两人的面前。要求儿童拿起一块积木，放在耳边，作出听声音的预备动作。儿童若不会做，治疗师可请父母握住儿童的手放在耳边，一旦声音出现时，要求大家做出听到的表情，要再请父母协助儿童放下积木，待儿童完全理解后可让他自行放积木。儿童熟悉活动模式后，治疗师可遮住嘴巴，并发一个语音，儿童听到声音后能立即放下手上的积木。可鼓励儿童试着说出听到的语音，说得不正确没关系，不需要特别纠正。

3. 注意事项　必须确保音量足够让儿童听到。建立听制约的概念可用"听声音-放积木"的方式，要求儿童听到声音便会放积木到容器里。可运用多变的反应模式，增加训练的趣味性（如丢球、套圈圈）。

4. 应用举例　在儿童游戏时发出一个语音或叫儿童的名字，此语音要求是孩子曾经反应过的。看儿童是否有反应。若儿童没有反应，要引导儿童注意听声音。找出没有察觉反应的语音，提供其各种形式的刺激，如发单音、相关的词汇、童谣等。治疗师告诉儿童："我一会儿将读出一连串的词语，如果听到某个音、或某个音节（字）就拍拍手"。例如，治疗师说："你们听到'果'时就要拍手！现在注意听：水果、苹果、番茄、苹果、奇异果、柿子、葡萄、水果、橘子、火龙果、香蕉、水果、西瓜。"

（四）察觉语音的开始与结束

1. 操作定义　听到语音时，要求儿童作出反应，直到声音结束，停止反应。

2. 应用流程 治疗师可以用任何儿童曾经察觉的语音（韵母、擦音）、重复的结合音、连续语音或短文、儿歌、童谣等当材料,当儿童听到声音时要求其作出反应,直到声音结束才停止。

3. 注意事项 语音的响度及音素的特质,会影响儿童注意力持久的时间,因此要从容易听取的音开始。尽可能让儿童模仿听到的声音,并记录儿童模仿的声音形态。治疗师与儿童对坐,让儿童可以清楚观察治疗师的动作。活动进行时间不宜过长,以免儿童失去兴趣。在此过程中,儿童有反应可以给予奖励,奖品可以是夸奖的赞赏,当儿童反应的次数增加,可改为非言语的动作作为奖励,例如点头微笑。

4. 应用举例

（1）韵母:用 u 代表火车的汽笛声,当听到 u 时,就移动火车,当声音结束时,就停止火车移动。

（2）擦音:当听到"洗洗洗"的 x 时,就做洗手的动作,声音结束则停止洗手。

（3）重复的结合音:听到走走走的声音,就让儿童做走的动作,声音停止时站着不动。再出现走的声音时,儿童要开始走的动作。可以反复地练习。

（4）连续语音:治疗师事先教导儿童反应的方式,例如拍手、摇头等,要求儿童一听到歌曲,就做动作,歌曲停止则动作停止,歌曲再出现时,则要儿童主动再做动作。或者治疗师说一段短文,停止后儿童才可以做动作,治疗师再开始说话,儿童就停止动作。

（五）听觉记忆

1. 操作定义 对听到的口语信息进行加工处理并储存在大脑中,且能够回忆出所听到的内容。

2. 应用流程 可以借助日常生活中自然沟通的事件,使用多种听觉记忆方法,帮助儿童发展记忆或是组织信息的能力。

3. 注意事项 需结合儿童认知能力。

4. 应用举例

（1）让儿童担任通讯员,帮助治疗师或其他人传递信息。例如转告信息给自己熟悉的他人等。

（2）与儿童一起回想昨天做的事情、活动,并练习依照事件发生的顺序一件一件说出。治疗师根据其所说出的内容进行回馈。

（3）记忆配对:使用颜色与声音的配对活动。例如将每种颜色与某一连续音节配对,练习之后,将所录语音进行播放,再请儿童指出相对应的颜色。

（4）训练记忆多组内容:可使用电话号码、身份证号作为材料,训练儿童将号码分成 2 组或 3 组记忆。

（5）记忆联系:告诉儿童蓝色代表拍手,红色代表摸脸,黄色代表小狗叫,绿色要单脚跳两下。说出颜色名称,儿童立即做出动作。开始时分次说出不同颜色,以帮助儿童进行记忆间的练习。等儿童熟悉之后,连续说不同的颜色,让儿童做出连续动作,例如"黄色、绿色、红色"。

（6）角色扮演:让儿童扮演餐厅老板,记下顾客点的东西。一位小朋友扮演顾客,负责点菜。由其他小朋友扮演大厨,由老板告知客人点什么菜。

（7）疯狂句子:设计疯狂句子问儿童,让他回答"真的""假的",可配合插图,例如"铅笔会走路吗? 小鱼会洗碗吗?"等。

（8）复述

1）复述最后一个语音、词、句子：增进儿童的口语注意、听取与记忆能力。治疗师说一个词语、一句话、一小段话，请儿童听完后立即复述最后一个语音、音节、词或句子，或配合写字进行练习，将听到的内容写下。

2）依序复述听到的内容：说出一系列的词语，请儿童依次出现顺序，依序说出。或依序说出第一点、第二点、第三点等，请儿童依其出现的顺序说出内容。

（六）拍打音节数

1. 操作定义　在节奏游戏的过程中，例如打鼓、拍手等，请儿童根据词语中的音节数打节拍，训练儿童将词汇分解至音节的能力，提高音节意识。

2. 应用流程　治疗师说出词语，然后请儿童根据词语中的音节数打节拍。

3. 注意事项　先用游戏的方式，确定儿童能感知1、2、3数量的不同，再带入语音。

4. 应用举例

（1）"纸"（拍手1下）、"信纸"（拍手2下）、"笔"（拍手3下）、"油性麦克笔"（拍手5下）。

（2）选出符合音节数的牌子：治疗师说出词语，请儿童从"1""2""3""4""5"等数字牌子中，选出符合该词语音节数的牌子。例如"手"（举1的牌子）、"拍手"（举2的牌子）、"方便面"（举3的牌子）、"牛肉汤面"（举4的牌子）、"红烧牛肉面"（举5的牌子）。亦可将多张代表词语的图卡排在桌上，举出"1""2"等牌子，请儿童找出一个音节或两个音节的所有词语。

（七）音节调换

1. 操作定义　调换词语的前后音节，变换词语，发展儿童的音节意识能力，帮助儿童感知汉语的构词特征。

2. 应用流程　将词语的前后音节对调，变成另一个词语，并解释音节调换后词语的意思。

3. 注意事项　生活中常用、熟悉的词语。

4. 应用举例　将词语的前后音节对调，变成另一个词语，"蜜蜂→蜂蜜""牛奶→奶牛""长裤→裤长"等。

（八）找图配音

1. 操作定义　找出含有某个语音的图片。

2. 应用流程　将图卡放在桌上或是通过电脑程式展示出来，请儿童找出含有某个语音的图片。

3. 注意事项　生活中常用熟悉的词语。

4. 应用举例

（1）请儿童找出与含"p"的词语。例如"苹果""葡萄""泡泡"，用彩笔圈起来，或剪下来贴在白纸上。

（2）请儿童读2张图卡所代表的词语，并说明这2个词语的首音是否相同。例如"鸡蛋、蛋卷""琢磨、桌子"。

（3）使用手指玩偶与儿童一同进行游戏。先为玩偶取一个名字，并告诉儿童，玩偶最喜欢听和他的名字有相同拼音字母的字词。例如，治疗师说："这个玩偶叫棉猫猫，他最喜欢'm'的声音，我们现在说些他喜欢听的话，我说'摸头、帽帽'，你说……"

（九）读故事找语音

1. 操作定义　读故事,使儿童从故事中识别某个语音。

2. 应用流程　治疗师示范,在听到故事中含某个目标语音的词语时,需要拍拍手、点点头、举起大拇指或是丢小积木到盒子内等有趣的回应方式。待儿童已熟悉活动方式,扩展到注意含有与目标词语中相同首音或尾音的词语。如果儿童已有拼音基础,或是识字能力,引导儿童去注意书本上的文字,让儿童建立文字与读音的对应关系。

3. 注意事项　使用有趣的故事。

4. 应用举例　请儿童听以下故事,听到 an 时要拍手。"有一个小朋友叫丹丹,他有个哥哥叫帆帆。有一天,他们兄弟俩去超市买鸡蛋,一共买了 33 碗。帆帆想用毛毯盖住鸡蛋,但是丹丹却想用饭锅盖上鸡蛋。两个人吵了一番,鸡蛋全部被打翻,掉到地板上。"

（十）区分真假词

1. 操作定义　使儿童能够组合语音,创造假词,与真词进行区分。

2. 应用流程　让儿童随意组合语音,创造一些假词。如果儿童已学会拼音,请其写出创造出来的假词音节结构。之后,请儿童用画画表达这些假词的意思,并制作个人的假词册。

3. 注意事项　鼓励儿童主动说出假词。

4. 应用举例　真词:布鞋,假词:巴布。

（十一）辨识声调

1. 操作定义　在字数、声母与韵母相同的情况下,以声调作辨识线索。

2. 应用流程　训练儿童辨识声调。训练儿童在字数、声母与韵母相同的情况下,仅以声调作为辨识线索。声调辨识时,先辨识差别大的声调,一、四声先辨识,二、三声较易混淆,放在最后作辨识。词汇选择以声母、韵母相同,声调不同的词汇为原则。

3. 注意事项　声调差异大的优先进行。

4. 应用举例　妈/麻/马/骂,包/薄/饱/抱。

（十二）辨识音节

1. 操作定义　辨识相同声调,但声母与韵母不同的字词。

2. 应用流程　给出词汇,辨识相同声调,但声母与韵母不同的字词。选择相关的图片或物品。治疗师说:"给我西瓜。"儿童要拿出正确的图卡或物品,或是做出所描述物品的相关特征。

3. 注意事项　先以 2 个词作辨识,能够顺利辨识后,再增加为 4 个词汇作辨识。

4. 应用举例

（1）乌龟,模仿乌龟的动作。

（2）一声声调:猫/龟/鸡/鸭,西瓜/香蕉/乌龟/飞机。

（十三）辨识韵母

1. 操作定义　辨识相同声母与声调,但不同韵母的单字词。

2. 应用流程　以完整句呈现一个字词,多重复几次,例如这是马。然后再拿出相对应的图片或物品。再呈现另外一个字词,重复多次。例如这是米。正式辨识前,要找出含目标音的各种字词,丰富儿童的听取经验,例如找出含有 a 的词汇(擦、爬、头发、蚂蚁),儿童熟练听取后再进行辨识。

辨识活动的最后,可以放一个儿童不会的字词作为辨识内容,观察儿童是否能运用前面所学进行辨识,并鼓励儿童说出他所听到的词汇。若儿童说不清楚但是能正确指认,说明儿童可听辨,可能是构音上的问题,例如治疗师:"拜",儿童也指"拜",但说出的是"爸"(ai 的音变成 a),治疗师可以多说几次,让儿童听正确的语音,观察儿童是否可以自我调整发音。

治疗师记录下儿童未通过的韵母或容易混淆的韵母有哪些,之后在学习、生活中,安排这些韵母做练习。例如"ai"这个韵母听辨不好,可以结合不同声母在学习、生活中多做练习,可以学习"戴手套、矮矮的、菜"等词语。

3. 注意事项　如果儿童对某些组别听辨有困难时,继续其他组别听辨,等下一个阶段再回来进行原本有困难的部分。

4. 应用举例　鹅-鱼,肚-弟;肚-蛋,大-弟。

（十四）语音整合

1. 操作定义　声母与韵母或复韵母进行结合。

2. 应用流程　找出一些具有意义的单音节词或字,进行音节结合。也可使用某个复韵母,与声母进行结合。

3. 注意事项　常用字词。

4. 应用举例

（1）"笔→铅笔、画笔、钢笔、彩笔……""琴→钢琴、风琴、口琴、小提琴、大提琴……"。

（2）应用汉语里的叠词进行练习活动:"ia→虾虾、家家、恰恰、加加……""ui→推推、龟龟、盔盔、灰灰、追追、吹吹、睡睡……"。

（王　萌）

第二节　词语理解的训练

一、基本概念

词语是思想概念的物质载体,表征了世界上人、事、物及其之间的概念或知识。词语理解是儿童理解和使用语言的基础,是语言发展中的重要方面。词语的学习是儿童与外在世界互动,或经由实际经验所建立的一种符号表征与概念连接的产物。语言的学习与发展必须先由词开始。在儿童语言习得的过程中,他们会将在有意义的情境中将所听到的口语信息以语音的形式与意义联系,并储存在其语言及认知的内在表征系统中。

词汇理解最初是从幼儿语、象声词等符号单词开始,逐渐地过渡到单词理解,进而逐渐理解简单的词组,及具有一定语法规则的句子。初期理解的词汇主要以名词为主,继而发展至动词、形容词等。另外,词汇学习过程中,语言能力的发展与认知能力不可分割,除了语言能力外,儿童需要具备记忆、组织等能力。

二、主要内容

词语理解训练策略:激发儿童学习兴趣,选择儿童感兴趣、熟悉的词语;多角度理解词汇,加深儿童对词语含义的掌握程度;强调词语与环境的联系,充分借助已有的训练环境;从认知角度拓展儿童对词语的理解,重视从特征与功能角度出发,帮助儿童全面、深刻地掌握词语的含义。

词汇意义、词汇的广度与深度、词汇的提取与储存、词汇库、语义网络的建立等认知运作、象征性语言的理解与应用,决定了儿童语义能力。词汇的学习是儿童与外在世界的互动,或经由实际经验所建立的一种符号表征与概念联结的产物。词语的学习过程中,使用实际物品提供相对应的名称,可通过贴标签,增强词与物的联系,如在物品或家具上,贴上写有物品名称的标签。示范实际的动作并提供相对应的名称,如与儿童一起玩沙包。介绍不同的玩法,如"抛""踢""踩""顶",并演示动作,与儿童用不同的动作来玩沙包。在学习、生活、游戏等不同的情景中,提供词汇输入与学习的机会。全语言模式教学,将口语与书面语结合,整合听、说、读、写活动,学习新的词汇。另外,学校中的儿童需要理解听从指示、问题解决、数学应用题中所使用的词汇。

为强化词语理解的学习,可以通过词汇定义、词汇比较、词汇分类、词汇类比、同义词-反义词、词汇描述、词汇填空、知觉训练、词汇联想记忆、词汇寻找等方式进行,理解词汇所指的物品、事件或抽象状态的意义,句子的意义,帮助儿童发展词汇知识、增强词汇记忆、提高词汇组织的系统化程度或深入整合。

为扩大词汇数量,可以进行概念水平的分化,扩大属于同一范畴的词汇,例如把猫、狗的玩具及照片进行分类学习,形成逐个动物概念的分化,然后进行词语的声音、外形和相似词的分化,促进常用词汇的同一范畴的内部分化。名词和动词扩大后,可以逐步导入形容词、副词、方位词、介词、连词、助词等。学习词汇的规律一般为:名词、动词、形容词、时间词、空间方位词、数量词、人称代词、指示代词、副词、介词、连词、助词、感叹词。

在词语理解的训练过程中,应该尊重儿童认知规律,并善加利用。充分考虑训练中词语的选择。早期词汇都是最早出现在儿童生活中的,是儿童生活所必需的。比如儿童的家人、食物、玩具、衣物等。另外,早期词汇一般是指一个实物或动作,并且这个所指是有明确特征的,最容易被感知和记忆的。早期词语训练的目标是让儿童掌握早期词汇,满足日常生活的沟通需要,能够使用单独的词语说出生活中最常接触到的人、物品以及事件。

三、训练方法

（一）使用视觉意象，建立词汇与知觉概念的联结

1. 操作定义　使用图卡、电脑辅助教学方法等视觉意象辅助方法,帮助儿童建立词汇与知觉概念的联结。

2. 应用流程　使用图卡、画画、录影带、电脑图库、电脑辅助教学方法的一种或几种,帮助儿童建立词汇与知觉概念的联结。

3. 注意事项　根据儿童喜好、个人具体情况选择视觉辅助的内容。

4. 应用举例　出示图卡,并用时间状语介绍动作,例如"妈妈准备吃苹果""妈妈正在吃苹果""妈妈吃了一个苹果",要求儿童按指示指出合适的图片。

（二）在学校的活动中学习词汇

1. 操作定义　与儿童一起参与学校的活动,并在活动进行过程中提供语言输入,学习词汇。

2. 应用流程　美工、音乐、舞蹈、游戏、竞赛、科学实验、种植花草、做点心、打果汁、泡花茶等活动,都可用于语言介入活动,在活动中说出用到的材料、动作的名称。

3. 注意事项　鼓励儿童主动参与。

4. 应用举例

（1）安排儿童运用各种工具做手工,如彩笔、剪刀、浆糊等。训练中按工具的特性,指示儿童用"涂""剪""贴"等动作,完成手工。

（2）与儿童排队玩小火车游戏,每列小火车由3名儿童组成。治疗师发出指令说:"排第一的是XX(儿童A),排第二的是YY(儿童B),排最后是ZZ(儿童C)",并带领儿童排队。全部儿童分为若干列小火车后,给每列小火车的儿童带上色带,并模拟开动列车。

（3）与儿童进行穿衣比赛,限时×分钟。当时限到了,所有儿童要停止活动,接着治疗师发出指令,如"穿完衣服的小朋友举手""正在穿衣服的小朋友举手"。

（三）通过阅读活动帮助儿童学习词汇

1. 操作定义　在说故事、念读报纸、杂志、文章过程中,进行词汇学习。

2. 应用流程　故事、报纸、杂志、文章里会出现新的词汇,训练过程中,将插图与词汇联系,引导儿童习得新词汇,或是举具体的例子说明新词的意思。

3. 注意事项　选择儿童喜欢的读物。

4. 应用举例　使用故事插图或儿童新闻里出现的新词汇,进行插图与词汇联系配对,引导儿童学习新词汇。

（四）利用卡通影片中的对话学习词汇

1. 操作定义　借助卡通影片对话帮助儿童学习词汇。

2. 应用流程　与儿童一起看卡通影片学习卡通片里的词汇。

3. 注意事项　选择儿童喜欢的卡通影片。

4. 应用举例　和儿童一起看卡通影片、教学录像或新闻,同时传递遥控器,拿到遥控器的儿童需将遥控器传给下一位同学。传过几位小朋友后,老师喊"停",拿到遥控器的儿童,要用遥控器控制开关将录影机关掉,并说出刚刚卡通片里的词汇。

（五）听从指示

1. 操作定义　听从指示做动作或完成游戏。

2. 应用流程　儿童在听完治疗师指示后,根据指令要求,完成任务。

3. 注意事项　发出指令时,需要强调动词。

4. 应用举例

（1）午餐时间邀请1位儿童按指示帮忙派发午餐,如"发给我""发给你""发给他"。

（2）与儿童吹肥皂泡,要求儿童按治疗师的指示吹肥皂泡给不同的人,如"吹给我""吹给你""吹给他"。

（3）使用"我说你画"的活动,让儿童在听完治疗师的指示后在图上涂颜色或剪下圆形。亦可采用图卡排列的活动形式,让儿童在听完小故事后用自己的话复述一遍,再将相对应的图片,按照故事呈现的顺序排列。

（4）准备一张地图及一辆玩具车。请儿童听治疗师的指示,如"让小火车在地图上移动"。

（六）问题解决

1. 操作定义　针对生活经验、常识或假设性的事件所提出的问题给予解决办法。

2. 应用流程　提出问题请儿童说出解决问题的办法。可以在情景模拟中训练。

3. 注意事项　适当时机给予提示。

4. 应用举例

（1）治疗师问:"下雨了！没有雨伞,怎么办?"儿童答:"买雨伞。"

（2）治疗师问："风筝落在树上,你会怎样做?"儿童答:"不要了。"或"爬到树上取下来。"

（3）运用餐厅玩具与儿童进行角色扮演游戏。由儿童扮演服务员,治疗师扮演顾客,并在游戏的过程中加入一些问题,引导儿童提出解决的方法。某款视频需要较长时间来准备(解决办法:选择另一款视频、先坐下来等候等)。打翻饮料(解决办法:用纸巾抹干、找服务员协助等)。当儿童说出解决办法后,治疗师与儿童透过角色扮演,把解决方法模拟出来。

（七）词汇定义

1. 操作定义　从词汇定义角度,学习词汇,理解词汇的意义。

2. 应用流程　通过查字典、算出笔画数、找出偏旁部首及组词的方法,学习词汇。和儿童一起讨论词汇的意义,如描述与词汇相对应物品的类别、特征和功能等。

3. 注意事项　词汇的选择可以从常用的名词词汇开始。

4. 应用举例　出示玩具狗。运用适当的特征卡描述"狗"的类别、居住的地方、喜爱的食物等。示范描述该玩具,例如狗是动物,居住在人的家里,喜欢吃骨头。治疗师需引导儿童自己描述。

（八）词汇比较

1. 操作定义　比较词汇意义,增加词汇知识,增大词汇储存强度,帮助儿童深入整合以词汇为中心的网络联结。

2. 应用流程　提供2个或多个词汇让儿童比较相似性与相关之处,并介绍相关但不一样的例子。

3. 注意事项　同上。

4. 应用举例

（1）词义相似的词汇:饭店、饭厅。词义相关的词汇:饭盒、饭桶、饭碗、饭菜。

（2）出示2种不同的玩具水果,如苹果和香蕉,并问儿童:苹果和香蕉有什么相同的地方? 又有什么不同的地方呢? 接着运用特征卡,引导儿童按物品相同及不同的特征进行比较,苹果和香蕉都是水果,都是甜的、不用煮的;但是苹果是红色的、香蕉是黄色的。特征卡的数量可按不同的物品增加或减少。

（九）词汇分类

1. 操作定义　通过词汇分类,帮助儿童有系统的组织其词汇库。

2. 应用流程

（1）物品的类别;

（2）不同类别的物品名称;

（3）相同词素的词汇;

（4）知觉层面相似性的分类;

（5）空间、地点关系的分类;

（6）词首是相同语音的词汇;

（7）词汇押韵的分类;

（8）提供多个词汇,说出各种可能的分类方式。

3. 注意事项　同上。

4. 应用举例

（1）物品-物品的类别,如葡萄汁-饮料;

（2）不同类别的物品名称,如饮料-咖啡、可乐,水果-苹果;

（3）相同词素的词汇,如电话、电脑、电灯等;

（4）知觉层面相似性的分类,如葡萄、草莓、荔枝、番茄、苹果、南瓜、青椒、玉米、橘子;

（5）空间、地点关系的分类,如亚洲国家:中国、日本、韩国;

（6）词首为相同语音的词汇,如他们、太太、桃子、头发、糖果、天空、兔子、土地、图画等;

（7）词汇押韵的分类,如果冻、山洞、烟囱、恐龙、水桶、鞠躬、时钟等;

（8）提供多个词汇,说出各种可能的分类方式,如苹果、地瓜、西瓜、青菜、苦瓜、南瓜、白菜、番茄;

（9）较复杂的词语分类,如含有比喻手法的词汇:枫叶似火、骨瘦如柴、守口如瓶、水平如镜。

（十）词汇类比

1. 操作定义　比较词汇间相同之处,通过 2 个不同类词汇某方面的相似处比较,由此及彼地做出推论。

2. 应用流程　治疗师提供物品对物品关系的例子,儿童依照治疗师给的例子关系,类比推理出特定的词汇。

3. 注意事项　所比较的词汇之间的关系应与儿童的认知水平相适应。

4. 应用举例　将所有物品放在篮子内,鼓励儿童选取 2 件相关的物品进行假想游戏,如牙刷与牙膏。用牙刷和牙膏刷牙。完成后,治疗师把物品放回篮子内,并问儿童:"牙刷对牙膏,刀对什么?"鼓励儿童在篮子里找出正确的物品并说出答案(叉)。

（十一）词汇联系

1. 操作定义　通过同义词、反义词以及语义相关词的联系理解词汇,辨别同义词或近义词在意义、色彩、运用等方面的细微差别。

2. 应用流程　将同义词、反义词分别找出来并连线,找出语义相关的词并画上边线。

3. 注意事项　从词义差别较大的词汇开始训练。

4. 应用举例

（1）反义词:上-下、冷-热、松-紧、早-晚;

（2）语义有联系的词:高尔夫-球场、汽车-车轮、茶杯-茶壶、树-叶子。

（十二）词汇描述

1. 操作定义　说出一个词汇名称,并描述相关的功能、特征、属性或经验。

2. 应用流程　提供一张图片请儿童说出该词汇名称,并描述相关的功能、特征、属性或经验。

3. 注意事项　若儿童未能选出正确答案,可以协助儿童按其中一项描述,筛选出可能的答案,然后再按第二、第三项描述,从已选出的项目中找出正确的答案。

4. 应用举例

（1）请儿童看一张脚踏车的图片,并说:"这是自行车,自行车是一种交通工具,它有两个轮子。骑自行车是运动的一种,可以健身,增强身体素质。"

（2）治疗师可将同一类的玩具,如大小或款式不同的小车,藏在几个地方,然后说出玩具的位置及模样,鼓励儿童找出指定的玩具。例如在椅子下面找出大的火车。

（十三）词与短语匹配

1. 操作定义　找出符合短语意义的词,与短语进行匹配。

2. 应用流程 读完短语后,找出一个合适的词,使它符合短语的意义。

3. 注意事项 根据儿童词汇理解能力选择合适的词汇。

4. 应用举例 金属制作的钱-硬币、鸟的家-鸟窝、用来放信的纸袋-信封。

（十四）句子分析整合

1. 操作定义 整合词汇,在句子层面深入理解词汇的意义。

2. 应用流程 让儿童可以根据句子中词汇之间的关系去整合意思,以便通过深入的分析建立该词汇的意义表征,了解其在句子层面的应用方式。

3. 注意事项 同上。

4. 应用举例 "上礼拜六、日,我们去森林里露营""我们去火车站搭火车去北京拜访阿姨"。

（十五）开放式句子填空

1. 操作定义 采用开放式句子填空方式,加强词汇的记忆与深入整合、处理,从语义及语法处理方面来组织与记忆该词汇。

2. 应用流程 利用语境线索理解词义。将句子中某些词语遮上,请儿童思考语句中前后文与词汇之间的关系,推测需要填空的词语。

3. 注意事项 同上。

4. 应用举例 "我们用牙膏_____""邮递员帮我们_____""医生帮我们_____""医院里有医生,教室里有_____"。

（十六）知觉训练

1. 操作定义 整合视觉、听觉、触觉、运动觉等知觉,理解学习词汇,提升儿童对词汇的理解、记忆。

2. 应用流程 应用多感觉展示词汇,然后请儿童闭上眼睛想想该词汇所指称的物品或事件的意象,并默默重复念名。

3. 注意事项 同上。

4. 应用举例 学习"蛋挞"这个词汇时,请儿童回想其形状、颜色、味道,同时不断默念"蛋挞"。

（十七）建立词汇与属性、类别、功能的联系

1. 操作定义 建立词汇与属性、类别、功能的联系,构建正确的语义概念。

2. 应用流程 儿童自问自答,关于词汇与属性、类别、功能相关的一系列问题。

3. 注意事项 同上。

4. 应用举例 儿童自问自答,如下问题:

（1）看(听、闻、尝、摸)起来像什么?

（2）属于什么类别。

（3）常与什么联系在一起。

（4）它有什么功能?

（十八）词汇寻找（归纳性）

1. 操作定义 根据所提供的特征,归纳出特定的人物、物品或事情。

2. 应用流程 描述物品的特征,根据所描述的特征,请儿童归纳出特定的人物、物品或事情,并给出答案。

3. 注意事项 同上。

4. 应用举例   出示并介绍不同的食物,再把食物放进布袋中。出示 1 个洋娃娃,并介绍娃娃的名字说:"这是欢欢"。然后请小朋友猜一猜:"欢欢喜欢吃什么?"治疗师描述其中一种食物,例如,"欢欢喜欢吃的是一种水果,皮是橙色的,肉也是橙色的,味道有点酸、也有点甜。请你猜猜是什么?"答案:"橙子。"

（十九）词汇寻找（扩散性）

1. 操作定义   根据条件(类别、特征)列举出不同例子。

2. 应用流程   描述类别、特征,请儿童列举出不同例子。从一项条件开始,如请说出 3 种交通工具的名称。2 项条件,例如"有什么是红色又可以吃的?"

3. 注意事项   若儿童选择了一些其他的物品,且能合理地解释,治疗师亦可接受该答案并给予赞赏。例如,在"会发声的电器"题目中选择了电风扇,可解释"风扇吹出来的风是呼呼声的"。

4. 应用举例   准备数字骰子和贴有不同物品类别的骰子。例如衣物、动物、交通工具、家具等。与儿童分别掷数字骰子和物品类别骰子。例如骰子显示 3 种交通工具,即表示儿童需说出 3 种交通工具的例子。

（王　萌）

第三节　句子理解的训练

一、基本概念

句子理解是指将句中关键信息进行整合,从而明白句子含义并进行恰当回应的能力。具体来讲,句子理解是一个包含字词识别、句法分析和语义分析等多水平的加工过程。这个加工过程又可以分成两个水平:一是对句子的句法(语法)结构的分析;二是对句子意义(语义)的分析。这两个水平在句子理解过程中必不可少,其作用是分别获得句子理解所必需的"形式"和"内容"信息。

依据句子理解的内涵与加工水平,对儿童进行句子理解的训练时,可从语义理解和句法理解两个层面展开。在语义理解层面,第一章第三节对正常儿童语言发展的规律和顺序进行了阐述,可知儿童的语言发展遵循"语音→词汇→语义→语用"的基本顺序,因此对语义的理解需以语音、词汇的理解为基础,如此达到对句子"内容"的理解。在句法理解层面,则涉及汉语的句法结构,需要围绕不同的句法结构进行训练,以此实现对句子"形式"的理解。语义理解和句法理解的有机统合是实现儿童句子理解训练目标的基本前提。

二、主要内容

按照句法结构的完整性和复杂性,句子可分为不完整句和完整句。其中,不完整句包括单词句和电报句,完整句包括单句和复句;单句又可按其结构的复杂程度分为简单单句和复杂单句两类。儿童的句子发展一般按照"单词句→电报句→简单单句→复杂单句→复句"的顺序进行。本节以及第八章第三节分别介绍简单单句、复杂单句、复句理解与表达训练的主要内容。

（一）简单单句

简单单句是只包含一个主谓短语（或谓语）的句子。简单单句具有完整的语法结构和特定的语调，能独自表达一定意思，不可再分析出分句。简单单句又可分为主谓句和非主谓句两类。

由主语和谓语两部分构成的句子，称为主谓句。例如"妈妈走了""今天是星期天"。

由主语和谓语以外的其他短语或单个词语构成的句子，称为非主谓句。例如"下雨了""飞机"。此外，还有把字句、被字句等特殊类型的简单单句。例如，"妈妈把灯关了"（把字句），"面包被弟弟吃了"（被字句）。

汉语儿童大约在词语表达阶段（1~2岁）就初步获得了理解简单单句的能力。其中，非主谓句的结构较为简单，无确定的主语和谓语，因此可以安排在简单单句理解训练的初级阶段进行。非主谓句分为无主句和独语句两种。无主句是没有主语的句子，也叫动词句，如"下雨了！""小心火车！""注意！"等。独语句是由1个词语或1个名词短语构成的句子，也叫独词句，如"飞机！""多美的花呀！""好热！"等。在非主谓句理解训练时，可参照结构由简单到复杂的顺序安排先后顺序，先训练由单个词语构成的非主谓句，再训练由名词短语或动词短语构成的非主谓句。

主谓句主要包括6种简单的句法结构，分别为动作关系句、事实关系句、描述关系句、存现关系句、方位关系句和所属关系句。这6种简单结构关系的句法不仅包括了传统意义上的陈述句，还包括疑问句和否定句。将这6种简单结构的句法加上2种特殊类型的单句（把字句、被字句），结合3种儿童掌握的3种语气，给出表7-3-1中所示的训练内容和例句。

表7-3-1　儿童简单单句（主谓句）的训练内容及例句

简单句类型	陈述句	疑问句	否定句
动作关系句	妹妹在喝水。	妹妹在喝水吗？	妹妹不在喝水。
事实关系句	这是一个杯子。	这是一个杯子吗？	这不是一个杯子。
描述关系句	草是绿色的。	草是绿色的吗？	草不是绿色的。
存现关系句*	树上有只小鸟。	树上有只小鸟吗？	树上没有小鸟。
方位关系句	苹果在篮子里。	苹果在篮子里吗？	苹果不在篮子里。
所属关系句	这是妹妹的书包。	这是妹妹的书包吗？	这不是妹妹的书包。
把字句	妈妈把门关上了。	妈妈把门关上了吗？	妈妈没有把门关上。
被字句	鱼被小猫吃了。	鱼被小猫吃了吗？	鱼没被小猫吃。

*注：存现关系句必须具备3个条件：①前段是处所段；②中段是不及物动词或"有""是"；③后段必有存现宾语，并非所有表示存现的句子都是存现关系句

儿童简单单句理解的训练内容即可对照表7-3-1进行安排。6种简单结构关系的获得有先后之分，在儿童口语中所占的比例也不同。其中，动作关系句占68%，事实关系句占10%，描述关系句占8%，存现关系句占7%，方位关系句占5%，所属关系句占2%。因此在简单单句理解的训练顺序及训练内容比例的安排上，可以此作为参考依据。

（二）复杂单句

复杂单句是由几个相互连接或包含的结构所组成的单句。

汉语儿童常出现的复杂单句主要有以下4类：一是含复杂修饰语或多宾语的单句，如

"妹妹有又大又红的苹果""篮子里有西瓜和葡萄"等;二是连动句,即句子中几个动词共同说明一个主语,如"我吃完饭就看电视"儿童一般在 2 岁左右开始说连动句;三是由 1 个动宾结构和 1 个主谓结构套在一起的句子,如"妈妈教我做蛋糕。"儿童一般从 2.5 岁开始就能说出这样的句子;四是主语或宾语中又包含主谓结构的句子,如"我们一起去滑滑梯就好了。"其中第一、第二、第三类复杂单句出现的频率较高。

从儿童能够说出复杂单句的大致年龄可以推断,汉语儿童大概在 1.5~2 岁也就开始获得了理解复杂单句的能力。复杂单句理解训练的内容可以根据上述儿童掌握的复杂单句句法结构进行安排。

(三)复句

复句是由两个及以上在意义上有联系、结构上互不作句子成分的单句组成的。

根据复句的组合方式的不同,可以把它分为两大类:一是由单句直接组合而成的复句,如"妹妹拿了一本书,认真地看了起来"。二是借助关联词语组合而成的复句,如"因为下雨了,所以小明没来上学"。这类复句由于关联词语的作用,结构显得更为严密。根据关联词语的不同,常见的复句类型有并列复句、递进复句、选择复句、转折复句、因果复句、条件复句、假设复句等。对上述各复句类型的定义等在本书中不作一一介绍,具体可参考相关的汉语语法类书籍。

根据复句中分句个数的不同,又可以分为一重复句和多重复句。一重复句是指只有 2 个分句的复句,上述例句均属于一重复句。多重复句是指分句之间的关系在 2 个层次以上的复句。它是一重复句的拓展形式,在结构上有 2 个以上的层次,表示 2 种以上的意思关系,例如"妈妈不仅会跳舞,而且会唱歌,我们都很喜欢她。"

汉语儿童一般在简单句表达阶段(2~4 岁)就已初步获得理解复句的能力。儿童掌握的复句类型也包括由单句直接组合而成的复句和借助关联词语组合而成的复句 2 类。但一般而言,幼儿的复句中最显著的特点是结构松散,缺少关联词,仅有几个单句并列组成。例如,"妈妈看电视,我玩娃娃。""这个汽车坏了,不好玩了。"儿童在 3 岁时开始使用极少数关联词,以后虽逐年增多,但直到 6 岁,使用关联词的句子仅占复句总数的 1/4 左右。儿童使用的复句类型、关联词及例句见表 7-3-2。

表 7-3-2　儿童出现的复句类型及例句

复句类型	常见关联词	例句
并列	还;也;又 不是……而是…… 是……不是……	妈妈会跳舞,也会唱歌。
因果	因为;为了;结果 因为……所以……	因为下雨了,所以小明没来上学。
递进	不但(不仅、不只、不光)……而且(还,也,又)……	妈妈不仅会跳舞,而且会唱歌。
转折	虽然(虽、尽管)……但是(但、可是、却、而、还是)……	妈妈虽然会跳舞,但不会唱歌。
选择	要么……要么……;不是……就是…… 可能……可能……;或者……或者……	妈妈可能会跳舞,可能会唱歌。
假设	如果(要是)……就(那就)……	如果下雨了,小明就不来上学。

汉语儿童对上述6种含关联词复句的习得水平表现出差异,对并列关系习得水平最高,达59%;其次是因果关系,所占比例为18%;第三为递进关系,为8%;接着是转折关系,占比7%;选择关系和假设关系复杂句占比均为4%。在含关联词复杂句的训练顺序及训练内容安排上,可以此顺序作为参考依据。

综上,从句式结构完整的角度出发,儿童句子理解训练的主要内容包括简单单句、复杂单句和复句3种类型,各类型句子又包涵丰富的句式、语气或关联词,在句子理解训练时可充分结合不同的句式、语气或关联词进行内容安排。具体训练内容和顺序可综合参考图7-3-1,例句请参考表7-3-2。

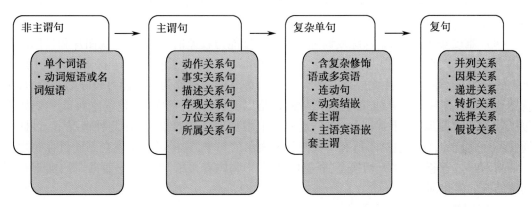

图 7-3-1　句子理解训练的内容和顺序

句子理解既是词语和短语理解的延伸,又是段落或篇章理解的基础,同时也是句子表达的前提条件。因此句子理解训练应作为儿童语言理解训练的一项重要内容。相比单句,复句的语义和句法都更为复杂,尤其是含有关联词的复句,对儿童的理解能力提出了更高的要求。

发展心理语言学家对句法和语义因素在儿童句子理解过程中的作用进行了探讨,各家意见不一。有些学者认为在理解过程中句法是首要的,语义次之;另一些学者则证明语义优先句法,并强调语义和儿童已有认识的紧密联系;也有学者认为,句法和语义在儿童理解句子过程中的地位随主客观条件的变化而变化。这提示我们,在安排句子理解训练内容时,应充分考虑语义和句法结构对儿童理解能力可能产生的影响。可以先将儿童已经掌握的词语或短语一一列出,然后将其放入上述各种单句和复句结构中全面、系统的安排句子理解训练内容。同时应考虑到儿童间的个体差异,实际训练时应根据个体实际情况进行句式训练顺序和内容的调整,使得训练更具针对性。如当训练对象为孤独症儿童或智障儿童时,训练内容应紧密围绕其实际生活,更注重其功能性和实用性。

三、训练方法

以下介绍几种儿童句子理解训练的常用方法。

(一)图片指认法

1. 操作定义　结合目标句准备相应的目标图片与干扰图片,让儿童根据听到的目标句内容指认出相应的目标图片。

2. 准备活动

（1）物理环境：环境相对安静，光线适中，儿童比较熟悉的训练教室或儿童家中。

（2）用具：根据目标句内容设计的目标图片，以及对应的干扰图片、强化物。

3. 注意事项

（1）图片的形式：根据儿童的喜好决定训练时使用彩色图片还是黑白图片，卡通图片还是实物图片等。也可采用不同形式图片穿插使用的方式进行训练，但每一轮训练的图片形式最好保持一致。

（2）图片的大小：准备图片时需考虑儿童的视力状况，保证儿童能够清晰地看到图片内容。

（3）图片的呈现方式：可使用纸质版图片，也可利用计算机等高科技辅助设备呈现图片。

（4）难度安排：刚开始训练或训练对象为认知能力较差的儿童时，干扰图片和目标图片的内容可有较大差异，使得儿童容易区分，如目标句是"爸爸看报纸"，干扰图片则使用"天上有一只小鸟"等内容差异较大的图片。后期训练或训练对象为认知能力较好的儿童时，干扰图片和目标图片的差异应相对减少，如同样是以上目标句，可安排"爸爸吃西瓜""妈妈看报纸""妈妈吃西瓜"等干扰图片，在一定程度上增加训练的难度；且在此种情况下，目标句通常不是固定的，而是包括了所有干扰图片所表示的句子，这样可以实现在不同目标句之间的切换，如从"爸爸看报纸"切换至"爸爸吃西瓜""妈妈看报纸""妈妈吃西瓜"等，实现相同句法结构的类化训练。

4. 应用举例　见表 7-3-3。

表 7-3-3　句子理解训练活动举例——指认图片法

活动目标	理解动作关系句
活动准备	1. 图片：准备"爸爸在看报纸""爸爸在看电视""妈妈在看报纸""妈妈在看电视"共 4 张纸质版图片 2. 强化物：儿童喜欢的玩具或食物，作为奖励适时给予
活动过程	1. 训练者将四张图片按从左到右的顺序排放在桌上，并告知儿童："老师说哪个，你就指哪个。"（若儿童不理解，则事先需由训练者和协助者进行示范）待儿童理解后，正式开始训练 2. 训练者说出目标句："爸爸在看报纸。"儿童进行图片选择 3. 给予奖励或强化
注意事项	目标句可在四张图片内容之间进行切换

（二）图片排列法

1. 操作定义　准备词语图片，让儿童根据训练句子中词语出现的顺序排列词语图片。

2. 准备活动

（1）物理环境：环境相对安静、光线适中，儿童比较熟悉的训练教室或儿童家中。

（2）用具：词语理解或词语表达部分的训练图片、强化物。

3. 注意事项

（1）图片的形式、大小等要求同"指认图片法"，但图片的呈现方式可采用纸质版，以便于儿童操作。

（2）使用此方法时，训练句中应至少含有两个可用图片表示的实词，如此才可以用词语图片进行排序,如"桌子上有苹果"中的"桌子""苹果"可用图片表示,因此适合采用此法,而"这是一个苹果"就不适合。

(3) 难度安排:刚开始训练或训练对象为认知能力较差的儿童时,可以只给儿童目标句中所含词语的图片。后期训练或训练对象为认知能力较好的儿童时,除了给儿童目标句中所含词语的图片外,可以再给几张干扰图片(干扰图片的张数视儿童情况进行增减),这样可以增加训练的难度;且在此种情况下,训练者可以变换训练句内容,根据图片内容组合多个训练句,实现相同句法结构的类化训练。

4. 应用举例　见表7-3-4。

表7-3-4　句子理解训练活动举例——图片排列法

活动目标	理解存现关系句
活动准备	1. 图片:准备"桌子""苹果""椅子""香蕉"共4张纸质词语图片 2. 强化物:儿童喜欢的玩具或食物,作为奖励适时给予
活动过程	1. 训练者将四张图片一一呈现给儿童,确保儿童能理解或表达每张图片的内容。之后将图片交给儿童或排放在桌子上 2. 训练者说:"桌子上有苹果",教会儿童依次选出或拿出"桌子""苹果"图片(必要时协助者参与示范);儿童理解后,开始正式训练。训练者依次说出训练句"椅子上有香蕉""桌子上有香蕉""椅子上有苹果",儿童根据每个句子内容进行图片顺序选择 3. 给予鼓励或强化

(三) 你说我做法

1. 操作定义　训练者说出句子,让儿童执行句子中所包含的指令。

2. 准备活动

(1) 物理环境:环境相对安静、光线适中,儿童比较熟悉的训练教室或儿童家中。

(2) 用具:儿童认识的各类玩具、食品、生活用品(实物、模型、图片等均可)、人偶等;强化物。

3. 注意事项

(1) 训练范围:此方法不仅包括让儿童执行句子中的动作指令,还包括根据句子内容完成特定任务。如,当训练句为"××(儿童名字)把苹果给爷爷"时,要求儿童执行动作指令,而当训练句为"桌子上有苹果",则要求儿童把苹果放在桌子上,或将苹果贴纸贴到桌子图片上。因此,此方法适用于多种句式的训练,不仅适用于动作关系句,还可用于存现关系句、方位关系句等。

(2) 难度安排:根据训练的阶段以及儿童的认知水平合理安排训练难度,语义和句法结构逐渐由简单变复杂。如训练句式为把字句,训练句可由"××(儿童名字)把苹果给爷爷"逐渐扩展为"××把大大的苹果给爷爷""××把苹果、香蕉和葡萄给爷爷"等。

4. 应用举例　见表7-3-5。

上述三种方法中,指认图片法和图片排列法的训练用具主要为图片,训练方式较单一,对儿童的认知和动作能力要求也较低;而你说我做法的训练用具不仅包括图片,还包括各种实物、模型、玩具、人偶等,训练者可以结合训练内容,利用这些训练用具扩展出丰富多彩的游戏训练活动,但这也对儿童的认知和动作能力提出了较高的要求,因此必要时需给予动作示范或利用图片给予视觉提示。

表 7-3-5　句子理解训练活动举例——你说我做法

活动目标	理解把字句
活动准备	1. 实物：苹果、香蕉、葡萄等水果 2. 人物：爷爷、奶奶、爸爸、妈妈等 3. 强化物：儿童喜欢的玩具或食物，作为奖励适时给予
活动过程	1. 示范：训练者对协助者说："××把香蕉给奶奶"，协助者在儿童的注视下完成该指令 2. 正式训练：训练者对儿童发出动作指令："××把苹果给爷爷""××把香蕉给奶奶"等，让儿童在协助或独立状态下完成指令 3. 给予鼓励或强化
注意事项	该活动使用于家庭训练，若在训练教室进行，可由儿童熟悉的教师、同伴或人偶等代替其家人

　　值得注意的是，以上介绍的训练方法适用于特定的训练情境，在实际训练时，应重视和强调各种句式结构在生活情境中的应用和泛化，与儿童的日常生活环境紧密结合，进一步加深其对句子的理解。

（范佳露）

第四节　篇章理解的训练

一、基本概念

　　篇章是人们运用语言系统进行交际的意义单位，是语言使用的高级形式。它是一种符号编码和解码的创造性活动。生成和理解是连接篇章的两个活动。篇章生成是作者把意义变成文字的过程，理解是把文字转变为意义的过程。篇章理解是人类独有的一种认知活动，是使用语言信息通过各种各样的推理、建构较高水平心理表征的过程。

　　篇章理解对儿童语言理解能力提出了较高的要求。不仅是字词的识别和句子的理解，还要建立相邻句之间的联系、建立相距较远句之间的联系等多层次语言现象的理解。就某一层次来说，又包含了多个侧面、多种因素的理解。篇章理解中，既要有阅读材料的输入，又要有背景知识参与，这样才能形成连贯的心理表征。儿童在使用语言进行交际、理解篇章时，会根据自己的文化知识和世界知识给篇章加上许多内容，并根据所建立的意义表征做适当的解释、推论与运用。

二、主要内容

　　篇章理解训练的目的是培养儿童提取先前知识、找出文章大意的能力；运用关键字及上下文的关联，由关键字联想整个句子，甚至段落文意的能力；运用上下文的关系猜测、推论文章段落逻辑关系的能力。训练儿童在阅读时，针对阅读内容，自己找出相关问题，并提出解答，建立思考文章要旨、重要任务及故事细节的能力。鼓励儿童放慢阅读速度，反复阅读自己未充分理解的阅读材料。启发儿童知觉故事构架，认识文章结构，把握文章里重要概念的内在联结，帮助儿童理解重要的文意内容。

　　篇章理解过程中，需要让儿童建立或提取篇章内容相关的知识，因此在训练时，会着重从先前知识的激发、过去经验的联系,或是建立相关的特定知识等方面入手。另外,在篇章理解过程中,儿童可能碰到一些不认识的生字,治疗师需要指导其理解新字词的意思或该字词相关的概念。对文章、句子或段落意义的理解,可使用推论、提取重点大意、元认知策略等方法。在篇章理解的过程中,治疗师可提出一些问题,让儿童推论、比较、评价、假设、解决问题等。问题的设计应该由易到难,逐渐增加问题难度,触发儿童思考篇章内容、结构,理解篇章大意,体会作者想要表达的深层次的含义。

另外,透过学习,儿童可以与治疗师一起讨论感想、建议、想法,将篇章内容以写作方式或是演说方式表达出来,或通过戏剧方式表演出来、制成工艺品(如图画、美工作品)或是实际运用在生活上等,进一步帮助儿童深入了解篇章的内容。

三、训练方法

(一)记忆故事情节

1. 操作定义　讲述故事内容,梳理故事情节,强化儿童记忆及理解故事情节的能力。

2. 应用流程　向儿童讲述篇幅较短的故事,可以用图像方式分析故事内容。治疗师分析故事内容后,向儿童提问,以协助儿童整合故事的内容,并通过回答问题,巩固儿童对故事内容的记忆。在提问时,同时指出与答案有关的图书部分,给予视觉提示。可以与儿童玩手偶,鼓励儿童扮演手偶的角色及对话,并说出简单的故事。

3. 注意事项　向儿童讲述故事时,要留意儿童是否注视故事书。可以轻轻带着儿童的手指指着插图,帮助他们联系所听到和所看到的内容。

4. 应用举例　治疗师向儿童讲述一些篇幅较短的故事,插图要求清晰简单。故事内容提示卡包括故事中的人物、故事发生的地点、发生的时间、发生的经过、事件的原因、故事的结果,以及故事人物的感受。治疗师分析故事内容后,可向儿童提问。如儿童在理解故事上遇到困难,可以调整讲故事的速度,并在语句之间略作停顿,让儿童有足够的时间分析所听到的故事内容。重复说出故事中与问题有关的部分内容,以帮助儿童记忆。适当时机可给予提示。例如提问完毕后,提供选择项,令儿童选择。

(二)按顺序排列故事情节

1. 操作定义　按照次序,排列故事程序图卡,复述故事、描述故事内容,提升儿童记忆故事发生的次序能力。

2. 应用流程　按儿童的理解能力决定需要排列的图卡数量,每张图卡必须清楚、具体地表达出故事的情节,可在图卡上增加文字作说明。

利用视觉提示辅助儿童排列故事卡的先后次序,例如,将写有数字的纸卡排在桌上,让儿童把故事卡按次序排列在数字卡下面。

3. 注意事项　若故事卡较长,可按情节把故事分成数组程序图卡,让儿童能更容易理解整个故事的结构和内容。

4. 应用举例　"桌上有一杯可乐。宝宝想拿来喝。糟糕!宝宝把杯子打破了。"

依照图片内容做描述后,儿童需正确指认出图片。治疗师先看一遍图书上面的故事,然后向儿童说出故事,并指示儿童按次序填写数字1~3。

(三)因果关系或前后顺序关系连环图卡

1. 操作定义　依照因果关系、事件的发生顺序排列故事图卡,培养儿童逻辑推理能力。

2. 应用流程　准备具有因果关系或是前后顺序关系的故事图卡。训练时,可将图卡放在桌上,请儿童依照其因果关系、事件的发生顺序等排列,并解释为什么按这样的顺序排。可将一套图卡中的最后一张先藏起来,请儿童猜猜看下一张图卡的内容是在说什么。或故意拿其他套图卡中的某一张图卡与结局图片,请儿童选择,并说明为何选择另一张。

3. 注意事项　图卡的选择从逻辑关系较简单的组合开始。

4. 应用举例

(1)根据事物的定理或事件发生的真实情况来指出事件发生的原因或结果。治疗师问:"雪糕不放进冰箱里会怎样?"儿童答:"会化掉。"或凭想象来推测卡片相关事件的原因或结果。治疗师问:"为什么小明这么开心?"儿童答:"今天是小明生日""小明收到妈妈的礼物""爷爷表扬了小明"。

(2)模拟超市购物过程,理顺故事中超市购物程序。出示超市购物的程序卡片,引导儿童按次序排列卡片,并作出示范性描述:首先取购物篮,接着取货物,最后付款。

(四)预测与解释

1. 操作定义　预测故事内容,并解释其可能性。

2. 应用流程　念读故事的内容,请儿童预测故事接下来的内容。可以预测多种可能性,并给予解释。

3. 注意事项　故事选择可参考儿童读物。

4. 应用举例　训练时,治疗师念读小部分故事的内容,使用两个玩偶各自说出不同的下文,请儿童说出哪一个玩偶说得比较合理或正确,并解释为什么。

(五)语句配对

1. 操作定义　将两个以上子句配对,还原成原来的语句。

2. 应用流程　先从儿童读物、童话、故事书等读物中找出一些含有两个以上分句的语句作为教材。请儿童将两个以上分句配对,还原成原来的语句。还原后,儿童或治疗师念读,并判断其是否合理。

3. 注意事项　如儿童语句配对不合理,请儿童说出自己的想法。

4. 应用举例　将上下分句用电脑打字后打印、裁剪,分装在两个小盒子中,请儿童从两个盒子中,各抽出一个分句,儿童念读,判断语句配对是否合理。

(六)上下文走迷津

1. 操作定义　排列文章句子,依照前后文顺序画出路线图。

2. 应用流程　可使用报纸杂志、故事书或是自编的短文作为教材,将文章中的句子分开放置在一张白纸上。请儿童先读白纸上的每个句子,然后依照正确的前后文顺序画出路线图。

3. 注意事项　根据儿童理解能力选择故事难度。可增加时间的变化,把过去发生的事情改成未来发生的事情等。可增加故事的复杂度,例如增加故事的长度、句子的长度、以及词汇的复杂度。

4. 应用举例　训练时,儿童先读白纸上的每个句子,了解白纸上每个句子意思,然后排列句子顺序给出路线图。

(七)故事接龙

1. 操作定义　根据单元主题将段落组合成完整的故事,发觉上下文语句概念的相容或不相容,整合故事内容。

2. 应用流程　根据单元主题将段落组合成完整的故事,并讨论故事内容是否合理。治疗师可以先举例,然后再由儿童轮流续写句子。也可采用小组活动的方式进行,让几名儿童合作,创作出一个小故事,并一起讨论故事内容。

3. 注意事项　允许儿童说出不合理的结局并帮助儿童发现其不合理之处。

如果故事中有新词,要事先解释并练习新词。如果只有一两个新词,事先可不解释,看看儿童是否会在听故事的过程中或在听完故事之后询问新词的意思。若没有询问,治疗师需通过提问判断儿童是否能够依前后文推测出新词的词义,还是儿童忽略了新词的出现。

4. 应用举例　治疗师或儿童先就单元主题说出一小段话,然后再一起完成一个小故事,并讨论故事内容是否合理。

（八）结局对对看

1. 操作定义　阅读文章前半部分,找出文章结局。

2. 应用流程　只给儿童无结局的文章部分阅读,请其找出文章结局部分。也可进行团体活动,让两组儿童各持文章的一部分,儿童需要在教室中找到与其配对的另半篇文章。

3. 注意事项　根据需要选择教材,可使用课程内容、报刊杂志、故事书或是自己写的短文。

4. 应用举例　只给儿童无结局的部分阅读,将结局部分装在信封中,请儿童抽出信封中的结局部分念读,之后请其判断是不是属于其已念读的文章结局。如果不是,则需继续抽取信封,直到找出相配的结局。

（九）指出描述的人或物

1. 操作定义　借助人或物的特征指出所描述的人或物。人或物的特征包括主要特征和次要特征,描述时从次要特征开始,以培养儿童搜寻、连接、排除和推测的能力。

2. 应用流程　玩"猜猜我是谁"或"猜猜我是什么"的游戏。治疗师用2~4个句子描述同一个人或物,儿童从治疗师描述的线索中猜出答案。内容可逐渐过渡到开放式主题指出相关描述的人或物。开放式主题即不设定主题,没有任何图卡或物品的提示,针对日常活动、常接触的人或物进行相关描述,然后通过提问,了解儿童的理解程度。

3. 注意事项　活动设计的形式从简单的开始,例如简单的用语、明确的描述、类别差异大的选项等,描述的内容必须是儿童熟悉或相关的知识。

4. 应用举例

（1）先让儿童了解游戏规则,把卡片或物品放在儿童面前,让儿童注意听治疗师的描述再做正确的选择。"它是宠物,它有4条腿,喜欢吃肉骨头,它是什么?"刚开始可用类别差异大的选项让儿童容易从中选择正确的选项,例如马、汽车、小狗、苹果。若儿童指认不正确,可再听一次。先请儿童把图卡或物品中有4条腿的动物拿出来,再复述一次描述的内容,如果仍然指认不正确,再加一些更明确的线索,例如"它会汪汪叫"。

（2）用难度加深的语言、非直接性的描述、逻辑性的增加、更多选项、选项的类别更相近或具有某些相同的特质增加难度。例如把游泳、足球、乒乓球、洗澡、篮球的图卡放在桌上。治疗师说:"它是一种运动。"指导儿童把运动类图卡拿出来,把非运动类的图卡放一边。治疗师说:"它是球。"要儿童把球类运动图卡拿出,把非球类的图卡放一边。治疗师说:"它要好多人一起玩。"要儿童把好多人一起玩的运动图卡拿出来,把两人的运动图卡放一边。治疗师说:"它要使用手,它是什么?"儿童拿出篮球图卡后,回答:"篮球。"

（3）开放式主题,指出相关描述的人或物。例如,妈妈用长长的管子在地毯上吸来吸去,然后,地毯上就变干净了。提问:"妈妈在做什么?"儿童回答:"妈妈用吸尘器吸地毯上的灰尘。"

（十）主题式生活对话

1. 操作定义　以生活情境为主题进行简单对话。

2. 应用流程　先告诉儿童对话的主题是什么，或者让他选择要谈的主题，说完主题后开始进行对话。刚开始时，用 2~3 个句子进行对话，依孩子的能力增加句长。在对话时，要建立听完说话者的话语才可以发言的轮替概念。治疗师可以用假装听错、假装不懂或假装说错的技巧。引导儿童学习说明、解释、描述等对话技巧。

3. 注意事项　告诉儿童讨论的主题及流程。依儿童的年龄和能力选择主题、句子长度和句子形式。

4. 应用举例

治疗师说："你今天早上吃的什么？"

儿童说："我喝的粥，吃的鸡蛋。"

治疗师说："你猜阿姨今天吃的什么？"

儿童说："不知道。"

治疗师说："你可以问我啊！"

儿童说："是包子吗？"

治疗师说："我没有吃面包。"

儿童说："不是面包，我是说你吃的包子。"

治疗师说："我不是吃的包子，但我吃的早饭也是用面粉做的。"

（十一）针对故事或短文回答问题

1. 操作定义　运用发问技巧，引导儿童学习掌握故事及短文的内容、顺序、结果及更多的细节，发问可以提示内容重点并引发儿童思考。

2. 应用流程　主题的选择可以是生活事件，或是一则短故事。将所选的主题告诉儿童，刚开始用 2~3 个简单的句子描述。先不要让儿童看到相关的图片。说完后提问，并告诉儿童有几个问题要问。儿童回答问题后，再让他看相关的故事图片是否与他所回答的问题内容吻合。若回答不正确，等儿童看完图片后，再重述问题，请儿童回答。角色轮替，换儿童讲故事给治疗师听，并提问题。

故事问题有四个层次。第一层次：从故事的字里行间就可以直接找到答案。第二层次：无法从字面上得到答案，必须听完整句或整段，经过分析才能找到答案。第三层次：需要理解文章大意，才能找到答案。第四层次：运用自己的先前知识，才能够引申或联想作者欲传达的抽象信息。

3. 注意事项　当告诉儿童有 2 个问题要问，即使他回答得很好也不要增加问题的数目。可以在下一个训练时，再增加问题的数目。如果儿童有错误的问句形式，治疗师在回答问题前要先帮助儿童练习正确的问句形式。

4. 应用举例　弟弟跑来跑去：弟弟最喜欢在走廊里跑来跑去，一不小心撞到墙角，头撞破了。弟弟痛得大哭起来，妈妈一听到他的哭声，立刻跑过来看，弟弟边哭边跟妈妈说："妈妈，我下次再也不敢在走廊里跑来跑去了。"

提问：①弟弟喜欢做什么？②弟弟哪里受伤了？③弟弟为什么不敢在走廊里跑来跑去了？④听完故事，你有什么感想？

（十二）批判

1. 操作定义 发现描述中问题所在，并根据逻辑提出自己的想法。

2. 应用流程 让儿童指出描述恰当或不恰当之处，并阐述适当的说法或做法。

3. 注意事项 从日常熟悉的环境中寻找训练内容。

4. 应用举例 儿童担任裁判员，利用对、错的牌子判断治疗师的话是否正确。治疗师抽出 1 张日常物品图片及 1 张家居位置图片。例如枕头和厨房。接着说："枕头放在厨房里。"儿童需判断治疗师的说话是否正确。当儿童举起错误的牌子时，引导儿童说出正确的做法。例如枕头放在厨房里是错的，应该放在卧室里才对。

（十三）推理

1. 操作定义 根据过去所接受或记忆的资料对信息进行分析或整合的过程。在训练过程中，常需借由提问引导儿童思考的方向或思考的逻辑。

2. 应用流程 向儿童描述情景，待儿童理解后描述类似的情景，引导儿童推断出答案。

3. 注意事项 从日常熟悉的环境中寻找训练内容。

4. 应用举例 出示不同的人物及场所图片，并向儿童描述情景。例如治疗师说："爸爸和妈妈去超市买东西。付钱的时候，爸爸发现没有带钱包，请问谁来付钱?"引导儿童从人物图片中挑选并说出答案。例如"妈妈付钱。"接着更换图片，再次描述类似的情景。例如"爷爷和奶奶去餐厅吃饭，付钱的时候，奶奶才发现她没有带钱包，请问谁来付款?"引导儿童说出答案。

（王　萌）

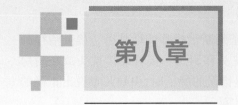

第八章

儿童语言表达的训练

一、基本概念

语音(phone)是指人类通过发音器官发出的、用于人与人之间交际、表达特定意义的声音。

语音的声学特性包括音高、音强、音长和音质,分别由发音器官的结构和生理功能所决定,如呼吸运动产生气流决定音强和音长,声带振动产生声音决定音高和音质,构音器官运动决定音质。此外,听觉系统和高级脑功能决定语音的感知和语音内涵。由此可见,语音训练应涵盖以上语音相关性元素。

二、训练内容

(一)呼吸系统训练

呼吸系统是声音的动力系统,呼气量多少、持续时间、控制能力直接影响语音的音量、音高等性质,因此呼吸系统训练包括气流产生训练和气流控制训练。气流产生训练主要是呼吸模式的训练,一般采用腹式呼吸;气流控制训练主要是控制气流流出的速度,一般采用圆唇呼吸。

(二)发声系统训练

发声系统主要是喉系统,由喉(声带)振动而产生声音。除非合并嗓音障碍,一般语言障碍的儿童发声系统不存在器质性障碍。无声带振动多半是由于先天性或获得性神经肌肉功能障碍所致,包括因脑部结构或功能异常而造成的运用困难或失用,因此该类儿童的发声训练主要集中在感知声带振动和自主控制声带振动两方面。

(三)共鸣系统训练

共鸣系统是腔体(咽腔、鼻咽腔、鼻腔、口腔)塑造气流、改变声音音质或强度的系统。共鸣系统训练主要指通过刺激唇、下颌、舌、软腭等构音器官,引起其运动,从而有利于发声的方法。

（四）表达欲望训练

训练儿童产生有目的性的交流表达欲望，将需求以声音的形式呈现出来，是语音产生的重要因素，因此训练儿童的表达欲望能力是必不可少的。

三、训练方法

（一）腹压发音法

1. 操作定义

腹式呼吸法指吸气时让腹部凸起，吐气时腹部凹入的方法。腹压发音法是利用腹式呼吸和呼气发音的原理，诱导无发音和音量较低的儿童大声发音。儿童可以在仰卧或坐位下完成，治疗师对儿童上腹部施加向上向内的压力，带动横膈肌促进肺部呼气发音，有利于儿童发声和增加音量。此方法适用于发声障碍和发声音量低的儿童，对不能跟随指令的儿童也适用。

2. 准备活动

（1）物理环境：环境相对安静，光线适中，儿童比较熟悉的治疗室、训练教室或儿童家中。

（2）用具：椅子、床、强化物。

3. 注意事项

该游戏可尝试 5~10 次。训练应避免饱餐后进行，并需要检查患儿的肌张力情况，如肌张力过高，可酌情单纯推压腹部，如有肋骨骨折，应避免使用。

4. 应用举例 见表 8-1-1。

（二）气流控制训练法

1. 操作定义 气流控制训练法是指利用圆唇呼气的原理，以鼻吸气、缩唇呼气，使气体通过缩窄的口型有所控制的缓缓呼出的方法。可用按指令直接训练，也可以采用活动练习，如吹泡泡、吹蜡烛、吹水等。操作时应先让儿童学会产生气流，再过渡到气流控制训练。该方法适用于具有一定运动模仿能力、存在发声异常和音量低下的儿童。

表 8-1-1 呼吸系统训练——腹压发音

活动目标	加强呼吸功能和发声能力
活动准备	（1）舒适的床或有靠背的椅子 （2）强化物：儿童喜欢的玩具或食物，作为奖励适时给予
活动过程	（1）游戏一：治疗师说"小朋友，我们一起玩游戏。"治疗师双手握住患儿双手，将患儿双手放在上腹部，再打开双手高举过头（图 8-1-1），反复练习此动作 3 次作为热身放松运动。随后在双手举高再次回到腹部时，快速向上向内推压腹部（图 8-1-2），同时诱导患儿发"a"音或尽量大声发音 （2）游戏二：患儿舒适地躺在床上，治疗师面对患儿跪坐在患儿脚旁，双手分别握住患儿脚踝，交替屈伸活动下肢，然后快速屈曲双下肢以压迫腹部（图 8-1-3），治疗师同时发"a"音以引导患儿发音 （3）游戏三：治疗师与患儿面对面坐，分别握住患儿双手，轻轻推患儿，如患儿能抵抗并反推治疗师，则突然加快推力，同时发出"a"音，引导患儿在被推时发音；如患儿没有抵抗和反推用力，则继续握住患儿双手推拉摇动身体，趁其不备突然推动患儿，诱发发音

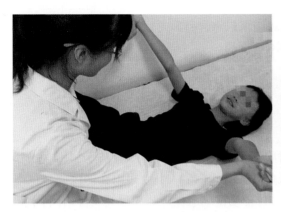

图 8-1-1　双手高举过头

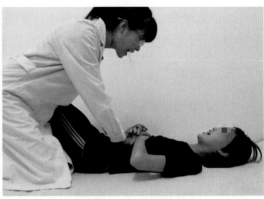

图 8-1-2　向内推压腹部

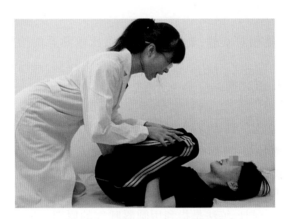

图 8-1-3　屈曲双下肢压迫腹部

2. 准备活动

（1）物理环境：环境相对安静，光线适中，儿童比较熟悉的治疗室、训练教室或儿童家中。

（2）用具：蜡烛、火机、桌子、水杯、吸管、饮用水、强化物。

3. 注意事项

吹气训练容易造成过度换气，训练时应避免换气时间过短，吹 1 次，休息 10 秒，总训练时间应控制在 5~10 分钟内。

4. 应用举例　见表 8-1-2。

表 8-1-2　呼吸系统训练——气流控制训练

活动目标	加强气流和发音控制能力
活动准备	（1）物品：色彩缤纷的蜡烛、火机、桌子、盛有 1/3 水的杯子、吸管 （2）强化物：儿童喜欢的玩具或食物，作为奖励适时给予
活动过程	（1）游戏一：在患儿面前 5cm 放置一蜡烛，治疗师示范吹动火苗，结合指令和口型让患儿吹动火苗（图 8-1-4），成功 3 次后，逐渐以 3~5cm 的距离远离患儿，延长每次的吹气时间 （2）游戏二：把吸管放入盛有 1/3 水的杯子里，让儿童对着吸管吹，鼓励儿童在水面吹出更大更多的水泡，延长每次吹泡泡的时间

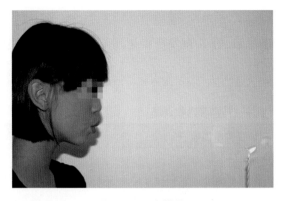

图 8-1-4 吹蜡烛

动训练的要点。

4. 应用举例 见表 8-1-3。

（三）声带振动感知

1. 操作定义 通过让儿童感受发音时声带振动来促进发音。

2. 准备活动

（1）物理环境：环境相对安静，光线适中，儿童比较熟悉的治疗室、训练教室或儿童家中。

（2）用具：椅子、强化物。

3. 注意事项 对于没有声带障碍的儿童，使用此方法应注重教会患儿如何使用声带发声，因此感知、模仿是声带振动训练的要点。

表 8-1-3 发声系统训练——声带振动感知

活动目标	强化声带振动感知
活动准备	强化物：儿童喜欢的玩具或食物，作为奖励适时给予
活动过程	（1）治疗师分别握住患儿双手，一手放在治疗师喉部，另一手放在患儿喉部 （2）治疗师分别发"a"音和不发音，让患儿感受喉部振动和静止2种状态（图 8-1-5） （3）随后，再次发"a"时，放在治疗师和患儿喉部的手同时振动，让患儿明白发音时手放置的位置需要振动 （4）进一步地，治疗师示范对镜子哈气的同时说"h-a"，让患儿既看到镜子起雾，也感受声带振动（图 8-1-6）

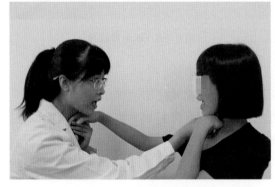

图 8-1-5 声带振动感知

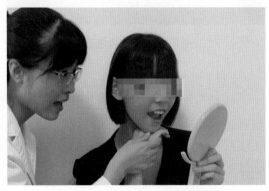

图 8-1-6 声带振动和视觉反馈

（四）声带内收训练

1. 操作定义 声带内收训练是通过对儿童的声带所在位置的体表投影（即甲状软骨处），通过内收甲状软骨促进声带内收，以带动儿童发声。本方法适用于有意向发音，但因为不能启动声带振动而无法发出声音的儿童。

2. 准备活动

（1）物理环境：环境相对安静，光线适中，儿童比较熟悉的治疗室、训练教室或儿童家中。

（2）用具：椅子、镜子、强化物。

3. 注意事项   此方法多用于发声困难的患者，在儿童发声中运用不多，但可与上述呼吸训练和声带振动感知训练联合使用，促进发声。

4. 应用举例   见表 8-1-4。

表 8-1-4   发声系统训练——声带内收训练

活动目标	加强声带内收
活动准备	（1）物品：镜子、椅子 （2）强化物：儿童喜欢的玩具或食物，作为奖励适时给予
活动过程	在上述声带振动感知训练的基础上，治疗师一方面诱导患儿发音，一方面将手放在患儿甲状软骨处，用拇指和其余 4 指对捏（图 8-1-7），以诱发甲状软骨旁边的肌群收缩，引起甲状软骨内收，从而带动声带内收

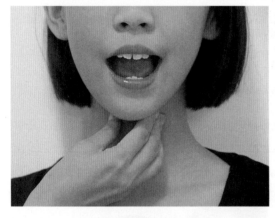

图 8-1-7   声带内收训练

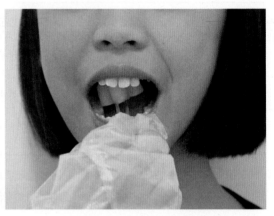

图 8-1-8   冰刺激软腭

（五）温度刺激训练

1. 操作定义   通过冰棉签快速刺激软腭、唇部等儿童比较敏感的部位，增强儿童感觉输入，引起软腭上抬，促进发音（图 8-1-8），该方法适用于发音障碍或发声单一的儿童，通过该法可引导发出更多声音。一般元音的习得顺序是 a、o、i、u、e、ü，因此"a"音最为广泛应用。临床上可联合温度刺激和腹压发音进行治疗。

2. 准备活动

（1）物理环境：环境相对安静，光线适中，儿童比较熟悉的治疗室、训练教室或儿童家中。

（2）用具：冰棉签、杯子、强化物。

3. 注意事项   此方法避免应用于口腔敏感、呕吐反射敏感和有癫痫的患儿。

4. 应用举例   患儿蓝某，4 岁半，因车祸致语言障碍，四肢肌力下降，出现失语症状，理解能力为 2-1 阶段，看见食物能够张口吃，认识手机、玩具，无自发语，无声音，不能模仿（表 8-1-5）。

表 8-1-5　共鸣系统训练——温度刺激训练

活动目标	用温度刺激带动发音器官运动
活动准备	（1）物品：冰棉签、杯子 （2）强化物：儿童喜欢的玩具或食物，作为奖励适时给予
活动过程	（1）首次引出声音：治疗师取一根冰块，快速轻敲患儿唇部（图 8-1-9），患儿受冷刺激而反射性发出"a"音 （2）发音巩固训练：治疗师手拿一根花形冰棒，对患儿说"吃不吃雪糕？a 不吃"如果患儿能自主张口，治疗师应马上把冰棉签从下到上快速刺激软腭 3~5 下，同时治疗师夸张地张口发"a"音作为引导发音 （3）如果患儿没有主动张口，治疗师可将一手拇指置于"K"点协助患儿张口。若患儿只有张口动作，而没有发音，治疗师可冰刺激软腭的同时，向上向内推压腹部，协助发音

注"K"点即 K-point，位于磨牙后三角的高度，腭舌弓和翼突下颌缝的中央位置，位于两牙线交点的后方，此处实际上是一个凹陷

（六）运动模仿训练

1. 操作定义　一般用于能自主发出声音，但尚未掌握模仿发音技能的儿童。每次训练前必须选取目标音，一般以辅音为主，根据目标音的发音特点，训练相应构音器官的模仿运动，由此引出模仿发音，发音应与日常高频词汇相结合。

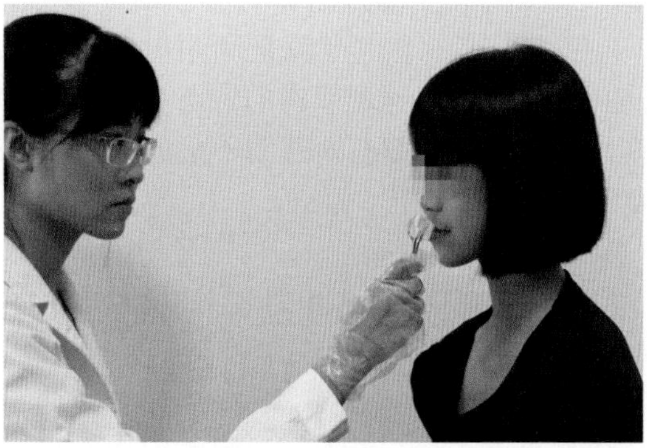

2. 准备活动

（1）物理环境：环境相对安静，光线适中，儿童比较熟悉的治疗室、训练教室或儿童家中。

（2）用具：选用蘸有酸奶或果汁的棉签或儿童喜欢的食物作为口肌训练工具，词语理解或词语表达部分的训练图片、强化物。

图 8-1-9　冰刺激唇部

3. 注意事项　尽管此方法建议参考正常儿童构音发育顺序，不送气双唇音（b、m）和不送气齿龈音/舌尖中音（d、n）→声门音（h）→送气双唇音（p）和送气齿龈音/舌尖中音（t）→圆唇双唇音（w）→唇齿音（f）和舌根音（g、k）→边音（l）→舌面音（j、q、x）→舌尖前音（z、c、s）→舌尖后音（zh、ch、sh、r）等，但不能一概而论，治疗时应寻找患儿的切入点。

4. 应用举例　见表 8-1-6。

表 8-1-6　共鸣系统训练——运动模仿训练

活动目标	采用模仿运动刺激发音器官运动
活动准备	（1）物品：词语理解或词语表达部分的训练图片如"杯杯""帽帽" （2）强化物：儿童喜欢的玩具或食物，作为奖励适时给予
活动过程	（1）根据正常儿童构音发育顺序，首先设置目标音为"b"音 （2）采用蘸奶的棉签 3~4 根让患儿吮吸，棉签放置的位置由舌中逐渐前移至舌尖和唇边，治疗师一手转动棉签引导患儿用唇闭合的方式吮吸，一手按压上下唇协助患儿闭唇 （3）当患儿随棉签节奏掌握自主闭合能力后，逐渐减少棉签干预，增加治疗师唇张闭的视觉反馈，诱导患儿模仿唇张闭和咂唇运动（图 8-1-10），并向"ba"音过渡，结合情境图片"爸爸""比"等进行训练

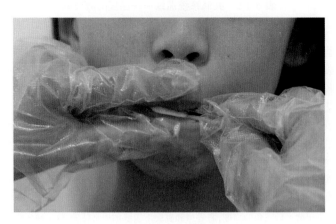

图 8-1-10   闭唇运动

（七）口腔内电刺激训练

1. 操作定义   感应电流是利用电磁感应原理产生的一种双相、不对称的低频脉冲电流，具有兴奋正常神经和肌肉的特点。周惠嫦等采用手持式电极联合感应电刺激，可灵活刺激患者的口腔内外肌群，对肌力不足的吞咽障碍患者疗效较好，也可应用于癔症性失语和构音障碍的患者。

2. 准备活动

（1）物理环境：环境相对安静，光线适中，儿童比较熟悉的治疗室、训练教室或儿童家中。

（2）用具：感应电刺激仪、手持式电棒、10cm×10cm 衬垫、防水胶纸、手套、铅板。

3. 注意事项   在前述温度刺激训练和运动模仿训练无效的情况下，可考虑选用此方法。禁忌证：急性化脓性炎症、痉挛性麻痹、出血性疾患、癫痫、抽搐、电流过敏。血压高、肌张力高的患儿慎用。

4. 应用举例   见表 8-1-7。

（八）拟声训练

1. 操作定义   通过向儿童展示具有典型发音特征的日常高频物品，多次输入，诱导儿童模仿和发音。该方法适用于 S-S 法中阶段 2 及以上无发音或自发语少的儿童。

表 8-1-7   共鸣系统训练——口腔内电刺激

活动目标	刺激发音器官运动
活动准备	物品：温水彻底湿润衬垫和手持式电棒棒头，把铅板套于衬垫内，置于儿童颈后，检查并连接感应电刺激仪
活动过程	（1）案例一：患儿李×，10 岁，一氧化碳中毒后缺氧缺血性脑病，存在言语失用，有口型无发音，使用感应电疗仪进行感应电刺激，频率 50~100Hz，有效波宽 0.1~1ms，辅助电极（10cm×10cm）置于颈后，主电极手持式电棒刺激患儿的软腭，选择运动阈值至疼痛阈值，诱发患儿发音 （2）案例二：患儿梁×，5 岁，脑性瘫痪，理解 4-1 阶段，只能发出"a"音，可根据命令进行咂唇等运动，但不能发出其他辅音。采用手持式电棒联合感应电刺激，快速刺激上下唇肌，诱导"ma"音的发出（图 8-1-11）

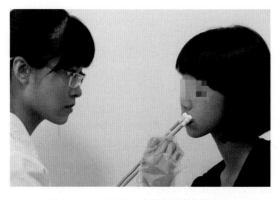

图 8-1-11　手持式电棒刺激唇部闭合

2. 准备活动

（1）物理环境：环境相对安静，光线适中，儿童比较熟悉的治疗室、训练教室或儿童家中。

（2）用具：棉签、词语理解或词语表达部分的训练图片、强化物。

3. 注意事项　由于该方法对理解能力有一定要求，因此选择目标词时应该询问家长儿童平常接触哪些物品较多，作为切入训练点。

4. 应用举例　见表 8-1-8。

表 8-1-8　表达欲望训练——模仿发音

活动目标	诱发发音欲望
活动准备	（1）图片：准备"奶""苹果""电话"等实物和图片 （2）强化物：儿童喜欢的玩具或食物，作为奖励适时给予
活动过程	（1）治疗师拿出患儿喜欢的食物，如牛奶，问"宝宝，喝不喝？" （2）当患儿无回答而直接伸手取时，治疗师协助患儿伸手并配音"喝"，重复 3 次 （3）治疗师模仿喝水的声音"咕噜咕噜，哈～"，让患儿喝完一口奶后发出"哈"的声音 （4）多次强化训练后，可换成图片，问"牛奶怎么喝？"诱导患儿发"咕噜咕噜，哈～" （5）掌握后变换成其他常用物品，如"苹果怎么吃？"→"a-m""怎么敲门？"→"咯咯咯""怎么打电话？""铃铃铃，喂"

（九）需求训练

1. 操作定义　选择儿童感兴趣的物品，引出儿童的需求后，诱导其发音。

2. 准备活动

（1）物理环境：环境相对安静，光线适中，儿童比较熟悉的治疗室、训练教室或儿童家中。

（2）用具：喜欢或接受的食物、词语理解或词语表达部分的训练图片、强化物。

3. 注意事项　此方法多与理解训练一起进行，具有提高理解和表达能力的作用。对于理解能力较好的儿童，旨在以语言刺激的方式诱导语言模仿，对于理解能力较差的儿童，旨在灌输概念引起条件反射性的训练。

4. 应用举例　见表 8-1-9。

表 8-1-9　表达欲望训练——需求训练

活动目标	刺激发音欲望
活动准备	（1）图片：准备"奶""苹果""紫菜"等实物和图片 （2）强化物：儿童喜欢的玩具或食物，作为奖励适时给予
活动过程	（1）向患儿出示紫菜 （2）患儿迫不及待时，治疗师帮助患儿作出"要"的动作，同时发出"要"的配音，重复 3 次才给患儿吃，如此多次进行训练 （3）与患儿玩按按钮的游戏，治疗师按下按钮，并说"按"，治疗师诱导患儿在按下按钮的同时说"按"，每按一次说一次

（陈丽珊）

第二节　词语命名的训练

一、基本概念

词语命名是指儿童能够对事物、事物的图片或模型进行正确命名。Dromi 提出了如下儿童词语命名标准：发音近似于成人表达；在产出语音形式的同时，采用手势语指代对应指称物；指代不同语境中的固定事物；能被成人理解；并具有潜在意义。台湾学者提出的儿童词语发展标准：儿童持续使用某词语指认某物品；发音与正确音韵相似且可辨认；不是模仿，而是能在正确情景中使用该词语。从上述学者对词语习得的标准可以发现，儿童的词语命名是要在语音上近似成人表达，成人能够理解；语用上能够在不同情境中都可以进行正确命名，且不是模仿说出。对语言障碍儿童来说，词语命名是其语言发展的关键。

二、训练内容

在为语言障碍儿童进行词语表达训练时，首先需要考虑：什么样的词语是儿童最需要的；其次，什么样的词语是儿童能够习得的。早期词语需具备两个条件：一方面，早期词语所指的都是最早出现在儿童的生活中的，比如儿童的家人、常吃的食物、常用的玩具、常穿的衣物等。另一方面，早期词语的所指一般只有一个物体或者动作，并且这个所指是有明确特征的，比如词语"苹果"，该符号所指物为苹果这种水果，并且具有明显的特征：圆形、很甜等。因此，早期词语是最容易被感知和记忆的。

词语命名训练的首要目标是让儿童掌握早期词语，满足日常生活的沟通需要，能够使用单独的词语说出生活中最常接触到的人、物品以及事件。依据早期词语习得结果，将儿童最早习得的名词和动词作为词语命名训练的核心内容。

（一）早期词语——名词

名词是儿童早期词语中的最大组成部分，也是语言障碍儿童词语训练的最大组成部分。具体名词又分为指人和指物名词，指人名词可渗透在儿童实际生活中的进行训练，而指物名词可以独立进行训练。按照名词指代事物的类别，可将名词分为动物、衣物、食品、玩具、器皿、室内物品、室外物品、交通工具、人体部位、人物和地点等。在编排名词的训练内容时，可根据名词的类别与出现场景，将其分布在各个小单元中。例如将通常一起出现的衣服、裤子、鞋子等衣物类词语放在服装市场的单元中，这种编排方式有利于儿童在贴近生活的场景中感知词语的含义，并将其有结构的保存在记忆中。

（二）早期词语——动词

动词是仅次于名词的第二大类早期词语，早期词语中的动词主要包括两类表示肢体动作的词语如爬、跳，以及表示人类活动的词语如唱歌、跳舞。在组织儿童训练内容时，将动词按照经常搭配的物品以及出现场景进行编排。例如，在幼儿园场景中包含经常出现的动词坐、站、写字、画画等。在儿童习得动词的过程中，经常将动词和它作用的名词作为一个整体使用，例如将"滑滑梯"作为一个整体来记忆和使用。这种现象是儿童在语法知识不完整的情况下自然存在的阶段，是儿童对词语理解由具体到抽象的表现。在词语命名的训练过程中应该尊重儿童的这种认知规律，并善加利用。

三、训练方法

（一）感知体验法

1. 操作定义　感知体验法是指儿童亲自参与知识的建构,亲历过程并在过程中体验知识和情感的一种方法。

2. 应用流程

（1）治疗师准备好所教词语相应的实物或动作;

（2）治疗师引导儿童进行主动感知并体验词语所对应的实物或动作过程。

3. 注意事项

（1）治疗师所提供的材料,应符合儿童认知特点;

（2）教会儿童观察对象的方法,给儿童留存一定的观察时间和空间;

（3）治疗师呈现的实物或动作要有观察性和启发性。

4. 应用举例　治疗师教授"萝卜"这一词语,老师让儿童去菜园里进行实际观察、感知,或用已准备好的"萝卜"实物让儿童观察、感知。通过治疗师的引导,儿童亲自观察、感知"萝卜"这一实物的特征。

（二）示范模仿法

1. 操作定义　示范模仿法指教师通过自身规范化的语言,为儿童提供语言学习的样板,有时也可以让发展较好的儿童来示范,让儿童始终在良好的语言环境中自然地模仿学习。

2. 应用流程

（1）治疗师、助教或儿童同伴示范所要表达的词语或动作,儿童观察;

（2）儿童进行词语或动作模仿,儿童若无法完成,治疗师可以进行提示辅助完成模仿。

3. 注意事项

（1）示范语言规范到位;

（2）治疗师要把握好示范的时机和力度;

（3）恰当运用显性示范和隐性示范;

（4）观察儿童语言表现,恰当运用强化原则。

4. 应用举例　学习词语"红色",治疗师拿着红色的卡片,示范说"红色",儿童观察、聆听;治疗师让儿童自主仿说"红色",若儿童无法自主完成,治疗师可以发音提示,直至儿童自主完整模仿。

（三）集中练习法

1. 操作定义　集中练习法是有意识地让儿童多次使用同一个言语因素(如词汇)或训练儿童某方面语言技巧的一种方法。

2. 应用流程

（1）治疗师准备好所练习的词语,围绕这一词语的一个方面进行提问,儿童自主说出词语;

（2）治疗师从这一词语的另一个方面进行提问,儿童自主说出词语。

3. 注意事项

（1）明确练习要求,逐步提高练习要求;

（2）要求儿童在理解的基础上,有适当的独创性练习,避免枯燥;

（3）练习方式应该生动活泼，形式变换多样。

4. 应用举例　练习词语"小汽车"，治疗师拿出带有小汽车的主题卡片，提问："这是什么？"儿童回答："小汽车。"治疗师拿着卡片拟声提问："滴滴，什么来了？"儿童回答："小汽车。"治疗师继续提问："我们坐什么去幼儿园？"儿童回答："小汽车。"

（四）语义联想法

1. 操作定义　语义联想法是指根据词语的语义，通过联想中介，将词之间的意思联系起来，使我们通过已经习得的词激活有语义联系的词汇链，促进儿童词语命名的一种方法。

2. 应用流程

（1）治疗师准备儿童已经掌握的词语，儿童进行复习；

（2）治疗师引导儿童联想，可以提供卡片或视频资料辅助儿童进行语义联想，学习词语。

3. 注意事项

（1）在儿童已掌握词语基础上进行该方法训练；

（2）所提供的词语一方面要有较强的语义关联性，另一方面要符合儿童语言能力。

4. 应用举例　根据儿童已经学会词语"医院"，进行语义联想训练时，治疗师可以出示"医院"图片，"说一说，这是哪里？"儿童回答："医院。"治疗师："想一想，医院里都会有谁？"儿童："医生。"治疗师："对的，医院里除了医生，还有谁？"儿童此时若是回答不出，治疗师可以给予辅助，播放医院里医生和护士的视频，问"医院里还有谁？"儿童："医院里还有护士。"

（五）判断纠正法

1. 操作定义　判断纠正法是治疗师、教师故意犯错，让儿童主动纠正、回应，以此来促进儿童词语命名的方法。

2. 应用流程　第一种形式，治疗师、教师故意对儿童说出错误的话语，以激发儿童否认与更正；第二种形式，治疗师、教师假装没有理解儿童的话语，以激发儿童说出更多话语；第三种形式，治疗师、教师省略或故意做错某个例行活动中必要的步骤，以鼓励儿童表达看法。

3. 注意事项　治疗师给出的错误判断一定要在儿童错误纠正能力的范围之内。

4. 应用举例　当儿童看着果冻时，治疗师故意拿辣椒给他，并说："你想要吃辣椒，对不对？"儿童摇头否认："不对，我要果冻。"

（六）分类训练法

1. 操作定义　分类训练法是将具有相同与或相似属性的事物归并在一起，以促进儿童语言表达的一种方法。分类的过程要求个体对拟分类的材料进行比较、抽象和概括。

2. 应用流程

（1）治疗师提前准备多种不同类型的词语卡片、物品模型等，将词语卡片或物品模型打乱；

（2）治疗师给出指令，帮助儿童按照类别属性进行词语命名；

（3）治疗师给出指令，让儿童独自按照类别属性进行词语命名。

3. 注意事项

（1）词语之间的分类特征明显；

（2）在进行分类训练时可由易到难，提升分类难度。

4. 应用举例　治疗师给儿童物品模型或卡片，如葡萄、香蕉、草莓、白菜、南瓜、芹菜等摆在桌子上，治疗师给出指令"请说一说，桌子上有哪些水果？"治疗师辅助儿童说出"葡萄、

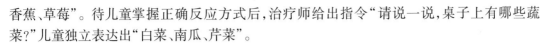

香蕉、草莓"。待儿童掌握正确反应方式后,治疗师给出指令"请说一说,桌子上有哪些蔬菜?"儿童独立表达出"白菜、南瓜、芹菜"。

（七）语音联想法

1. 操作定义　语音联想法是指根据词语的读音,通过联想中介,将读音与词义巧妙地联系起来,使我们听其音而知其义,从而促进儿童词语命名的一种方法。

2. 应用流程

（1）治疗师给出儿童已经掌握的词语,让儿童命名回答,然后让儿童联想其他相似语音;

（2）若儿童不能联想,治疗师可给予辅助,如给出相似语音词语卡片或视频资料,让儿童学习并命名;

（3）治疗师给出词语,让儿童独立进行语音联想并命名。

3. 注意事项

（1）选择语音相似或相关的词语进行训练;

（2）语音相似词语尽可能形象直观,易于儿童从不同角度学习。

4. 应用举例　治疗师拿出带有"狮子"的图片,问"这是什么?"儿童:"狮子。"治疗师:"想一想哪些音与'shi zi'相似?"儿童:"柿子。"治疗师:"很好,还有吗?"儿童若回答不出,治疗师给予卡片辅助,出示"石子"和"十字"卡片,儿童在提示说出词语"石子、十字"。治疗师给出"柿子"卡片,让儿童独立说出与"shi zi"语音相似的词语。

（八）提示促进法

1. 操作定义　提示促进法是当儿童在表达过程中出现错误或无反应时,教师、治疗师通过各种提示来促进儿童词语命名的方法。

2. 应用流程

（1）治疗师创造情境,激发儿童表达需求;

（2）儿童想要表达某个词语但表达错误或无法表达时,治疗师可以给予属性特征提示,如语音(词头音)、动作(手势、口型、体态语)提示儿童说出。

3. 注意事项　除了属性特征提示外,治疗师还可以采用联想提示、语义提示、故意停顿等提示方法。

4. 应用举例　治疗师给出"苹果"实物,激发儿童需求。当儿童想要苹果,但无法说出"苹果"时,治疗师可以提示词头音/p/或"苹",帮助儿童说出。当儿童准确说出"苹果"之后,将实物苹果给予儿童。

（九）多媒体教学法

1. 操作定义　多媒体教学法是指将词语理解与命名训练与多媒体技术进行结合,采用词语训练软件对语言障碍儿童进行训练。该类软件利用视听动画激发儿童的兴趣、系统安排训练材料,并采用不同的游戏形式实施训练,从而达到让儿童在理解词语基础上进行命名的目标。根据研发单位的不同,其训练过程略有不同。以上海某公司开发的《早期语言干预系统》为例,该软件中早期词汇应用流程分成趣味视听、认识词语、探索词语、词语沟通、认知拓展 5 个部分。

2. 应用流程

（1）趣味视听:趣味视听指用轻松有趣的动画视频激发儿童认识物品的兴趣,并让儿童在轻松愉悦的视听环境下,初步感知和理解事物的名称。

（2）认识词语:认识词语旨在让儿童掌握典型的事物原型,在词语的语音与事物的外形之间建立对应关系。治疗师可给予儿童充分的语音刺激与图片或动画示范,让儿童感知词语与物品或动作之间的联系。

（3）探索词语:探索词语指呈现词语出现的场景,帮助儿童迁移运用所学的词语,为儿童在生活中运用词语做准备。此时,可要求儿童在理解词语的基础上进行命名。

（4）词语沟通:词语沟通旨在进一步认识物品或者动作,巩固音、形之间的联接,初步感知类别的概念引导儿童通过点击等沟通方式将核心词语运用于日常会话。治疗师可引导儿童通过点击等沟通方式将核心词语运用于日常会话。

（5）认知拓展:认知拓展旨在让儿童在词语理解与表达能力训练的同时,结合认知概念进行词组的理解和表达训练。

3. 注意事项

（1）词语的选择需与儿童学习兴趣紧密结合。

（2）在帮助儿童建立词语的音和义之间的关系时,应展示多角度、多形式的实物及照片或图片,让儿童更充分地理解词语的内容。

（3）区分词语命名和词语模仿的关系,词语命名应让儿童主动调用词语相关的符号进行表达,而不是会模仿词语就能使用词语进行表达。

4. 应用举例

（1）趣味试听阶段:治疗师在趣味试听阶段以动态的形式呈现的小狗的耳朵、头、尾巴等,让儿童对目标内容形成初步认识。如图 8-2-1 所示。

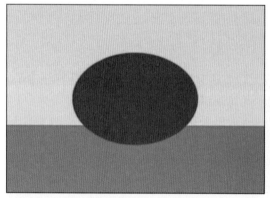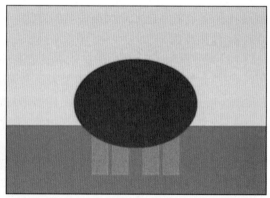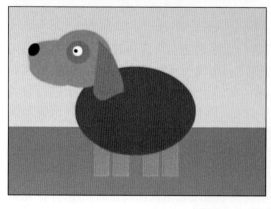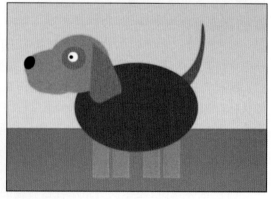

图 8-2-1 趣味视听动画截图

图片由"启智博士早期语言评估与干预仪,Dr. Language™,美国泰亿格电子有限公司"授权使用

（2）认识词语阶段：治疗师呈现狗、猫等不同的图片，让儿童从不同的图片中，找出能表达该词语的图片并强化词语与物品之间的对应关系，通过逐步增加难度，让儿童认识目标词语（图 8-2-2）。

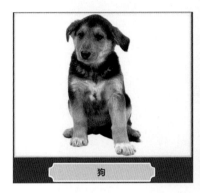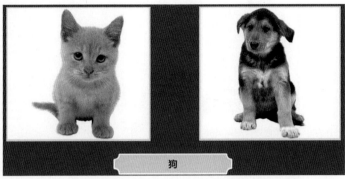

图 8-2-2　词语认识——狗

（3）探索词语阶段：治疗师点击场景中的目标词语图片并对儿童进行提问，让儿童对目标词语进行命名。例如，治疗师点击狗的图片，软件自动提示名词"狗"，此时治疗师向儿童提问："这是什么？"儿童说出："狗"，从而进行词语命名练习（图 8-2-3）。

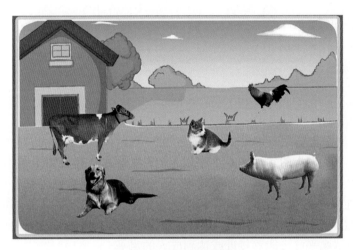

图 8-2-3　探索词语场景图

（4）词语沟通阶段：治疗师呈现多种物品图片，要求儿童按提示命名相应的名词。例如，屏幕中呈现多种物品的图片，当屏幕左边出现苹果图片时，治疗师向儿童提问："跟这张图片一样的叫什么？"儿童说出："苹果"，从而进行图片匹配练习（图 8-2-4）。

（5）在认知拓展阶段：治疗师呈现儿童用调羹喝汤的图片，软件自动提示"这是汤勺，我们用汤勺喝汤。"此时治疗师向儿童提问："我们用什么喝汤？"儿童说出："调羹"，从而进行认识功能练习；屏幕中呈现大小不一的杯子图片，治疗师依次点击大、小杯子的图片，并向儿童提问："这是大杯子，那么这是？"儿童回答："小杯子。"

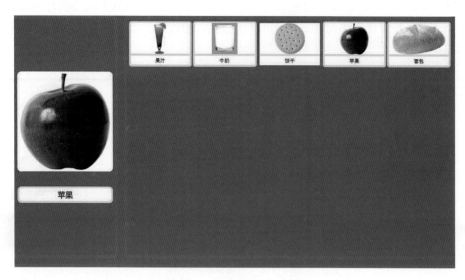

图 8-2-4　词语沟通——苹果

（尹　岚　郭　强）

第三节　句子表达的训练

一、基本概念

句子表达能力是指能使用完整的句子来表达一个特定意思的能力。句子表达的训练目标是帮助儿童使用汉语常用句式结构进行表达,为沟通交流奠定基础。

正常儿童一般在 2 岁左右即开始具备用完整句进行表达的能力,25 个月以上的儿童90%以上会组句,70%以上的句长在 6 个字以上。3 岁是儿童有关句子结构知识持续、快速增长的阶段,3 岁儿童的话语基本上都是完整句。到 4 岁时,儿童已经基本掌握了语言的核心要素,能够产生复杂的句子结构,如"问答"和"假设"等。5~6 岁儿童的词汇量一直在增长,语言的句法复杂度同样如此。总之,正常儿童句子表达的复杂性随月龄的增长而快速增长,6 岁儿童的口语水平已经能够接近或达到成人的水平。

语言障碍儿童句子表达能力的发展基本同正常儿童一致,句子表达的内容和句法结构等也随着年龄的增长而变得更为复杂,但一般情况下语言障碍儿童句子表达能力的发展会比同龄正常儿童起步晚、发展慢、程度低。在对语言障碍儿童进行句子表达能力训练时,可以参照正常儿童句子表达的发展顺序。

二、训练内容

儿童句子表达能力训练之前,必须首先保证儿童已经具备以下两个前提条件:一是能理解常用词汇及句子,句子理解是句子表达的基础,且两者在之后的语言发展过程中有着相辅相成的关系;二是能运用词汇或短语来表达意思。

句子表达的训练内容和句子理解训练内容基本一致,主要包括简单单句表达、复杂单句表达、复句表达3部分。具体的训练内容参照第七章第三节,本节不再赘述。以下主要阐述句子表达训练的基本思路。

儿童的口语表达能力是通过在日常生活中聆听和模仿他人的话语而发展出来的,随着他们认知能力的提高,并在生活中学习到更多的词汇,再加上组句能力的发展,便能运用更复杂的语句去表达意思。句子表达能力的训练思路也可以按照口语表达能力的发展过程来设计,让儿童在模仿的基础上进行自发性表达,最后将句子表达应用于日常沟通交流(图8-3-1)。

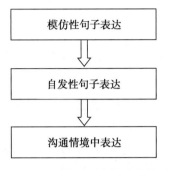

图 8-3-1　句子表达训练的基本思路

（一）模仿性句子表达

模仿性句子表达是通过训练者示范说句、儿童模仿说句的方式让儿童完成句子表达的方法。模仿能加强儿童的句法能力,有利于儿童下一阶段句法能力的发展;有模仿倾向的儿童似乎是通过模仿来掌握新的语义句法关系以及新的词汇和习惯用语,且他们在语气材料和上下文知识的处理中是积极的。由此可见,将模仿训练应用于句子表达训练中,对儿童掌握语义和句法是有一定促进作用的。

模仿性句子表达训练一般用在句子表达训练的初始阶段,可以在特定的训练情境或者自然情境中进行。训练者呈现包含训练句内容的图片、实物、视频、动作等,可先采用提问的方式让儿童说出训练句中所包含的词汇,然后再示范表达完整的句子,并让儿童模仿说出句子。模仿过程中应给予儿童充分的表达时间,当儿童表达正确时,应立刻给予增强或反馈,同时反复练习训练句并扩充训练内容。

（二）自发性句子表达

自发性句子表达是指儿童能够独立说出完整的句子。模仿性表达是幼儿在学习口语中的重要策略,但并不是"结果"。也就是说,幼儿会通过仿说来增加说话能力,但不能让其能力都流于仿说。当儿童会仿说时,就应该再提升至"让他自己说"的层次。因此,在儿童能够模仿说句的基础上,训练者应进一步让儿童尝试自发性句子表达。儿童的自发性口语表达能力才是他真正习得的语言表达能力。

自发性句子表达训练也可以在特定的训练情境或者自然情境中进行。训练初始阶段,训练者可采用提问的方式对句子中包含的人物、地点、动作信息等进行适当的提示,在儿童一一回答出这些信息后,再次通过提问的方式引导其说出完整的句子,在此过程中需留给儿童充足的反应时间并及时给予鼓励。训练一段时间后,可直接将图片等呈现给儿童,让儿童在没有任何提示或提问的状况下表达图片内容。若儿童无法独立完成句子表达,训练者则给予提示或示范。

（三）沟通情境中的句子表达

语言作为信息传递和社会交往的工具,总是在一定的沟通交际情境中使用的。这也正是语用功能的体现。沟通是一种双向的、动态的交互过程,在语言行为中功能往往比形式更为重要。因此,制造机会让儿童学习沟通能力是相当重要的。

沟通情境中的句子表达训练在日常生活沟通情境中进行,因此最主要的训练者应当是儿童的家长和教师。但为了使沟通技巧与表达能力更为有效地提升,语言治疗师及其他相关人员共也应共同参与到目标制订和过程指导中来。

当儿童建立了一定的自发性句子表达能力后,训练者应把握住生活情境中的各种沟通机会,诱导儿童使用句子进行日常沟通情境中的表达和交流。在班级环境中,教师可充分利用同伴间的交往提升儿童的句子表达能力,例如使用系列图片让学生轮流看图说句子,或使用故事接龙、角色扮演等游戏,充分提升儿童句子表达的能力和互动能力。在家庭环境中,家长可结合日常家庭生活情境,根据儿童已经掌握的句法结构,给予儿童句子表达的机会,如,儿童已经学会说"因为……所以……",家长就要把握机会进行"为什么"的提问,让儿童有更多的机会表达"因为……所以……"句式。

在沟通情境中进行句子表达训练时,教师或家长选择的活动、教具等都必须符合儿童的需要或兴趣,遵循以儿童为中心的原则,并及时给予回馈和鼓励,让他们在轻松愉快的氛围中自由表达。

简单单句、复杂单句和复句的表达训练都可以遵循上述"模仿性表达→自发性表达→沟通情境中表达"的训练思路来进行设计。简单陈述句是汉语儿童语言中出现得最早、数量最多的基本句型,故训练时可以简单陈述句作为训练的起点,随后逐渐扩展句式结构并变换不同的语气。

三、训练方法

以下介绍几种儿童句子表达训练的常用方法。每种方法在使用时同样可以遵循"模仿性表达→自发性表达→沟通情境中表达"的训练思路。

(一)描述说句法

1. 操作定义　让儿童根据看到的图片、动作、视频或真实情境等完整说出句子的方法。

2. 准备活动

(1)物理环境:儿童比较熟悉的训练教室或儿童家中,也可以在真实的生活情境中进行。

(2)用具:图片、提示卡、实物、实物模型、玩偶、视频等;强化物。

3. 注意事项

(1)图片、实物、实物模型、玩偶、视频等要能够吸引儿童的兴趣。若用图片进行训练,图片的形式、大小等要求见第七章第三节中"指认图片法"中相应的注意事项。

(2)根据个体的语言状况,在学习新的或较为复杂的句法结构时,可以设计使用提示卡,将所学句子中包含的主要词汇按照其在句子中出现的顺序用箭头标注,便于引导儿童完成句子表达。如,学习表达"弟弟拍蓝色的球"这个句子时,除了准备"弟弟拍蓝色的球"的图片、视频外,还可另外制作如图 8-3-2 所示的提示卡,便于儿童按照提示说出完整的句子。

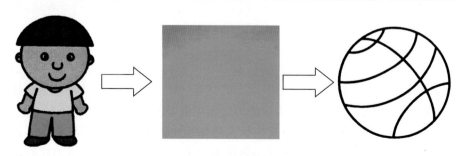

图 8-3-2　句子表达提示卡举例

（3）在训练过程中，尤其是在训练的起始阶段，除采用提示卡进行提示外，还可以同时使用口型、手势等给予提示。

（4）尽可能让儿童在提示卡、口型提示和手势提示下自发性表达出完整的句子，若始终无法完整说出，则返回进行"模仿性句子表达"训练，由训练者示范说出完整句，儿童模仿说句。随后再次进行自发性表达训练。

（5）儿童完成句子表达后立即给予强化和鼓励。

4. 应用举例　见表8-3-1。

表8-3-1　句子表达训练活动举例——看图说句法

活动目标	表达动作关系句
活动准备	（1）图片："弟弟拍蓝色的球"，相应提示卡 （2）强化物：儿童喜欢的玩具或食物，作为奖励适时给予
活动过程	（1）训练者向儿童呈现训练图片，并指着图片中的人物告诉儿童"这是弟弟"，然后问儿童"弟弟在做什么？"儿童回答。若儿童只回答"拍球"，则继续提问"拍什么颜色的球？""谁在拍蓝色的球？"等，儿童继续作答。将关键信息一一提问完毕后，训练者出示提示卡，并指着提示卡的每个部分以口型、动作等引导儿童说出目标句"弟弟拍蓝色的球" （2）儿童说出完整的目标句后，训练者立即口头赞扬并重复说出目标句"对了！弟弟拍蓝色的球"，同时给予奖励
注意事项	若儿童无法说出完整句，则进行模仿性表达训练，由训练者说出完整句让儿童仿说；随后再次进行提问，尝试让儿童自发性表达

（二）替换成分法

1. 操作定义　替换成分法是指替换句子中的某些成分，让儿童进行同类句法结构的拓展表达训练的一种方法。

2. 准备活动

（1）物理环境：儿童比较熟悉的训练教室或儿童家中，也可以在真实的生活情境中进行。

（2）用具：图片、提示卡等训练材料；强化物。

3. 注意事项

（1）图片的形式、大小等要求见第七章第三节中"指认图片法"中相应的注意事项。

（2）此方法使用的前提是儿童已经学会自发性表达某个特定的句法结构，所训练的句子完全遵循该句法结构，仅仅替换了其中的某些成分。如，儿童已经学会表达"妈妈是老师"，则训练句子可以是"爸爸是工人""叔叔是医生"等。

（3）根据个体的语言状况，此方法也可以设计使用提示卡，具体设计方法同方法一。

（4）其他注意事项参见"描述说句法"的（3）（4）（5）条。

4. 应用举例　见表8-3-2。

（三）说半续完法

1. 操作定义　由训练者说上半句话，儿童续接下半句话，或反之。该方法不仅能帮助儿童完善句子结构，而且可以发散其思维。

2. 准备活动

表 8-3-2　句子表达训练活动举例——替换成分法

活动目标	表达存现关系句
活动准备	1. 图片:"树上有苹果""树上有桃子""桌上有西瓜"等训练图片、相应提示卡 2. 强化物:儿童喜欢的玩具或食物,作为奖励适时给予
活动过程	1. 训练者向儿童呈现其已经学会的句子表达图片"树上有苹果"并让其自发说出该句子 2. 呈现"树上有桃子"图片,采用提示、提示卡或其他提示方式。让儿童说出;儿童说出完整的目标句后,训练者立即口头赞扬并重复说出目标句"对了!树上有桃子",同时给予奖励 3. 呈现"桌上有西瓜",同样采取多种提示方式让儿童说出;儿童说出完整的目标句后,训练者给予口头赞扬并重复说出目标句"对了!桌上有西瓜",同时给予奖励
注意事项	若儿童无法说出完整句,则进行模仿性表达训练,由训练者说出完整句让儿童仿说;随后再次进行提问,尝试让儿童自发性表达

(1) 物理环境:儿童比较熟悉的训练教室或儿童家中,也可以在真实的生活情境中进行。

(2) 用具:图片、提示卡等训练材料;强化物。

3. 注意事项

(1) 图片的形式、大小等要求见第七章第三节中"指认图片法"中相应的注意事项。

(2) 此方法特别适用于复杂单句和复句的表达训练,前提是儿童已经具备了简单单句表达的能力。

(3) 其他注意事项参见"描述说句法"的(3)(4)(5)条。

4. 应用举例　见表 8-3-3。

表 8-3-3　句子表达训练活动举例——说半续完法

活动目标	表达因果关系复合句
活动准备	1. 图片:内容为"下雨了,小朋友打伞"的图片、相应提示卡 2. 强化物:儿童喜欢的玩具或食物,作为奖励适时给予
活动过程	1. 训练者向儿童呈现训练图片 2. 训练者说"因为下雨了,所以……"或"因为下雨了,……",通过提示卡、口语、手势等提示儿童说出"小朋友要打伞"或"所以小朋友要打伞"。 3. 若儿童能接上训练者的句子后,训练者则提问"为什么小朋友要打伞?"引导儿童说出前半句"因为下雨了",进而引导其说出整句话"因为下雨了,所以小朋友要打伞",同时给予回馈和奖励
注意事项	若儿童无法说出句子,则进行模仿性表达训练,让儿童仿说训练者说出的句子;随后再次进行提问,尝试让儿童自发性表达

(四) 扩展句子法

1. 操作定义　通过增加句子成分扩展句子,增加句子的复杂度,让儿童逐渐学会表达复杂句法结构的训练方法。

2. 准备活动

(1) 物理环境:儿童比较熟悉的训练教室或儿童家中,也可以在真实的生活情境中进行。

（2）用具：图片、实物、玩偶、提示卡等训练材料；强化物。

3. 注意事项

（1）若利用图片作为训练材料，图片的形式、大小等要求见第七章第三节中"指认图片法"中相应的注意事项；除图片外，可充分利用玩偶、实物等其他训练材料设计游戏训练活动，提高儿童参与的兴趣。

（2）其他注意事项参见"描述说句法"的（3）（4）（5）条。

4. 应用举例 见表 8-3-4。

表 8-3-4 句子表达训练活动举例——扩展句子法

活动目标	表达简单单句——复杂单句
活动准备	（1）小女孩玩偶、学校图片、红色的公交车图片 （2）强化物：儿童喜欢的玩具或食物，作为奖励适时给予
活动过程	（1）训练者向儿童呈现小女孩玩偶、学校图片，并提问"小女孩去哪里?"，让儿童用完整的句子回答；若无法回答则示范模仿，直到儿童能自发性说出"小女孩去学校"这个句子 （2）训练者在玩偶和学校图片之间加入公交车图片，并提问"小女孩坐什么车去学校"，让儿童尝试用完整的句子回答；若无法回答则示范模仿，直到儿童能自发性说出"小女孩坐公交车去学校"这个句子 （3）训练者继续就公交车颜色进行提问"小女孩坐什么颜色的公交车去学校"，重复上述步骤，直到儿童能自发说出"小女孩坐红色的公交车去学校"
注意事项	若儿童无法说出句子，则进行模仿性表达训练，让儿童仿说训练者说出的句子；随后再次进行提问，尝试让儿童自发性表达

以上列举了几种句子表达训练的方法，每种方法都有其针对性，适用于不同的句法结构，使用时要根据实际情况进行选择。且限于篇幅，文中的应用举例仅简要阐述大致训练流程，具体的训练活动设计等还需根据实际情况进行更为细致的安排。

句子表达的最终目的是为了沟通交流。虽然在训练方法及案例介绍时没有过多涉及沟通情境中的句子表达训练，但需要强调的是，无论采用上述何种方法安排句子表达训练活动，最终都要将所学句子用于沟通情境，这样才能真正实现语言的功能。

（范佳露）

第四节 讲述能力的训练

一、基本概念

讲述能力（narrative ability/storytelling ability）指准确、清晰地讲述故事或一连串事件的能力。它是一种重要的沟通技能，并与语言能力和高级认知加工过程有密切关联。对于年龄较小的儿童，讲述能力主要是口头讲述能力，随着年龄的增长，口头讲述能力可以转化为书面讲述能力。讲述能力是一系列复杂的技能的组合，包括对事件的记忆、对事件进行正确的排序、提取关键信息、搜索并使用正确的词语组成句子，同时记住语法规则。

讲述能力具有障碍的儿童往往在阅读理解和写作中也具有一定的困难。例如他们可能无法很好地理解文章的意思,无法推断事情的前因后果。在写作方面,他们无法利用复杂的句式和语法来表达他们的观点。

在日常生活中,对家长和老师来说,能够及时发现儿童具有讲述能力障碍、并采取针对性的训练是十分必要的。一般来说,具有讲述能力障碍的儿童通常具有如下特征。符合的条目越多,发生讲述能力障碍的可能性就越大。筛查所用条目如下:

1. 通常在叙述中使用短句子,缺少细节。

2. 倾向于叙述此时此地发生的事,而无法延伸到其他情境和时间。

3. 事件和叙述缺乏逻辑上的联系。

4. 故事中的各个元素无法具有逻辑性地衔接,而是跳来跳去。

5. 叙述中常常出现错误或者冲突。

6. 词汇量较小,喜欢使用笼统、概况的词语。

7. 不知道从哪里说起,往往还没有给听众足够的背景信息就跳跃到某个内容。

二、训练内容

对讲述能力的训练主要采用"叙述疗法(narrative therapy)"(注:不同于现代心理咨询中的"叙事疗法")。叙述疗法的目的是为儿童提供一个可以应用于真实故事和虚构故事的框架,从而帮助他们组织叙事,并确保孩子意识到听众需要什么信息来让故事变得有意义。这种方法的核心在于为儿童提供"故事的结构框架",并帮助他们掌握这种框架,用于故事的讲述。它既适用于口头讲述,也适用于书面叙述。

这个框架通常采用的是"三段式"叙述法,即包括故事的"开头""中间"和"结局"。在"开头"中,主要交待时间,地点和人物。"中间"部分交待发生了什么事,人物在事件中做了什么,接下来又发生了什么。"结尾"是为了告诉读者故事结束了。如果故事比较复杂,发生了不止一件事,"中间"部分就会由多个事件构成。

这种方法不仅让儿童学会如何讲述或编故事,而且还注重培养儿童建立故事的结构框架的意识。因此,采用这种方法进行训练时,应事先让儿童了解以下几点:

(1) 告诉儿童每一个故事都有开头、中间过程和结尾。

(2) "开头"通常包括三个信息:时间、地点、人物。

(3) "中间"过程至少包含三部分:①事件;②人物在事件中的做了什么;③接下来又发生了什么。

(4) 在"结尾"中要对故事做一个总结。

叙述疗法的前提是儿童能够很好地理解教师的讲解。因此,对于一些具有语言障碍的儿童,这种方法有一定难度。因此在训练过程中应循序渐进,随着儿童能力的提高,灵活地掌握训练方式。

三、训练方法

1. 通过引导式提问帮助儿童构建故事框架　在进行"叙述疗法"的训练时,起初主要以老师的引导,通过提问来帮助儿童搭建故事框架。如果儿童程度较差,可以借助图片等视觉刺激进行引导,来帮助儿童建立叙述框架的意识。在"开头""中间"和"结尾"部分可以分别用如下的问题来进行引导(表8-4-1)。

表 8-4-1　引导式提问举例

引导式提问（结合图片）	
"开始"部分	"图上的人是谁?""这是在哪里?""这是什么时间呢?"
"过程"部分	"发生了什么事情?""发生了这件事之后这个小朋友(主人公)又做了什么?""后来又怎么样了?"
"结尾"部分	"图片上的故事结束了吗?""你如何让老师知道故事已经结束了?"

　　如果儿童的语言能力略高,则可以不结合图片,直接进行如下的提问:"你要讲的这件事是关于谁的?""事情是在哪里发生的呢?""是在什么时间发生的呢?"等。

　　每一部分在提问完之后,可以让儿童把这一部分中所回答的问题再连起来讲一遍,并在完成各部分的叙述后再一次告诉儿童刚刚所讲述的是故事的哪一个部分。

　　2. 鼓励儿童对听到和读到的故事结构进行分析　除了引导儿童自己编一个"三段式"的故事,还应多鼓励儿童对听到和读到的故事的叙述结构进行分析。例如给儿童讲述一个具有典型"三段式"结构的故事,讲完一遍之后可以按照"开头""中间""结尾"的顺序对儿童进行提问。提问的方式可以参照上一点"引导式提问"中的提问方式。

　　3. 训练儿童讲述结构较为复杂的故事　当儿童掌握了简单的故事结构,可以继续训练他们讲述结构较复杂的故事。故事结构的复杂性主要表现在"中间"部分。简单的故事"中间"部分只有一个事件,而复杂的故事其"中间"部分则有 2 个或更多的事件。通常来说,可以循序渐进地在"中间部分"增加事件的数量,从而帮助儿童讲述结构较为复杂的故事。

　　当儿童能够掌握复杂结构的故事的讲述后,可以增加其他成分。

　　一个好的故事中不仅有"流水账"式的叙述,还有其他附加成分,例如人物的计划和反馈,再如因果关系。对于年龄较大的儿童,他们往往有能力在故事中添加如下附加成分:

　　(1) 人物的感情和思考:在事件发生时,除了讲述人物做了哪些事情,还可以讲出人物做这件事之前有怎样的情绪体验,例如人物的想法是怎样的。

　　(2) 人物的计划:例如在事件发生之前,人物认为接下来应该发生一件什么事;他/她的预期与接下来发生的事件是否一致。

　　(3) 因果关系:这是对人物的情感、事件的结果等原因的分析。它为故事带来了更有意义的信息,使得故事不像"流水账"一样。例如人物为什么会感到高兴(伤心、生气)? 人物为什么会这样做? 是哪些原因导致了后续事件的结果和计划的不一致?

　　如果儿童对添加这些附加成分感到困难,则可以借鉴"引导式提问"的方式,通过提问来引导儿童对故事中人物的感情、计划、因果关系进行描述,并插入到故事的讲述中。例如可以进行这样的提问:

　　他看到眼前发生的事,心情是怎么样的? (感情)

　　为什么会有这样的心情呢? (因果)

　　这时候,他心里又会是怎么想的? (想法)

　　接下来,他又打算怎么做呢? (计划)

　　他为什么会有这样的打算呢? (因果)

　　这个结果和他打算的一样吗? (计划)

　　是什么原因导致了结果和计划一致(不一致)呢? (因果)

　　计划和结果不一致的话,他又会怎么做呢? (计划)

要注意的是,引导式提问的最终目的不是训练儿童回答问题,而是通过回答问题达到能够完整讲述一个故事或事件的目的。因此,在引导式提问结束后要让儿童按照恰当的顺序、以正确的逻辑,将故事完整地进行叙述。如果儿童能够回答问题,但仍然难以独立、完整地叙述故事,可以减少引导式提问的数量,循序渐进地扩充故事的内容。

　　在儿童每讲完一部分的故事后,要帮助他进行回顾,并让其说出刚刚讲的是故事的哪一部分("开头""中间"还是"结尾"),从而巩固对"三段式"故事结构的理解。

(张畅芯)

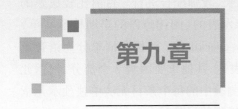

第九章

儿童读写能力的评估与训练

读写能力是人们基于视觉通道的沟通能力。与其他形式的沟通能力相似,读写能力的前提是具备对语言的编码与解码能力,以及对信息的理解和架构能力。同时,读写能力还涉及诸多的认知过程,例如思维、记忆、问题解决、计划和执行功能(executive function)。

如果儿童的读写能力不能正常发展,就会出现读写障碍。读写障碍分为阅读障碍和书写障碍,这两种障碍类型是学习困难的主要类型。在美国,调查显示约有60%的学习困难儿童患有读写障碍。在我国这一比例约达到80%。一般来讲,当儿童长大之后,读写障碍对他们生活的不良影响会逐渐减弱。儿童时期患有读写障碍的成人,他们在阅读和写作上可能仍然存在困难,但他们可以选择从事一些避免阅读和写作的工作,例如体力劳动。因此,经过适当的训练,读写障碍儿童的生活质量比言语沟通障碍等其他类型障碍的儿童要高。

读写障碍的干预通常需要语言治疗师与教师共同在语言功能、思维技巧等方面制订干预计划。教师需要给儿童提供机会将干预中所学到的技巧用于课内、课外的活动中。

在这一章中,我们将分别介绍读写障碍儿童阅读能力和写作能力的评估与训练。

第一节 阅读能力的评估与训练

一、评估

阅读能力训练是在评估的基础上进行的。只有了解了儿童阅读能力处在何种水平,才能有针对性地进行训练。如果评估结果不可靠,就会导致训练效果不佳。此外,具有阅读障碍的儿童往往在该障碍的复杂程度和严重程度上存在较大的个体差异。因此,细致且准确的评估不仅有利于教师和家长更加清晰了解儿童在阅读上存在的问题,而且可以为后续的干预提供必要可靠的依据。

（一）阅读障碍的筛查

当儿童学习成绩严重落后、但又不存在智力障碍时,治疗师、老师或家长应对儿童进行阅读障碍的筛查。阅读障碍的筛查应由熟悉儿童的家长、教师配合进行。目前比较成熟的阅读障碍筛查工具有美国堪萨斯大学 Catts 在 1997 年发表的《阅读障碍的早期检测清单》（early identification of language-based reading disabilities：checklist）。该检测清单分为语音意识、词汇提取、语言记忆、言语产生与感知、理解、语言表达、其他重要因素 7 个部分,根据儿童在这 7 个部分的表现评估其患有阅读障碍的风险。测验中的每个条目无法单独预示儿童患有阅读障碍;儿童符合的条目越多,则说明患有阅读障碍的风险越大。

对于汉语儿童阅读困难的筛查可以参考如下条目:

- 记忆物体名称或人的名字有困难;

- 无法对要求或说明做出反应,或只能完成一部分;

- 记忆歌词和诗词有困难;

- 需要多次重复指令和要求,才能在理解上有轻微的进步;

- 需要依靠语境去理解别人所说的话;

- 对于适合自己年龄段的故事在理解、推理、预测结果和得出结论上存在困难;

- 在词语的发音上经常出现错误;

- 在表达发音较难的日常词汇时存在困难;

- 混淆发音相似的词语;

- 言语中频繁出现不必要的词汇（例如"然后""因为"等连词）,或者没有特定意义的词（如那个、一个、人们、东西）;

- 多使用短句子或表达上有语法错误;

- 词汇的使用上缺乏变化,或过多的重复使用单一词语;

- 在给出说明或解释上存在困难;

- 在讲述故事或事件时缺乏逻辑性或表达不完整;

- 在讲述某件事时很少给出具体、详细的信息;

- 不能掌握交谈规则,如轮流对话、以话题为中心的对话、要求对方做出解释等;

- 缺乏对押韵的理解和审美;

- 分辨前半部分发音相同的词或短语有困难;

- 识别拼音有困难;

- 不能轻松地进行角色扮演游戏;

- 曾出现口语理解问题或口语产生问题;

- 有语言表达障碍的家族史;

- 在家庭教育中缺乏读写的经验;

- 对读书和分享阅读经验缺乏兴趣。

（二）阅读能力的评估

在国外,阅读能力的评估一般包含在学业成就评估测验中,例如伍德科克-约翰逊学业成就测验（Woodcock-Johnson academic achievement test）、韦克斯勒个别成就测验（Wechsler individual achievement test,WIAT）等。我国目前的阅读障碍量表主要有吴汉荣等编制的《儿童汉语阅读障碍量表》(dyslexia checklist for Chinese children, DCCC)。该量表包括 58 个条目,8 个分量表:视知觉障碍、听知觉障碍、意义理解障碍、书写障碍、口语障碍、书面表达障碍、不良阅读习惯、注意力障碍。该量表具有较好的信度、效度,是较为成熟的汉语儿童阅读障碍评估工具。

阅读能力一般从语音意识、字词辨认、语段理解和执行功能 4 个方面进行评估。下面将从这 4 个方面详细介绍阅读能力评估方法。

1. 语音意识评估　语音意识的评估是多层面的,包含阅读、拼写、语音意识、语言工作记忆、快速自动命名(rapid automatized naming, RAN)或快速图片、物体命名等多方面能力的评估。除了书面测试之外,语言治疗师还可以通过形式灵活的材料对儿童的语音意识进行测验,如押韵、音节划分、字形拆分、音素拆分、缺失部分填充、替换、音节组合等。对于学龄儿童来说,对音节拆分和组合的测验尤为重要。

2. 字词辨认评估　字词的解码能力,尤其是读音与字词的配对是字词识别的基础。字词辨认的评估应遵循如下规则:

(1) 评估材料适合儿童的年龄与发展水平;

(2) 应采用多种类型的任务对不同加工水平进行评估;

(3) 进行多次测量;

(4) 充分考虑儿童的文化和语言背景;

(5) 对于儿童不熟悉的测验任务,在测验前要进行的说明和练习;

(6) 突发读写障碍的儿童通常不只存在阅读方面的缺陷;

(7) 要注意观察儿童在测验过程中的行为并给出解释。

虽然传统的评估强调标准化测验,但其他的测验形式诸如基于课程学习情况的评估和动态评估可能更适用于来自多元文化和不同语言背景的儿童,尤其适用于那些同时伴有语言障碍的儿童。

3. 语段理解评估　语段理解能力涉及多种认知加工过程和语言处理过程的参与,因此评估较为复杂。评估时,可以采用看图讲故事或根据图片提出关于故事组织结构问题的方式引导儿童进行描述。至少要对如下几个方面进行评估:

(1) 口头语言评估:尤其要注意儿童能否用足够详细的方式进行表达。

(2) 语段中描述性语言和语法理解正确性评估。

(3) 元认知能力评估。

4. 执行功能评估　执行功能反映了个体对自身认知过程调节和控制的能力,包括选择性注意、抑制控制、计划、问题解决、工作记忆、创造性和抽象性思维、内省等心理过程。在阅读活动中,优秀的阅读者能够从阅读材料中获得信息并预测下文。而阅读障碍者即使能够迅速、流利地将词语用语音表达出来,但远不能达到优秀阅读者对阅读材料的领悟程度,甚至读完之后仍然不清楚所读内容的含义。优秀的阅读者能主动地、带着目的进行阅读,并且边读边在脑中构建知识框架。这个过程就需要执行功能的参与。

对阅读者执行功能的评估主要是对阅读过程中自我调节、监控活动的评估,可以通过如下几种方式进行:

(1) 对不同阅读任务中使用的策略进行提问。

（2）要求阅读的同时将所思考的内容出声表达出来。

（3）要求在阅读的同时找出阅读材料中错误的表述和不一致的信息（可以特地在阅读材料中加入错误的表述或不一致的信息）。

二、训练

理想化的阅读能力训练应由一个团队完成，干预团队至少包括 1 名语言治疗师、1 名教师、1 名阅读方面的专家、儿童家长等。训练分为 2 个部分，一部分为专门的阅读训练，另一部分则将训练融入到读写活动较为丰富的日常教学中。为儿童设置丰富的读写活动环境，这对阅读障碍的干预十分重要。例如为儿童准备一个小黑板，上面写着老师每天留下的重要信息（如家庭作业）；在儿童的零食包装袋上写上食物名称、主要配方；播放有歌词的儿童歌曲；张贴印有词汇的图片；进行图书分享活动等。研究显示，每周进行 2 次 15 分钟的图书分享活动，在活动中家长根据图书内容对儿童进行提问，仅 8 个星期之后，儿童的理解能力就有显著提高。

针对阅读障碍的训练目标通常包括语言技能和元语言技能，如关键词识别、一般学习策略（如图示法）的运用等。下文将从语音意识、字词辨认、语段理解和执行功能 4 个方面来阐述如何对阅读障碍儿童进行训练。

（一）语音意识训练

1. 基本概念   语音意识训练是指对语音的觉察和操纵能力的训练。语音意识的训练内容包括对语音片段的察知、识别、删除、拆分、组合。这里的语音片段可以是一个字、一个词的发音，也可以是一个音位。

2. 主要内容   语音意识训练可以从音节、拼音或言语声的辨识开始，既可以是接受性的，也可以是表达性的。音节的拆分与组合训练在拼音文字语音意识训练中较为常见。由于本书的主要读者是汉语使用者，所以接下来主要对拼音文字语音意识训练进行介绍。

3. 训练方法   在汉语中，可以使用字、词或词组进行训练。在语音察知和识别的训练中，可以使用图片进行辅助，例如呈现一个语音，然后呈现出这幅图片。如果儿童已经具备识字能力，也可以借助文字进行。当儿童能够识别单独的音节或拼音后，就可以把音节放在词语中让儿童识别。最好一次呈现两个含有相同音节的词语，这样便于儿童识记，例如通过"西湖"和"西服"两个词的对比，帮助儿童巩固对"hu"和"fu"两个语音的识记。

对于语音片段的删除、拆分、组合训练，可以在拼读的基础上进行。首先教会儿童对词语进行拼读，例如"学习"一词，先按照日常习惯让儿童连接起来拼读，即"xuexi"，然后再拆分开来拼读为"xue-xi"，进而再连接起来拼读为"xuexi"。再如"做游戏"，也采用类似的拼法，先连起来拼读，再拆分开，最后再连起来拼读，即"zuoyouxi→zuo-you-xi→zuoyouxi"。当儿童能够对单词熟练地进行拆分之后，可以删除词语中间的任何一个音节，再将剩下的音节连接起来让其拼读。对于多数儿童来说，拆分比组合要容易一些。

（二）字词辨认训练

1. 基本概念   如果说语音意识的训练是在读音方面的训练，那么字词辨认的训练则是在字形方面的训练。字词的辨认主要是指通过字词的笔画、结构识别出这个字或者词。字词辨认的速度和准确性影响着阅读的流畅性、准确性和理解水平。

2. 主要内容 字词辨认训练可循序渐进,具体分为 3 个阶段目标:一是让儿童掌握字词解码技能;二是帮助儿童在头脑中建立起单词表,以备阅读时搜索和查询;三是提高阅读理解的能力。

3. 训练方法 对于汉字来说,首先应该对儿童识别、分辨每个笔画和偏旁部首进行训练;其次,训练儿童对整体汉字、字词进行识别与分辨。由于很多汉字中的笔画、偏旁较为相似,因此进行对比训练十分重要。对于具有视觉认知障碍的儿童来说,字词辨认的训练有一定难度,在干预时应给予充分的鼓励。当儿童遇到困难时,可以将任务拆分成若干个步骤,或者给予儿童足够多的提示,直到他完成任务。还可以提供上下文线索帮助儿童对将要出现的词语进行预测。

(三)语段理解训练

1. 基本概念 语段的理解依赖于多种加工过程。如上文提到的,阅读是已有知识、经验与文章中的信息的融合,并在头脑中形成表征的过程。优秀的阅读者会主动检索已有知识并寻求文章中的信息,在已有知识和文章信息之间架起桥梁。

2. 主要内容 语段理解的训练不仅包括帮助儿童对独立的字、词、语句、段落、篇章进行理解,还应注意要训练儿童在阅读的同时将故事结构内化为自己的知识,而不是单纯地阅读独立的字和词。

3. 训练方法 语段阅读的训练可以拆分为阅读前、阅读中、阅读后 3 个部分。在对阅读障碍儿童进行语段理解训练时,应从叙述性、故事性较强的语段入手。

阅读前,需要对故事内容做一个"启动(priming)",语言治疗师或者教师可以先与儿童进行一些有关故事主题的交谈,适当地布置教室,事先帮助儿童了解故事中人物的关系,与儿童探讨他们不熟悉的词汇和概念等。无论是正常儿童还是阅读障碍儿童,激活其所储存的、与故事相关的信息会促进其阅读理解,这在阅读障碍儿童中更为明显。

阅读中,语言治疗师或教师可以用指导性语言、提出问题、呈现视觉线索、解释和评论的方式帮助儿童进行阅读训练。训练者可以和儿童"结对阅读",即两人一起读故事。在这个过程中,训练者以对话的形式为儿童提供线索和反馈,并提出一些促进其理解的问题。提问时需要注意,问题要针对儿童当前理解上的问题,并兼顾他的理解水平,而不是对每个儿童都提出同样的问题。

阅读后的训练包括让儿童自己构建故事的组织框架,重复故事大意,用几种不同的表达方式重新讲述故事内容。当儿童在复述上有困难时,可以将故事拆分成几部分,让儿童分段复述。

(四)执行功能训练

1. 基本概念 前 3 个方面的训练主要针对儿童在阅读中的基本能力,而执行功能的训练则针对阅读者的元认知技能,即对自己的阅读行为进行主动地监控和调整的能力。一般来说,在语段理解的训练中,儿童对于语言治疗师或教师的依赖程度较高。因此,语段理解的训练并不是阅读能力训练的最后一步。儿童最终需要摆脱对教师的依赖,在阅读中对文章内容独立地思考,解决阅读中的问题,并对自己的阅读过程进行监控,养成及时反思是否理解了文章内容的习惯。例如,儿童发现自己没有完全理解,进行自主重新阅读。

2. 主要内容　阅读障碍儿童执行功能的干预主要针对工作记忆、自我指导性言语(例如"我该如何知道这个词的意思?")和问题解决。语言治疗师和教师需要帮助儿童学会独立地、恰当地运用这些策略。

3. 训练方法　首先,老师在儿童阅读的过程中,在必要的时候对其进行提问。例如儿童读完一个句子,老师提问:"这句话里面有没有你不理解的词语?""如果老师不告诉你,你自己还可以怎样知道这个词的意思?""你能用自己的话说出这句话的意思吗?""还需要再读一次吗?"

其次,鼓励儿童和同伴之间相互提问。例如2个儿童读完一句话之后,鼓励儿童甲仿照老师对儿童乙进行类似的提问。

最后,鼓励儿童在阅读中对自己的理解情况进行监控。例如用"自我指导性言语"对自己进行提问:"我哪个字不认识? 我应该怎么做?""我哪个字认识但是不记得意思? 我应该怎么做?""我不知道哪个词的意思? 我应该怎么做?""我真正明白这句话的意思了吗? 如果没有明白我应该怎么做?"

同时,在训练过程中要注意帮助儿童掌握各种学习工具的使用方法,如查字典、词典等。

(张畅芯)

第二节　书写能力的评估与训练

一、评估

有语言障碍的儿童通常会患有书写障碍。书写障碍往往会伴随儿童的一生,随着年龄的增长,他们与正常儿童在书写上的差距会越来越大。当教师或家长发现儿童具有语言障碍时,及时关注他的书写能力,并对其书写能力进行评估。

通常来说,具有语言障碍的儿童能够写出的词语数量较少,掌握的表达方式较少,且缺乏对逻辑性事件的表达。这些儿童写作时往往用词较为单一,多用重复的词语、句式、观点。他们用词准确度低,在写作过程中常常出现错误。书写障碍的儿童无法对所写内容做出计划,也不能对写出的内容进行实质性的检查。由于完成写作对他们来说是困难的,因而他们在写作上很容易感到沮丧,不愿意投入更多的时间和精力。他们的作业无论是拼写、字迹还是标点符号都不够清晰和整齐。书写对于这类儿童来说是一种挑战。书写能力的评估主要从如下4个方面进行。

(一)单字书写的评估

单字书写或拼写(由字母构成的字词)问题的评估需要以大量的儿童书写材料为基础,例如收集儿童所有的作业本、日记本等书写作品。这是因为单个字词的书写测验并不能够代表儿童在真实写作环境中的书写水平。只有对儿童连续性、社交性的书写作品中的单字书写进行分析,才能更准确的评估他们的单字书写水平。

对收集到的大量书写素材进行分析时,需要评估者对儿童容易犯错的类型进行归纳、总结。例如在汉字书写中把"提手旁"中的"亅"朝向右边;再如"我""弋""代"等相似汉字都不加右上角的"、"等。

（二）语段写作的评估

语段写作的评估也需要基于儿童日常完成的作业、作品来进行。评估指标有以下4点:

1. 词汇量和词汇使用的灵活性 教师或语言治疗师需要对儿童每篇作品中总词数和不同词的个数进行分析。不同词的数量越多,说明儿童的词汇量越大。不同词占总词数的比例越高,说明儿童使用词汇的灵活性越高。

2. 用词正确率 这一指标一般采用每篇作品中使用正确的词数与总词数的比值来计算。

3. 句子长度和复句的使用情况 句子的长度一般用总字数来表示,这个指标可以反映儿童句式的理解与组织能力。

4. 前后内容的一致性 分析儿童作品信息的一致性。例如人称代词和人物性别是否一致、数量词和所指物体是否一致等。

此外,对于记叙文、说明文等文体而言,要分析文章中是否包含了该文体所必要的元素。例如,在记叙文中是否写出了时间、地点、人物、起因、事件、结果等。

二、训练

书写能力的训练与阅读能力的训练是分不开的。要让儿童提高写作能力,不仅要针对写作进行训练,而且要同时注重阅读能力的培养。阅读障碍的干预在本章前半部分已有叙述,这里将着重阐述针对单纯书写能力的训练。

书写能力的训练主要从单字书写或拼写、执行功能、记叙文段落写作3个部分进行介绍。

（一）单字书写或拼写训练

单字书写或拼写的训练应以评估结果为基础进行。对儿童单字书写或拼写易犯的错误类型进行归纳、总结,针对每一类错误进行集中纠错和正确书写练习。而对于儿童未出现过的书写错误类型则可以少干预或不干预。

在练习过程中,可以让儿童一边写一边出声说出笔画和笔顺。通过视、听通道相结合的刺激方式帮助儿童进行识记。经过一个阶段的书写或拼写练习,可以让儿童对以前的作业进行独立纠错训练,即找出自己犯过的错误并进行改正。或者让儿童与同学交换作业,互相纠错。

对于相近的、容易混淆的字要进行成对训练。例如"我""或""伐""成"和"代""式""武"都包含斜钩"乀"这一笔画,但前者在斜钩上有一撇,但后者在斜钩上没有一撇。若评估时发现某个儿童在是否加撇上存在书写困难,训练时就要针对这种错误类型进行成对训练。

对单字书写或拼写的训练需要遵循以下原则:

1. 从儿童"能写但易出错或混淆"的字词入手,而不是从儿童完全不会写的字词入手。

2. 每当做完一个内容的训练,务必回顾总结并巩固,方能进入下一个内容。

3. 阅读和写作能力会互相影响,因此在写作干预的同时不能忽略对阅读能力的训练。

4. 在比较中帮助儿童进行辨别。

5. 每个字词可以从多种角度讲解。

6. 从特征对比明显的字词入手进行训练。

7. 不要刻意回避特例,特例的使用可以帮助儿童更好地理解一般性规律。

8. 在讲解规则前应给儿童呈现足够的例子,直到儿童可以自己发现其中的规则。

9. 不要忽略写作速度和流畅性的训练。

10. 训练要在对儿童作业分析的基础上进行。

(二)执行功能训练

对有书写困难的儿童执行功能训练的主要目标是帮助他们建立"目标-计划-行动-检查"的写作行为模式。这一训练内容要在写作的实践练习中进行。

在"目标"阶段,要根据评估的结果确定每次训练要达到的目标,可以制订出长期目标和分层目标。

在"计划"阶段,语言治疗师或教师可以帮助儿童进行头脑风暴来选定主题,并画出文章框架图。训练初期可以让儿童选择他们自己感兴趣的主题,以激发他们的写作兴趣,后续再涉及他们不太感兴趣或者对他们来说较难的主题,以增加儿童写作内容的多样性。在这一阶段,教师可以鼓励儿童把自己想象成一个"读者",思考这个假想的"读者"可能会问哪些问题。同时可以提出一些问题来引导儿童,例如:

"你为什么要写这个故事?"

"谁会去读这个故事?"

"他(指读者)现在已经知道了哪些?"

"他(指读者)还需要知道哪些?"

在"检查"阶段,教师应明确告诉儿童进行哪些检查。例如检查的顺序为书写、标点符号、语法、信息一致性等。

在执行功能的训练过程中,教师应给予儿童足够多的外部支持,让儿童获得不同层次的成功体验。对于能力较差的儿童而言,要注意目标的分解,将目标分解成几个小任务,先帮助儿童获得小的成功,以便帮助儿童树立信心。

(三)记叙文的写作训练

对于写作困难儿童的训练,应从记叙文的写作入手。记叙文写作的训练需要从口头叙述阶段开始。这一阶段的目标是教会他们一般叙事的必要的元素和叙述顺序,即训练儿童口头"讲故事"的能力。可以使用图片、故事框架图等进行必要的辅助。这个过程是写作训练的准备阶段,并非所有儿童都要经历这个阶段。

正式的写作训练阶段包括确定主题、列出框架、逐段构想写作内容。教师可以采用引导式提问的方法对儿童进行辅助。此外,在训练时使用一些鼓励性语言,例如"再多告诉老师一些""还有吗""然后呢"等。

在读写能力的训练中,教师或语言治疗师除了要掌握专业性技巧外,还应注重帮助孩子树立信心,多给予正强化。由于读写活动与学业成绩有密切的关系,所以在学校生活中,读写能力较差的孩子会在学业成绩上落后,进而使孩子的自信心受到打击。尤其是对读写障碍儿童进行教育及训练时,要有足够的耐心,注重培养他们积极的心理品质,帮助他们树立对生活的信心,将读写障碍对生活质量的影响降到最低。

（张畅芯）

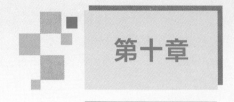

第十章

儿童沟通技巧的训练

一、基本概念

沟通动机是指人们主动与周围的人和环境建立联系,进行交流的意愿。产生沟通动机是进行沟通的第一步,在沟通的产生过程中,双方首先要有共同的沟通意图,希望向对方发出信息或从对方处接收到沟通信息,主动期望与周围的人和环境建立联系。为表达某一个沟通动机,人们会主动运用手势、声音或语言等形式与他人进行互动。沟通动机是建立或维系一切社会关系的前提,良好的沟通动机使儿童能保持对人和事物的兴趣和好奇,是儿童与周围的人和环境产生互动、乐于学习语言和其他一切技能的基本前提。

二、训练内容

婴幼儿早期沟通动机往往与其生理需求有关,如饿了、困了、疼痛、害怕时需要向成人寻求帮助等,属于非社会性沟通动机。随着儿童的成长,开始逐渐出现社会性的沟通动机,如寻求合作、分享、表示赞赏、同意等社交沟通动机。

根据婴幼儿早期沟通动机的表现,沟通动机可分为社会性和非社会性沟通动机两类,非社会性沟通动机一般与生理需求有关,即希望获得食物等;社会性沟通动机则与人际互动密切相关,例如在游戏中希望与他人分享有趣的新玩法等。对于前语言沟通技能阶段的儿童来说,沟通动机的训练内容也一般包括这两大类型:一种是获得物品的动机,即想获得非社会性强化物(如食物、玩具等);另一种是建立关系的动机,强化此类动机的往往是诸如社会性关注、赞扬、微笑等社会性强化物。

三、训练方法

(一)创设情境法

1. 操作定义　在课堂或在生活场景中,有目的的设计或制造情境,让儿童有主动提要求的机会。

2. 准备活动

（1）物理环境：儿童比较熟悉的训练室或儿童家中。

（2）用具：儿童喜欢的食物或玩具。

3. 注意事项

（1）选择的用具一定是儿童现在感兴趣的。可以在日常生活中多观察并记录下来。

（2）呈现用具时一定要设置困难，让儿童无法独立完成。

（3）如果儿童没有感兴趣的物品，要想办法创造机会，比如天热的时候带儿童做大量的运动，一般运动后儿童会产生喝水的需求。

（4）在沟通训练开始阶段，儿童一旦有了表达的意图不管是用语言表示，还是用手势表示，都要及时肯定，回应儿童。

（5）在与儿童互动的过程中，强调眼神交流，只有在儿童看着成人的眼睛时才做出反应，这样做的目的是培养儿童眼神注视的习惯，同时沟通前先与对方建立目光联系，才能开展有效的沟通。

4. 应用举例　具体内容如表 10-1-1 所示。

表 10-1-1　沟通意图训练活动举例——创设情境法

活动目标	用手势或语言主动寻求帮助
活动准备	在餐桌上准备儿童爱吃的橘子，但是不剥皮（儿童无法自己剥皮）
活动过程	与儿童一起坐在餐桌边，成人自己剥好橘子，边吃边表现出橘子真好吃，并示意儿童也一起吃。儿童如果也想要吃橘子，通常会把橘子塞到成人手里，成人假装不理解意思，直到儿童与成人有目光接触，成人看着儿童并清晰地大声说出"剥开"或"帮忙"。此时，只要儿童有表达的意图，不管儿童有没有成功模仿成人表达，都立即帮他剥开橘子
其他参考的活动	儿童想要的物品放在儿童看得见拿不到的地方；将儿童喜欢的物品放在瓶子里，故意将瓶盖拧得很紧；给儿童喝配吸管的饮料，却不给他吸管

（二）游戏停顿法

1. 操作定义　在课堂或在生活场景中，与儿童进行他熟悉的游戏，通常为肢体动作类游戏，当游戏进行到关键的环节，突然停顿，让儿童期待继续活动，从而主动用手势或语言向成人提要求以继续游戏，一旦儿童有所反应成人立即满足儿童，让儿童感受到自己是可以操控成人的。

2. 准备活动

（1）物理环境：儿童比较熟悉的训练室或儿童家中。

（2）用具：简单的游戏活动道具，如泡泡水。

3. 注意事项

（1）游戏一定要是儿童感兴趣的，儿童体验到游戏的乐趣，才有继续玩下去的需求。

（2）最好是肢体游戏，比如挠痒痒、追逐或是跳跃的游戏。这类型的游戏通常都很简单、不需要复杂的工具，但是一定需要两人互动才能完成。

（3）将游戏设置成固定的模式，并配以简单的口令，让儿童易于掌握。

（4）每次游戏互动的时间不宜太长，如果孩子失去兴趣，不要强迫孩子，而应变换游戏内容。

（5）在与儿童互动的过程中,要重视眼神交流,只有在儿童看着成人的眼睛时成人才做出反应,这样做的目的是培养儿童眼神注视的习惯。沟通前先与对方建立目光联系,才能开展有效的沟通。

（6）游戏停顿时,给予足够的等待时间,让儿童至少有 5 秒的反应时间,成人不要立即干预。

4. 应用举例　具体内容如表 10-1-2 所示。

表 10-1-2　沟通意图训练活动举例——游戏停顿法

活动目标	当活动暂停时能主动要求继续
活动准备	儿童舒适、愉快,无饥饿、疲劳等情况
活动过程	与儿童进行肢体运动类游戏,如成人双手托着儿童腋下,把儿童举高,然后快速放下。边做边说"举高高"。成人从儿童的表情中观察到儿童喜欢进行该游戏,如果儿童不喜欢该游戏则立即更换游戏内容。当儿童熟悉了该游戏的规则后,突然停止不动,等待儿童出现继续游戏的邀请,例如用手拉成人,或是说出"举高高"或"还要玩"。成人立即大声清晰地回应儿童"继续玩",并立即满足儿童。反复进行多次,则等待儿童的时间越来越短,活动可在儿童能很快做出邀请,且在每次邀请的时候能与成人有目光接触后结束
其他参考的活动	"转转停"成人抱着儿童转圈,突然停下来,诱导儿童提出继续转的要求;"吹吹停"成人吹肥皂泡,儿童喜欢追逐泡泡拍打,成人吹一会儿停下来,儿童向成人提要求继续吹泡泡;"跳跳停"成人拉着儿童的手在沙发或蹦床上跳跃,成人突然停止给儿童协助,儿童提出继续游戏的要求

（三）故意犯错法

1. 操作定义　在课堂或在儿童熟悉的生活场景中,成人故意犯错误或显示自己的笨拙,让儿童发现错误并主动纠正成人的做法。

2. 准备活动

（1）物理环境:儿童熟悉的训练室或儿童家中。

（2）用具:儿童在熟悉的活动中常用的物品。

3. 注意事项

（1）平时儿童的生活要尽量安排得有规律,游戏中强调建立和遵守游戏规则,这样当发生错误时儿童才容易发现。

（2）成人犯错要尽量表现得自然,与儿童的认知能力相符,既不能让儿童理解不了,也不要过于幼稚。

（3）自然的生活场景中有固定模式的活动比较多,比如洗漱、吃点心、出门前的准备等,利用这些生活中的活动比刻意设计游戏要更自然、有效。

（4）"假装"是一种很有效的手段,假装自己找不到某样东西,与儿童一起寻找,儿童可能会说出或做出意想不到的举动。在假装时做出夸张的表现夸大自己的挫折感,等待儿童的表现。

（5）在与儿童互动的过程中,强调眼神交流,只有在儿童看着成人的眼睛时才做出反应,这样做的目的是培养儿童眼神注视的习惯,同时沟通前先与对方建立目光联系,才能开展有效的沟通。

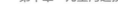

4. 应用举例 具体内容如表 10-1-3 所示。

表 10-1-3 沟通意图训练活动举例——故意犯错法

活动目标	发现成人在活动中犯的错误,并主动表示出来
活动准备	儿童熟悉的玩具,有固定的玩法
活动过程	成人与儿童轮流拼拼板,拼板是有凹陷的嵌板,如果放错了位置,拼块无法正确完成。当轮到成人拼的时候,成人故意拼错或显示出困难。等待儿童发现错误并能说出或指出。如果儿童没有反应,成人可以故意用夸张的声音表示"怎么放不进去呢?"或者用自己的拼块占用接下来儿童要使用的位置,给儿童制造困难,让儿童做出反应
其他参考的活动	在帮孩子穿衣服时,成人可以"无意"忘记替孩子穿戴某些东西,或是穿错了。全家就餐时故意没有摆放儿童的餐具,或者给出错误的餐具,如喝汤时给叉子。让儿童发现并表示出来

儿童早期沟通意图的建立对沟通能力的发展至关重要。真正有效的沟通并不是局限在课堂上,也不是只在某些人之间发生,所以老师和家长不应过度依赖课堂教学,而应在日常生活中利用各种机会创造沟通动机,让儿童在生活中自然地学习沟通、熟练地运用沟通。

(宋 阳)

第二节 共同注意能力的训练

注意是个体认知过程的重要基础,是指个体对一定事物的指向和集中。共同注意是注意的重要内容之一。共同注意对儿童语言能力和社会理解能力的发展具有重要作用。儿童共同注意能力的发展水平能够预测其沟通能力的发展,提升共同注意能力能够促进个体的沟通能力、学习能力和人际交往能力。因此,共同注意能力的训练是促进儿童沟通能力发展的重要训练内容之一。

一、基本概念

(一)共同注意

共同注意(joint attention,JA)是指在 2 人或多人互动的过程中,个体能够通过协调眼神、动作、语言等形式来与他人共同关注某一人物、事件或物体信息。

共同注意的表现形式包括共同视觉注意、指示、协调性共同参与、发表评论等。根据共同注意的主体和表现方式的不同,共同注意可分为 2 类:应答性共同注意(responding to joint attention,RJA)和自发性共同注意(initiating joint attention,IJA)。

(二)应答性共同注意

应答性共同注意是指个体对来自他人的关于某一人、事、物的目光、动作、语言有恰当的反应。

应答性共同注意的表现形式包括与他人有目光接触、追随他人的手指提示、追随他人的目光转移。其中目光接触是共同注意的基础,追随他人近距离的手指提示是低水平的应答性共同注意,追随他人远距离的目光转移是高水平的应答性共同注意。

（三）自发性共同注意

自发性共同注意是指个体能够自发主动地运用恰当的沟通行为引起对方对某一人、事、物的注意。

自发性共同注意的表现形式包括主动目光接触、目光转移、手指指示、展示和语言表达。其中目光接触、目光转换属于低水平的自发性共同注意;手势指示、展示和语言表达属于高水平的自发性共同注意。

二、训练内容

语言障碍儿童共同注意缺陷只是一种发展上的延迟,并非永久性的受损,及时有效的干预能够促进语言障碍儿童共同注意能力的发展。

共同注意的训练可以分为 3 个阶段:一是目光接触阶段,主要发展儿童的目光探测能力;二是应答性共同注意阶段,主要发展儿童对他人发起的共同注意有恰当反应和主动回应的能力;三是自发性共同注意阶段,主要发展儿童主动引发他人进行共同注意的能力。

（一）目光接触阶段的训练内容

人具有社会性,刚出生 1~2 周的婴儿就表现出对人脸部的兴趣高于其他部位的倾向。目光接触旨在与对方建立联系,根据目光的接触来判断对方的注意焦点和意图。

部分语言障碍儿童(如孤独症)缺乏目光注视,更不会主动观察人的面部表情。目光接触能力的缺陷阻碍了其共同注意及心理理论能力的发展。因此,此阶段训练旨在培养出语言障碍儿童目光接触的能力。目光接触阶段的训练内容包括 3 个部分:

1. 强化物诱导下的目光接触。

2. 强化物+手势诱导下的目光接触。

3. 手势诱导下的目光接触。

训练内容框架如图 10-2-1 所示。

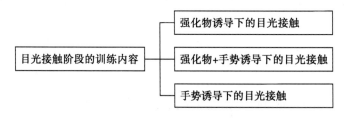

图 10-2-1　目光接触阶段训练内容示意图

（二）应答性共同注意阶段训练内容

应答性共同注意阶段主要训练语言障碍儿童根据他人的手势、语言、目光提示等线索,与他人共同关注于某人、事、物。应答性共同注意阶段的训练内容包括 3 个部分:

1. 手势提示的应答性共同注意。

2. 语言提示的应答性共同注意。

3. 目光提示的应答性共同注意。

训练内容框架如图 10-2-2 所示。

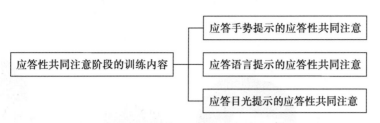

图 10-2-2　应答性共同注意训练内容示意图

（三）自发性共同注意阶段训练内容

自发性共同注意阶段旨在训练语言障碍儿童通过动作和语言等方式引起他人共同注意的能力，以及训练语言障碍儿童主动分享自己的物品。自发性共同注意阶段的训练内容包括 3 个部分：

1. 动作引发他人的共同注意。

2. 语言引发他人的共同注意。

3. 主动分享物品引发他人的共同注意。

训练内容框架如图 10-2-3 所示。

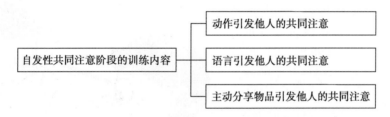

图 10-2-3　自发性共同注意训练内容示意图

三、训练方法

（一）目光接触阶段的训练方法

1. 强化物诱导目光接触的训练方法　训练前，语言治疗师选好语言障碍儿童喜欢的物品，将物品放在语言治疗师的手心，将手掌中的物品呈现在语言障碍儿童眼睛的正前方，待确认语言障碍儿童的眼睛注视到物品后，语言治疗师慢慢将放置物品的手掌回收至语言治疗师的眼睛前方，让语言障碍儿童看到语言治疗师的眼睛。当语言障碍儿童与语言治疗师有目光接触时，语言治疗师将手掌中的物品奖励给语言障碍儿童，再多次练习，直至该语言障碍儿童能够通过强化物诱导的方式与语言治疗师建立高频率的目光接触。具体操作如图 10-2-4 所示。

2. 强化物+手势诱导目光接触的训练方法　此阶段是强化物诱导的提升阶段，目标旨在由单纯的强化物诱导式的共同注意发展为向手势诱导式的共同注意。语言治疗师选择好语言障碍儿童喜欢的强化物放在手心上，将放置物品的手掌呈现在语言障碍儿童眼前。待语言治疗师确认语言障碍儿童的眼睛注意到该物品后，语言治疗师将放置在自己手掌的物品迅速握在掌心内。语言治疗师迅速伸出一根手指将语言障碍儿童的目光引导至语言治疗师的眼睛前方，让语言障碍儿童注视语言治疗师的眼睛。当语言障碍儿童与语言治疗师有目光接触后,立即将所使用的物品奖励给语言障碍儿童,再多次练习,直至该语言障碍儿童掌握该项技能。具体操作如图 10-2-5 所示。

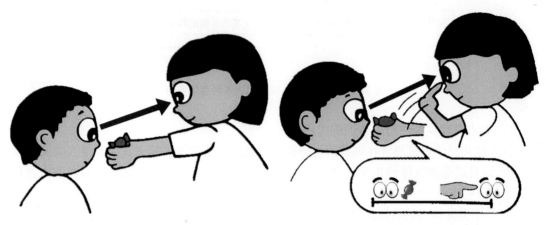

图 10-2-4 强化物诱导图示意图   图 10-2-5 强化物+手势诱导图

3. 手势诱导目光接触的训练方法 本阶段的训练目标旨在让语言障碍儿童习得手势诱导下的目光接触技能。即语言治疗师将一根手指呈现在语言障碍儿童的眼前,待语言治疗师确认语言障碍儿童注意到语言治疗师的手指后,语言治疗师用自己的手指将语言障碍儿童的目光引导至语言治疗师的眼睛前方,当语言障碍儿童与语言治疗师有目光接触时,语言治疗师立即给予语言障碍儿童奖励,再多次练习,直至该语言障碍儿童掌握该项技能。具体操作如图 10-2-6 所示。

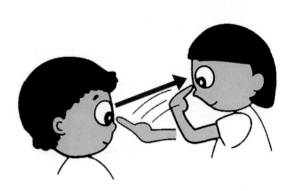

图 10-2-6 手势诱导示意图

（二）应答性共同注意阶段的训练方法

1. 手势提示的应答性共同注意训练方法 当语言障碍儿童掌握了凭借他人的手势诱导与语言治疗师进行目光接触的技能之后,语言治疗师应将该语言障碍儿童共同注意能力的训练目标设定为:发展出该语言障碍儿童根据语言治疗师的手势提示对其他物品进行目光注视的技能。

语言治疗师选好该语言障碍儿童喜欢的遥控声光电玩具,将玩具放置在儿童不易注意到的位置。语言治疗师将一根手指呈现在语言障碍儿童的眼前,待语言治疗师确认语言障碍儿童的目光注意到手指之后,语言治疗师将自己的手指移向语言治疗师的眼前。待语言障碍儿童与语言治疗师有目光接触之后,语言治疗师发出"看"的声音,同时将自己的手指由眼睛前指向放置玩具的方位。当语言障碍儿童能够根据语言治疗师手指所指的方向对玩具进行目光注视时,语言治疗师立即遥控启动声光电的玩具,奖励语言障碍儿童的努力。再多次练习,直至该语言障碍儿童掌握该项技能。具体操作如图 10-2-7 所示。

2. 语言提示的应答性共同注意训练方法 应答语言提示性共同注意的技能是建立在

应答手势提示性共同注意的基础之上,训练方法与训练应答手势性共同注意一致,仅是将提示方式由手势提示变为语言提示。具体操作如图 10-2-8 所示。

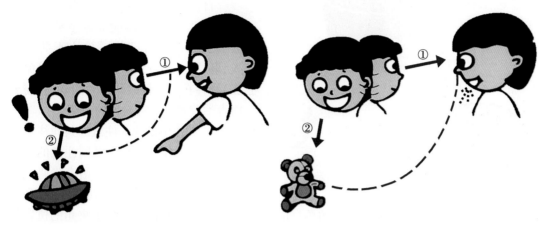

图 10-2-7　应答手势指示图　　　　　　　　　图 10-2-8　应答语言指示示意图

3. 目光指示的应答性共同注意训练方法　此阶段的训练目标旨在发展出语言障碍儿童能够根据语言治疗师的目光去判断语言治疗师目光注视的方向或物品的技能。

在训练过程中,语言治疗师应提供与语言障碍儿童能力相匹配的提示。常用的提示方式有眼睛提示、视线提示、物品提示等视觉提示。

（1）眼睛提示:是用圆圈将图片人物的眼睛部分圈出来,提示语言障碍儿童注意到图片人物的眼睛。

（2）视线提示:当眼睛提示对语言障碍儿童提示无效时,语言治疗师需要使用直观的箭头型线条指示的方式,提示语言障碍儿童注意到图片人物的眼睛所注视的视线。

（3）物品提示:当视线提示仍无法让语言障碍儿童正确判断时,则再增加一个圆圈,圈出图片中人物眼睛所注视的物品。

在图片人物的选择上,可以遵循由简单抽象到形象具体的选择规则。因此,可以开展简笔画版人物目光提示性共同注意的训练、卡通版人物目光提示性共同注意训练和真人版目光提示性共同注意的训练。具体操作如图 10-2-9~图 10-2-11 所示。

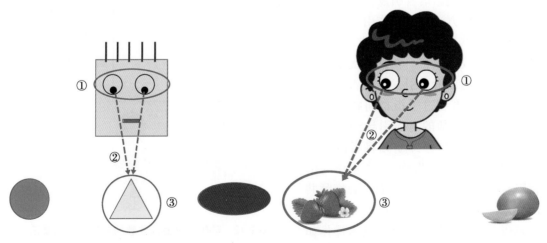

图 10-2-9　简笔人物版眼神提示示意图　　　　图 10-2-10　卡通人物版眼神提示示意图

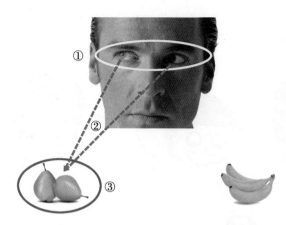

图 10-2-11　真实人物版眼神提示示意图

（三）自发性共同注意阶段的训练方法

自发性共同注意是共同注意能力发展的高级阶段，个体能够以主动的方式去引发他人与自己共同关注于共同的人、事、物。部分语言障碍儿童（如孤独症）则存在自发性共同注意的缺陷，需要语言治疗师开展针对性的训练。

1. 动作引发他人注意的共同注意训练方法　动作引发他人共同注意的训练方法需要两个训练人员与语言障碍儿童共同参与。一名训练人员担任治疗师的角色，另一名训练人员担任辅助者的角色。语言治疗师与语言障碍儿童呈 90°夹角的位置邻坐在方桌的两侧，辅助者坐在语言障碍儿童的身后。

语言治疗师选好该语言障碍儿童喜欢的物品放置在语言障碍儿童面前的桌子上，物品与语言障碍儿童有一定的距离，但需确保语言障碍儿童的眼睛能直接看到物品。当语言障碍儿童看到喜爱的物品而伸手或起身去拿取时，辅助者应及时引导语言障碍儿童去拉语言治疗师的手，语言治疗师立刻将桌面上的物品拿给语言障碍儿童，把物品作为语言障碍儿童用动作引发与语言治疗师共同注意的奖励。再多次练习，直至该语言障碍儿童掌握该项技能。具体操作如图 10-2-12 所示。

2. 语言引发他人注意的共同注意训练方法　当语言障碍儿童掌握了动作引发与语言治疗师进行共同注意的技能之后，语言治疗师应将该语言障碍儿童共同注意能力的训练目标设定为：发展出该语言障碍儿童使用语言的方式引发语言治疗师对物品进行共同注意的技能。

语言治疗师、辅助者和语言障碍儿童坐的位置、物品摆放位置的安排和动作引发与语言治疗师进行共同注意训练的位置安排相同。语言引发他人注意的共同注意训练方法也与动作引发和语言治疗师进行共同注意的训练方法相同，仅是将动作改为语言。辅助者提示语言障碍儿童发出语音来引发与语言治疗师的目光接触，再通过手指指向物品的方式，将语言治疗师的目光引导到物品之上。此时，语言治疗师立刻将桌面上的物品拿给语言障碍儿童，把物品作为语言障碍儿童用语言引发与语言治疗师共同注意的奖励。再多次练习，直至该语言障碍儿童掌握该项技能。具体操作如图 10-2-13 所示。

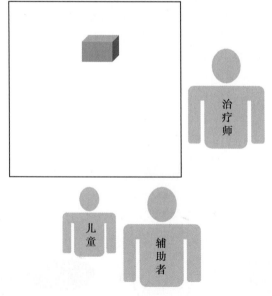

图 10-2-12　动作引发他人注意的共同注意训练示意图

3. 主动分享物品引发他人共同注意的训练方法 当语言障碍儿童掌握了使用动作或声音引发与语言治疗师进行共同注意的技能之后,语言治疗师应将该语言障碍儿童共同注意能力的训练目标设定为:发展出该语言障碍儿童使用语言的方式引发语言治疗师对物品进行共同注意的技能。

语言治疗师、辅助者和语言障碍儿童坐的位置和动作引发与语言治疗师进行共同注意训练的位置安排相同,只是物品摆放的位置有所不同,由离语言障碍儿童较远的位置更改为放在语言障碍儿童的面前。在辅助者的帮助指引之下,语言障碍儿童引发与语言治疗师对物品的共同注意,语言治疗师可以表现出开心或惊奇的反应,并奖励语言障碍儿童。再多次练习,直至该语言障碍儿童掌握该项技能。具体操作如图 10-2-14 所示。

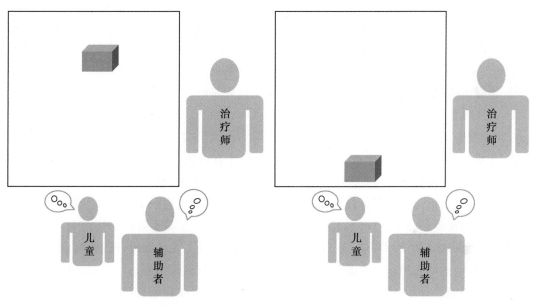

图 10-2-13 语言引发他人注意的共同注 练示意图

图 10-2-14 主动分享引发他人注意的共同注 意训练示意图

（任登峰）

第三节 模仿能力的训练

一、基本概念

（一）模仿的定义

模仿是指在实现沟通动机的过程中,个体观察到另一个人的动作时,自愿以对方为榜样所产生的行为。模仿技能帮助个体通过分享生理、社交、情感体验,更好的理解他人的行为,学会实现沟通动机的语言/非语言表达方式。

模仿是人一生中重要的学习手段。我们通过观察他人的语言、动作等行为方式,并将之转化成自己的技能。对于大多数人来说,模仿不需要刻意为之,我们通常下意识地自发仿照他人(变色龙效应)。由于我们具有模仿能力,使我们更容易传达情感和技能,甚至可以将想法从个人传递给社交伙伴,并实现跨代传递。模仿是文化和语言学习的基础。我们的大脑通过脑细胞镜像神经元(mirror neuron)以一种特殊的方式为模仿建立网络联结,仅仅通过观察,就可以将他人的动作与我们自己的动作模式建立关联。

通常模仿行为发生于诸多领域,通过面部模仿,孩子模仿他人的表情,促进情绪的协调,通过声音模仿,孩子逐渐发出和掌握新的语音和词汇,这将是构成儿童口语的基础。通过手势模仿,儿童掌握了使用手势交流的能力,并且能够利用肢体动作表达自己的想法,理解他人的交流动作。通过模仿操作物品的行为,促进了儿童对世界的了解与联系等。

有模仿能力和模仿的意图,人就能够从他人身上习得一些常用技能,通过模仿儿童能够学习到复杂和有目的的行为。模仿能力对社交沟通的作用也不容忽视,若儿童能模仿身体活动及姿势、面部表情等,会有利于社交及情感互换,能够帮助儿童理解他人的感受。因此,自闭症儿童模仿训练的参考范式设计的目的在于帮助自闭症儿童能够掌握社会交往的基本手段,能够运用到日常生活中,为进一步沟通交流打好基础。

(二)模仿的准备

模仿能否发生,受到注意、轮流和规则意识等方面的影响。注意是完成任何学习活动的前提,儿童只有在观察并注意到示范对象的行为后才有可能产生模仿行为。如果观察者对示范对象的行为没有加以注意,或者没有进入儿童的意识水平,模仿行为是不能发生的。轮流的初步意识是指儿童能理解自我与别人的顺序差别,在别人做的时候等待,别人的动作结束后,能做出轮到自己了的反应。在模仿过程中示范者一方表达某种动作行为,然后停下来,期待儿童做出相应的动作行为,儿童能够理解这种轮流,并且做出合适的反应。规则意识是完成任何活动必须具备的能力,包括理解规则、遵守规则两层意思。通过训练者的示范和说明,儿童能理解基本的活动规则,在活动进行的各个阶段知道自己该做什么,同时能够遵守规则。

二、训练内容

在1岁之前儿童就已从重复他们掌握的动作和声音发展到模仿新的动作了。1岁时,儿童能够模仿粗大和驭物动作,如"挥手打招呼"等。儿童到了2岁,便能够进行更高难度的模仿以及进行延迟模仿。

根据正常儿童模仿能力的发展,可以将模仿内容分为动作和声音,其中动作类型又根据语言障碍儿童(孤独症谱系障碍儿童)的习得顺序大致分为粗大运动、驭物动作、口腔面部动作3大类;动作的难易程度也可以根据动作的步骤,分为一步动作和连续动作2大类。

在实际生活中语言和动作总是伴随发生的,比如一边念儿歌一边做动作;一边游戏一边念歌谣。在最初的训练过程中,为了集中目标、便于操作,常常会把动作和语言分别作为训练目标,等儿童能熟练掌握以后,再增加动作与语言同时进行的训练内容。表10-3-1和表10-3-2分别列举了相应的内容可供参考。

表 10-3-1 动作模仿内容

分类	模仿内容	举例
粗大动作	身体前面的动作,儿童自己看得见	拍手,拍腿
	儿童自己看不见的动作	指自己的鼻子,拍自己的头
	手部动作	挥手,握拳,竖大拇指
	运动中的动作	蹲下,起立,跳
	动物的动作	兔子跳,小鸟飞
驭物动作	手拿并操作物品的动作	搭积木、插雪花片、刷牙、梳头、擦脸
口部面部动作	唇部的各种动作	圆唇、展唇、张大嘴
	舌部的各种动作	伸舌、卷舌、舌顶左右颊、弹舌

表 10-3-2 语言模仿内容

分类	模仿内容	举例
单音节	单音节发音	儿童日常生活中已熟练的发音如"啊""哇""呜";玩具乐器的声音喇叭"滴滴";鼓声"咚咚";动物叫声"喵喵""叽叽""旺旺"
多音节	多音节发音	汽车声"滴滴叭";打雷声"轰隆隆";敲鼓声"咚咚锵"
词语	各种音节组合	日常生活中的词汇
短语	各种结构的短语	参照语言教学内容
句子	各种句式结构	参照语言教学内容

三、训练方法

模仿五阶段介入法,是将模仿的过程分为五个阶段,由浅入深,循序渐进的方法。当儿童在前一阶段的训练内容能完成 80%,就可以进入下一个阶段。

（一）模仿五阶段

阶段一,儿童操作任意其感兴趣的玩具,成人模仿儿童的动作。

阶段二,成人示范阶段一中儿童操作玩具的动作,引导儿童模仿。

阶段三,成人用阶段一和阶段二中相同的玩具示范新奇动作,引导儿童模仿。

阶段四,成人用新玩具示范熟悉或新奇的动作,引导儿童模仿。

阶段五,成人用多种不同的玩具示范熟悉或新奇的动作,相互模仿。

（二）准备活动

1. 物理环境:环境安静,少干扰。

2. 用具:2 套相同的玩具。

（三）注意事项

1. 准备的玩具是儿童感兴趣的,但不能放儿童非常喜欢玩的玩具,以免儿童沉迷于玩具,不与人互动,只能放进儿童中等兴趣的玩具,玩具以需大肢体动作操作较佳,尽量避免需要精细动作操作,或者需要高度专心注意的玩具,例如拼图、图画书等。

2. 准备 2 套相同的玩具放在地上,如乐器等有声音、易引起儿童注意的玩具。

3. 模仿学习的是一种行为模式,而不是听指令完成某个动作。所以,模仿训练时的指令是"跟我学"或"跟我做一样的"。不要用指令"拍手""叫老师"等,后者是听指令训练。

（四）模仿五阶段应用举例

五阶段训练应用,具体内容如表 10-3-3 至表 10-3-7 所示。

表 10-3-3   模仿训练活动举例——阶段一

活动目标	儿童用手拍鼓面,成人模仿儿童的动作
活动准备	在训练的最初阶段,儿童没有模仿的概念,只是沉迷于自己的活动,可以准备 2 份完全相同的玩具,如鼓等
活动过程	成人安静地陪伴在儿童身边,观察儿童的活动,当儿童做出动作或发出声音时,如儿童拍打鼓面,成人夸张地模仿孩子的动作,吸引孩子的注意,如果孩子被吸引,重复动作,成人继续模仿。通过多个回合的模仿,让儿童体会这种过程,对模仿的概念有初步的理解
注意事项	这个阶段成人的角色是陪伴者,训练的重点是建立成人与儿童的信任关系,让儿童体验到成人的友善和有趣,体验到自己的行为可以操控成人,这种控制是新奇而有趣的,儿童在与成人的互动中体验到乐趣,激发他产生社会交往的主动性。这个阶段切不可急于加入控制、要求儿童的内容,以免儿童产生抵触、排斥的情绪,破坏了开启社交的契机

表 10-3-4   模仿训练活动举例——阶段二

活动目标	成人示范儿童模仿"手拍鼓面"的动作,引导儿童模仿
活动准备	儿童已经习惯成人在旁边平行游戏,也适应了成人模仿自己的动作,有的儿童会乐于做出一些动作来观察成人是否会模仿自己,这是非常好的互动的开始。准备完全相同的两面鼓
活动过程	成人尝试当主导者,做出儿童熟悉的动作用手拍鼓面,每次拍 2 或 3 下,观察儿童是否会模仿。如果儿童没有模仿,也不必急于要求儿童,可以重复模仿儿童的动作,再由成人拍鼓,等待儿童模仿
注意事项	如果儿童没有模仿成人的动作,不要用指令命令儿童。这个过程最主要的是建立成人与儿童之间的互动关系,这个关系一旦建立,互动的成功率就会增加

表 10-3-5   模仿训练活动举例——阶段三

活动目标	成人示范"鼓槌敲鼓"的动作,引导儿童模仿
活动准备	儿童已经能在玩具操作中与成人互相模仿熟悉的动作。儿童习惯于被成人模仿,也能主动模仿成人的动作。准备鼓槌和鼓
活动过程	儿童能够模仿成人用手拍打鼓面的动作后,成人开始尝试做出新的动作"鼓槌敲鼓",同一动作最多示范 3 次,所用的玩具与儿童正在操作的玩具相同,示范 3 次后,儿童没有模仿,则以动作协助其模仿。如果儿童自发性地模仿则立即表扬他,并允许他继续玩玩具
注意事项	新的动作必须符合儿童现有的能力,不能太难太繁琐,可以在儿童已有的技能基础上做适当地改变,也可以在儿童的日常生活中观察到儿童已经可以完成的动作,都可以作为此阶段引入的新动作

表 10-3-6　模仿训练活动举例——阶段四

活动目标	成人示范"鼓槌敲木琴"的动作,引导儿童模仿
活动准备	儿童已经能够模仿成人使用阶段一和阶段二中的玩具示范的动作,可以加入新的玩具,示范熟悉或新奇的动作。准备两份相同的鼓槌和木琴
活动过程	在模仿中加入新鲜的玩具木琴,成人示范用鼓槌敲木琴,发出音乐声吸引儿童主动模仿
注意事项	所加入的玩具不能是儿童太感兴趣的,否则儿童会沉迷于自己玩耍,而忽略了对成人的关注。通过新玩具的引入,不断巩固模仿的模式,增加活动的趣味性

表 10-3-7　模仿训练活动举例——阶段五

活动目标	成人示范"木槌敲双响筒、鼓、木琴""手拍桌面"等动作,相互模仿
活动准备	儿童已经熟悉模仿的模式,理解模仿的概念。可准备多样不同的玩具,如鼓、双响筒、木琴等,也可以借用日常生活中的物品,如桌子
活动过程	成人示范动作,儿童进行模仿;儿童能熟练地模仿成人,可以试着让儿童当主导者,做动作由成人模仿
注意事项	不必过度增加模仿动作的复杂性,模仿所关注的不是运动能力和记忆力,而是与人互动的意识。最理想的模仿运用是做游戏,如"跟我做""照镜子"等活动都是模仿游戏,儿童能体验模仿的意义。在实际生活中能自然地模仿成人操作工具、完成复杂的活动

（宋　阳）

第四节　非语言沟通能力的训练

一、基本概念

非语言沟通(non-verbal communication)是相对于语言沟通而言的,是指通过身体动作、体态、语气语调、空间距离等方式交流信息、进行沟通的过程。沟通的要素包括沟通的内容、沟通的方法、沟通的动作。在沟通中,信息的内容部分往往通过语言来表达,而非语言则作为提供解释内容的框架,来表达信息的相关部分。非语言沟通在实际沟通中所起到的作用并不是辅助性或支持性角色,实际上正常人的生活中约60%以上的沟通是通过非语言的形式完成的。

非语言沟通内容很广泛,每个人在语言沟通产生前就已经学会使用非语言沟通方法。例如,婴儿在1岁以前还没有学会说话,就已经可以使用很多非语言的沟通手段与成人互动。比如用手指着玩具示意成人拿给他,看到妈妈走近自己身体向妈妈的方向倾斜示意要妈妈抱,眼神在成人与奶瓶之间转换示意要喝奶。熟悉的成人通过这些非语言沟通手段能毫无障碍的了解婴儿的意图。社交障碍的儿童普遍存在非语言沟通问题,尤其是孤独症儿童大部分都存在不会使用非语言沟通手段的情况。具体表现在与人沟通时没有目光对视、不会使用手指指示、不理解别人表情的含义。这些看起来不包含具体的沟通内容,但却直接影响沟通的顺利进行,如果不对儿童进行特殊的干预,他们无法自然地习得这些能力。可以说非语言沟通能力是社交能力发展的基础。

二、训练内容

常用的非语言沟通方法主要有眼神接触、面部表情、手势、身体姿势。

（一）眼神接触

眼神接触是沟通环节中重要的一部分。通常，每次沟通前我们都会先看着对方的眼睛，来确定以下几个信息，对方现在是否有空，是否留意到我要和他沟通，是否愿意听我说话。如果双方都愿意沟通，那么两人之间的眼神互动将持续存在一段时间，直到沟通结束。这里所指的眼神互动并不是眼睛始终盯着对方看，而是随着沟通内容在人与物之间自然地转移，同时配合表情、神态传递着信息"我明白了""这不太确定""我不同意""我不想听了"等。这些信息虽然不是具体的沟通内容，但却影响了沟通是否能进行下去以及沟通的效果。

具体的训练内容有：

1. 别人与自己沟通时，回应对方的眼神接触。

2. 与人沟通前，主动寻求对方的眼神接触。

3. 跟随别人的眼神转移到近处的目标。

4. 跟随别人的眼神转移到远处的目标。

5. 用眼神示意近处的目标。

6. 用眼神示意远处的目标。

眼神接触训练具体内容如表 10-4-1 所示。

表 10-4-1　眼神接触训练内容

训练目标	具体内容	活动参考
别人与自己沟通时，回应对方的眼神接触	当别人与儿童打招呼或说话时，儿童能够看着对方的眼睛 2~3 秒，不转移视线，在整个沟通的过程中，能与对方有交互的眼神接触	打招呼
与人沟通前，主动寻求对方的眼神接触	当儿童需要向成人求助或语言沟通时，能够主动看着对方的眼睛，确认对方也关注到了自己，再开始沟通	我看到你了
跟随别人的眼神转移到近处的目标	当对方不说话只用眼神示意近处的物体，儿童能够关注并分辨出对方指示的是哪个物品	用眼神选彩笔
跟随别人的眼神转移到远处的目标	当对方不说话只用眼神示意远处的物体（距离 1m 以上），儿童能够关注并分辨出对方指示的是哪个物品	用眼神选鞋子
用眼神示意近处的目标	在儿童与成人之间的桌子上放几个物品，儿童不能说话，用眼神示意对方自己选择的是哪个物品	猜猜在哪个手里
用眼神示意远处的目标	在儿童与成人 1m 远处放几个物品，儿童不能说话，用眼神示意对方自己选择的是哪个物品	猜猜我要哪个

（二）面部表情

面部表情在沟通中也起着重要的作用，人可以通过表情判断对方对自己的态度。首先要分辨出各种表情的不同，最基本的表情有喜、怒、哀、乐、悲、恐、惊；然后要判断表情代表的态度友善或是冷漠、或是讨厌；最后根据对方的态度决定自己做出何种回应。另一方面，人们不仅要看得懂表情,也要学会利用表情表达自己的情绪和意图。

具体训练内容有:

1. 理解别人的表情代表肯定、否定。

2. 理解别人的表情代表对方要接触自己或是忽略自己。

3. 对夸张的面容表情增强注意。

4. 对表情的突然变化增强注意。

5. 对表情的注意多于对物体的注意。

6. 做出难过或开心的表情表示肯定或否定。

面部表情训练具体内容如表 10-4-2 所示。

表 10-4-2　面部表情训练内容

训练目标	具体内容	活动参考
理解别人的表情代表肯定、否定	当儿童向成人询问东西是不是藏在这个杯子下面,成人不说话,只用微笑表示猜对了,皱眉难过的表情表示猜错了	猜糖果藏在哪里
理解别人的表情代表对方要接触自己或是忽略自己	有多个成人在房间里,儿童需要向其中一位寻求帮助,有的成人面带微笑地看着儿童,有的成人面无表情不看儿童,有的成人露出生气讨厌的表情。儿童通过表情选择谁是会帮助自己的人	谁会帮助我
对夸张的面容表情增强注意	在人群中能留意到表情夸张的那个人,如特别开心的人、特别难过的人、特别生气的人	谁是特别的人
对表情的突然变化增强注意	成人与儿童一起在做惯常的活动,如听音乐、平静的游戏,成人突然做出夸张的表情(如看惊奇的东西露出惊讶的表情),儿童注意到成人的变化,并表示好奇	看到惊奇盒
对表情的注意多于对物体的注意	儿童与成人一起看照相簿,只能看有人物的照片,如果翻到物品的照片,就翻过去不看,如果看到人物的照片,请儿童说出人物的表情	只看人的照片
做出难过或开心的表情表示肯定或否定	当别人向儿童询问意见,儿童不说话,用笑的表情表示肯定,用皱眉难过的表情表示否定	我不说话

（三）手势

手势沟通的形式大致可分为 2 种:第一种为接触性手势,即儿童最先使用的手势,出现在 9 个月左右;如拿物品给他人、推开大人的手等。第二种为远距性的手势,在儿童大约 11 个月时出现,他们的手跟物品、他人没有直接的接触;如伸手要东西、遥指想要的物品、挥手等。日常沟通中手势常常伴随语言一起使用,在一些特定的场合如距离较远或环境嘈杂,手势能起到重要的作用。

具体的训练内容有:

1. 跟随手指指示注意到近处的目标。

2. 跟随手指指示注意到远处的目标。

3. 使用手指指示表达需求。

4. 使用手指指示分享兴趣。

手势训练具体内容如表 10-4-3 所示。

表 10-4-3   手势训练内容

训练目标	具体内容	活动参考
跟随手指指示注意到近处的目标	对方不说话只用手指示意近处的物体,儿童能够关注并分辨出对方指示的是哪个物品	你选哪个
跟随手指指示注意到远处的目标	对方不说话只用手指示意远处的物体(距离 1m 以上),儿童能够关注并分辨出对方指示的是哪个物品	你选哪个
使用手指指示表达需求	儿童不能说话,用手指示意对方自己要去向哪里,选择的是哪个物品	我指你猜
使用手指指示分享兴趣	看到儿童感兴趣的事物时,儿童主动用手指指示给成人,分享自己的兴趣	哇,请看

(四)身体姿势

沟通中最常用的身体姿势是点头和摇头,这两个动作本身是没有意义的,我们的文化赋予动作特定的意义,世界上的有些地区同意是用耸肩来表示的。所以我们在教授儿童的时候,可以先教会儿童点头、摇头的动作,然后再将动作代表的意思联系起来。其他沟通中常用的身体姿势还有摇手表示否定,竖起大拇指表示赞扬,右手示指点在左手掌心表示暂停,理解这些常用的非语言表达,可以帮助儿童减少沟通的障碍。

具体训练内容有:

1. 理解别人点头、摇头表示肯定、否定。
2. 能运用点头、摇头表示肯定、否定。
3. 理解常用的身体姿势表示特殊的意义。
4. 运用常用的身体姿势表示特殊的意义。

身体姿势训练具体内容如表 10-4-4 所示。

表 10-4-4   身体姿势训练内容

训练目标	具体内容	活动参考
理解别人点头、摇头表示肯定、否定	当儿童向成人询问"是不是"的问题时,成人不说话,只用点头表示猜对了,摇头表示猜错了	你要什么呢
能运用点头、摇头表示肯定、否定	当别人向儿童询问意见,儿童不说话,用点头表示肯定,用摇头表示否定	猜猜我要什么
理解常用的身体姿势表示特殊的意义	当别人摇手时,儿童能理解这是表示不要。当别人竖起大拇指时,儿童能理解这是表示赞扬	这是什么意思
运用常用的身体姿势表示特殊的意义	在生活和游戏中儿童能够自如地运用摇手、竖大拇指来表示自己的意愿	我失声了

三、训练方法

(一)生活情景教学法

1. 操作定义   生活情景教学法是利用日常生活场景作为教学训练的课堂,通过有准备和设计的生活内容来进行训练。日常生活中充满了许多的例行性活动,例如吃饭、洗澡、睡觉等都是儿童很熟悉的例行性活动,儿童熟悉和理解活动的内容,成人提前做一些设置和准备,就能在生活中进行训练。

生活情景教学的好处:

(1) 每天多次发生,教学机会充分。

(2) 互动模式自然,实用。

(3) 鼓励儿童动手自理,自理能力提高。

(4) 提高儿童的自尊。

(5) 为儿童上学和以后的独立生活做准备。

2. 准备活动

(1) 物理环境:减少环境中的干扰,如开着的电视,好吃的食物,玩具等。

(2) 用具:生活中的物品,可进行必要的设置。

3. 注意事项

(1) 和儿童在一起的时候,要投入全部的注意力,达到有效的陪伴。

(2) 每次互动前确保与儿童有良好的目光接触。

(3) 使用有趣的面部表情和声音,吸引儿童的注意。

(4) 鼓励儿童参与活动,当儿童尝试后,及时给予表扬。

4. 应用举例　具体内容如表 10-4-5 和表 10-4-6 所示。

表 10-4-5　非口语沟通训练活动举例——生活情景教学法一

活动目标	理解手指指示做出远距离选择
活动准备	在多层置物架上不同的位置放不同的水杯
活动过程	成人和儿童站在离置物架 3m 远处,成人请儿童帮忙拿喝水的水杯,成人用手指指向水杯的位置,请儿童根据手指指示的方向,找到正确的水杯。在整个过程中成人不能用语言提示,只通过手指的指示,让儿童的视线在手指与水杯之间转移,并确认正确的位置。如果儿童找到正确的杯子,给予他相应的表扬和奖励
注意事项	根据儿童的能力情况逐渐增加人与水杯的距离、水杯的数量,水杯放置位置有干扰,提高儿童对远距离指示的判断。活动应尽量与生活实际结合,安排在吃点心的时间、外出回来要喝水的时机,让儿童找杯子是有意义的,而不是机械地反复操练,影响儿童参与的动机

表 10-4-6　非口语沟通训练活动举例——生活情景教学法二

活动目标	理解别人对自己接受或回避
活动准备	爸爸忙着做一件家务事,此时儿童需要寻求帮助
活动过程	儿童拿着食物要吃却打不开瓶盖,妈妈表示自己也打不开,提醒孩子去找爸爸帮忙,这时爸爸故意在忙着拖地,不回应孩子或者只是回答说"我现在正忙着。"儿童要理解此时别人正忙,需要等待别人停下手中的事情,有空回应自己时才能提出请求。儿童要保持注意力持续关注爸爸的行为,当爸爸正在低头忙着拖地时,儿童要学习等待;当爸爸暂时停下拖地的动作休息时,儿童可以提出请求,此时爸爸才能回应儿童的请求并帮助他。妈妈在旁边要起到辅助和引导的作用,引导儿童抑制冲动、耐心观察、对观察结果做出分析和判断
注意事项	别人对自己接受包括几个要素:①有空闲;②注意到自己;③态度友善。这 3 个要素可以作为 3 个训练目标放在 3 次的活动中,每次只针对 1 个目标,都掌握好了,再放到一个活动中综合运用。妈妈作为引导者作用很重要,尤其是在最初的训练时。引导的要点是让儿童主动观察和判断,不宜有过多的指令来替代儿童判断

（二）游戏介入法

1. 操作定义　游戏介入法是指在游戏的过程中制造许多的不确定性,让儿童产生沟通的需求,然后通过游戏规则的设置,达到非语言沟通的目的。很多儿童熟悉的游戏都可以通过改编和设置来进行训练。

2. 准备活动

（1）物理环境:与游戏活动相适应的场所。

（2）用具:游戏道具。

3. 注意事项

（1）在游戏规则设置的时候,要尽量符合常规。

（2）每次互动前确保与儿童有良好的目光接触。

（3）游戏设置尽量有趣,吸引儿童参与。

4. 应用举例　具体内容如表 10-4-7 和表 10-4-8 所示。

表 10-4-7　非口语沟通训练活动举例——游戏介入法一

活动目标	根据表情判断对错
活动准备	一个儿童喜欢的小物品,能藏在手心里
活动过程	成人在右手或者左手中放一个儿童喜欢的物品,但不能让儿童知道东西放在哪一只手,要求儿童以手指向某一只手来猜物品放在哪里,如果指对了成人就做出笑的表情,如果指错了成人就做出哭的表情,儿童根据成人的表情判断自己是否猜对了
注意事项	刚开始成人的表情可以夸张一些,然后过渡到比较自然的微笑表情。儿童熟练掌握后可以换为儿童做表情让成人猜

表 10-4-8　非口语沟通训练活动举例——游戏介入法二

活动目标	根据表情猜测对应的味道
活动准备	三杯外表看起来一样的水,一杯味道是甜的,一杯是酸的,一杯是无味的
活动过程	成人当着孩子的面品尝每一杯水,并做出不同的表情,尝到甜的水是开心的表情,尝到酸的水是痛苦的表情,尝到无味的水就没有表情。儿童每次都模仿成人的表情,然后猜测成人喝到的水哪一杯是甜的,哪一杯是酸的
注意事项	要求儿童先模仿成人的表情,是因为有一部分儿童尤其是孤独症儿童对表情的关注很少,自己平时也少有丰富的面部表情,如果角色互换,儿童很难完成喝水做出相应的表情,所以在第一轮让儿童先模仿成人的表情,进行一轮学习,为后面的角色交换做准备

以上教学方法是将生活场景中非语言沟通的应用实例提取出来,加以设计和强化,突出非语言沟通的部分,通过反复训练强化,让儿童加深对非语言沟通的理解和运用。然而实际生活中,人与人之间的交往沟通所表现的表情眼神都更自然,同时有更多的不确定性。所以在课堂教学之外,在实际生活中,成人要给予儿童更多的锻炼机会。不要害怕儿童失败就包办替代,剥夺了儿童的沟通机会。当儿童遇到困难或犯错时,不要急于帮助和补偿,不要把儿童当作特殊的人,造成不平等的沟通。非语言沟通是一种应用广泛的方法,日常生活是最好的课堂,也是最好的实践地。

（宋　阳）

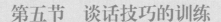

第五节　谈话技巧的训练

谈话也称为会话,是人际间沟通的主要形式。通过会话可以实现人际间的信息沟通和情感交流。语言障碍儿童在开启话题、维持话题、转移话题、适当地结束话题上存在缺陷。因此,加强谈话技巧的训练,是语言障碍儿童语用能力训练的重要内容。

一、基本概念

1. 会话　会话是一种交流性质的口语沟通形式,指 2 人或多人围绕一定主题轮番讲话,传递信息,交流情感的社会活动过程。

会话能力是指儿童在社交情境中恰当地使用语言内容与形式的能力,涉及开启话题、维持话题、转移话题和结束话题这 4 个方面。

2. 话轮　话轮是会话的一种基本结构,是指会话参与人在整个会话过程中轮番讲话,其结尾是以说话者和听话者的角色互换或各方的沉默、放弃话轮等信号为标志。会话全程由多个话轮共同构成。构成话轮的单位可以是语言性反馈项目(词语、短语、句子或更大的语言单位)和非语言性反馈项目(表情、手势、动作等)。

话轮举例:

A:明天你要去做什么?

B:去购物。

A:谁和你一起去?

B:妈妈。

在这个简短的对话中包含了 4 个话轮。

二、训练内容

会话过程中,要求会话双方围绕一定的主题,礼貌而顺畅地轮流表达和倾听观点,适时进行信息的补充或修正,直至交谈的结束。因此,语言障碍儿童会话能力训练的内容主要包括 3 个方面:话轮转换能力、掌握会话基本原则和话题管理能力。

(一)话轮转换的技巧

话轮转换包括开始发话、持续发话、结束发话 3 个部分。因此,话轮转换技巧的训练也主要集中在这 3 个方面。

(1) 开始发话的技巧:开始发话不仅是指发话人开口发话,而且是指受话人如何运用某些技巧(接话、插话、索求)获取发话机会并开始说话。

1) 开口发话:开口发话通常以相互问候开始,或以即时想说的话题开始。

例1:你好,很高兴见到你!

例2:我可以玩你的皮球吗?

2) 接话:是指及时回答讲话人的问题。例:

A:这里有一个足球,你知道吗?

B:知道,是一个黑白的足球。

3) 插入:指补充、修正或完成讲话人没有说完的话。例:

A：我最喜欢玩吹泡泡了,小明也喜欢,小红也喜欢……

B：知道了,你们都喜欢玩吹泡泡,但我想和大家一起玩捉迷藏的游戏。

4)索求话轮:可以通过语言、面部表情或手势向说话人发出想要得到话轮的意图。例:老师在向大家讲"狼来了"的故事,小明有些困惑,就举起了手。

(2)持续发话的技巧:持续发话是指发话人采取一定的技巧来延续发言权,避免给他人传递话轮转换的信号。常采用言语重复、借助连续的连词或使用序数词等技巧。

1)使用言语重复和沉默填充。

例1:我会有一个变形金刚的。如果,如果,如果我爸爸出差回来的话。

例2:小红梦见自己坐在月亮上,嗯,嗯,嗯,她拿着鱼竿想要钓星星。

例1中,发话人通过重复"如果"来表明想要继续发话;例2中,发话人使用"嗯"来进行沉默填充,一是表明发话人尽管不确定该如何说下去,但还想继续发话,二是这些沉默的填充语实际上起到了拖延的作用。

2)借助连词作为未完成标志,提示受话人发话还在继续。例如,在发话过程中使用"和""但是""而且""因为""除非"等。

3)发话人事先规划好一个较长的发话内容,利用序数词来作为继续发话的标志。例如,在发话中使用"第一""第二""第三""首先""其次""再次"等。

(3)结束发话的技巧:结束发话是指发话人认为自己此刻的发话已趋于结束,并准备放弃发话。常采用言语或手势符号表示发话完毕或指定下一位发话人。

1)当前发话人采用言语手段选择下一位发话人。例如,小明即将说完自己的观点,想听听小红的意见。小明在发话结尾处就会说:"请小红讲一讲自己的看法。"

2)当前发话人采用非言语手段选择下一位发话人。例如,小明讲完自己想讲的话后,用目光朝向某个人或用手掌指向某个人来指定下一位发话人。

3)语义重复的话语或总结性词语的出现。例如,"好了,我讲的话说完了。"

4)发话结束的手势或姿势。例如,做出摊手的动作或放松的姿态。

（二）会话的基本原则

会话不仅能够传递信息,还能够建立和维护彼此的感情。会话过程的顺畅性主要取决于会话内容是否具有准确性或礼貌性。会话的参与者要遵循一定的会话原则,才能保障会话的顺利进行,其遵循的具体原则如图10-5-1所示。

1.合作原则　会话的合作原则主要包括4条:量的准则(满足实际需要的信息量,不宜过多或过少)、质的准则(不说虚假或缺乏证据的话)、关联准则(说话内容要求切题)、方式准则(条理清晰明确,避免含糊或歧义)。

2.礼貌原则　会话的礼貌原则主要包括6项:策略原则(避免引起他人反感)、宽宏准则(减少对他人的批判与否定)、赞扬准则(表达对他人的赞美)、谦虚准则(减少对自己的表扬)、赞同准则(减少与他人在观点上的不一致)、同

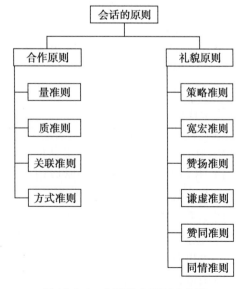

图10-5-1　会话基本原则示意图

情准则(减少与他人在情感上的对立)。

语言障碍儿童会话失败的原因多数是因为经常性违反会话的合作原则和礼貌原则。因此,语言障碍儿童会话基本原则的训练就显得尤为必要。

（三）话题管理的技巧

部分语言障碍儿童(如孤独症)由于语言能力和心理理论能力的不足,在会话的过程中存在缺陷,集中表现在话题开启困难、话题维持困难、话题转移困难和话题结束困难上。因此,需要训练语言障碍儿童的话题管理能力。

1. 话题选择的技巧　话题选择是会话能力的一个重要方面。儿童间的会话主要在玩耍中展开,常以物体、游戏、玩具等作为话题内容。父母与儿童间的话题,多是在物体或书中展开。因此,语言障碍儿童会话训练中可供选择的话题有:食物、玩具、书籍、天气、服饰、交通工具、动物园、植物园、游乐园、电影院、海底世界、家、教室、超市等。

2. 话题发起的技巧　话题常以一些轻松的内容开启,可以通过问候、邀请、恭维、请求、评价等方式。例如:

早上好！（问候）

我们可以一起玩积木吗？（邀请）

你的衣服好漂亮呀！（恭维）

我可以玩你的皮球吗？（请求）

下雨了,天好冷呀！（评价）

出于常识性的礼貌,对于说话者发起的会话,听话者为了顾及他人的颜面会采用毗邻应对的方式。因此,可以用毗邻应对的方式来发起话题。

自然会话中常见的毗邻语对有:问候-问候;呼唤-回应;祝贺-感谢;提问-回答;邀请-接受/拒绝;给予-接受/拒绝;抱怨-道歉/否认;恭维-致谢/谦辞;请求-同意/拒绝;提议-赞同/拒绝;埋怨-申辩/同情。

3. 话题维持的技巧　话题维持能力是一项重要的语用能力。话题维持能够保障会话过程的时间长度和情感维持。常用的话题维持技巧有提问和及时反馈两种技巧。

（1）提问技巧:提问既能发起和转移话题,也能够起到维持话题的作用。会话训练中,语言治疗师可以展示话题焦点的提问泡泡图,来帮助语言障碍儿童学会提问,进而通过提问来维持话题。如图10-5-2所示。

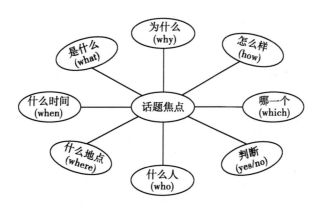

图 10-5-2　提问内容泡泡示意图

（2）及时反馈技巧：在会话中，说话者所传递的信息需要听话者及时的反馈，说话者由此来判断信息是否被听话者所接收、理解、关心和赞同等。否则，话题就难以维系下去。反馈的方式有言语性反馈和非言语性反馈两种方式。言语性反馈主要采用口头语言的方式，非言语性反馈主要通过体态语来通过体态语言来表示。如图10-5-3所示。

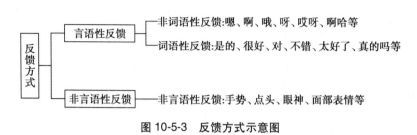

图10-5-3　反馈方式示意图

（3）话题转移的技巧：话题转移的原因主要有两个方面：①不想继续谈论这个话题；②想引入新的话题。因此，在会话过程中，语言障碍儿童要学会识别他人的话题转移标志。另一方面，语言障碍儿童要根据需要恰当地使用话题转移的技巧。

常用的话题转移技巧有信息调整和转移套语两种。信息调整指裁剪信息，通过稍加改变或缩减信息、离题或者完全回避信息来实现；或使用转换话题的套语，如"很好，但从另一方面来说……""你说得对，这让我想起了……""不错，话说回来……"

（4）会话修正的技巧：会话过程中出现可能让沟通中断或影响人际关系的错误时，就需要使用会话修正技巧来避免会话失败。常用"请求重复"和"请求澄清"两种技巧来弥补话轮转换失败、话轮接管失败、沟通目标表达不清等错误。例如：

"不好意思，刚才没有听清楚，麻烦你再讲一次。"（请求重复）

"抱歉，请问刚才讲的是什么意思呢？"（请求澄清）

（5）话题结束技巧：在准备结束会话时，说话者往往会使用一些结束会话前的套语，给听话者一些即将要结束会话的暗示，避免突然结束的唐突和失礼。例如，"与你交谈非常愉快……""太不好意思了，占用了你这么长的时间……""什么时候我们再好好聊一聊……"等。

三、训练方法

（一）情境教学法

1. 操作定义　情境教学是创设含有真实事件或真实问题的情境，让语言障碍儿童在探究事件或解决问题的过程中自主地理解知识与建构意义。语言障碍儿童由于交往动机不足，更依赖生动形象的环境去认识世界和表达需求，情境教学能够促进语言障碍儿童在不同环境中习得语言知识，实现语言技能的泛化。

2. 情境教学法的优点

（1）情境教学法更符合语言障碍儿童的心理和认知特点。

（2）情境教学法有助于语言障碍儿童对训练内容的掌握。以角色扮演、游戏互动的方式开展训练，能够提高语言障碍儿童的参与度。

（3）情景教学能够激发语言障碍儿童的交往动机，促进其多方面能力的发展。

3. 应用流程　在使用情境教学法的过程中，首先要营造良好的情境，进行前期的示范教学，让语言障碍儿童明白任务要求，然后在情境中进行练习，语言治疗师及时给予反馈和帮助，确保任务的达成，然后再进行迁移和泛化，如图10-5-4所示。

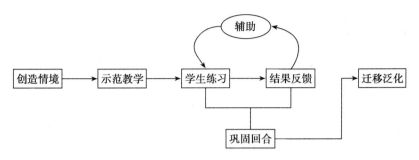

图 10-5-4 情境教学应用流程示意图

4. 注意事项 情境教学法运用到语言障碍儿童的沟通教学中,应以语言障碍儿童的实际生活环境和日常活动内容为情境设计导向。情境教学法在实施过程中强调提供与语言障碍儿童能力相匹配的支持系统(包括环境改变、任务要求改变、辅助方式改变等),在一定程度上降低对语言障碍儿童逻辑思维和抽象概括能力的要求。充分利用情境来帮助语言障碍儿童由模仿沟通发展为自主沟通,增进沟通的有效性。

5. 应用举例 语言治疗师此次训练的目标是让语言障碍儿童掌握一些购物的交流用语。语言治疗师事先制作和准备"小卖部购物"的训练课件和生活视频,以形象生动的方式来训练语言障碍儿童掌握常用的购物对话模式。再准备好到小卖部购物的道具,营造到小卖部购物的情境,实施情境教学法,实现训练目标的巩固和泛化。语言治疗师扮演售货员的角色、语言障碍儿童扮演顾客的角色。让语言障碍儿童在购物的过程中,练习购物的对话技能。分步骤实施如下:

第一步:语言治疗师准备好语言障碍儿童最喜欢的爆米花作为购买的物品,让语言障碍儿童通过主动沟通来满足自己想要得到爆米花的需求。通过前期的示范,训练语言障碍儿童能够模仿表达"我要买爆米花"的句子。在创设的小卖部购物情境下,让语言障碍儿童独立走到小卖部并对售货员讲"我要买爆米花",当语言障碍儿童完成后,语言治疗师就将爆米花作为强化物奖励给该儿童。

第二步:语言障碍儿童首先向售货员问好,再表达自己的购买需求,示范情境与上一步骤保持一致。在创设的小卖部情境下,让语言障碍儿童独立走到小卖部对售货员讲早上好!",售货员回应"早上好!"语言障碍儿童再表达"我要买一袋爆米花"。当语言障碍儿童完成后,语言治疗师就将爆米花作为强化物奖励给该儿童。

第三步:语言障碍儿童首先向售货员问好,回答售货员的问题,再表达自己的购买需求,示范情境与上一步骤保持一致。在创设的小卖部情境下,让语言障碍儿童独立走到小卖部对售货员讲"早上好!",售货员回应"早上好!"售货员再问"你要买什么东西吗?"语言障碍儿童再表达"我要买一袋爆米花"。当语言障碍儿童完成后,语言治疗师就将爆米花作为强化物奖励给该儿童。

以此类推,直到语言障碍儿童能够完成在购物过程中与他人的多轮对话。

（二）社会故事法

1. 操作定义 社会故事是指由语言治疗师根据语言障碍儿童的干预目标而编写的社交小故事,由一些的简短句子组成的一篇文章,可以根据需求插入图片。

语言治疗师编写的社会故事对事件发生的时间、地点和参与人员等信息进行具体描述,对人们在该事件情境中通常会怎么做、有什么想法或感觉等进行说明,强调社交中的重要社会线索,以帮助语言障碍儿童掌握社交沟通的谈话技巧。

2. 社会故事法的训练目标　社会故事法由美国心理学家 Carol Gary 首先提出并进行了实践验证。Gray 指出了社会故事法的 3 个主要目标:①向患者说明人与环境互动的情况及适当的行为;②向患者解释特定的目标行为;③训练患者开展新的活动,及表现社会期待的行为。

3. 社会故事法的常用句型及样例　Gray 总结了社会故事常用的几种句型,即描述句、观点句、引导句、肯定句、控制句、合作句、部分句。

(1) 描述句:用于指出情境中最重要的因素,如发生什么事、为什么会发生、有哪些人参与等。

(2) 观点句:也称透视句,用于描述情境中当事人(包括儿童自身)的情绪、想法、意见、动机或健康状况等。

(3) 引导句:用来向儿童提供行为反应的建议或选择,常用缓和的、有弹性的语气(如"我会试着……")撰写,避免用武断的语气(如"我要……"),避免语言障碍儿童误认为这个句子的内容一定要完成。

(4) 肯定句:用来强调背景知识,如特定社会文化中的价值观念、重要原则、规定等,以使语言障碍儿童了解社会对某行为的看法。

(5) 控制句:从语言障碍儿童的角度指出在特定情境中,可以用哪些策略来帮助自己记得所要表现的行为。

(6) 合作句:用来指出他人在情境中,会如何协助语言障碍儿童记得自己在社会故事中所要扮演的角色。

(7) 部分句:用于了解语言障碍儿童是否理解社会故事的内容。在社会故事的开头位置,通常有一个前导句用于语言障碍儿童的自我介绍。

上述 7 种句型在一篇社会故事中并不一定同时出现,但基本句型的使用有一定要求。Gray 建议在撰写社会故事时,要多用描述句、观点句、肯定句与合作句(这 4 种句型统称为描述性句子),少用引导句或控制句(这 2 种句型统称为指导性句子),避免引起语言障碍儿童的反感;描述性句子与指导性句子的比例至少为 2∶1,一般以 5∶1 为宜。

下面这篇社会故事《跑》,是为一名喜欢随意跑动,曾多次因跑动而受伤的 9 岁儿童编写,该儿童被诊断为轻度孤独症,智力功能基本正常,有一定的阅读能力。故事中包含了几种不同的句型,其构成符合 Gray 建议的标准。

我叫小林。(前导句)

我喜欢跑,快跑很有趣。(描述句)

在操场上可以跑。(肯定句)

在房间里不可以跑,特别是在教室里。(肯定句)

在人群里跑,老师会担心有人受伤。(观点句)

跑步时摔伤,我可以告诉老师,老师会带我去看医生。(合作句)

在走廊上我会走,只在操场上跑。(引导句)

上楼梯时,我会。(部分句)

4. 应用流程　语言治疗师根据对语言障碍儿童的观察和评估,确定好语言障碍儿童需要干预的目标,确定语言障碍儿童行为障碍的原因,然后再针对性地编写社会故事和实施社会故事,最后需要将达成的康复目标在环境中进行巩固和泛化。具体应用流程如图 10-5-5 所示。

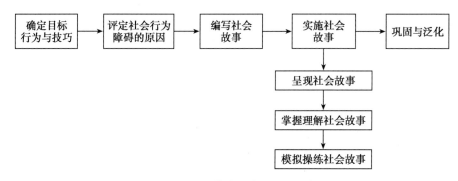

图 10-5-5　社交故事法应用流程示意图

5. 注意事项　编写社会故事的原则和标准:

(1) 社会故事要有目的地向语言障碍儿童呈现可靠的信息,鼓励语言障碍儿童取得进步。

(2) 编写社会故事应包括主题导言、主体、结论三部分。

(3) 能够回答"是什么""为什么""怎样做"等问题。

(4) 用第一或第三人称写作。

(5) 使用肯定的语言,少描述消极行为,以突出积极行为。

(6) 必须使用描述句,其他几种句型选用。

(7) 描述应多于指导。

(8) 编排形式要适合语言障碍儿童的能力和兴趣。

(9) 提供适合语言障碍儿童个人的图解,以增强对文本的理解。

(10) 有适当的标题。

6. 应用举例　针对语言障碍儿童不会打招呼而编写的社会故事《问好》。根据语言障碍儿童的目标行为和理解能力(如识字量)编写了个别化的社会故事,并酌情使用图片、动画等辅助方式,在语言障碍儿童理解和掌握相应知识之后,应充分地模拟操作社会故事。社会故事的撰写与运用如下:

第一步:撰写社会故事,可以通过文字和图片共同呈现的方式。

我是明明。/我是有礼貌的小朋友。/有礼貌的人见面时会互相问好。/在路上见到老师要问好。/碰见认识的叔叔阿姨要问好。/我可以说:"你好!"来打招呼。/我可以跟他们握手。/我向老师问好,老师会很高兴。/别人向我问好,我可以对他微笑招手。/有人向我问好,我会很高兴。/有人向我问好,我也可以向他问好。/见到邻居家的爷爷奶奶,我会说爷爷奶奶你好! /幼儿园的小朋友向我问好时,我可以跟他握手和微笑。

第二步:共同阅读社会故事,并回答问题。

我是明明。/我是有礼貌的小朋友。/有礼貌的人见面时会互相问好。/在路上见到老师要问好。/碰见认识的叔叔阿姨要问好。/我可以说:"你好!"来打招呼。/我可以跟他们握手。/我向老师问好,老师会很高兴。/别人向我问好,我可以对他微笑招手。/有人向我问好,我会很高兴。/有人向我问好,我也可以向他问好。/见到邻居家的爷爷奶奶,我会说。/幼儿园的小朋友向我问好时,我可以。

第三步:创设情境,示范并练习与人打招呼。

创设上学路上碰到老师的情境,示范并练习打招呼。创设碰到认识的叔叔阿姨的情境,示范并练习打招呼。创设碰到邻居家爷爷奶奶的情境,示范并练习打招呼。创设碰到幼儿园小朋友的情境,示范并练习打招呼。

(任登峰)

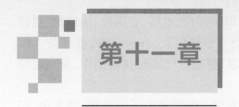

第十一章

辅助沟通系统在儿童语言康复训练中的运用

辅助沟通系统(augmentative and alternative communication,AAC)在语言障碍中的应用越来越广。对具有语言障碍的儿童来说,AAC 不仅是一种交流替代工具,还是一种语言发展促进的工具,国外有大量的研究表明使用 AAC 可以促进语言能力的发展。本章对 AAC 涉及的评估及训练技术进行介绍,治疗师在临床应用中需要谨慎参照使用。

第一节　辅助沟通系统的定义及组成

一、定义

辅助沟通系统(augmentative and alternative communication,AAC)可看做是任何可补偿、改善或替代自然言语表达和书写表达的方法,依据用户情况的不同,可以是永久性或暂时性的。AAC 的目的是为有沟通障碍的人们寻求一切改善沟通能力的方法及工具。依据 2005年美国听语学会(American Speech and Hearing Association,ASHA)修正的定义,AAC 是一种为严重沟通障碍者在活动参与方面提供补偿的方式,其内容包括非口语和书写的沟通模式,这些沟通障碍者可能因暂时性或永久性的损伤导致在言语表达和语言理解方面出现严重障碍,并进一步受到活动和参与的限制。

二、组成

AAC 包括 4 个基本元素:沟通符号、沟通辅具、沟通技术和沟通策略。

(一)沟通符号

沟通符号是指利用视觉、听觉、触觉等抽象符号来表达概念,包括辅助性和非辅助性 2种。辅助性沟通符号是指利用身体以外的物品来协助并完成沟通,如实物、模型、相片、线条图、文字或点字等。非辅助性沟通符号是指不需要借助任何对象,只靠自己身体的一部分来沟通,如通过肢体动作、脸部表情、眼神、自然手势或手语等来传递信息。

(二)沟通辅具

一般来说,AAC 辅具以传递信息的方式分成无辅助(unaided)和有辅助(aided)2 类。无辅助是指不用任何身体之外的其他工具帮助表达,如利用手势、手语或脸部表情来传递信息;相对于无辅助,有辅助是利用额外的辅助工具来传递信息。有辅助的 AAC 以科技含量多寡又分为低科技(low-tech)、中科技(light-tech)、高科技(high-tech)3 类。

1. 低科技沟通辅具   低科技辅具可看做是不需用电的沟通辅具,如图片、沟通簿、拼音板(字母板)、字卡或文字板、简易头杖等。此类辅具通常价格便宜,容易获取,也可在 AAC 治疗师的指导下手工制作,并在制作时结合个案的需求,利用各种废弃材料制作,是一类非常实用的辅具类型。

2. 中科技沟通辅具   中科技辅具包含一些不需要用电的简易电子沟通板、激光笔、可发声的开关按钮等。

3. 高科技沟通辅具   高科技辅具又分为非专用 AAC 系统和 AAC 专用系统,非专用 AAC 沟通系统是利用一般计算机系统安装 AAC 沟通软件来使用,AAC 专用系统则是专门为 AAC 所设计,专用系统通常会附加一些计算机功能或是环境控制单位(environmental control unil,ECU)。

(三)沟通技术

技术是指 AAC 用来传递信息的方式,依其特性可分为直接选择和扫描选择 2 种。

1. 直接选择   是指使用者通过自己的声音、手、脚、眼睛或身体其他部位,直接控制和选择沟通辅具上的选项。例如有肢体障碍的人士也可以通过有护框的普通键盘、替代性的键盘、特殊开关或头杖等方式来选取。直接选择又包括 3 种方式:①按压,通过按键或按压表面来控制 AAC 设备,比如键盘,能进行按压的身体部位除了手部以外,还可能是脚趾,以及一些辅助工具如头杖、夹板手臂等;②触碰,一些新式的 AAC 设备,例如平板电脑通常以触摸的方式来控制;③指点(无身体接触)个案并不需要身体接触就能选择项目,例如眼神指示、追踪或凝视,通过沟通伙伴来辨别方向并确认所选的项目,还可以使用激光或红外线技术来选择。

2. 扫描选择   有些 AAC 使用者由于运动控制能力差,无法直接从 AAC 选单选出所需的项目则需要使用扫描选择的方式。扫描选择需要由协助者(受过训练的沟通伙伴)或通过预设的电子技术预先设定好项目逐一呈现,AAC 使用者需等待逐一扫描过他不要的项目,直到他想要的项目出现再以特定的方式确认。通常使用者必须通过某些特定开关来控制扫描技术。

(四)沟通策略

沟通策略是指将沟通符号、沟通辅具、沟通技术,整合成一个沟通介入方案,用来协助沟通障碍者能更有效地完成沟通功能。因此,沟通策略必须先详细评估使用者的需求,再由专业人员讨论整合后,设计出 AAC 的训练方案,借此发展或增强个案的沟通能力,提升沟通效能。

(金　星)

第二节   辅助沟通系统的运用

判断一个个案是否应该使用 AAC,或者应该使用怎样的 AAC 系统时,语言治疗师需要进行全面而严谨的评估,以保证给个案提供最合适的康复方案以及 AAC 的有效使用。语言治疗师首先要明白的一点是,AAC 与普通的康复产品不同,它的有效使用,更依赖于个案配置 AAC 之后的针对性训练,如果以为个案配置好 AAC 就算大功告成,那么,效果一定是不尽如人意的。而从宏观的角度看,AAC 介入的目的在于帮助个案满足他们现有的沟通需求,以及帮他们准备满足未来的沟通需求。

一、流程

针对一个可能的 AAC 候选人,言语治疗师需要遵循一定的流程对其进行全面而仔细地评估,根据国际当前流行的 AAC 参与模式,结合国内的实际情况,本指南制订图 11-2-1 所示的 AAC 的运用流程。

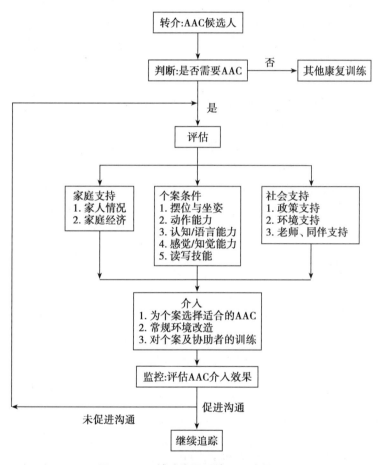

图 11-2-1　辅助沟通系统运用流程图

（一）团队合作

从上述流程图可以看出,AAC 的运用是一个团队合作的过程,不只需要精通 AAC 的言语治疗师,还需要家庭、社会的配合参与。具体来讲,一个有效的 AAC 评估与干预可能涉及以下人员的参与。

1. 复杂沟通需求(complex communication needs,CCN)的个案也就是 AAC 的候选人。与一般康复训练中个案的被动接受不同,AAC 的成功运用需要个案的积极参与。包括他们的关于个人、医药、生活的选择及目标,社会关系及支持选择,AAC 系统的选择,介入相关人员的选择等。当然,个案参与的程度会随着他们能力的强弱而有所不同,但应尽可能地让他们参与。

2. AAC发现者(AAC finders)发现可能有未满足的沟通需求的个案并转介给AAC专业人员,这些个案包括儿童、青少年或成人等。虽然AAC发现者通常不是AAC专业人员,但他们还是需要对AAC有一定的了解。AAC发现者可能是家庭医生、儿科医生、神经科医生、康复科医生、护士、社工、教师、物理治疗师、普通言语治疗师(指不精通AAC的言语治疗师)等。

3. AAC协助者(AAC facilitator)指个案的家庭成员、朋友、专业人员及常见的沟通伙伴。这些人负责维持AAC系统运作并协助具有CCN者能有效地使用AAC系统。协助者最重要的角色是支持具有CCN者可以尽可能地独立沟通,而非代替他们与人沟通。因此,其主要的任务有:监测AAC设备以确保能正常运作;必要时协助个案选择、设计信息并导入AAC装置;通过训练沟通伙伴、担任翻译及解决沟通问题来支持新的或不熟悉的沟通伙伴进行沟通互动。

4. 一般临床工作者(general practice clinicians)及教育者包括普通语言治疗师、作业治疗师、老师、和其他在教育、健康照护机构里的工作人员。他们需要为具有CCN者提供大量的临床及教育服务。虽然他们不是专业的AAC人员,但他们常与AAC专业人员合作以协助支持及执行AAC的服务。一般来说,他们应该知晓低科技AAC的选择,并知道在特定环境中或特定对象使用AAC的方法。他们应该能为协助者和其他沟通伙伴提供支持。

5. AAC专业人员(AAC specialist)提供给具有CCN者直接的AAC服务,包括AAC的评估和干预。他们还负责对其他一般专业人员进行AAC培训和提供支持。他们通常也是执业的语言治疗师,但经过专门的AAC学习和培训。

（二）AAC的运用流程

1. 转介　发现AAC候选人并转介给AAC专业人员,此任务通常由AAC发现者进行。他们需要在工作中进行2项重要的工作:①发现可能有未满足的沟通需求的个案,且AAC干预可能是合适的解决方法;②协助将AAC候选人和其家庭转介到合适的资源。

2. 判断　每个人都具有某些沟通需求并且会用某些方式进行沟通,以尽可能满足沟通需求,但是,需要AAC的沟通障碍人士,其沟通需求通常很难通过自然手段来满足。最需要AAC的人就是那些少了这个系统就无法正常沟通,沟通需求就得不到满足,或是有了这种系统沟通技能就能加速发展的人。因此,首先要评估个案在各个环境下的沟通需求,如家庭、社区、学校环境中,个案参与及沟通的需求,这可以通过对个案及其家人进行深度访谈来进行。其次,需要对AAC候选人当前的沟通技能进行评估,并评估其沟通技能能否满足其沟通需求,从而判断个案是否需要某种形式的AAC,以及为之后的评估做铺垫。此任务通常由AAC专业人员进行。这一步需要明确的是:个案的沟通需要什么,她/他在沟通上的长处和短处又是如何。

当前沟通的评估主要包括沟通能力的操作性和社会性两方面,前者是个案是否具有某种沟通技术,后者是个案是否能用这种技术来进行沟通。表11-2-1是一个当前沟通技能调查表。

表 11-2-1　当前沟通技能调查表

沟通技术	身体部位	调整	操作能力	社会能力
例:手势	右手	坐妈妈腿上	3	1
例:人工图卡	左手大拇指	图卡放在面前 20cm 处	2	4
例:笑	脸部	无	5	1
……				

　　沟通技术这一列需要列出个案赖以沟通会用到的全部技术,如自然语言、表情、手势、肢体语言、人工图卡、在沟通板上指出图片、用眼神指向图片、用设备扫描、打字机打字或其他。身体部位列需描述个案用身体哪一部位操作每个技术,如双眼、右手、左手大拇指、头右侧等。调整列需描述为了每个技术能顺利进行所需要的调整方式,如必须坐在妈妈腿上,图片需要放在面前 20cm 处才能看清等。操作能力列评估观察个案长时间(不造成疲惫)使用该沟通技术后,其精确性和有效性,可按 1~5 级计分,1 级＝差,5 级＝优。社会能力列评估观察个案使用该沟通技术的互动性和社会可接受的程度,同样按 1~5 级计分。

　　3. 评估　对 AAC 候选人进行详细评估的目的是为其选择一个全面的沟通系统,以及为之后的 AAC 干预提供依据,让个案能在其各种可能会参与的活动和环境中较好地沟通。这一步是 AAC 运用中非常重要的一步,必须要非常小心为个案选择或制作一套合适的 AAC,可能是一个高科技的 AAC,也可能是不同科技水平的多个 AAC。此任务是一个团队合作的过程,主要包括对个案自身条件、家庭支持及社会支持三方面情况的评估。

　　4. 介入　由 AAC 专业人员与 AAC 协助者进行。需要为个案配置合适的 AAC,并且 AAC 专业人员还需要对个案及其 AAC 协助者进行相应的训练和培训。以确保个案能有效地使用 AAC 进行沟通,改善其活动参与度。

　　5. 监控　在对个案进行一个阶段的 AAC 干预后,需要对其效果进行评估,以判断此干预是否能促进沟通,如果能,则继续跟踪监控;如果不能,则需回到评估阶段,再次进行评估并调整 AAC 介入方式。

二、评估

辅助沟通系统运用的评估主要包括对个案自身条件、家庭支持及社会支持三方面情况的评估,它也是一个团队合作的过程。

（一）个案条件

AAC 团队需要评估个案在各方面的优势和劣势,包括感觉、知觉、动作、认知、语言等方面的能力。语言治疗师需要对各种 AAC 系统有较详细的了解,知道这些设备对个案各方面能力的最低要求。

　　1. 摆位与坐姿的评估　许多语言障碍儿童,如脑瘫儿童存在严重的移动限制,他们大部分时间都是坐姿,因此他们需要安全又不影响使用 AAC 进行沟通的摆位及坐姿。另外,不正确的姿势和不适当的身体支撑会影响人的舒适度、情绪状态和处理问题的能力。因此,评估的第一步应该要使个案姿势保持在最完美以便 AAC 团队可以准确评估后续的方面。

　　摆位与坐姿的评估必须请物理治疗师和职业治疗师参与,注意其目的在于发现动作能力而不是动作问题。评估的原则为:①确保有一个稳固的支撑基座;②降低不正常的肌肉张

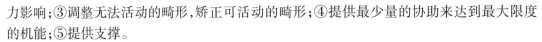

力影响;③调整无法活动的畸形,矫正可活动的畸形;④提供最少量的协助来达到最大限度的机能;⑤提供支撑。

当然,AAC团队也不用等到个案获得永久的良好摆位和坐姿后才进行后续的评估,而是可以请物理治疗师提供一个暂时的支撑方案来确保后续评估的顺利进行。

2. 直接选择或扫描的动作能力评估　此项评估须请物理治疗师和职业治疗师共同完成。其目的在于决定为个案的AAC选择何种技术,同时,这部分评估也是接下来其他方面评估的基础,因为要确保个案在评估中能有可靠和合理的方式来回答问题及提供其他信息。直接选择是指个体能利用其某部分身体器官(包括手、手臂、手肘、头、眼、脚、脚趾等)进行直接选择。扫描则是当个体不具备直接选择能力时,通过逐行逐个呈现的方式出现备选答案,当出现个体需要的答案时,他通过合适的扫描开关给予一定的反应,如用头撞一下头控扫描开关等。完成这个活动,有相当大的认知能力要求,因此,直接选择是首选的沟通方式。

(1) 直接选择评估:包括短期直接选择评估和长期直接选择评估两种,前者是为后续的评估寻找一种反应方式,后者是确定其能使用何种选择方式的AAC。短期直接选择评估主要发现个案是否有能力回应是/否问题。如通过声音、眨眼、脸部表情、摇头点头或转身等多种姿势回答问题。个案的反应必须非常精准。AAC评估团队要注意的就是要给个案充足的反应时间。

1) 长期直接选择评估的顺序为:

①手和手臂的控制能力评估:个案的上肢最先评估,因为手通常用来控制大部分动作,且也是大众最易接受的方式。

②头部和颜面部的控制能力评估:头部、颈部、颜面部运动(如眼睛注视、眨眼、点头)是控制较容易且人们较易接受的第二类方式。

③脚和腿的控制能力评估:AAC团队通常最后才评估个案的脚和腿的控制能力,因为只有少数的障碍者具有良好的下肢控制能力去支持直接选择技术。

2) 长期直接选择评估中,对每一个身体部位的控制能力进行评估时应包括的内容为:

①范围和运动的精确度:评估在未经过优化调整前,上述身体部位的运动范围和精准度。这可以为在AAC沟通版面上安排符号的数量与大小提供信息。在这个过程中,AAC专业人员应尽量减少认知、语言和技术对个案反应的不利影响。因此,通常不能选择图片等符号作为此时评估题目的备选项,而应该选择实物。另外,有时还可提供一些辅助工具以帮助评估顺利进行,如临时的手指或腕部护木、手部指示器(激光笔等)、头部指示器(在眼镜框上绑一只激光笔)等。

②优化的控制:在最初进行评估时,个案可能由于缺乏经验与练习,表现出的能力可能有限,特别是在使用类似头控鼠标或光学指示器等日常生活中不常接触的产品时。AAC团队必须让个案练习几个星期后,重新进行评估。在进一步的评估中,需要确定下列能力:A. 个案操作各种不同尺寸目标的精确度;B. 操作的最大范围和目标数量;C. 采用不同的调整方式是否可帮助其动作精确度、效率和运动范围达到最好效果,这些方式包括键盘护框、不同角度、不同的表面、头部或躯干支撑等。

③负面影响:在动作评估中,AAC团队还应评估沟通技术介入对个案可能产生的不利影响。如有些直接选择技术可能会导致持久性非典型反射、肌张力异常、非典型的姿势或过度疲劳。AAC团队必须选择负面影响最小而潜在好处最大的介入方式。

表11-2-2展示了直接选择评估的项目和内容。

表 11-2-2　直接选择检查表（示例）

身体部位	直接选择设备	调整方式（如护木或键盘护框）	目标（大小、数量、空间、与身体的相对位置）	正确/错误触击的次数	负面影响	建议
右手/手臂	无					
左手/手臂	无					
头	头控鼠标					
头	安全激光					
头（其他）						
眼	凝视/指示					
眼	追视					
其他						

（2）扫描开关的评估：如果在上述的评估中显示个案无法直接选择，则需要进行扫描开关的评估，即为个案选择一个合适的控制开关。在这个评估中，要注意尽量降低认知、视觉和沟通需求的影响。因此，要求个案控制一个简单的电脑游戏时，通常用来进行这种评估。开关评估的顺序也是从手部、头部再到脚、腿、膝盖，或者身体的其他部位如肩部等。

评估个案控制开关的 6 个要素：要操控一台电子扫描器，需要 6 个步骤。①等待：等待适当的时间，以避免开关被启动；②开关键的启动，团队需要确保个案可以启动开关，并记录每个开关启动所花的时间，观察个案完成启动的效率；③按住或维持开关的闭合，个案的被评估部位要有能力保持开关的闭合状态一小段时间，例如 1 秒。但是，一些手部抖动非常厉害的个案，可能做不到这一点；④精准、高效的放开能力。一些被评估部位活动困难的个案，可能按住开关后，无法迅速地放开，而是需要相当费力且需要好几秒的时间才能放开；⑤等待；⑥在适当的时候再次启动开关。AAC 团队可让个案启动一个 MP3 播放器来进行这项评估，而如果个案的认知能力较差，也可让其来控制某些合适的玩具或小机器（如搅拌机）。

表 11-2-3 是身体部位的开关控制记录表格，表中仅列举了 2 个身体部位，其他常见的可能需要评估的部位包括：右手（手掌/手背）、左手（手掌/手背）、右肩、左肩、头部旋转（左/右）、头部下压、头侧面下压、头部伸展、眼球垂直运动、眼球水平运动、舌、下巴、右脚/膝向外、左脚/膝向外、右脚/膝向内、左脚/膝向内、右脚掌（上/下）、左脚掌（上/下）等。需注意的是，不是所有的身体部位都需要进行评估。

表 11-2-3　动作控制（开关）扫描评估

身体部位	随意的动作控制												精确性*
	能否等待		能否启动		能否按住		能否放开		能否等待		能否再启动		
	是	否	是	否	是	否	是	否	是	否	是	否	
右手手指													
左手手指													
……													

* 精确性：按 0~4 给分，0＝完全无法表现，4＝总是可以

3. 认知、语言能力和符号系统评估　在认知方面,其目的在于确定个案如何了解世界,以及 AAC 团队如何应用这些能力来帮助个案促进沟通。在语言方面,评估的目的是检查个案目前的语言能力,以便选出合适的符号、词汇项目和训练程序。符号系统方面涉及个案是否能理解符号(例如手势语、照片、线条画、抽象的拼音符号、规则和文字)和其代表的物体之间的关系,个案能辨识哪些类型的符号,运用符号表示需求和回答问题的能力,以及其是否有能力将几个符号串联成一个较复杂的信息并表达出来的能力。这些都与后续为个案选择 AAC 装备及设计沟通版面有关。

在这部分评估中,可能用到标准化测验,但许多 AAC 候选人可能无法用所谓"正常"的方式做反应,以至于通常没有好的表现。因此,要获得他们真实的水平,需要采用"适应性测验"的方式,即个别题项或整个测验的用意不变,但材料、反应方式或测验程序可以为了适应儿童的知觉或运动困难而做些调整。例如在理解指令的测验中,原先的"拍手"可改为"拍桌子"或"踩地板",以适应儿童的手部运动障碍。再如在词汇理解测验中,常需要儿童指出听到的词汇所对应的图片,但如果儿童不能用手指,变通的方式是把 4 张图片放在 1 张大卡纸的 4 个角落,让其用目光注视正确的图片。在评估时如果用到了适应性测验的程序,测验报告上应该详细注明,以便他人做出准确判断。

(1) 认知能力评估:具体内容包括知觉(awareness)、沟通意图(communicative intent)、世界知识(world knowledge)、记忆、符号表征(symbolic representation,此项也包括在符号评估中)、元认知技能(metacognition skills)。其评估工具与方法可使用各项认知能力评估量表进行,需注意的是,由于 AAC 候选人的种种限制,需要进行适应性评估。不过,虽然各种 AAC 技术需要不同类型和程度的认知能力,也需要对个案进行认知评估来确定最佳匹配,但也有大量成功的 AAC 干预并没有进行正式的认知能力评估。

(2) 符号评估:符号代表在 AAC 系统中的绝大多数信息,因此,需仔细选择一种能匹配个案当前的能力以更好地满足他们沟通需求的符号类型。符号评估包括基本符号评估、符号沟通评估、进阶符号使用 3 个方面,评估时通常依次进行。

在基本符号评估时,AAC 团队需要探究的问题为:①个案是否了解所评估物品的功能;②个案是否可以识别各种符号的口头名称或将它们与实物配对。其操作步骤为:首先,需要与个案的家属和教师等密切沟通,选择 10 个左右个案熟悉的项目,如杯子、刷子、毛巾等,并对其进行符号编译,即为它们选择代表符号,如照片、缩微模型、不同类型的线画符号等。然后,依次用这些项目对个案进行功能使用(functional use format)、接受标识与是/否形式(receptive labeling and Yes/No formats)或者视觉匹配形式(visual-matching format)的评估。

在符号沟通评估时,AAC 团队需要了解个案是否可以使用符号来回答口头问题。评估时需要继续就上述项目进行问答形式、请求形式的评估。

在进阶符号使用评估时,AAC 团队需要了解个案是否能将 2 个或以上的符号词汇连在一起构造更多的信息。另外,一些动态显示的 AAC 设备,则需要个案具有将符号分类的能力,例如,个案需要根据符号类别或活动场景对符号进行分类。这时,就需要对个案进行符号联结、符号分类的评估。

1) 物体功能:此为符号理解的最基本层次,即个案理解物体功能的能力。AAC 团队需要评估个案是否能理解物体的功能以及是否能使用这些功能。评估方式可包括几种形式:①问个案:"这个(某项物品)你怎么使用?";②评估者展示正确或不正确的功能,观察个案的反应,如用勺子刷自己的头发等;③在游戏中观察个案对选项物品功能的理解和操作;④访谈照顾者。表 11-2-4 为物品功能评估记录表格。

表 11-2-4　符号评估:物品功能评估

物品数量(列举):

教导评估:

评估方式(勾选):A. 直接要求　B. 评估者示范正确的用法　C. 观察　D. 访谈照顾者

在上面适当的位置记录测试结果是否正确并描述其反应

测试次数	物品	功能正确?（描述）	功能不正确?（描述）
1(例)	水杯	用来装水喝水的	
1(例)	烧水壶		用来倒水喝的
……			

2) 接受标识与是/否形式:观察个案的接受标识能力是符号评估的第二个步骤,它也是一种最简单的确定个案是否能识别符号所代表意义的方法。其评估方法如下:评估者向个案呈现 2 个或以上的物品或其对应的某种符号,要求个案遵照评估者的指示做出选择,如让个案在实物水杯和烧水壶中选出水杯,或在两者的线画中选出烧水壶。如果个案受动作能力限制,无法完成这样的题目,也可以采用替代的方式:评估者拿着一个物品或符号,向个案询问是/否问题,如拿着苹果的图片,问"这是苹果吗?"评估者应随机安排对哪个选项问是/否问题,而且需注意的是,是/否问题只适合对是/否能理解,且有清晰的方式来表达是/否的个案。

要注意的是,评估者可能需要在正式评估开始前,对个案进行评估方式的教学与练习,以确保个案理解该评估形式。表 11-2-5 为接受标识与是/否形式的记录表格。

表 11-2-5　符号评估:接受标识与是/否形式

物品数量(列举):

教导评估:

评估方式:A 接受性标签　　　　　　B 是/否形式

在下面适当的位置记录测试结果正确(+)与否(−)

测试方法与次数	目标项目	真实物品	彩色图片	线画	其他(注明)
A3(例)	水杯	+	+	−	
B3(例)	烧水壶	+	−		
……					

3) 视觉匹配形式:如果个案无法进行接受标识与是/否形式的评估,则可以采用视觉匹配形式进行评估,即提供一个物品,同时在桌子上放置 2 个及以上不同物品的符号,其中一个正好与目标物品匹配,要求个案用他能使用的某种选择方式选出与目标物品匹配的符号。评估者可以替换不同的符号类型来评估个案对其的识别能力。

要注意的是,评估者可能需要在正式评估开始前,对个案进行物品-符号的配对教导与练习,以确保个案理解该评估形式。表 11-2-6 为视觉匹配形式的记录表格。

表 11-2-6　符号评估:视觉匹配形式

物品数量(列举):

教导评估:

在下面适当的位置记录测试结果正确(+)与否(−)

测试方法与次数	目标项目	真实物品	彩色图片	线画	其他(注明)
3(例)	水杯	+	+	−	
3(例)	烧水壶	+	−	−	
……					

4) 问答形式:主要评估个案是否可以使用符号来回答口头问题,即使用符号进行沟通。如,向个案提供 2 个及以上的符号,问"你用什么喝水?"看个案是否能通过指出"水杯"的符号回答这个问题。也可以通过听故事后回答问题的方式进行,个案需要利用符号来回答一些以故事为基础的简单问题。为了成功完成这项任务,个案必须了解任务的期望、问题和提供的符号选项,且还必须能积极合作。要注意的是,AAC 团队应该尽可能给个案提供问题的背景线索,例如在饭厅里问早餐吃什么而不是在教室里。表 11-2-7 为问答形式的记录表格。

表 11-2-7　符号评估:问答形式

物品数量(列举):

教导评估:

情景:情景外　　　　　　　情景中(详述)

测试方法:A 直接提问　　　B 听故事后提问　　　C 其他(　　　　　)

在下面适当的位置记录测试结果正确(+)与否(−)

测试方法与次数	问题	真实物品	彩色图片	线画	其他(注明)
A3(例)	你用什么喝水?	+	+	−	
A3(例)	妈妈用什么烧水?	+	−	−	
……					

5) 请求形式:有严重沟通和认知限制的个案可能能完成符号与物品的配对,甚至回答简单的问题,但他们可能无法使用符号完成请求。因此,还需要对个案使用符号进行请求的能力进行评估,这也是他们在生活中非常需要的一种能力。评估时,评估者提供 2 个及以上的符号选项,问个案"我不知道你想要什么。"来引出个案请求物品或动作的机会,符号所代表的实物可以不在视线内。注意要避免直接指示"轻触图片并告诉我你想要什么。"因为需要评估的是个案是否可以自发地请求。表 11-2-8 为请求形式的记录表格。

6) 符号联结:评估时需要为个案创造能使用 2 个或以上的符号词汇联结的机会,比如"我+高兴"。可以使用游戏等形式进行评估。

表 11-2-8　符号评估：请求形式

物品数量（列举）：

教导评估：

情景：情景外	情景中（详述）

可选择：视线内	不在视线内

在下面适当的位置记录测试结果正确（＋）与否（－）

测试方法与次数	可以取得的项目	真实物品	彩色图片	线画	其他（注明）
四选 1,3（例）	杯子	＋	＋	－	
四选 1,3（例）	手机	＋	－	－	
……					

7）符号分类：评估时可要求个案对符号进行分类，如将所有的动物放进一个盒子里，所有的水果放进另一个盒子里。也可以请个案选出某个活动场景中如去医院需要的所有符号。

（3）语言评估：包括词汇能力和语法知识的评估。此部分评估既可针对尚未使用 AAC 的个案，也可针对已经使用 AAC 的个案。

在词汇能力评估中，可以采用皮博迪图片词汇测验（Peabody picture vocabulary test, PPVT）进行，但可能需要做适应性评估。也可采用汉语沟通发展评定量表（Chinese communicative development inventory-mandarin version, CCDI）的婴儿表进行评估，该量表是根据麦克阿瑟沟通发展检测表（MacArthur communicative development inventory, MCDI）修订而成。该量表是家长报告量表，已建立了北京市常模（普通话版）和香港特别行政区常模（广东话版）。量表分婴儿表和幼儿表两部分。婴儿表格适用于 8~16 个月，重点在于了解小儿对词汇的理解，除含有 411 个词汇外，还含有测试小儿对一些短语的理解、动作手势运用等。如果不采用标准化测验，也可通过家庭成员、照顾者和学校老师的访谈来获得个案对词汇的理解情况。

在语法评估中，可采用 CCDI 的幼儿表进行评估，该幼儿表格适用于 16~30 个月，目的是评估幼儿的词汇和语法技巧，除含有 799 个词汇外，还包含了组词、句子复杂程度、小儿表达的句子平均长度等。另外，也可采用非正式评估如语言样本分析的方式进行。

4. 感知觉评估　由于大部分 AAC 均运用某种符号来进行沟通，符号的类型、大小、位置、间距和颜色等都与 AAC 装置的配置密切相关，因此，个案的感知觉评估相当重要。这方面主要包括视觉评估及听力评估，其中视觉评估尤为重要。

（1）视觉评估：又包括视觉敏锐度、视野、动眼神经功能、亮光与颜色的灵敏度、视觉稳定性、功能性的视觉能力等方面。这部分可由 AAC 专业人员与眼科医生或验光师合作完成。在评估中同样要注意的是，应该关注个案的视觉能力而不是其视觉障碍，扬长避短，即使是盲人，也可能存在一些残余视力可以让他使用某种 AAC。

1）视觉敏锐度（visual acuity）：又叫视野清晰度，是个体辨别目标细节的能力。AAC 团队需要评估个案是否有使用辅助符号或手势等的能力，如果选择使用辅助符号，则需要考虑符号类型、符号大小以及 AAC 版面的合适距离等。

2）视野（visual field）：指在没有转换视线情况下，眼睛可以看见的范围。AAC 评估中应该包括一个详细的视野损伤评估以确保个案的适当安置和沟通符号、设备的安排。

3）动眼神经功能(oculomotor functioning)：指眼睛肌肉使眼睛顺利地在各个方向移动的能力。当为伴有视觉障碍的个案设计 AAC 时，动眼神经功能的检查非常必要，因为 AAC 设备的位置、版面上符号的间距等都会受到眼球运动和协调的影响。此外，这些个案在使用视觉扫描设备时可能也存在很大的困难。

4）亮光与颜色的灵敏度：为了达到最佳的视觉功能，有些个案需要减少或加强周围的光。另外，明亮光线或其反射造成的眩光也是需要避免的情况，这会产生眼睛的不适及干扰视觉。因此在选择 AAC 显示器时，要注意尽量减少眩光。而颜色障碍也是 AAC 评估中需要准确识别的，选择的 AAC 符号和显示器颜色必须是个案能清晰辨别的。

5）视觉稳定性(visual stability)：指个案稳定且随着时间推移相对不变的眼睛条件。有些个案的条件会不断变动，甚至每一天都不一样，AAC 团队在进行评估时，要考虑其当前和未来 AAC 技术的使用。

6）功能性的视觉能力(functional visual competence)：指个案如何使用他的视力，以及如何通过各种方式提高他的现有视力。这会让具有相同视力障碍的个案具有不同的视觉功能。也是 AAC 团队应该要关注能力而不是障碍的原因。

（2）听力评估：如果个案有严重的视力障碍，则可能需要为他选择听觉扫描系统。这就要对他进行听力评估，以了解他是否具有使用这类系统的能力。听力评估主要评估个案是否能理解设备中的数字化合成语音，通常由听力师进行，相对较简单，即使没有 AAC 经验的听力师也可以完成。

5. 读写技能评估　对于 AAC 使用者来说，读写技能的发展是其一个重要的目标，这意味着他们能使用拼音写出汉字来表达他们的任何需求。但是，对于学龄前以及未掌握拼音的 AAC 候选者来说，读写技能的评估与干预为时尚早。因此本书暂不对读写技能的评估进行介绍，有兴趣者可阅读相关书籍。

（二）家庭支持

1. 家人情况

（1）态度：家人对个案使用 AAC 的态度或对个案的期望。有时，他们的消极态度可能很明显，但有时却表现得非常隐蔽和微妙，因为他们知道消极态度会造成不好的社会影响。因此，一些隐蔽的消极态度表现为对个案期望的降低，这会限制个案的沟通机会，让个案无法参与同龄同伴的活动。AAC 专业人员需要对个案的家人做深入访谈，以了解他们的真实想法。访谈的技巧与其他对语言障碍患者家人的访谈一样，在此不做详述。

（2）知识与技能：家人缺乏 AAC 介入选择、技术和教育策略的知识与技能，也将阻碍个案有效参与沟通。对决定 AAC 介入成效的关键家人的知识和技能的评估非常重要，发现他/她的不足并进行补足与增强才能提升个案 AAC 介入的成效。

2. 家庭经济　在目前大陆的情况下，家庭的经济状况或它所能获得的政府和民间的经济支持将影响个案的 AAC 介入，特别是 AAC 设备的选择。一些高科技的 AAC 设备通常比较昂贵，但中科技和低科技的 AAC 对经济就没有太大要求。

（三）社会支持

1. 政策支持　目前，大陆地区对 AAC 的认识尚少，因此在相关的政策方面涉及 AAC 的较少。但也没有政策反对和限制特殊需要人士使用 AAC。

2. 环境支持　一些种类的 AAC 对环境可能会有一些要求。如使用沟通板的个案需要与沟通伙伴保持较近的距离,如果在教室里,就需要坐在教室的前排。另一些 AAC 设备如果装在轮椅上,则需要保证其常去的场所有足够的空间可以让其活动。这些可与作业治疗师一起进行评估和环境改造。另外,社会大众对 AAC 的接纳态度也会影响个案及其协助者使用 AAC 进行沟通的情况,这些也是评估时需要考虑的因素。

3. 老师、同伴支持　CCN 个案有很大部分的时间可能在学校里,包括特殊学校和普通学校,因此,老师和同伴的支持情况也将影响个案的 AAC 介入成效。在这方面,可以通过问卷和访谈的形式进行评估,以了解他们对使用 AAC 个案的接纳和帮助程度。

三、辅助沟通系统运用的介入

经过上述的评估后,AAC 团队可以开始考虑个案的介入计划。首先,应根据评估结果,为个案选择或制作合适的 AAC,可能是低科技辅具,也可能选择市售的中高科技辅具。如果要选择一些价钱昂贵的高科技辅具,通常也需先制作一些类似的低科技辅具试用一段时间,以确定这种辅具适合个案,一些辅具厂家通常也提供试用的设备。其次,如果需要的话,对个案日常活动中经常涉及的场所进行环境改造,让个案能在其中顺利使用 AAC。最后,对个案、AAC 协助者进行 AAC 的训练,以帮助他们尽快顺利使用该辅具,对大部分学龄前个案来说,AAC 既是其生活中的沟通辅具,也是其语言训练的工具。

（一）选择合适的 AAC

为个案选择合适的 AAC 需要考虑评估中所涉及的三方面,特别是其中的个案条件和家庭支持情况,下面将分别进行介绍。

1. 个案条件　根据个案条件下几个部分的评估情况,为个案决定其即将选用的 AAC 系统的几个关键部分,包括选用何种语言模式、使用何种沟通符号、沟通技术以及沟通策略。

（1）选用何种语言模式:AAC 通常使用两种语句生成方法,来帮助使用者拥有近似自然语言的沟通能力。其一是预设语句,很多学者提出,使用预设语句可以极大地改善使用沟通辅具时的时间延迟问题。一般而言,AAC 使用者在参与活动、表述、提问时,多有时间限制,预设语句在特定情景中,如看病、上学等,可提升 AAC 使用者的沟通能力或沟通速度。另一种是逐词生成,逐词生成的意思是将词汇集合,形成自发性、独特性的语句生成。逐词生成法较符合自然语言的特色,与预设语句相比,逐词生成法在使用上更具弹性。有研究指出,使用预设语句的人士其实际对话内容与预设语句相关性甚小,也就是说,使用者可能通常只能尽可能选择最接近其意愿的预设语句来表达自己,而很少能准确地表达出自己的想法。虽然逐词生成法的沟通效度高,但其沟通需建立在个案具备选择词汇及组织词汇的能力基础上。它将与个案的词汇能力、语法能力、符号联结能力密切相关。

（2）使用何种沟通符号:个案的 AAC 计划采用何种符号类型,是选择单一意义图像,还是意义整合系统(semantic compaction),亦或是传统拼字方法。

1）单一意义图像:是每个使用在沟通版的图像(图片)或是符号,均可表达唯一的词汇或概念,所使用的图像通常是透明性高的,即任何人看到图片的时候,都能理解该图片所表达的意思。其主要包括的符号类型有实物形式、照片、线画、市售图片等。具体选用哪种符号类型,需根据个案符号评估的情况来决定。单一意义图像存在两大主要缺点,其一即图像数量可能难以满足需求,举例来说,一个 3 岁儿童大概有 1 000 个词汇需要,将这 1 000 个词汇分别放在每页 50 格的沟通板上,需要 20 个版面,而且,随着个案词汇量的增加,版面数也会持续增加,这将让用户在大量词汇中寻找目标词汇,将造成使用上的不便。其二是较难表现抽象概念的词汇,而大部分高频词汇的概念均较为抽象,如"要、是、什么"等。但单一意义图像的优点是,较易获得,容易用于低科技或中科技 AAC 系统,在无法提供高科技 AAC 系统时,此方法不失为一种可行方法。

2)意义整合系统:多意义图像系统中的图像(图片)符号为一符号多义的情况,使用时是根据词汇意义间的关联进行符号选择形成句子。此方法能减少按键次数,增加交流速度,但其符号透明度没有单一意义图像高,用户要接受训练之后才能使用无碍。是否能采用意义整合系统,也与个案的词汇能力、语法能力、符号联结能力密切相关。

3)传统拼字方法:此方法是最早使用在 AAC 系统中的方法。可以提供给 AAC 使用者完整表达自己的想说的话的机会。然而,此方法最大的问题是,完成一个句子所需的字母量极大,如果用汉语拼音"你好吗?"将声母韵母、声调、标点符号加在一起,也包括 7 个符号才能完成。如果 AAC 使用者仅能使用一根手指来输入,其速度可想而知。另外,此方法要求使用者已经掌握了汉语拼音,或者具备掌握拼音的能力。

(3)使用何种沟通技术:根据个案的动作能力评估结果,决定个案采用直接选择还是扫描的方式来进行符号选择。

(4)使用何种沟通策略:具体包括词汇选择、版面组织、以及通过一些编码策略来提升沟通速度。

1)词汇选择:词汇包括核心词汇(core vocabulary)和边缘词汇(fringe vocabulary)两种。核心词汇是满足一般多数人沟通需求的高频词汇,它具有跨个体,跨情景的一致性。边缘词汇是满足特殊个体或特殊场景等特殊沟通需求的词汇,例如,在医院里用到的一些词汇可能就不会在餐厅里用到。在汉语中最高频的前 10 字,至少占了对话中的 20%。有研究显示,最高频的 100 个词汇约占了总词汇量的 60%。表 11-2-9 显示了普通话核心词汇的交流覆盖面。核心词汇提供语言使用时更多的弹性,很多特定的名词可以用核心词汇替代。比如"超速"可以用"开车太快"来表示。因此,在词汇选择时,我们要注意核心词汇和边缘词汇的比例。

表 11-2-9   普通话核心词汇的交流覆盖面

居前的高频词汇数	交流覆盖面	居前的高频词汇数	交流覆盖面
50	49.83%	1 000	90.24%
100	61.14%	2 000	95.04%
200	71.82%	5 000	99.13%
500	83.72%	6 344	100%

确认个案参与日常生活中所需的词汇时,较常用的方法有:①访谈 AAC 使用者或其主要照顾者;②日常生活常规日记,即将个案日常生活中经常用到的词汇记录下来。要注意的是,词汇选择必须是个体化且动态的,随着不同时期服务对象不断变化的沟通需求作变动,它不是一次性的任务,而是一个持续的过程。

2)版面组织:对于中、高科技辅具来说,版面组织是厂家提前设置好的,但如果要自行制作低科技辅具,则需要考虑版面组织,其目的是希望使用者可以用最少的努力以最快的速度选择词汇。AAC 常见的版面有:主题式沟通版面、视觉场景式沟通版面、词汇类别式沟通版面、语义句法式沟通版面、字母/数字式沟通版面、频率使用式沟通版面、伙伴影响式沟通版面等,每种版面都有其优缺点,在版面组织时需要考虑个案的认知能力、动作能力、感知觉、优势和局限性,个案与其照顾者的想法和建议,以及沟通的有效性和效率性。

3）提升沟通速度:对于中、高科技辅具来说,提升沟通速度是生产厂家需要考虑的事情,AAC 团队只需要选择适合个案的辅具即可。但如果要自行制作低科技辅具,则需要考虑提升沟通速度,其主要的方式是对词汇或信息进行编码,常见的编码形式有字母编码、字母数字编码、数字编码、图像编码、颜色编码等,具体可参见相关 AAC 书籍,在此不做详述。要注意的是,使用编码需要个案的认知能力特别是注意力、记忆力达到一定程度并且具有符号联结和分类的能力。

2. 个案及家庭的意愿和喜好、经济支持　对于采用何种辅具,个案和其家庭成员可能会有一定的喜好,选择时需要考虑,但这仅仅是一个次要因素,要考虑的更主要因素还是提升个案的沟通效果。

而家庭的经济支持,将是选择 AAC 的一个重要影响因素。一般来说,高科技 AAC 可以提供更多的功能、更快的沟通速度、更好的沟通精度,但其费用也是最高的,而低科技的 AAC 虽然只有很少的费用,但其沟通速度却相当有限。不过,对于一些尝试初级沟通的个案,自制的低科技 AAC 却是一个很好的开始。中科技辅具的费用通常介于两者之间,一般也能提供语音输出,当个案要表达的词汇和信息需求不太大时,它也是一个不错的选择。

（二）常规环境改造

部分使用 AAC 的个案需要对他们日常活动场所的环境进行调整改造。例如一些重度肢体障碍的个案,他们的 AAC 辅具可能需要安装在其轮椅上,那么这些环境就得允许安装了 AAC 的轮椅顺利活动。而一些使用不发声沟通板的个案,需要被安排在教室的前排,才能与老师有较多的沟通机会。结合现实情况来看,AAC 团队可以改造的场所主要为家庭环境和学校(教室)环境。这方面,AAC 专业人员可与作业治疗师一起进行。

（三）对个案、AAC 协助者进行训练

当为个案选择了一个 AAC 系统后,还需要对个案及 AAC 协助者进行训练。首先,根据第五章的治疗原则,结合对个案的评估结果,按照循证实践的思路,为个案制订训练计划。而对不同阶段使用 AAC 的个案,也会有不同的考量。

1. 对初始沟通者的 AAC 训练　什么是初始沟通者? 符合下列三个特征中任何一项的个案被称为初始沟通者。①主要依赖非符号的沟通,如手势、发声、脸部表情等肢体语言。但这些行为可能没有意图也可能有意图;②学习使用辅助性或非辅助性符号,来表示具有沟通功能的基本信息。例如请求、拒绝、分享信息和参与社会互动;③在最初的参与或沟通情景中,使用非电子的沟通版面或简单的特殊开关或语音沟通器。

初始沟通者可能是有着各种障碍的幼儿,也可能是有着发展障碍的儿童、青少年或成人,但是其语言的发展还处于初始阶段。一些脑创伤后处于恢复期的个案也可能是初始沟通者。

（1）解决初始沟通者的问题行为:初始沟通者经常会出现各种非符号性的问题行为,比如闹脾气、打人、尖叫以及自我伤害等。针对这些问题行为的治疗,有三个常见的重要原则。第一个原则是功能性的对等。即教导个案与问题行为功能相同的替代性行为。例如,如果这个行为的功能是要引起注意,那么新的行为也必须能获得注意;又比如某些行为是让个案可以逃避某种不喜欢的事件,新的行为也必须让个案可以达成这样的目的。第二个原则是有效用与有效回应原则,它强调人们能在任何时间达到最有效用与最有效的沟通,也就是说替代行为必须让个案觉得和问题行为一样的简单，而且必须有效达成他想要的结果。如果新的行为比较困难且效果不明显，那么旧的问题行为就会一直持续。第三个原则是最佳配对的原则，即对问题行为的最适当反应，有时是个案与他所处环境之间的最佳配对。也就是说，当个案无法适应所处环境时，他才可能产生一些问题行为。

（2）提供大量的沟通机会：针对初始沟通者的有效的训练方法，就是要为他们提供大量的沟通机会。在这方面主要有下面一些内容。

1）例行活动中的沟通机会：AAC 专业人员可以指导照顾者在个案日常生活的例行活动中提供大量的沟通机会。例如在穿衣、洗澡、吃东西、上厕所等这些例行活动中，安排沟通的机会。对于一些常进行的非例行活动，则应该要将它们尽量规律化，以便让儿童可以预见到这些活动的发生。另外照顾者在每次的例行活动中应使用相同的步骤，以便让孩子可以很清楚地知道下一步会发生什么。后文将介绍例行活动中训练个案提升沟通技能时常用的一些策略。

2）游戏：游戏也可以作为训练个案提升沟通能力的一种方式。为了让游戏活动能够促进沟通技能的发展。AAC 协助者在选择玩具时要注意体现互动的目标。例如书本、图画纸等更适用于单独游戏。而积木、球、玩具车、玩偶等较能促进同伴间的互动。而一些使用电池的玩具或家电可能需要经过调整才能让具有动作或感官损伤者使用。特别要注意的是，要时刻维持游戏的趣味性，不要让游戏沦为让幼儿工作的工具。

游戏也可以与例行活动结合起来安排，表 11-2-10 就是一个游戏与例行活动结合以提升个案参与度的例子。

表 11-2-10　利用 AAC 提升每日例行活动参与度的建议

时间	活动	利用 AAC 提升活动参与度
7:00—7:30	起床穿衣洗漱	个案启动婴儿床内的特殊开关，告诉家人自己要起床啦照顾者来之后可通过自己的 AAC 择自己今天要穿的衣服。穿衣后去洗漱
7:30—8:30	吃早餐	个案通过自己的 AAC 在家人提供的食物中选择自己想要吃的食物，比如牛奶、面包等。还可以利用 AAC 来表示某样食物很美味
8:30—9:30	游戏时间	个案利用 AAC 请照顾者在玩具柜中拿出自己想要的玩具，开始游戏时间。他还可以通过玩具的特殊开关来启动汽车、卡车、机器人等电动玩具
9:30—10:00	故事时间	个案使用 AAC 上的特殊按键打开大人录制好的《狐狸和乌鸦》的故事，听故事
10:00—10:30	点心时间	个案使用特殊开关操作"载送"点心的玩具汽车或玩具卡车将点心分送给坐在餐桌旁的家人
10:30—11:30	烹饪时间	个案启动特殊开关操作搅拌器制作果汁，用混合器打面糊，用食物搅拌器制作沙拉
11:30—12:30	午餐时间	儿童使用 AAC 上的特殊按键，叫全家人来吃午餐

2. 对初始沟通者的协助者的训练　对使用 AAC 的初始沟通者来说，对其协助者进行训练非常重要，甚至可能比直接训练个案本身更为重要。在初级沟通阶段，主要是教导协助者对初始沟通者的非符号性沟通进行区别、回应和塑造。

（1）对非符号性沟通信号的区辨与回应：对于以手势、动作与声音为主要沟通手段的初始沟通者来说,他们有需求时通常都是以这些方式表达,而不是对沟通伙伴的疑问或指令的回应。协助者要学会对有意图的行为进行正确解读和回应,这样才能强化这些行为的意图性。但是,分辨有意图行为和无意图行为对大部分协助者来说都十分困难,研究者总结了有意图行为的指标见表11-2-11。

表 11-2-11　有意图沟通行为的指标

1. 在物品与协助者之间是否有来回的眼神注视(共同注意)
2. 个案发出信号时,其身体的方向是否直接对着协助者
3. 这个信号如果重复出现,中间是否有短暂停顿,而这个停顿是个案在等待协助者的回应
4. 当这个信号出现,且协助者也回应时,信号是否终止
5. 当这个信号出现,且协助者也回应时,个案是否出现满意或不满意的反应
6. 当这个信号出现,但协助者没有回应时,个案是否继续重复这个信号或是改变信号
7. 这个信号是否已经仪式化,即每次出现都一样,或它是否是一般惯用的形式,比如用手指、摇头

(2) 塑造非符号性沟通信号:在沟通中有3项很重要的基本能力,就是自动发出信号以引起注意、表示接受与拒绝。大部分初级沟通者都能以某种方式发出这些信号,但可能会相当的怪异,例如大笑或尖叫,因此,需要教导个案以一种社会能接受的方式来发出信号。

1) 引起注意的信号:使用 AAC 的个案,可能会用大笑、哭泣、丢东西等方式来引起注意。协助者应该调整自己对个案吸引他人注意行为的反应,把它们引向社会与文化所接受的行为。例如,个案可能会采用尖叫的方式来引起注意,也可能采用轻轻拍打桌子或者发出一些声音的方式来引起注意,协助者就需要:①对发出声音和轻轻拍打桌子的行为作回应,但对尖叫这种行为不给予回应;②在这两种行为与注意之间建立联结后有目的地使用它;③开始减少对其中一些行为的回应,仅对个案最想要与频率最高的行为作回应。例如,协助者可能发现个案更喜欢发出声音引起注意这种方式,那么协助者就开始仅对此方式作出回应,而对轻拍桌子不再回应。通过这样的 3 个步骤,发出声音-引起注意这样的一个联结就逐渐被塑造。

2) 接受/拒绝的信号:很多初级沟通者表达接受或拒绝的信号相当细微,例如当个案觉得满足时不会出现行为上的改变,但觉得挫折或不舒服时会发出轻微的呜咽声。个案还可能使用社会规范无法接受的行为来表示接受或拒绝以及参与其他人的社会互动。例如刻板行为(旋转物品和前后摇晃等)、攻击性行为(如发脾气)和自伤行为,通常表示个案的拒绝或逃避;而拍手、不断尖叫可能表示兴奋与接受。协助者可以采用功能性沟通训练(functional communication training,FCT)的方式,训练个案用正确的行为来表达接受和拒绝。下面是一个使用 FCT 的方法塑造正确的拒绝行为的案例。

小红的母亲发现,当小红不喜欢吃为她准备的食物时会非常用力地敲打轮椅桌板。于是母亲开始观察小红开始敲打前是否会出现更多细微的拒绝线索。果然他发现小红偶尔会瘪嘴,接着把头转开。所以,小红的母亲开始去回应这个行为。只要一出现瘪嘴和把头转开的行为就将食物拿开,同时,当小红开始敲打轮椅桌板时,母亲会提示她使用转头来替代。经过 2 个月的时间,小红瘪嘴和把头转开的次数增加,同时也几乎停止了敲打桌板的行为,因为她现在有另一种方法告诉母亲她不想要了。

3. 使用 AAC 个案的语言发展训练　许多家长担心使用 AAC 会使他的孩子的语言能力

发展受到限制。但大量的实践研究表明,那些使用 AAC 的个案的语言能力并没有受到阻碍,许多个案能够精熟错综复杂的语言,甚至著书立说,将他们的知识传递给别人,对于一些有口语发展潜力的个案来说,他们的口语能力也能得到促进。下面将介绍一些促进使用 AAC 个案的语言能力发展的方法。要注意的是,这些训练或者说教导最好由协助者完成,AAC 专业人员的职能在于教会协助者这些训练方法。

（1）语义训练:由于使用 AAC 的个案以符号来进行沟通,与正常同伴相比,他们面临的是一个相当艰巨的学习挑战。首先,他们必须理解所听到的口语词汇的意义,然后,他们必须将这些词汇转译成某种符号,之后才能用其来表达。而不是像正常同伴那样从理解直接到表达。在语义方面,有 2 种主要的训练方法:明确指示(explicit instruction)和语言示范。

1）明确指示:来源于实验和应用用行为分析。教学是以小的教学单元进行,通常称为尝试。一个尝试的步骤包括刺激、提示、反应、强化 4 步,重复尝试并逐渐退出提示,直到学习者可以独立产生正确的反应。具体操作举例见表 11-2-12。

表 11-2-12　明确指示操作示例

步骤		举例
尝试 1	刺激	协助者拿着这一块饼干询问个案"这是什么?"
	提示	提供 2 张备选的照片。一张饼干、一张鞋子,协助者用手势指向饼干的符号
	反应	学习者做出正确的反应:指着饼干的照片
	强化	协助者说"是的,这是 1 块饼干,你好棒!"并且拿 1 块饼干给学习者
尝试 2	刺激	同上
	提示	提供 2 张备选的照片。一张饼干、一张鞋子
	反应	学习者做出正确的反应:指着饼干的照片
	强化	协助者说"对了,这是 1 块饼干!"并且拿 1 块饼干给学习者

2）语言示范:正常儿童在其口语习得过程中,是通过对成人语言的模仿来发展他们的口语能力的,语言示范的方法正基于此。关于 AAC 语言示范方法有不同的类型,但他们都涉及最基本的策略:①协助者在鼓励、互动式活动情境说话时指出关键的图像符号;②提供学习者在活动中使用符号的机会。下面以一个例子来展现语言示范的过程。其中以括号中的字表示指着 AAC 上面的符号。具体操作举例见表 11-2-13。

表 11-2-13　语言示范操作示例

人物	口语	动作及说明
协助者	让我们先拿饼干的食材(饼干食材),还有碗(碗),我会先把饼干食材(饼干食材)放到碗里(碗)	协助者把整盒未开的饼干食材放到碗里。这里提供了一个情景的线索,要个案使用指(打开)的符号
个案		笑了,但是并未指(打开)的符号
协助者	我想我应该有什么地方做错了,我猜问题应该是……	协助者停顿 5 秒让个案有时间可以指(打开)的符号
个案		发出声音表示认同有地方错了,但是还是没有指符号

续表

人物	口语	动作及说明
协助者		用手势指向个案的 AAC 版面,接着停顿 5 秒
个案		眼睛注视,但是没有反应
协助者	我忘记放饼干食材前要先做的事(饼干食材)	停顿 5 秒
个案		仍然没有指(打开)的符号
协助者		在个案的 AAC 版面上指(打开)的符号
个案		指(打开)的符号
协助者	是的,我应该要先打开(打开)饼干食材(饼干食材),再放到碗里(碗)。谢谢你	协助者打开盒子

（2）语法训练:在 AAC 个案的语法训练上,主要的方法有策略教学(strategy instruction)和语言示范。语言示范的方法同语义训练,只是目标替换成语法结构。使用策略教学进行语法结构的训练时,包括三个主要步骤:①目标的语法规则说明;②练习确认正确与不正确的口语与书写形式;③对于需要修正的错误,协助者示范出思考的方法,来修正个案 AAC(通常是语音沟通器)上的错误形式。具体操作举例见表 11-2-14。

表 11-2-14　策略教学操作示例

步骤	举例
1. 目标的语法规则说明	主语+谓语+宾语
2. 练习确认正确与错误的 AAC 表达形式	他穿新衣服(正确) 他新衣服穿(错误)
3. 对于需要修正的错误,协助者示范出声思考的方法,来修正个案 AAC 上的错误形式	协助者说:"记住动词做谓语,要放在主语后面宾语前面,他是主语,穿是谓语,新衣服是宾语,让我们修正刚才的错误句子。"

（3）语用训练:对于 AAC 个案的语用训练,主要包括做选择、提出请求、表示拒绝三方面,这通常也是针对初级沟通者的训练内容。

1）做选择:AAC 专业人员在有关使用符号做选择的教学上有多种方法。但无论哪种方法,不论个案的选择正确与否,协助者都必须安排在选择之后呈现一个自然结果。表 11-2-15 是一个选择的示例。

表 11-2-15　选择训练操作示例

人物	步骤	动作及语言
协助者	1. 给出选择	"你要牛奶吗?"(出示牛奶的卡通图像),"或果汁?"出示果汁的卡通图像
个案	2. 做出选择	看着并指着牛奶的卡通图像
协助者	3. 提供自然结果	给个案所选的牛奶

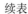

续表

人物	步骤	动作及语言
个案	4. 选择错误后的反应	把牛奶推开,开始闹脾气、哭还有尖叫
协助者	5. 提供再次选择机会	"你不想要牛奶,对吗? 好的,那我们等一下再试 1 次。"把牛奶拿开暂停 1 分钟后再提供一个新的机会,让个案再次选择

在进行做选择训练时,协助者常犯的错误是提供修正以及过度练习(massed trial)。表 11-2-16 和表 11-2-17 分别是这两个错误的示例,1、2 两个步骤同表 11-2-15。

表 11-2-16　选择训练提供修正错误示例

人物	步骤	动作及语言
协助者	1. 给出选择	"你要牛奶吗?"(出示牛奶的卡通图像),"或果汁?"出示果汁的卡通图像
个案	2. 做出选择	看着并指着牛奶的卡通图像
协助者	3. 提供修正	怀疑个案不是真的想要牛奶。"你真的想要牛奶吗?"
个案	4. 再次选择	看着并指着果汁的卡通图像
协助者	5. 提供"正确"结果	"是的,你想要果汁对吗?"将果汁给个案

表 11-2-17　选择训练过度练习错误示例

人物	步骤	动作及语言
协助者	1. 给出选择	"你要牛奶吗?"(出示牛奶的卡通图像),"或果汁?"出示果汁的卡通图像
个案	2. 做出选择	看着并指着牛奶的卡通图像
协助者	3. 让个案再次选择	"好吧,让我们再试一次。""你要果汁吗?"出示果汁的卡通图像,"或牛奶?"出示牛奶的卡通图像
个案	4. 修正选择	猜想自己第一次一定搞错了,所以看着并指着果汁的卡通图像
协助者	5. 让个案再次选择	"你必须要专心。""你要牛奶吗?"出示牛奶的卡通图像。"或果汁?"出示果汁的卡通图像
个案	6. 无反应	无反应,因为觉得自己似乎不可能做对

用这样的方式提供修正,个案将学到不一定要专注或思考自己的反应,因为无论怎样,协助者最后都会让事情产生较好的结果。

这种过度练习的方式几乎一定会扰乱个案,因为选择结果是不明确的。反之,在每一项决定后随之而来的自然结果会让个案慢慢了解自己的反应所带来的效应。

2) 提出请求:明确指示方法可以用来进行提出请求的训练。初始的请求训练一般从单一符号的请求(如,要或请)开始,具体的操作如表 11-2-18 所示。

表 11-2-18　提出请求的训练示例

步骤	动作及语言
1.	选择个案喜欢的物品,可通过使用不同物品进行尝试决定,也可向家长了解
2.	将一个想要的符号放在个案前面可触及的范围
3.	提供放着许多物品的托盘。然后问"你想要什么?"
4.	当个案试图去碰想要的物品时:①注意它所触及的物品;②移开托盘让物品刚好在触及不到的范围;③用肢体动作提示个案去触及想要的符号
5.	在触及想要的符号后提供个案所想要的物品
6.	不断进行尝试,直到个案能稳定与独立的触及想要的符号来回应"你想要什么?"问题后,逐渐退出肢体上的提示
7.	在各种不同的情景中使用各项个案喜欢的物品来进行步骤 1~5 的练习

3)表示拒绝:在对个案进行表示拒绝的训练时涉及 6 个步骤:①AAC 专业人员需确定个案不喜欢的物品与事件,以及个案用来逃避或避免这些物品与事件的行为;②要决定在已发生的各种情境中适当的拒绝行为,如果行为是有效与恰当的,则可被接受,比如用摇头表示不要。如果这样的行为在社会规范中不被接受,且没有效能或很难被理解则必须要进行改变;③选择一个可接受的、符合个案的后续课程与情境需求的拒绝形式,如手语、手势与图像符号等,新的行为至少要与目前的不适当拒绝行为有一样的效能;④在各类不同的情境中提供拒绝的机会,如提供不喜欢的物品或活动,提供错误的选项;⑤在适当的时机提示并提供引发新的拒绝反应的机会,再逐渐退出提示;⑥利用移除个案不喜欢的物品或立即停止个案拒绝的活动来不断增强个案学习到的新的拒绝行为。当个案正确使用新的拒绝行为后协助者要及时称赞。

(四)AAC 介入成效的监控

在 AAC 介入一段时间(通常是 3 个月)后,需要对其成效进行评估与监控。在监控的过程中,我们需要回答 2 个问题,一是个案是否能成功参与对自己有意义的活动与情境,二是个案在经过 AAC 介入后,他的社会网络能否有意义的扩展。当然这两点在最初评估时就应该确定,以确保所提供的 AAC 能够给予个案足够的支持让他能达到这两方面的成就。在实际操作上,我们可以从功能性的限制、使用者满意度及生活品质三方面来进行评估。

1. 功能性的限制　指一个人整体表现上的限制。因此对 AAC 介入成效的评估是去找到某项功能性技巧的进步。这部分有几个参数可以被用来评估,例如个案在互动中主动发起与回应沟通伙伴的信息、修复不完整的沟通信息、做选择、参与社会性对话的次数等。这些参数都可以用次数计算或语言样本分析来进行统计。

2. 使用者满意度评估　使用者对于 AAC 介入的满意度是非常重要的一种成效评估方式。满意度指个人对于相关服务、特殊的 AAC 技术或是整体的 AAC 介入之影响的观点。这可以采用一些关于满意度的量表或者问卷来评估,例如魁北克辅助科技使用者满意度评估量表(Quebec user evaluation of satisfaction with assistive technology,QUEST 2.0),它包括 12 个领域如操作的简易度、有效性、持续性修复与服务、服务传达等的题目,能让障碍人士自己或在他人的协助下完成评估,目前该量表已被翻译成多国语言,包括中文。另外还可以通过访谈等方式评估在 AAC 介入后相关人士对沟通满意度的看法。

3. 生活品质　生活品质的评估可用来回答如 AAC 介入是否会提升自我决策、社会融入、独立性、参与社区、取得工作、学业成就，以及教育上的融合等问题。可以采用的工具为 ASHA 的沟通生活品质量表（quality of communication life scale），该量表可从 ASHA 学会的网站获得，提供有关沟通障碍者的社会心理、职业、教育方面的影响。另外也可以通过一些结构式的访谈来进行生活品质的评估。

（金　星）

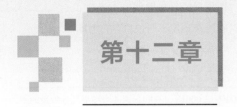

第十二章

听力障碍儿童语言障碍康复治疗

本书前面章节介绍了儿童语言障碍的评估、治疗模式和方法、各种语言能力的训练方法等,这些内容对于各种情况的语言障碍儿童都是通用的。从本章开始,将分别介绍听力障碍、脑性瘫痪、孤独症、智力障碍、特定性语言障碍儿童的康复治疗。不同类型的语言障碍儿童,其语言障碍的具体表现可能不尽相同,由此采取的康复治疗模式和方法也不同。本章将专门介绍听力障碍儿童(以下简称听障儿童)的康复治疗相关内容。

第一节　听障儿童语言障碍特征

一、概述

(一)定义

按照我国《残疾人残疾分类和分级》的国家标准,听力障碍定义为听觉系统中的感音、传音以及听觉中枢发生器质性或功能性异常,导致听力出现不同程度的减退。

听力障碍有多种类型。按病变部位可分为传导性、感音神经性和混合性聋;按发生时间可分为先天性聋和后天性聋;按照与言语功能发育之间的关系分为学语前聋和学语后聋。

(二)诊断标准

听力障碍的诊断通常需要借助多种听力测试、听觉功能评估的结果。对于儿童来说,一般以客观听力学检查与听觉行为测试相结合为主,根据儿童实际年龄填写的相应听觉发育表作为参考,综合各种检查结果,对听损伤的类型、程度等做出全面、系统的评估诊断。

听力障碍依据听力损失程度分成不同的级别。世界卫生组织公布的听力障碍分级标准(WHO 1997)将听力障碍分成轻度、中度、重度、极重度四级,详见表12-1-1。

我国2011年正式发布实施的《残疾人残疾分类和分级》国标(GB/T 26341—2010),明确了听力残疾的分级标准,将中度以上(≥41dB HL)的听力障碍分为四级听力残疾,具体见表12-1-2。

表 12-1-1   世界卫生组织 1997 年公布的听力障碍程度分级标准

听力障碍程度	听阈均值(dB HL)	听言语声能力
轻度	26~40	听悄悄话存在困难
中度	41~60	在噪声环境下听说话存在困难
重度	61~80	大声说话才能听到
极重度	80 以上	听大声说话存在困难

注:听力障碍程度以平均气导听阈计算,平均气导听阈指 500Hz、1 000Hz、2 000Hz、4 000Hz 这 4 个频率气导听阈的平均值

表 12-1-2   听力残疾分级

级别	听觉系统的结构和功能	较好耳平均听力损失	理解和交流等活动
一级	极重度障碍	>90dB HL	不能依靠听觉进行言语交流,理解和交流等活动极重度受限,在参与社会生活方面存在极严重障碍
二级	重度障碍	81~90dB HL	理解和交流等活动重度受限,在参与社会生活方面存在严重障碍
三级	中重度障碍	61~80dB HL	理解和交流等活动中度受限,在参与社会生活方面存在中度障碍
四级	中度障碍	41~60dB HL	理解和交流等活动轻度受限,在参与社会生活方面存在轻度障碍

注:此标准以 0.5kHz、1.0kHz、2.0kHz、4.0kHz 为听力测试频率,表中数值为听力损失分贝数的平均值。此标准适用于 3 岁以上人群的听力残疾评定

对 3 岁以内儿童进行听力残疾评定,采用 1.0kHz、2.0kHz、4.0kHz 三个频率听力损失分贝数的平均值。依据幼儿听觉行为发育特点,对 6~18 个月儿童只评定一级、二级听力残疾;对 19~36 个月儿童只评定一级、二级、三级听力残疾。

（三）病因和患病情况

2006 年第二次全国残疾人抽样调查结果显示,0~6 岁听力残疾的主要致残原因,除不明原因外依次为遗传、母孕期病毒感染、新生儿窒息、药物性耳聋、早产和低出生体重儿;60岁及以上组主要致残原因依次为老年性耳聋、中耳炎、全身性疾病、噪声和爆震及药物性耳聋等;我国单纯听力残疾人数量为 2 004 万人,加上多重残疾人群中不同程度的听力残疾776 万人,总计为 2 780 万人;我国听力残疾现患率为 2.11%,0~14 岁儿童听力残疾现患率为 0.18%,据此推算全国 0~14 岁听力残疾儿童约 46 万;儿童听力残疾的级别分布情况是:0~3 岁组有 83.90%是一级和二级听力残疾;4~6 岁组有 67.36%是一级的二级听力残疾;7~14 岁组有 57.37%是一级和二级听力残疾。

二、听障儿童语言障碍的临床特征

根据听力障碍发生在儿童语言习得前或后,可将听力障碍儿童分为学语前聋和学语后聋两大类。无论对于学语前聋还是学语后聋听力障碍儿童,听力都是影响其语言发展的重要因素。学语前聋儿童因为听觉信息输入通道受损,无法建立顺畅的听觉-语言连接,以致无法获得语言;学语后聋儿童虽然是在获得语言后才发生听力障碍,但因为语言交流过程中

缺乏听觉反馈,也会导致出现不同程度的语言障碍。根据相关研究,听障儿童的语言障碍表现在语言理解、语言表达、沟通交流等多个方面,以下将一一进行阐述。

（一）语言理解障碍

1. 语言感知　听障儿童由于听力障碍,在感知语言方面存在困难,比如高频辅音 s、sh、ch 等经常听不见或听不清;相近的语音辨识困难,容易混淆,如"ba"听成"bao";"ge"听成"he"等;在听取一连串字符或在有背景噪声时听取语言困难会更大。

2. 语言理解　听障儿童语言理解能力往往显著滞后于同龄健听儿童。其对抽象、有多重含义、隐喻的词句理解更加困难。很多时候,听障儿童能机械重复他人的语言,但不理解其含义,因而也难以做出合理的回应。

（二）语言表达障碍

1. 语音　听力障碍儿童最为外显的语言障碍特征表现在语音方面,具体可归纳为以下几点:

（1）构音异常:具体可表现为音的省略、缺失、替代、歪曲、添加等现象。听障儿童由于听力的损失,不能清晰全面地捕捉语音信息。即使配戴了助听器或植入了人工耳蜗的听障儿童也存在这方面的问题,同时由于听反馈不能正常地发挥作用,导致听障儿童对语音的敏感性较低,加上构音器官长期闲置,造成了听障儿童构音不清的问题。普通话的语音主要包括韵母和声母两部分,而声母因为其时长短、能量小、还要在不同部位形成不同方式的阻塞,所以听障儿童构音不清的问题主要体现在辅音(声母)上。

（2）嗓音异常:具体表现为鼻化音、嘶哑音、尖叫音、音量不当、音调失控等现象。

（3）节律异常:表现为在言语过程中难以控制音长、停顿异常等现象。除了上述表现外,听障儿童还经常表现出说话时语流不畅、语调单调、常有即时性或延迟性鹦鹉学舌式反问现象等。

2. 词汇　由于语言输入量不够,听力障碍儿童的词汇量较小且进步缓慢,而习得的多是具体、容易理解的名词、动词、形容词等;对于抽象、不易理解的词语较难掌握。

3. 语法　语法包含词的构词和组词成句的规则,语法能力主要表现在词语的搭配是否合理、句子是否通顺等方面。对于听障儿童来说,其出现语法错误的概率较高,掌握语法需要更长的时间。听障儿童的平均语句长度(mean length of utterance, MLU)比同龄健听儿童要短,交流中常使用简单句,并经常发生语法错误;较少使用副词、连词等具有语法功能的词汇。

4. 语用　听力损失使得听障儿童无法获取清晰、完整的言语信息,严重影响儿童的语言发展,从而导致听障儿童语用交流行为发展的滞后。无论是从语用交流类型的数量上还是具体内容上,听障儿童的语用交流行为都滞后于正常儿童。在交流意图、言语行为、言语变通三个层面,听障儿童使用的类型数量都显著低于同龄健听儿童。有研究显示,一般情况下,健听儿童在 3 岁以前就能够掌握大部分的语用交流行为类型,但是4~6岁听障儿童在言语倾向上无法讨论过去、将来和想象的事情,也无法表达自己的想法和情绪,甚至也没有熟练掌握引起听者注意的技巧;而在言语行为上,听障儿童与同龄健听儿童相比,不能够使用"承诺和回答""评估""澄清"三大类言语行为,在情感表达、活动协商、问题讨论上存在缺陷;言语变通是衡量个体运用不同的言语形式来表达自己交流意图能力的指标,体现了语言运用的灵活性与丰富性,听障儿童在互动过程中更多是应答,而非主动积极地表达自己的交流意图,也无法主导交流互动的方向。

（三）沟通交流障碍

听障儿童由于语言感知能力受限,语言理解能力较低,因此缺少许多与他人沟通交流、提高沟通技巧的机会,沟通能力低下是听障儿童的显著特征之一。听障儿童一般主动沟通意识弱,被动地等待他人发起沟通行为;不善于维持沟通过程,缺乏注视对方、认真聆听、及时应答等积极沟通行为;当沟通出现问题时,也不会使用解释、重复等策略使沟通恢复正常。

（四）读写障碍

随着儿童年龄的增长,阅读和书写也逐渐成为语言发展的重要内容。读写能力与语言理解、语言表达等能力密不可分,互相影响。对于听障儿童,其阅读和书写方面通常存在一定的困难。

在阅读方面,听障儿童表现为阅读时容易出现漏字、加字、不适当的停顿、语速太快、语序混乱、漏行、默读不专心且习惯用手指指着阅读等现象。此外,听障儿童在阅读习惯方面也有一些劣势。高珂娟对某聋人学校小学五年级至高中三年级132名听障学生的阅读调查显示,听障学生存在课外阅读习惯养成不够、读物类型不够丰富等现象,相当比例的学生（23.1%）表示看不懂课外书。聋校低年级段听障儿童在阅读理解时经常出现的问题有:仅认识单个字、词、图,对整句、整段文字的理解存在不完整性,需要老师把相应的内容进行拆分讲解;文字理解能力较差,需要联系身边的实际事物或经过示范才能理解相关内容。聋校中高年级段听障儿童在阅读理解时,很难理解较抽象的词语或概念,如对于"角色"一词,听障儿童可能仅限于理解简单的字面意思（我是中学生,我是父母的孩子）,而对这一词语引申的含义较难理解（"角色"对应"要承担的责任是什么、为什么要承担这样的责任"）;对于长段、长篇的文字内容,听障儿童通常只能抓住其理解的部分,而忽略其不理解的部分。

在书写方面,听障儿童主要表现在写一段文字时会出现句子成分省略、残缺、语序颠倒、关联词逻辑错误等现象;另外,听障儿童书写时句型很单一,常以陈述句为主,缺少疑问、祈使和感叹的表达;词汇较贫乏,以使用名词为主,动词变化少,形容词、副词等运用更少,以致作文描述呆板、不生动。

三、与语言障碍相关的临床特征

（一）认知

听力障碍阻碍或限制了儿童对外界信息的获取,致使其认知的丰富性和完整性存在不足。传统观点认为,由于听力障碍,听障儿童的视觉代偿能力较强,比健听儿童视觉更敏锐、观察事物更仔细;听障儿童的知觉形象以视觉形象为主,缺乏视听结合的综合形象,知觉的完整性、精确性比健听儿童差,更多借助视觉、触觉、运动觉协调活动,认识世界;学龄前听障儿童的注意以无意注意为主,有意注意的水平低、稳定性较差;听障儿童的短期视觉记忆和色彩记忆较强,但对易进行言语编码的材料的短时视觉记忆能力较差;由于语言发育迟缓,听障儿童的抽象逻辑思维形成较晚,水平也较低。例如,守恒问题的解决听障儿童要延迟1~2年。随着研究不断深入,人们对听障儿童认知发展规律和特点的认识一直在发生着变化,上述传统观点有些也开始受到质疑。譬如,有人根据皮亚杰的认识发生论认为,尽管社会交往能力在某些方面促进认知能力发展,但认知结构中最核心的思维和解决问题的能力却来源于儿童对环境中物体的操作,因而,听觉及言语障碍并不直接影响儿童的认知能力。佛斯等人用皮亚杰理论对听障儿童和健听儿童进行实验表明,听障儿童只在需要语言交流能力的思维领域与健听儿童有微小差距,而其他主要认知能力并未受到影响。在听障儿童智力发展方面,20 世纪初,皮特纳等学者通过对听障儿童实施智力测验认为听障儿童的智力水平低于健听儿童。但在 1930 年以后,通过改进心理学测量技术,采用非言语智力代表听障儿童的一般智力。研究表明,听障儿童的智力并不落后。陈彦等人 2012 年的研究结果显示,听障儿童在数字推理、图形推理和异类鉴别能力方面低于健听儿童,在情景认知和记忆策略方面无差异。方俊明等人的"残疾人与正常人的认知过程的比较"课题通过系列实验得出结论:在认知发展过程中,感官残疾人与正常人相比确实存在发展滞后,但这种差异并没有人们通常想象的那么大,随着年龄的增长和教育与康复训练的介入,认知发展的差距逐渐缩小和消失。

截至目前,有关听障儿童认知发展的研究还没有形成公认的结论。一方面是由于人类认知发展极为复杂,人们对这一领域的认识还十分有限,还没有一个公认的理论或技术模型可以用于听障儿童认知发展的研究;另一方面是由于受到测量工具、样本量等因素的影响。长期以来,有关听障儿童认知发展的各类研究在设计上不够完善,缺乏内在的一致性和可比性。影响听障儿童认知发展的因素极为庞杂。除了影响一般儿童认知发展的因素外,还与听障儿童是否接受了干预以及干预的时间、形式、方法、效果等密切相关。只有充分排除各种混杂因素的影响,研究才能得出准确、可信的结论。尽管如此,对听障儿童认知发展的认识还在不断深化,越来越多的研究正趋向得出一致的结论,即听力障碍影响儿童的交流能力和运用语言进行思维的能力,因而会影响听障儿童的认知能力,但听力障碍并不必然导致儿童认知发展异常,在给予及时、有效干预的情况下,听障儿童同样可以遵循健听儿童的认知发展规律,获得与健听儿童一样的认知能力。

（二）个性和社会性

个性和社会性发展是儿童发展的重要方面。个性反映儿童作为个体的心理特征,社会性反映儿童作为社会成员的适应状态。由于听力障碍,儿童言语、语言能力发展滞后,获取外部信息和表达自身意愿的途径不畅,交流中难免遇到情绪困扰和情感挫折,进而继发个性、社会性发展问题。近年来,国内外学者运用现代心理测量技术对听障儿童的个性、社会性发展开展了大量研究,并试图用现代心理学理论解释听障儿童的个性、社会性发展机制。普遍认为,听障儿童的人格发展同时存在外显和内隐两类问题。外显问题表现为存在注意缺陷或者行为过于活跃。内隐问题表现为自我评价低,有自卑、焦虑和孤独感等。在社会性发展方面,听障儿童由于语言发展迟缓,造成内部注意发展水平低,自我意识能力差,难以准确剖析自己和他人的思维、情感体验等,因而交往能力差。听障儿童的社会适应能力明显低于健听儿童,不仅体现在交往能力上,也体现在运动能力不足,参加集体活动和自我管理能力不足等方面。

（三）情绪行为

情绪是人对客观事物的态度体验及相应的行为反应。情绪本身是内部的心理活动,但通常会伴随或表现为外部的行为表现。儿童的情绪行为特点反映了个体身心发展的水平,情绪行为和语言、认知能力也密切相关。有学者指出,听障儿童存在情绪行为问题,如注意力不集中、行为冲动;情绪行为在一定程度上会影响儿童语言的发展。在国外,除了听力、语言外,情绪行为是听障儿童康复效果评估的重要内容。王娜等人的研究结果显示,学龄前听障儿童在冲动性、攻击或反抗方面比较突出,注意力容易分散,依从性和移情能力较低。

（王丽燕）

第二节　听障儿童语言康复常用治疗模式与方法

一、常用治疗模式

第六章第二节提到,以语言康复师是否直接介入语言训练为依据,可把语言康复的常用治疗模式划分为直接干预和间接干预两种模式。其中,直接干预模式包括个别干预、集体干预、小组干预三种,间接干预模式包括以家庭为中心的干预和协作两种。这种分类同样适用于听障儿童。但是,结合听障儿童的特点及其语言障碍的表现,在使用上述治疗模式时有一些特别之处值得说明。

(一)直接干预模式

1. 个别干预模式　对于听障儿童来说,进行一对一语言康复时,需要特别注意两个方面:听能管理和言语矫治。

(1) 听能管理:听障儿童之所以产生语言障碍,根本原因在于听力受损。改善听障儿童的听力状态,确保其助听设备正常、助听效果处于最优状态,是进行语言康复的首要前提。而听能管理是这一前提条件得以落实的重要保障。所谓听能管理,是以听力师为主导,通过听力师、康复教师(或语言治疗师)及听障儿童家长三方协同合作,对听障儿童的听觉状况、助听效果及其所处的声学环境进行动态观察和主动评估,通过有效的听力服务,使听障儿童的听觉处于最佳状态。听能管理主要包括以下内容:第一,利用主客观方法对儿童的裸耳听力、助听听力进行测试,及时发现儿童的裸耳听力是否有变化,助听听力是否达到适合水平;第二,根据听力测试结果,考虑调试或更换助听设备(助听器、人工耳蜗、FM 调频系统、其他辅听设备等),以确保听障儿童助听效果达到优化;第三,观察儿童在家庭、幼儿园或学校、社会活动等情境中的听觉行为反应,如果不理想则及时反馈给听力师以备调机;第四,听力师指导听障儿童家长或康复教师(或语言治疗师)正确使用和维护助听设备、营造适合聆听的声学环境等。

(2) 言语矫治:如前所述,听障儿童最为外显的语言障碍特征为语音异常,这和听障儿童听觉反馈能力缺乏或不足有关。虽然随着康复的进展,听障儿童的言语清晰度会有改善,但语音异常仍然是较为突出的问题。有些听障儿童即使语言理解能力很强,掌握的词汇和语法也较多,也具备一定的语言沟通技能,但还是存在构音异常、语调异常或节奏异常等问题。因此,对听障儿童进行一对一康复时,需要加强言语矫治。言语矫治是针对存在言语障碍的听障儿童实施的康复活动,包括言语功能评估、言语障碍诊断、治疗等内容,其目的是解决听障儿童在呼吸、发声、共鸣、构音等方面存在的问题,使其言语清晰、准确、流畅。

当然,并非所有听障儿童都需要进行言语矫治。听障儿童大多不存在器质性言语障碍,其言语障碍主要是由于听力干预效果不理想,缺乏足够的听觉反馈对言语动作进行精确控制,或是由于干预时间晚,言语器官功能未充分发育,动作不灵活、不协调造成的。随着听力干预技术不断进步以及干预时间不断提前,更多的听障儿童可以运用听觉顺利学习言语和语言,无需言语矫治。但是,对于听力干预效果不理想、干预时间过晚或伴有器质性言语障碍的听障儿童,仍然有必要对其进行言语矫治。

2. 集体干预模式　目前国内对于学龄前且语言水平较低的听障儿童多采用集体干预

的模式,在专门的康复机构或特殊教育学校对其进行听觉语言康复。在这种模式里,通常的做法是根据听障儿童的听觉语言水平,将水平相近的儿童安置在同一个班进行以听觉语言康复为重点的教学。这种模式符合目前国内听力语言康复教师、言语语言治疗师严重匮乏的现状,可以较好地满足大量听障儿童及其家庭的康复需求,同时也可以发挥集体教学的优势(如听障儿童家长可互相学习经验)。但是,在为听障儿童实施集体干预时,需要注意下面三个方面:

(1) 优化教室声学环境:听障儿童所处教室的声学环境需进行必要的设计和改造。良好的聆听环境对听障儿童的语言康复至关重要。即使最现代的助听设备也不能完全补偿和重建儿童的听力。助听器和人工耳蜗的最佳作用距离约为 1~2m,环境中的噪音、混响对听障儿童的听辨能力也有显著影响。只有环境中的信噪比达到一定标准,听障儿童才能利用助听设备听清言语。一般情况下,健听成人听到完整、清晰的谈话需要信噪比达到+5dB,而听障儿童需达到+15~+20dB。混响时间是指声音从原来大小下降 60dB 所需要的时间。混响时间过短或过长对言语听觉均不利。混响时间短会感到声音干涩,混响长会感到声音含混不清。超出一定标准,混响时间越长,言语清晰度越低。因此,改善环境的声学特性及人们的交流行为,对改善听障儿童的听能状况有重要意义。美国教室声学设计标准(ANSI/ASA S12.60-2002)推荐,教室容纳 35 人左右,在无人状态下最大背景噪音不能超过 35dB,混响时间应控制在 0.6~0.7 秒。集体教室应该对照上述标准尽量创造有利于听障儿童听声学语的教学环境。另外,配置无线调频 FM 系统也可以帮助听障儿童克服距离和噪音的干扰。

(2) 坚持全面发展理念:虽然听障儿童康复的重点是提高听觉语言能力,但是儿童的认知、情绪、个性、社会性的发展与语言发展息息相关,对儿童的身心健康至关重要。因此,在听障儿童集体干预模式中,要坚持全面发展的理念,课程设计需要参考学前、学龄正常儿童教育大纲,将听觉语言康复融入各领域课程中。2007 年,中国听力语言康复研究中心在多年听障儿童临床服务实践的基础上,以现代康复教育理念为指引,提出了听障儿童全面康复模式,并于 2011 年在全国范围推行了听障儿童全面康复教育改革。该模式紧紧围绕着听障儿童全面发展这一核心目标,依据听障儿童康复的基本原则,建构起以学前教育为基础,以听力干预、听觉言语训练、言语矫治等专项技术为支撑的听障儿童全面康复模式。这一模式体现了现代儿童观、教育观、康复观的要求,涵盖了听障儿童康复所涉及的学科技术,清晰界定了不同学科技术的内在关系,使其组成一个完整、有机的体系(图 12-2-1)。

(3) 提供融合教育机会:听障儿童语言康复的最终目的是使其获得能顺畅与人交流、融入正常社会生活。因此,在集体干预模式中,还要注意为听障儿童尽量多地提供融合教育的机会,比如和普通幼儿园、学校开展联谊活动,带领听障儿童参与社区活动等,帮助他们更快、更好地融入社会生活。

(二)间接干预模式

对于年龄较小、不能适应或不方便接受直接干预模式的听障儿童来说,接受以家庭为中心的干预模式或协作模式就成为首选。其中,以家庭为中心的干预模式应该是最理想的选择,因为听障儿童的语言康复是一个长期的过程,如果家长掌握了康复原则、技能及方法,能够根据家庭状况,灵活且充分地利用家庭资源,将能最大程度促进听障儿童的语言康复和全面发展。但是,在实施以家庭为中心的干预模式时,作为提供专业支持的机构和人员,必须清楚了解每一个听障儿童家庭的需求,其支持和协助应该从评估家庭的需要开始。英国学者 Dalzell 归纳听障儿童家庭需要的评估包括四个方面:①信息需要,与听力和听力损失有关

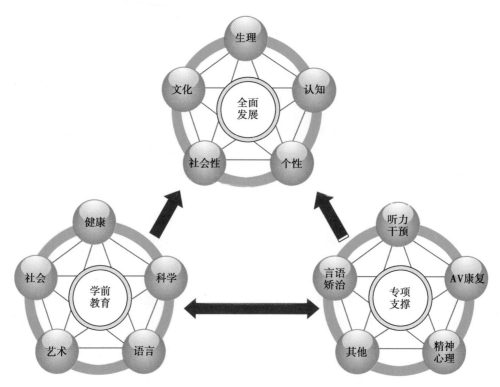

图 12-2-1 学前听障儿童全面康复模式示意图

的信息;与助听器和人工耳蜗助听设备有关的信息;其他服务于听障人士的技术设备信息,比如闪灯门铃、电视电话、枕头闹钟等;儿童成长和发展的信息;如何帮助儿童发展交流技巧的信息;如何陪孩子玩耍和激发孩子的兴趣;如何与孩子谈话和交流;如何应对儿童的行为;当地有哪些适合孩子的服务及教育选择。②支持需要,如何接受孩子的听力损失;如何向他人解释孩子的听力损失;如何参与父母自助小组;如何获得康复有关资源;如何才能会见到别的听障儿童的父母亲。③社区服务需要,社区内的游戏小组、托儿所、幼儿园;听力语言康复专家、手语讲解员。④经济支持需要,听障儿童家庭可以享有的一些福利。

在以家庭为中心的干预模式中,听障儿童家长需要发挥更大的主动性,积极承担起康复责任。对于听障儿童家长而言,首先要接受、面对孩子听力障碍的现实,既不抱怨、回避,也不内疚、自责,逐步树立起帮助孩子康复的信心。其次需要克服一些与听障孩子交流时容易出现的问题。根据 Cole 等人的研究,与健听儿童家长相比,听障儿童的家长往往表现出许多不利于孩子听、说能力发展的交流特点:①与孩子的谈话少;②自我重复多;③扩展少;④句子短;⑤语法结构简单;⑥拒绝、批评多,经常忽视孩子的反应;⑦直接命令多(试图控制孩子行为);⑧经常从孩子的关注点、行为和话语转移到成人的话题;⑨言语速度快、不流畅、不清楚、不悦耳。提供支持的康复机构和专业人员应帮助听障儿童家长学习掌握必要的康复知识、方法与技巧,并指导家长将科学的理念和知识内化为有利于儿童听、说能力发展的日常行为。只有如此,家长在听障儿童康复过程中才能更好地发挥出应有的重要作用。

二、常用治疗方法

如第六章介绍,儿童语言训练的主要方法有三类,分别是以语言康复师为主导的训练方法(the clinician-directed approach)、以儿童为中心的训练方法(child-centered approaches)、综合教学方法(hybrid approaches)。对听障儿童语言康复而言,常用的方法也可以按这三类划分。这里主要介绍围绕沟通与语言教学,在听障儿童康复领域形成的一系列具有代表性的语言康复方法。

(一)听觉口语法

听觉口语法(auditory verbal therapy,AVT)是一套主张听障儿童应尽早在助听设备的帮助下,最大限度发挥残余听力的价值,激发听觉潜能、发展聆听与口语能力的方法体系。它强调早期发展、配戴助听辅具、家长参与、"一对一"教学、规避或降低说话时的视觉提示、经常性的听能评估与及早融入普通学校。自1978年Daniel Ling等人正式提出用"Auditory-Verbal"一词作为听觉口语法专有名称以来,听觉口语法经历了40年发展,目前已在全世界范围内得到推广,其应用于听障儿童早期语言学习的效果也被越来越多的研究文献所证明。该方法以发展有声语言和沟通技巧使听障儿童融入听力社会作为主要目标。在听觉能力获得方面,它主张及早、持续和有效地使用助听辅具(如助听器、人工耳蜗、FM调频系统),这是该方法的关键;在接受性语言发展方面,它主张听障儿童借助坚持并有效地使用个体助听设备,可以学会说话;在表达性语言方面,它强调既要发展儿童的有声语言表达,也要发展其书写能力;在家庭履责方面,它强调发展儿童的语言是家庭的基本责任,期望父母能将听语训练持续地融入听障儿童的日常生活和游戏活动之中。因此,作为听障儿童的父母必须为孩子提供一个丰富的语言环境,确保全天都在使用助听辅具,确保聆听成为孩子获得所有有意义经验的一部分。AVT方法模式要求听障儿童父母要深度参与,以便他们学会相应的技能、技巧,成为听障孩子自然学习及听觉语言训练的教学者。这一方法模式与其他的听觉口语教育方法相比,最大的差异在于对听障儿童父母或主要监护人的角色定位的不同。

(二)手型提示法

手型提示法(cued speech)其实质是一种凭借手型(hand shapes)线索辅助呈现不同言语发音的视觉交流方法。与人讲话时,借助手型辅助线索可以使人看清正在说的话。这一方法有助于听障儿童区分相同唇形的语音。该模式亦将融入听力社会所必需的发展言语和沟通技巧作为主要目标。在听觉能力获得方面,该模式强烈建议使用助听设备,最大限度利用残余听力或重建听力;在表达性语言方面,该模式认为听障儿童通过使用助听设备、唇读和使用呈现不同语音的手型线索能够学会讲话;在家庭履责方面,该模式认为家长是听障儿童学会手型提示法的老师。父母双方或至少一人必须学会此法,当他与孩子进行交谈时,总能流利地使用手型线索促进孩子适龄言语与语言的发展。为此,该模式提供授课教师通过班级教学帮助家长学会手型提示的方法,但要求家长必须花费大量的时间进行练习,这样才能熟练地使用手型线索呈现不同言语发音的视觉信息。

(三)全面交流法

全面交流法(total communication)也称综合沟通法或者综合交际法。此种方法并不倾向于哪种沟通方法,而是综合运用手语法、手指法、口语法、读语法、体态语言等方法开展康复教学。该方法将为听障儿童提供一个与同伴、老师和家庭之间容易的、最少受限制的信息沟通交流的方法作为根本目标。特别强调口语与手语应同时呈现以利于听障儿童运用其中的一种或两种方式进行交流。在家庭履责方面,该模式认为家长至少有一人但最好是所有家庭成员应该学习一种视觉语言系统(如手语),通过充分交流从而发展孩子的适龄语言。同时提示家长,掌握手语词汇和语言是一个长期的、持续的过程。随着孩子表达需求的扩大,手语表达也会变得更为复杂,家长应为孩子提供一个有益于语言学习的环境,即鼓励听障儿童坚持使用助听设备,与其说话时更应坚持不懈地同步配以手语,流畅的手语使用应成为家长与孩子日常交流的一部分。

（四）双语双文化法

双语双文化法(bilingual and bicultural)在特殊教育法范畴也称为双语教学法,是指在聋校教育中让听障学生学会聋人手语和本国语言(包括书面语和口语),能使用这两种语言学习文化知识,能用两种语言进行交流,成为"平衡的双语使用者"。双语双文化法主张应将"聋"看作一种文化和语言的差异,而不是将它看作一种残疾。聋人手语(而非手势汉语)是聋人交往最自然、最流畅的语言,因而也是聋人最喜欢的语言。故而该模式强调聋人自然手语应作为聋童的第一语言,健听人使用的本国语言应作为聋童学习的第二语言。该模式主要是在聋校实施,针对在校就读的全聋和重度听力障碍的儿童。只要家长同意,听障儿童本人愿意,经过申请,也可以在资源教师的帮助下学习聋人手语。该模式与聋校原有的手语教学的最大不同在于十分强调聋人教师的参与,需要聋人教师和健听教师的共同配合来完成双语教学任务。缺少聋人教师的配合,双语教学是不完全的,也是不纯正的。目前,有关聋双语模式教学有效性的实证研究仍不够丰富,人们对它还持有不同的看法。

（王丽燕）

第三节　听力障碍儿童康复案例解析

一、案例简介

（一）基本信息

陈××,男,汉族,2011年7月出生,目前5岁2个月。听力障碍。父亲,陈××;母亲,王××,联系方式:134××××××××。现居住在烟台市芝罘区幸福街道。

（二）病史信息

该患儿于2012年12月(1岁5个月)被烟台毓璜顶医院诊断为听力障碍,病因不明。该患儿为母亲第一胎,足月自然生产,无窒息缺氧史,无围产期损伤。父母非近亲通婚,家族无其他听障患者,无遗传病史。患儿4个月会抬头,6个月会翻身,7个月会坐,8个月会爬,14个月会走。无既往病史和过敏史。患儿肢体运动功能无障碍,但体质较弱,经常感冒。

父亲是销售人员,母亲是全职太太。患儿的主要照顾者为母亲,其所处语言环境较单纯,以普通话为主。

2016年6月到烟台某康复机构进行认知训练,1周4次,每次30分钟。2016年9月到烟台市特殊教育学校进行康复。现在在幼儿园中班就读,上课注意力较不集中,与其他小朋友的互动较差,平常多是自己玩。

（三）专科检查及辅助检查（医生报告）

该患儿头部、颈部、胸部检查、脊柱和四肢、神经反射检查结果正常。

在医院进行多频听觉稳态诱发电位测试,结果该儿童左耳掩蔽后听阈为80dB SPL,右耳掩蔽后听阈为93dB SPL。通过纯音测听测得该患儿,左耳裸耳听力为60dB HL,右耳裸耳听力大于 90dB HL。残疾人联合会认定该患儿听障程度为三级,听觉系统的结构和功能中重度受损,助听设备为助听器。2013 年 1 月双耳开始配戴助听器,通过纯音测听测得助听听阈均值为 35dB HL,助听效果为最适。

(四)语言康复评定

1. 采用《普通话儿童语言能力临床分级评估表》(mandarin clinic evaluation of language fundamental,MCELF)进行评定,该评估包括基本沟通技能、语音感知、语音产生、词语理解与命名、句子理解与表达、综合运用 6 个方面。评定结果如表 12-3-1 所示。

表 12-3-1 普通话儿童语言能力临床分级评估表

评估项目	评估内容	评估结果	结果及分析
语音感知	语音均衡式声母	82.6%	需要训练
语音产生	声母	80%	需要训练
	韵母	88%	
词语	词语理解	70%	需要训练
	词语命名	25%	
句子	句子理解	39.13%	需要训练
	模仿句长	9	通过
	句式仿说(语法)	30%	需要训练
	句式仿说(语义)	22%	
综合运用	主题对话	0	无法完成评估题目

2. 采用观察法结合父母日常观察到的情况,发现该患儿对日常用语和简单句子理解较好,但无法理解带有介词、连词的复杂句,仅能抓住最先出现的词语。在语言的表达方面该患儿词汇量较丰富,但表达时存在语序颠倒、口吃等问题。在与人交谈时,他联想丰富,以自我为中心进行交谈,经常转移话题。因胆小、害羞的性格原因,他在陌生人面前主动表达较少,不能主动问好,需家长和老师的提示。

(五)语言相关领域康复评定

利用言语、听觉、认知领域的相应评估工具对该患儿的言语、听觉、认知功能进行评估,结果如下。

1. 言语功能 见表 12-3-2。

表 12-3-2 言语功能评估

评估项目	评估内容		评估结果	结果及分析
呼吸功能	MPT/s	第一次测	8.62	达到该年龄儿童最长声时(maximum phona-tion time,MPT)的训练目标,不需训练
		第二次测	9.1	
	MCA/s	第一次测	3.1	达到该年龄儿童 MCA 的最小要求,未达到训练目标,需训练
		第二次测	2.5	
发声功能	言语基频/Hz		347.9	平均言语基频在同龄正常儿童参考范围内

续表

评估项目	评估内容		评估结果	结果及分析
共鸣功能	a 的共振峰	F_1	1 478.1	F_1 值大于参考标准值上限,为喉位聚焦
		F_2	2 200.66	
	i 的共振峰	F_1	386.02	正常
		F_2	3 061.79	
	u 的共振峰	F_1	366.23	正常
		F_2	719.26	
口部运动功能	下颌运动		75%	左右运动需要训练
	唇运动		90.6%	增强唇面部肌群肌力
	舌运动		65.5%	全面舌运动训练
构音清晰度	声母音位对		65.22%	高频声母易出错
	韵母音位对		90%	个别需训练
	声调音位对		100%	不需训练

2. 听觉功能　见表 12-3-3。

表 12-3-3　听觉功能评估

评估项目	评估内容	评估结果	结果及分析
分辨能力	时长	72.22%	需要训练
	语速	41.67%	
	强度	50%	
	频率	52.78%	
识别能力	语音均衡式声母	82.6%	需要训练
	语音均衡式韵母	97.27%	通过
	音位对比式声母	65.22%	全面训练
	音位对比式韵母	89.86%	对鼻韵母识别较差
理解能力	单条件词语	未测	
	双条件词语	85%	动宾、主谓、偏正词语需要训练
	三条件词语	37.5%	全面训练

3. 认知功能　见表 12-3-4。

家庭环境因素:该患儿母亲对其期望很高,经常在家教患儿背诵古诗、识字和计算等。但母亲对患儿也比较溺爱,患儿在家中很调皮、不听话。

表 12-3-4　认知功能评估

评估项目	评估内容	评估结果	结果及分析
知识评估	颜色	6	基本颜色掌握,混合色较弱
	形状	3	图形辨识需加强
	时间	5	不认识钟表
	空间	5	需训练
	物体的量	6	需训练
	基数	4	需训练
	序数	3	需训练
	表象运算	0	自然发展
	加法运算	2	
	减法运算	1	
能力评估	空间次序	1	进行注意力训练,帮助学生理解题意,给予更多的时间
	动作序列	1	
	目标辨认	2	
	图形推理	4	
	逻辑类比	2	

（六）结论及建议

1. **结论**　该患儿是因听力障碍导致的发展性语言障碍。该患儿语言康复的优势为他的听力补偿为最适,无看口习惯,有一定的认知能力;主动表达较多,联想丰富;母亲配合家庭康复的积极性较高。劣势为该患儿虽已有大量主动表达的语言,但构音清晰度不高;句子表达语法错误较多;与人交谈时不能围绕同一话题进行谈话。

2. **建议**　立即干预。从生活中常见的词语、短语入手,让学生大声说、慢点说,引导学生在恰当的时候合适地表达。干预的重点是扩充儿童词汇量,在表达时要求儿童说完整句。干预模式为集体康复、个别化康复和家庭康复相结合。

二、阶段康复方案

（一）阶段康复方案

1. 根据评估报告结果及分析,为儿童制订阶段康复方案,本次阶段方案的训练时间是2016 年 10 月至 2017 年 1 月,为期 4 个月,具体内容见表 12-3-5。

2. 该阶段的目标完成之后,接下去的阶段目标侧重句子的理解与表达,通过绘本教学法等形式锻炼患儿的问答、主题对话能力。语言在不同情境中的运用是课堂上较难完成的任务,应督促家长进行语言康复的延伸和拓展。

表 12-3-5　阶段康复方案

1. 基本信息

姓名:陈××　　性别:男　　出生日期:2011 年 7 月

联系人:陈××　　联系电话:＿＿＿＿＿＿＿＿＿＿＿＿　　通讯地址:＿＿＿＿＿＿＿＿＿＿＿＿

制订人:陈梦秋　　制订日期:2016 年 9 月　　实施时间:2016 年 10 月至 2017 年 1 月

2. 语言评估摘要(即评估报告中的总结和建议部分)

参见前文案例简介中的结论与建议

3. 治疗目标

长期目标 (8 个月)	(1) 该患儿能够正确指认和命名常见的人、常见动物、常见衣物、人称代词、盥洗用品等类 　　别的核心词语,准确率达 90% (2) 该患儿能够利用掌握的词语和词组表达简单句,3 次中有 2 次正确 (3) 该患儿能够理解故事内容并回答与故事有关的问题,准确率达 80% (4) 该患儿能够主动发起沟通并恰当回应别人,5 次中有 4 次正确
阶段目标 (4 个月)	(1) 该患儿能够正确指认和命名常见的人、常见动物、常见衣物、人称代词、盥洗用品等类 　　别的核心词语,准确率达 80% (2) 该患儿能够理解双条件词语,正确率达 100%;理解三条件词语,正确率达 90% (3) 该患儿能够用词组或短语描述看到图片或动作演示,5 次中 4 次正确 (4) 该患儿见到生活中的认识的人能够主动打招呼并恰当回应他人,5 次之中有 4 次反应

4. 治疗模式及强度

☑ 个别治疗:每周 5 次,每次 35 分钟,共 80 次

□ 小组治疗:每周＿次,每次＿＿分钟,共＿＿次

□ 集体治疗:每周＿次,每次＿＿分钟,共＿＿次

☑ 家庭治疗:每周 5 次,每次 20 分钟,共 80 次

□ 其他模式:＿＿＿＿＿＿＿＿＿＿＿＿＿

5. 注意事项

　　该患儿的康复应从听觉领域入手,提高其对声韵母的识别及听词语和短句的能力。因该患儿构音清晰度不高,言语是语言康复的基础,每节课渗透呼吸和口部运动训练,并从鼻韵母开始康复,巩固学生已掌握声母,逐步过渡到未习得的声母。患儿语言理解较差,与其注意力不集中和短时记忆容量小有关,在康复时也要考虑到认知的因素,加以支持和辅助

(二)阶段方案解析

　　1. 根据正常儿童语言发展规律,5 岁儿童应处于语法生成阶段,但该患儿《普通话儿童语言能力临床分级评估表》评估结果显示,患儿在听觉功能声母识别方面、词语理解与命名、句子的理解与命名方面均需训练。按照 SMART 原则,选择词语训练作为患儿语言的训练优先目标,与言语训练相结合,提高其构音清晰度。词语训练内容为核心词语,故要求训练目标准确率达 80%。在词语训练中渗透简单句的运用,不仅能巩固词语练习,也能提供句子表达的机会。在长期目标中包含语言综合运用目标,即理解故事内容并回答与故事有关的问题。患儿在与他人的日常交谈时,常不能围绕同一话题进行,通过绘本教学法逐步培养儿童围绕同一话题交谈的能力。绘本教学不仅涉及句子的理解与表达,还能锻炼患儿逻辑思维及记忆力,有助于提升其整体语言功能。康复师考虑到该患儿自身

性格及日常表现(在陌生人面前主动表达少,不能主动问好),将主动发起沟通并恰当回应他人作为一项长期目标。

阶段目标是长期目标的细化和分解,第一阶段主要以词语和词组为训练内容,在第二阶段主要以句子的理解表达、语言综合运用为训练内容。

2. 该患儿在佩戴助听器患者中,助听效果较好。该患儿在 5 岁前未接受康复训练,但因左耳听损小,母亲在家庭中教育内容多,虽然该患儿构音清晰度较低,但自然发展的语言基础较好,词汇量比其他听障儿童丰富。听障儿童的语言水平受实际年龄、听觉年龄、助听效果、康复历史、家庭教育等多方面影响。如果是刚开机的耳蜗植入听障儿童,应从听觉训练入手,语言训练居后。如果儿童助听效果较好,但年龄偏小,开始训练语言时可以与言语训练密切结合。如果是已有语言基础的听障儿童,则视其言语情况决定阶段方案,若儿童未习得较多的声母,则以构音训练为主,辅助以语言训练;随着训练的深入,儿童言语功能的提高逐步增加语言训练内容。当我们遇到听觉和言语功能都较好,但语言能力差的听障儿童,则根据评估结果,按照阶梯训练法,有针对性的开展语言能力训练。

三、周康复方案

(一)周方案

1. 理解和表达核心词语是该儿童本阶段语言康复的重要目标,依据阶段方案制订周方案如表 12-3-6 所示。

表 12-3-6　语言康复周方案举例

儿童姓名:陈×× 治疗时间:2016 年 10 月 治疗地点:语言康复治疗室 治疗师:陈梦秋

康复目标	康复内容	康复资源	康复方法	目标达成情况 *				
					周一	周二	周三	周四	周五
1. 能理解指认三条件并列短语:如苹果、香蕉和橘子,准确率达 90%	1.1 能理解指认 3 条件并列短语	Dr. Hearing-2 玩具	集中练习法	1.1	△	△	△	√	√
2. 舌尖上舔,能连续做 3 次	2.1 无辅助情况下,舌尖上舔齿龈,连续做 3 次	镜子、果酱	示范模仿法 音位诱导视频	2.1	△	√	√		
3. 习得含 d 的双音节词,能自主发音 3 次,准确率 100%	3.1 能准确地说清含 d 的双音节前词语,如斗篷	Dr. Speech-3 贴纸	示范模仿法 集中练习方法	3.1	△	△	√		
	3.2 能准确地说清含 d 的双音节后词语			3.2			△	△	△

续表

康复目标	康复内容	康复资源	康复方法	目标达成情况*				
					周一	周二	周三	周四	周五
4. 能正确指认和命名常见的家用电器,准确率达80%	4.1 能正确地指认"电视""电话""电脑""电灯"	康复云课件-语言康复-客厅2 实物教具、图片	提示促进法,示范模仿法,集中练习法	4.1	△	△	√	√	
	4.2 能正确地命名"电视""电话""电脑""电灯"			4.2	△	△	√	√	

*注:目标达成情况记录方式:部分掌握△;完全掌握√

2. 该周方案的目标完成后,接下来在听觉方面进行其他三条件短语的理解训练,如介宾短语、动宾短语等;在言语方面进行 d 的三音节词语训练和 h 的构音语音能力训练;在语言方面继续进行家用电器类的词语训练。康复师可利用同一内容,达到听觉、言语、语言的不同目标。例如我们训练 d 的构音,在听觉方面可完成含 d 的双音节词或三音节词的听觉理解训练,也可进行声母听觉识别训练。在言语方面结合舌尖上舔齿龈的口部运动,完成 d 的音位诱导。通过情境教学完成 d 的单音节词、双音节词训练,如"弟弟""电灯""扫地""蝴蝶"等。在语言康复部分,可利用学习的词语进行练习,如"弟弟扫地""嘟嘟开灯"等。

(二)周方案解析

1. 参考该患儿在听觉、言语和认知方面的评估结果,在周方案中不仅体现语言康复内容,同时将听觉、言语领域相关目标进行整合,使患儿获得更全面的康复服务。该患儿完成双条件词语听觉理解训练后,进入三条件词语训练阶段。而在言语方面,该患儿习得了全部韵母和声母 b、m,根据正常儿童构音习得规律,确定第一阶段声母/d/为训练目标。为巩固/d/的构音语音训练,语言训练的内容选择含/d/的词语,如"电视""电话""电脑""电灯"。在周方案中,有的训练目标是递进关系,如"3.1"和"3.2",我们通常先进行双音节前词语训练,再进行双音节后词语训练;有的训练目标是并列关系,如"4.1"和"4.2",同一词语的理解和命名是无法分解的,必须放在一节课中学习。

2. 听障儿童因听力损失导致其构音问题较多,语言训练内容应首先根据其构音所处阶段而选择训练内容,确定训练目标。该患儿构音处于第一阶段,刚开始训练 d,构音能力处于较低水平;若有其他患儿构音已处于第四、第五阶段,在词语训练的内容上可选择含舌尖前音和舌尖后音的词语。若患儿的语言问题主要在句子方面,则应根据患儿的年龄和语言发展水平,选择简单句或含有修饰的句子进行训练。

四、日康复方案

(一)日方案

1. 日方案依据周方案来制订,这里呈现的日方案是上述周方案中的一日语言训练目标,具体内容如表 12-3-7 所示。

表 12-3-7　语言障碍儿童的康复日方案举例

基本信息	儿童姓名:陈×× 　　治疗时间:2016 年 11 月 治疗地点:语言康复室　治疗师:陈梦秋
康复目标	能理解和命名词语"电饭煲""铁锅""电冰箱""微波炉"
康复内容	本节课使用在康复云的理念指导下的《学前听障儿童学说话教材》,内容主要包括词语"电饭煲""铁锅""电冰箱""微波炉"。通过"参观厨房"的情节设计,引导听障儿童在情境中完成 4 个词语的学习(匹配),理解、命名厨房用品
康复资源	1. 环境准备:录课教室,本底噪声≤45dB A 2. 教具准备:家用电器仿真玩具、家用电器图卡、厨房场景布板 3. 云平台资源:云课件-语言康复-厨房 3
康复过程	康复方法:情境教学法、示范模仿法、提示促进法 用林氏六音检查助听器 （一）兴趣导入 请小朋友看场景,猜猜是哪里? （二）前测 老师看到厨房里有盘子、杯子和碗 请渺渺说一说,厨房里有什么? 老师拿出仿真玩具(老师带来 4 个厨房用品) 理解:请你听一听,指一指;请学生找出"电饭煲""铁锅""电冰箱""微波炉" 命名:老师问,这是什么? （三）新授-认识厨房用品 （1）渺渺不认识××,我们今天就来认识这 4 个厨房用品。针对学生未习得的词语,重点教授学生词语"电饭煲""铁锅""电冰箱""微波炉" 冰箱是一种家用电器 电饭煲是一种家用电器 微波炉是一种家用电器 铁锅是一种厨具 利用收玩具的机会请学生听一听,拿一拿 送电饭煲和冰箱回厨房 送微波炉回厨房 送铁锅回厨房 （2）使用云课件:学一学,展示不同的冰箱、电饭煲、微波炉、铁锅 （3）使用云课件:配一配,请学生进行匹配 （4）使用云课件:练一练,请学生听一听、指一指 （四）后测 出示目标词图片 理解:听一听,请学生找出"电饭煲""铁锅""电冰箱""微波炉" 命名:说一说,这是什么? （五）生活拓展 在厨房场景布板里找一找今天学的厨房用品

续表

康复效果	内容	前测		后测	
		词语理解	词语命名	词语理解	词语命名
	电饭煲	-	1	1	1
	电冰箱	1	1	1	1
	微波炉	冰箱	无反应	1	1
	铁锅	1	硬硬的盘子	1	1

康复延伸　　1. 在律动课中,听一听厨房里的声音,用厨具做打击乐器创造音乐
　　　　　　2. 在美术手工课中,学习画家用电器,并说一说自己的作品
　　　　　　3. 在语言区角活动中,完成小厨师体验
　　　　　　家庭教育康复指引:在家长的看护下,请孩子向家长介绍厨房用品,包括名称和功能,家长应及时鼓励孩子,并在孩子遗忘或遗漏时进行提示和补充

康复反思　　1. 在奖励学生小贴纸的时候,可以问一问学生想贴在哪里,这样不会因为教师随意贴而占用学生的注意力
　　　　　　2. 学生对仿真玩具更感兴趣,可以让他多接触一段时间,充分满足他的好奇心,避免过渡到图片时学生总在找玩具
　　　　　　3. 教师经常反问学生,应该用陈述句比较好

　　2. 因该患儿在其他领域也需训练,该语言康复日方案目标完成后,接下来的日方案目标是多领域整合的。在听觉领域进行三条件主谓短语的听觉理解训练,在言语领域进行 d 的三音节前、三音节后和三音节中词语构音训练,在语言领域进行含 d 的词语及简单句练习。我们可以采用情境设计来完成训练任务,如闯关、参观、春游、购物、做客、过生日等游戏或生活场景。

　　(二)日方案解析

　　1. 厨房用品是儿童日常接触到的物品,属于核心名词,儿童应正确的理解和命名;同时,该患儿之前学习过其他厨房用品,已具备学习本课中涉及的 4 个词语的能力。教具及环境准备较为充分,不仅有图片、仿真玩具还尽可能的准备实物。通过参观厨房的情境导入,逐层深入,康复过程较为流畅。根据前后测的对比分析,教学效果良好,学生有 4 点进步,能正确完成词语理解练习"电饭煲"和"微波炉",正确命名"微波炉"和"铁锅"。

　　2. 该患儿熟悉这些厨房用品并了解它们的部分功能,但并不能正确地称呼厨房用品。儿童在互动中经常会想不起用品的名称,或是对仿真玩具太感兴趣,难以把注意力放到训练内容上。在儿童想不起名称时,应恰当使用提示促进法,如语义提示、故意停顿等。儿童对仿真玩具感兴趣,康复师应满足学生的好奇心,让学生多接触玩具一段时间,避免儿童在康复师出示其他内容时分心。

(李　岩)

第四节　有声语言发展欠佳听力障碍儿童语言康复案例

　　本节案例中涉及的个体是先天性极重度听力障碍儿童。个案在使用助听设备后听力补

偿效果仍处于看话水平。在学龄前阶段,个案的有声语言发展欠佳,读唇能力仅限于简单的词语或短句等;在学龄阶段,个案在与听力障碍同伴交流沟通中使用手语,在与其他社会群体的沟通中以书面语为主,同时辅以简单的体态、手势等。在对这类听力障碍儿童进行语言康复时,应针对其实际情况,选择合适的沟通交流方式,发展和提升其语言认知理解能力,培养其相关读写技能,重点提高其运用语言文字进行有效沟通表达的能力。

一、案例简介

(一)基本信息

姓名:×××,性别:女,2003年出生,听力语言残疾为一级,就读聋校4年级。

(二)病史信息

该儿童为极重度听力障碍,智力正常,生活能完全自理,能跟得上年级学习的进度。身体健康状况良好。父亲为中专学历,企业经营者;个案跟随父亲企业经营地点的变更而转学。曾经在家乡的普通幼儿园上过学,未接受过早期语言康复干预,曾在特殊教育学校读了3年,转入本校。其他病史信息不详。

(三)听力检查信息

2013年入学时纯音测听结果显示,个案右耳裸耳听力500Hz、1 000Hz、2 000Hz、4 000Hz的听阈均值为101dB HL,左耳裸耳听力为101dB HL。目前个案双耳佩戴某品牌助听器。双耳使用设备后的助听效果均为看话水平。

(四)语言康复评定

综合观察、访谈和平时学业完成情况发现,在口语沟通方面,个案助听后仍处于看话水平,有声语言发展欠佳;能通过唇读理解简单、熟悉的词句;能熟练运用手语进行沟通交流;阅读理解能力在班级中相对较好;书面语表达中会出现倒装句、不完整语句等现象;不熟悉汉语拼音体系,在运用电脑、手机等现代化信息技术进行沟通的过程弱势较为明显。

(五)语言相关领域康复评定

该个案智力正常,性格内向,独立性强,有主见。能积极主动观察和学习,且学习能力较强。在数学学习中其理解接受能力强。但由于其有声语言发展欠佳,而且书面语沟通能力有限,与家人缺乏深入的交流,在与同伴交往的过程中需要老师和家长的进一步引导。

(六)总结和建议

利用个案接受能力强的优势,围绕其学习生活实际,激发其学习语言的兴趣,围绕主题设计其周方案,通过相关的主题形成对应的阶段方案:一是加强其对汉语拼音的学习,并能熟练应用;二是进一步培养和提升个案阅读理解方面的能力;三是发展和提升个案有效沟通表达方面的能力;四是发挥家庭教育在个案成长中的积极作用。

二、阶段康复方案

针对个案年龄处在义务教育中年级阶段的特点,着重培养其语言、认知和沟通能力,可以通过日常学业加强其对汉语拼音的学习,引导她在阅读理解方面多下功夫,并能根据相关情景进行有效的交流;利用课余和周末休息时间,在个案完成学校学习任务的基础上,发挥其家庭教育的积极作用,使其带着一定主题进行相关阅读学习,丰富和拓展知识面,并要求个案记录和反馈相关的学习情况,以此促进其语言的发展和提升。

阶段康复方案

学龄段的听力障碍儿童,其语言康复是个长期的过程。阶段康复方案以一学年度为周期,阶段以一学期为周期。具体见表 12-4-1。

表 12-4-1　个案阶段康复方案

---

1. 基本信息

姓名:×××　　性别:女　　出生日期:2003 年

联系人:×××　　联系电话:×××　　通讯地址:×××

制订参与人:班主任、学科老师、家长

制订日期:××××年××月　　实施时间:××××年××月

2. 语言评估摘要

　　个案该阶段语言能力特点为:一是有声语言发展欠佳,读唇看话能力仅限于日常简单用语和词汇;二是手语比有声语言要好,遇到不理解的生字或语句就无法用手语表达出来;三是在书面语的表达中,会出现倒装、词不达意、重复等问题;四是对有助于汉语拼音掌握欠佳

3. 康复目标

长期目标(一学年)

(1) 促进个案熟练掌握汉语拼音,能应用拼音查找生字并能进行书面语录入

(2) 发展个案对 300~500 字短文内容的阅读理解能力

(3) 提升个案能根据相关情景使用 200 字左右短文进行描述或说明的能力

阶段目标(一学期)

(1) 能熟练应用汉语拼音查找生字,能完成熟悉的书面文字的录入任务

(2) 发展个案对 300 字左右的短文阅读能力

(3) 能根据情景使用 150 字左右的书面语描述想法或事件

4. 康复模式及强度

☑ 个别训练模式:每周 2 次,每次 5~10 分钟,共 32 次

☑ 小组合作训练模式:每周 2 次,每次 5~10 分钟,共 32 次

☑ 集体教学训练模式:每周 2 次,每次 10 分钟,共 32 次

☑ 家庭辅导强化模式:每周 1 次,每次 40~60 分钟,共 16 次

5. 注意事项

　　根据个案的特点,其有声语言发展欠佳,对其进行语言康复方案设计时,应结合其实际情况,采用合适的方式、方法,把手语表达和书面语言表达有机结合起来,发展和提升其有效沟通表达能力

个案转学到校的年龄正处于学习段落、篇章的关键年级,此时需要其进行大量的阅读理解方面的学习。个案要顺利地进行相关阅读学习,首先要面临的就是如何解决不认识、不理解的字、词、句的问题。通过本书前面章节的介绍,我们知道阅读能力训练中包括语音意识训练和字词辨认训练,因此个案可以通过对汉语拼音的强化学习,为自身阅读认知理解扫除生字词的障碍,也为其进一步学习段落、篇章奠定基础。

个案对语言文字的认知理解能力得到发展和提升后,治疗(医)师还应注意其有效表达能力的问题。因为其有声语言发展受限,个案在与同伴的交流中使用手语,而手语无法描述抽象事物或是复杂逻辑思维等,这就要求个案在能正确使用手语沟通表达的基础上,还要把

这些能力转化成会正确使用书面语言文字进行有效沟通表达,避免出现词不达意的情况。

针对有声语言发展欠佳但学习能力较强的个案,若是低龄段的听力障碍儿童,对其应该着重进行语言基础方面的训练。可先从认识个案自身开始,教其认识自身的五官,通过具体的感觉器官联系相对应的事物。如眼睛可以辨认颜色,自己喜欢的颜色是什么;通过辨识身边生活场所:学校、教室、操场等,让个案知道与这些场所相关基本词汇,如老师、小朋友、上课学习、运动等;结合其生活中常见的人、事、物进行相关学习,如家里的爸爸、妈妈,自己喜欢吃的水果,经常乘坐的交通工具,以及生活中常用的数理和礼貌礼仪等;在前面的基础上再对个案进行短句和基本交流沟通的学习:如×××要喝水,给爸爸拿一个苹果等依次递进来制订阶段康复方案。

三、周康复方案

在个案周康复方案的设计过程中,首先要根据阶段康复方案目标的指引,结合班级当周学习内容,选择个案感兴趣的主题作为切入点,合理制订其康复目标和康复内容。如在介绍个人喜好时,可以选择其喜欢的学科或者动物为主题,发展其叙述表达能力,这样个案能根据主题说出自己具体的情况,言之有物;为进一步提升其叙述表达能力,可以布置周记的任务(表 12-4-2)。

表 12-4-2 个案周康复方案

姓名:×××　训练时间:××月××日~××日　训练地点:××　训练人员:××老师

康复目标	训练内容	训练资源	训练方法	目标达成情况*				
					周一	周二	周三	周四	周五
发展叙事表达能力,用 200 字左右短文清晰描述一件事,并能把内容录入多媒体终端机	1. 介绍自己的优势学科	用具:多媒体互动教学平台	引导示范法、逐句点评法	1	√	√	-	-	-
	2. 介绍自己喜欢的游戏			2	○	○	√	√	√
	3. 周记一则			3	○	○	○	○	√

* 注:目标达成情况记录方式——未掌握○;部分掌握△;完全掌握√;不训练-

在描述自己喜欢的优势学科中,个案能很清楚地告知大家她喜欢数学课。在其描述课堂学习情况以及与同伴交往的过程中,有些地方是需要引导的。短文中也出现了听力障碍儿童常见的一些错误,如词不达意等。本段文字内容由个案在强化对拼音的学习后,自己录入到多媒体终端机中,在遇到不会的个别字词拼音时,个案问同伴后完成录入。

在周康复方案的制订过程中,一是可以选择个案参与度高的主题内容,激发其学习热情,使个案在发展既定能力的同时,能延伸到相应的其他能力,如上述的三个叙事主题中,个案就加入了其内心的情感认知等内容。二是考虑把家庭教育的力量整合进来,选择合适的主题内容,调动家长参与的积极性,发挥家校教育合力的作用。如在布置周记时,可以选择家长与听力障碍儿童共同参与的活动,家长可以更好地教育引导个案发展相关能力。

四、日康复方案

日康复方案的设计过程中,要把阶段康复方案和周康复方案两者结合起来,根据当前的学习实际选择合适的内容,让个案全面地参与到训练中来,促进其对语言的认知理解,提升其即时有效沟通能力(表 12-4-3)。

表 12-4-3　个案日康复方案

基本信息	姓名:×××　训练时间:×月×日　训练地点:××　训练人员:××老师
康复目标	用流畅的书面语言介绍自己的优势学科
训练内容	介绍自己的优势学科
训练资源	多媒体互动教学平台
训练过程	1. 教师采用引导示范法给学生讲解一篇介绍自己优势学科的短文 2. 请学生自己撰写一篇 200 字左右的短文介绍自己的优势学科 我喜欢上数学课。因为我会做数学,同学们觉得我很好,×老师也喜欢我,所以我喜欢上数学课。 上数学课前的时候,我非常喜欢准备数学本和练习本。当上课开始,我认真地听课,但是,有时常常喜欢和××聊天。×老师老是不想叫我答题,因为×老师知道我会做,所以她没有叫我答题。数学是多么简单,虽然×××不会做,也是考试第一不会做,真好笑!他实是太丢脸!我会做数学哦!每天晚上×××老是一直叫我教或帮他做作业,好烦死!现在晚上,我开始不教他,一直永远不教他! 3. 教师对学生的作品进行点评提出修改意见,请学生修改 **我喜欢数学课** 我喜欢上数学课。因为我会做数学,同学们觉得我(数学)很好,×(数学)老师也喜欢我,所以我喜欢上数学课。 **上数学课前的时候,我非常喜欢准备(好)数学(课)本和练习本。当上课开始(时),我认真听课。但是,有时常常喜欢和××聊天。×老师老是(有时)不想叫我答题,因为×老师(她)知道我会做,所以她没有叫我答题。数学是多么(非常)简单,虽然但是××××不会做,也是考试第一不会做,真好笑!他实在是太丢脸!我会做数学(题)哦!每天晚上×××老是一直叫我教或帮他做作业,好烦死!现在(今天)晚上,我开始不教他,一直永远不教他!**
训练效果	学生能使用完整、流畅的语言进行优势学科介绍。改正该生写作过程中冗余、遗漏、搭配不当等现象
训练延伸	描述个人喜好
训练反思	有声语言发展欠佳的听力障碍儿童,在发展其即时有效沟通能力时,应注意不同方式之间的融会贯通,避免出现手语和书面语言之间的孤立脱节现象

上述方案是根据个案实际情况选择的相关内容,训练中可以充分调动其参与性,在和老师、同伴间的交流互动中能引发较多的共鸣,进一步激发其学习积极性,从而发展和提升其书面语的表达能力。内容首先要从个案的学习生活实际出发,确定相关的训练内容,这样其参与性高,能有很多亲身经历、体会可以交流展示,在和同伴的小组互动或者班级的展示中都能得到很好的参与,老师根据训练中的实际情况做好相关引导,让个案在训练中全面参与

进来。其次,要根据个案的实际情况,在训练中选择合适的方式、方法,促进其有效沟通能力,即个案在有声语言发展欠佳的前提下,其正确的手语沟通能力要有效转化为书面语言沟通能力。

　　上述案例中的个体,其有声语言发展不理想。在入学后的教育中,语言的发展因个体的差异也表现出较大的差异。在学前阶段的语言康复和学龄阶段的语言训练,要根据个体的实际情况,利用其有利的因素,选择合适的语言康复训练的方式、方法,围绕不同年龄阶段语言发展的侧重点,发展和提升其有效语言表达的能力,使其能与不同个体进行有效交流沟通。

(白锋亮　曹　瑾)

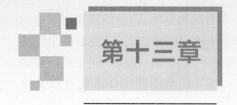

第十三章

脑瘫儿童语言障碍康复治疗

第一节　脑瘫儿童语言障碍特征

一、概述

（一）定义

脑性瘫痪（cerebral palsy，CP），简称脑瘫，是一组持续存在的中枢性运动和姿势发育障碍、活动受限综合征，这种综合征是发育中的胎儿或婴幼儿脑部非进行性损伤所致。除运动障碍外，常伴有感觉、知觉、认知、交流和行为障碍，癫痫及继发性肌肉骨骼问题。脑瘫是不可治愈的疾病，尽管脑部病变为非进行性的，但其临床表现可随着发育而有所变化。脑瘫康复的根本目的是最大程度改善功能、减轻障碍、预防和及时处理并发症，使患儿回归家庭、融入社会。

（二）诊断标准

依据 2014 年第六届全国儿童康复、第十三届全国小儿脑瘫康复学术会议上修订的脑瘫诊断和临床分型标准。确诊脑瘫需要符合 4 项必备条件及 2 项参考条件。4 项必备条件：①中枢性运动障碍持续存在；②运动和姿势发育异常；③反射发育异常；④肌张力及肌力异常。2 项参考条件：①引起脑瘫的病因学依据；②有头颅影像学佐证（即颅脑磁共振、CT 或 B 超检查显示脑瘫常见的病理解剖学异常）。按照运动障碍类型及肢体运动受累分部情况，可以将脑瘫分为以下几种类型：①以锥体系受损为主的痉挛型脑瘫，包括：痉挛型四肢瘫（spastic quadriplegia）、痉挛型双瘫（spastic diplegia）和痉挛型偏瘫（spastic hemiplegia）；②以锥体外系受损为主的不随意运动型（dyskinetic），包括：手足徐动型（athetoid）、肌张力障碍型（dystonic）和舞蹈-手足徐动型；③以小脑受损为主共济失调型（ataxic）；④2 种以上类型同时存在的混合型（mixed）脑瘫。临床上通常以脑瘫儿童粗大运动功能分级系统（gross motor function classification system，GMFCS）代表脑瘫运动障碍严重程度。GMFCS 水平I～Ⅱ级为轻度脑瘫，Ⅲ级为中度脑瘫，Ⅳ～Ⅴ级为重度脑瘫，GMFCS 水平越高，伴随障碍越多越重，语言障碍也越糟糕。

（三）病因及流行病学

1. 脑瘫的病因　脑瘫的病因诸多，包括出生前、围产期、出生后因素。出生前的脑损伤因素包括遗传、宫内感染、理化因素致畸,胎儿营养剥夺(先兆流产、妊娠期高血压疾病、胎盘及脐带异常等)等。围产期因素主要是胎儿及新生儿缺氧缺血性脑损伤、胆红素脑病、早产儿、新生儿颅内出血、低血糖及脑膜炎等。出生后因素主要为脑炎、中毒、意外事件(溺水等)或其他机械原因所致的脑损伤等。近来研究表明,遗传因素在脑瘫发病中发挥重要作用,其遗传学机制较复杂。伴有先天脑发育畸形的脑瘫患者,核型分析发现染色体畸变率明显高于正常人群;此外,近来研究报道脑瘫存在易感基因,它们可能通过如下机制增加脑瘫的发病风险:神经损伤后保护作用的缺失;参与信号转导引起神经细胞凋亡;介导异常的神经系统免疫反应。目前的脑瘫易感基因研究主要集中于载脂蛋白 E(apolipoprotein E,ApoE)、遗传性血栓形成倾向及炎性细胞因子基因多态性等,脑瘫的致病性仍存在争议。脑瘫典型的颅脑影像学特点包括脑室周围白质软化、皮层或皮层下白质多囊软化、局灶性脑损伤、血管分布区的脑软化、脑畸形、基底节区损伤灶等。脑损伤发生的时间界定仍有争议,最初定义为出生前至出生后 1 个月内;后来衍变为胎儿及婴儿脑;中国康复医学会儿童康复专业委员会 2015 年发表的《中国脑性瘫痪康复指南》中,将脑损伤发生的年龄解释为 2~3 岁前。

2. 脑瘫的流行病学 尽管孕产期保健、产科医疗、新生儿及儿科危重症救治水平提高,但脑瘫患病率并未下降。各国报道的脑瘫总体患病率为 2‰~3‰,发达国家与发展中国家差异并不显著。脑瘫类型分布中以痉挛型为主,约占 70%,不随意运动型脑瘫占 10%~20%,失调型脑瘫约占 5%。2012—2013 年我国 12 省市大样本脑瘫流行病学调查显示:脑瘫患病率约为 2.46‰;男童患病高于女童,两者的患病率分别为 2.64‰和 2.25‰;各类型脑瘫所占比例:痉挛型 58.85%,混合型 13.17%,不随意运动型 9.79%,共济失调型 6.25%,其他类型包括肌张力低下型 9.79%、强直型 3.39%。

二、脑瘫儿童语言障碍的临床表现

脑瘫群体中超过半数患儿会伴发不同程度的语言障碍。一般来说,脑瘫患儿的运动障碍程度越重,对语言功能的影响也越大。常见语言障碍的临床表现如下:

(一)语言理解障碍

1. 语言感知 语言的感知依赖听觉和视觉系统功能,而视听觉障碍是脑瘫重要的伴随障碍之一,听力障碍致语音传入受限、语言信息获得不完整、辨音及声音定位不准确,导致语言感知障碍,如高频音辨不清、相近音不能区分、长音符词句理解困难等。视觉障碍则限制视觉信息的传入、影响双眼聚合、立体感和视觉组织等功能,儿童在模仿发音时,会出现对发音器官形态位置感知不准;同时,儿童对语言符号如字、图等缺少完整、正确的形象感知,导致内涵理解缺陷。

2. 语言理解 儿童语言理解能力发展是建立在视听觉感知、认知、记忆、联想和注意等综合征基础能力之上。脑瘫儿童共患病多,以上环节或多或少可能受累,加之身体残疾造成的活动范围狭小、语言环境贫乏、缺乏社交和沟通机会,这些综合因素必然影响脑瘫儿童语言理解能力的发展。根据所伴有的共患病不同,脑瘫儿童语言理解障碍会有所差异。伴智力障碍者主要表现为语义理解力低下,语言理解能力低于实际年龄,包括前语言沟通能力、词语和句子理解能力的落后等,往往因注意力缺陷导致不能及时关注他人的面部表情、手势和话语,进一步影响语言理解能力;伴有孤独症谱系障碍者则突出表现为不理解或曲解沟通意图,缺乏共同注意力,对他人语言无反应或机械性重复、答非所问;伴有听觉障碍者,语言音频、音长、节奏、韵律等受限,导致语言理解能力显著滞后;伴有视觉障碍的脑瘫儿童,由于图像信息获得不完整,会出现对词音与形象理解脱节现象,不能准确理解词汇内涵;重症视觉障碍脑瘫儿童,通过听觉与记忆积累词汇,习得的语言过分依赖自己的感知经验,会导致词语理解歧义。

（二）语言表达障碍

脑瘫患儿常因脑损伤引起的神经肌肉功能障碍影响语言的表达,导致嗓音、音韵学和流畅度等方面异常。此外,由于半数以上患儿存在智力障碍和癫痫等共患病,限制语言表达能力发展,导致词汇、语法和语用学等方面的障碍。

1. 嗓音和音韵学障碍   脑瘫患者的运动障碍造成构音三大系统(呼吸系统、发声系统、共鸣系统)运动受限。脑瘫患者肌张力过低或过高,舒张、收缩不协调,影响呼吸的正常进行,导致气流通过声门时,形成低或高、高低转换不流畅的声音强度。鼻腔、口腔、咽腔、软腭、悬雍垂、舌、唇等共鸣系统肌肉运动随意和协调性受限,导致韵律异常、音位错误等。不同类型脑瘫构音障碍表现总结如下(表13-1-1)。

表 13-1-1   不同类型脑瘫患者运动性构音障碍

类型、损伤部位	运动障碍性质	构音表现
痉挛型(锥体系损伤)	肌张力增强,反射亢进,病理反射阳性,联合反应	发音费力,拖长音,语流短、不自然中断,语音低,鼻音过重,语音歪曲,以辅音为主
不随意运动型(锥体外系损伤)	异常的不随意运动,肌张力不稳定,姿势控制困难	发音费力、短促,音调音量异常,语流不适当中断,鼻音化重,元辅音广泛歪曲
失调型(小脑损伤)	运动不协调(力,范围,方向,时机),肌张力低下,运动速度减慢,震颤	音韵律失常为主,语调单一,发音中断明显,声音高低强弱呆板震颤,重音和语调异常,元辅音歪曲较轻
混合型(多系统受损)	多种运动障碍混合	各种症状的混合

2. 词汇   词汇量的表达,建立在词汇理解水平之上,同时,各型脑瘫儿童受其构音运动影响,词汇表达受限。痉挛型脑瘫儿童由于锥体系功能受损,导致构音系统肌群肌肉张力高、肌力弱、构音器官运动范围不充分,致音量小,词汇连接不流畅,词音不准确等。不随意运动型儿童由于锥体外系受损,肌肉肌张力不稳定,存在不随意运动,词汇表达会出现起音困难、错误构音、词汇连接缓慢费力、音调异常等。失调型脑瘫儿童由于肌张力低、运动速度慢及不协调,词汇表达缺乏重音、音调平、发音缓慢。混合型脑瘫儿童可表现为各类型的混合。

3. 语法   语法包含词的构词、构形规则和组词成句的规则,语法能力主要表现在词语的搭配是否合理、句子是否通顺等。脑瘫儿童语法理解能力受智能水平及语言环境影响,会出现语法运用能力滞后。其常见句子结构表现为省略,多为简单句。

4. 语用   语用即语言的运用,儿童的语用能力是指如何运用适当的语言形式表达自己的交流欲望;如何运用适当的策略开展与他人的交谈;如何根据不同情境运用适当的方法组织语言表达想法。脑瘫患儿在推理加工方面存在困难;运用知识进行理解的能力受损,使其在正确判断人物的意图方面亦有困难。患儿在交谈策略及言语变通方面滞后于正常儿童。

（三）读写障碍

脑瘫儿童存在不同程度读写障碍。主要与视觉障碍、认知障碍、肌张力异常、姿势和运动控制异常、上肢和手部精细运动功能障碍等综合因素有关。阅读方面可表现为图和字的空间结构辨识困难、不理解字词的意思、拼读错误、阅读不流畅、漏字、串行、音量小、构音错误等。书写方面可表现为不能保持良好书写和执笔姿势,坐位书写时弯腰驼背或身体不对称,握笔写字困难、书写缓慢、字迹队列不齐等。

三、与语言障碍相关的临床表现

（一）视听觉障碍

由于脑瘫是发育中未成熟脑损伤所致,各种病因可能直接或间接造成视听觉通路结构或功能上的损伤,导致视听觉障碍。文献报道脑瘫儿童视觉或听觉障碍的发生率高达 60%。包括中枢性视听觉障碍和外周性视听觉障碍。如不随意运动型脑瘫中因胆红素脑病引起者常合并高频听力丧失或听神经病变,宫内感染引起的痉挛型四肢瘫伴小头畸形者往往合并先天性感音神经性聋;婴幼儿脑炎中耳炎导致的传导性听力丧失;早产儿脑瘫半数左右会伴有斜视、弱视甚至皮质盲。

（二）智力障碍

智力障碍与脑瘫患儿语言障碍高度相关。一般来说,除重症身心障碍外,脑瘫患儿智能障碍(IQ<70)的共患率在 45% 以上,国内报道为 40%~80%;各类型脑瘫发生率有差异:痉挛型偏瘫患者相较其他类型智能水平较高,痉挛型四肢瘫患者智力水平最低。智能障碍中的记忆障碍、定向障碍、计算能力下降、判断和解决问题的能力下降均会影响语言能力发展。

（三）沟通技巧障碍

脑瘫儿童的沟通技巧障碍与其气质类型相关。脑瘫患儿有明显的消极气质,表现为注意力易分散,情绪本质消极,趋避性过高或过低,适应性差。社交沟通方面表现出:抑郁、多动、不成熟、社交退缩、攻击行为等。各类型表现不尽相同:不随意运动型患儿对新鲜事物易接近,而痉挛型双瘫患儿更易退缩。

共患孤独症谱系障碍亦是脑瘫儿童沟通障碍的重要原因。孤独症谱系障碍(autism spectrum disorder,ASD)是根据典型孤独症的核心症状进行扩展定义的广泛意义上的孤独症,既包括了典型孤独症,也包括了不典型孤独症,又包括了阿斯伯格综合征、孤独症边缘、孤独症疑似等症状。诊断标准包括在各种情景下持续存在的社会交流和社会交往缺陷;不能用一般的发育迟缓解释行为方式、兴趣或活动内容狭隘、重复;症状必须在儿童早期出现(但当对儿童社交需求未超出其受限能力时,症状可能不会完全显现)所有症状共同限制和损害了日常功能。国外报道脑瘫儿童共患 ASD 发生率为 3%~4%,其合并发生率与智力相关:中到重度智力障碍的脑瘫患儿,发生率高达 39%(智商低于 51),智力轻度障碍为 21%,正常智力者未出现。患者表现为口语的缺失和/或交流的发育延迟。其标志性的言语和语言特点表现为:模仿语言、语言韵律异常、代词应用异常、刻板行为、无意义单词、新词等。

（四）社会性障碍

脑瘫儿童的社会性受语言障碍影响明显。在脑瘫儿童中,认知障碍、由于身体障碍而受到的社会耻辱、同时伴有行为困难都与社会风险相联系。研究表明患有神经障碍的儿童社交被动,包括加入到同伴活动有特定的困难、参与社会互动会有障碍。患有严重生理障碍的神经发育障碍儿童自我意识低,尤其是脑瘫患儿,其面临该问题的风险不断上升。此外,美国的一项流行病学研究指出,残疾儿童受虐待的可能性是正常儿童的 3.4 倍。脑瘫儿童要报告受虐有许多障碍,其中包括但不限于交流障碍。另外,社会环境因素也与语言障碍相关,脑瘫儿童由于肢体行动不便,活动范围局限,缺乏必要的言语刺激和足够的信息输入,其模仿、学习语言的机会减少,语言理解障碍的程度随之加重。

（赵建慧　候　梅）

第二节　脑瘫儿童语言障碍常用治疗模式与方法

一、概述

语言治疗是脑瘫儿童康复管理中的重要内容。语言治疗师作为脑瘫康复管理小组成员之一,需要与医生、物理治疗师、作业治疗师、特殊教育工作者、家长及其他小组成员一起工作,为患儿提供语言康复服务、家长咨询和家庭训练指导。脑瘫是围产期未成熟损伤造成的运动和姿势发育障碍,运动控制、姿势、肌张力和肌力等对语言能力的发展有重大影响,部分患儿常因口部感觉运动障碍导致早期进食和吞咽困难、呼吸调节不良等。智力障碍、孤独症谱系障碍和视听觉障碍等又是常见共患病,它们共同引起了脑瘫儿童语言障碍。因此,脑瘫儿童语言评估和治疗需要对上述因素进行综合考量,特别是对语言障碍高风险的痉挛型四肢瘫、不随意运动性和失调型脑瘫患儿应在前语言阶段进行语言干预。此外,脑瘫类型和严重程度不同,所导致的语言障碍也有所不同,伴随障碍或共患病、年龄特点和家庭因素各异,因此,脑瘫儿童语言治疗的模式、方法和具体内容应有所不同,必须制订个体化方案实施个体化治疗。

下面将针对脑瘫患儿语言障碍的干预模式和治疗方法进行重点介绍。

二、常用干预模式

脑瘫儿童语言障碍的治疗过程中应根据其语言障碍的特点、严重程度、年龄、家庭情况和父母意愿等选择适当的治疗干预模式。

（一）医院（机构）为中心的干预模式

适合于婴幼儿脑瘫、多重障碍或共患病、需要医疗处置或高水平专业化管理的中重度脑瘫和语言障碍患儿,应在医生和治疗师主导下实施团队化医疗康复管理。

1. 个别化干预模式　根据患儿语言障碍类型和特点(如构音障碍的程度、障碍的侧重面、残余语言功能及家长需求等)有针对性的制订每次 30 分钟的个别化康复训练计划,并给出具体训练内容。该模式的优点是具有针对性,有利于儿童短期内语言障碍的改善;其缺点是儿童习得的语言行为是被动接受的,很难泛化到实际生活中。

2. 小组干预模式　将语言障碍类型和严重程度相近的脑瘫患儿分为一组,以小组的形式进行语言干预训练,设计动作,并可借助可利用工具,如口哨、棒棒糖等,以游戏促进法进行。为确保小组治疗效果,每组以 2~6 个患儿为宜。儿童既能得到针对性治疗,又避免不安,增加互动性,提高主动性。训练强度通常每次治疗 30 分钟,每日 1~2 次。

3. 集体干预模式　集体干预模式适合于配合度好、病情较轻、语言障碍程度较轻的 3 岁以上儿童。该模式可以容纳 10~20 个患儿不等,由语言治疗师引导,以社交故事、谈论话题、角色扮演等为主题进行集体干预。

（二）以家庭为中心的干预模式

语言康复师与父母合作制订康复目标和计划，主要训练工作由父母或主要照料者完成，语言康复师提供知识、示范、鼓励等策略增强父母或主要照料者了解儿童和帮助儿童获得技能。家庭是小儿学习语言的自然场所，父母与孩子朝夕相处，接触密切，是儿童的启蒙老师。家庭康复训练和良好的语言环境可以增加患儿语言使用机会。当儿童有任何语言功能改善时，应立刻把握机会给予正强化，并应用于生活。家庭模式中注意以下几点：

1. 语言康复的专业人员对儿童客观评价，制订详细的训练计划（建议周计划），设定量化可测目标。

2. 语言康复师要对儿童的父母或主要照料者进行指导，使他们了解儿童的语言障碍情况，学会简易可操作的手法或技巧。

3. 在家庭干预中，可以利用儿童喜欢的玩具、零食、感兴趣的物品及任务作为奖励，诱导训练动机，提高配合度。家庭训练不仅可以一对一地个别教学，而且不受时间与空间的限制，尤其在关键性的学前阶段，可达到事半功倍效果。

4. 父母可以和儿童共同体验快乐，发现并培养儿童的兴趣爱好。家长可以利用周末、节假日与儿童一起逛公园、进商场或到树林里散步，留心感兴趣的事物，可以丰富儿童的知识面，开阔视野，发展思维进而提高其分析问题、解决问题的能力。例如，户外散步时，引导儿童注意周围所见事物进行认知教育，如树木、花草、路牌等。家长应抓住一切机会对儿童各方面进行补充、扩展，多渠道、多方位地进行扩充。

5. 父母亦应训练儿童提高人际交往能力及学会自我控制，通过家庭教育使儿童自我克制、自我平衡和自我管理。

（三）医教结合的干预模式

适合于学龄前幼儿和学龄脑瘫儿童，在语言病理学医生和语言治疗师的指导下，短期医院干预结合教育机构干预，在及早接受幼儿园和学校教育的同时完成语言干预内容。

（四）协作性联合干预模式

适合于各种情况的患儿，充分利用专业技术团队、医院和专科机构的优质资源，家庭、社区、幼儿园和学校等多环境多渠道进行语言干预治疗，纠正语言障碍，促进个体语言沟通能力的发展。

三、常用治疗方法

（一）姿势控制

脑瘫儿童在进行构音训练之前，要保持正确的体位，抑制可能存在的异常姿势对发声及构音系统的影响，保持气流通畅、构音器官运动不受体位限制。训练中常见体位包括：

1. 仰卧位　保持头正中位，躯干水平，膝及髋关节屈曲，上肢对称。

2. 抱姿　语言康复师跪位或端坐位，从儿童后方将其抱起，使其端坐于治疗师腿上，躯干竖直、骨盆固定，儿童双手放置台面，双脚踏地。

3. 坐位　对于能保持端坐位姿势儿童，可将座位固定于训练椅上。对于不随意运动型脑瘫儿童，由于维持对称姿势困难，可借助姿势椅，此轮椅上有活动头颈靠背，能根据患儿的需要调整头颈姿位；轮椅两边设有躯干垫，根据患儿需要可调松紧以固定躯干；椅面中间有防下滑垫，即能防止下滑，亦能帮助儿童双腿腿分开，缓解内收肌痉挛；脚下设有可升降踏板；在轮椅上设有一活动的桌面板，可置双上肢于桌面。

（二）构音运动训练

1. 放松咽喉肌群训练　适用于肌张力高的脑瘫儿童。通过缓解肢体及躯干的肌肉张力促使咽喉部肌群得到相应的放松。要进行松弛训练的部位包括：头、颈、肩、腿、足等。对于不随意运动型脑瘫儿童，需要保持正中、对称姿势维持，减少不良刺激；痉挛型患儿可辅以上田法等手技降低肌张力。

2. 呼吸控制训练

（1）深呼吸训练：将儿童口鼻同时堵住，屏住呼吸，在一定时间后迅速放开，从而改善肺活量，促进深呼吸。

（2）腹式呼吸训练：嘱儿童平稳地由鼻吸气，然后缓慢地由嘴呼出。吸气时上腹部向外隆起，呼气时上腹部下陷。对一些欠配合或病情稍重的儿童，可借助镜子深吸气，然后哈气。

（3）呼气时间及力量训练：儿童深吸一口气后缓慢地将气体呼出，呼气时尽可能延长呼气时间。可以让患儿练习吹口琴、吹哨子、吹纸片、吹蜡烛，用吸管在水中吹泡泡等，如儿童呼气时间短而且弱，可采取卧位，帮助进行双臂外展和扩胸运动的训练，也可在呼气末向前下方轻轻按压腹部来延长呼气的时间和增加呼气的力量。

（4）口、鼻呼吸分离训练：儿童取抑制异常姿势体位，闭住嘴巴用鼻吸气，再捏住鼻子用口呼气。呼气前要停顿，以免过度换气，逐渐增加呼气的时间，在呼气时尽可能长时间地发/s、f/等摩擦音，但不出声音，经数周训练，呼气时进行同步发音，坚持10秒。

3. 下颌和口唇的运动训练

脑瘫儿童常见下颌运动障碍，口唇难以正常的开闭，因而无法构音。对于智力较好的儿童可予语言指示，让其做张口、闭口、呲牙、咧嘴、圆唇、鼓腮、展唇等动作，每个动作最少重复10次。对于张口、口唇不能闭合的儿童，可以采取以下方法：

（1）压舌板刺激法：用压舌板伸入患儿口腔内稍加压力后拉出，为了防止压舌板拉出，患儿可反射性出现闭唇动作。

（2）Rood法：即冰刺激法，用冰块在脸颊、口唇周围进行摩擦，刺激促进口唇闭合。

（3）毛刷法：用软毛刷在脸颊、口唇周围进行快速刷擦（5次/s），促进口唇闭合。

（4）拍打法：用手轻轻拍打下颌及下颌关节附近的皮肤，诱发下颌反射，促进下颌上台、口唇闭合。

4. 舌的运动训练

（1）对于智能较好的儿童可以用语言指示舌向外伸出、回缩、左右侧向运动、上抬、下降等运动，每个动作最少重复10次，逐渐增加运动次数和速度，熟练后还可用压舌板进行适当的抵抗，给予反方向的力，以增加舌的力量。

（2）对于年幼或不能配合指令儿童，可用棉签蘸取少量的蜂蜜、果汁等患儿喜欢的流质食物，涂于口周，诱导儿童伸舌在口周各个方向添取，从而达到改善舌运动的目的。

（3）重症儿童舌体运动严重受限，无法完成前伸、后缩、上举等运动，治疗师可以用压舌板协助患儿完成舌运动，或者用无菌纱布分别裹住拇指和示指，伸入口腔，向上、下、左、右摇动舌体，然后捏住舌前部向外牵拉，重复数次。

5. 软腭抬高训练

（1）用力叹气可促进软腭抬高。

（2）重复发/a/音或重复发爆破音与开元音/pa、da/可促进软腭抬高。

（3）用细毛刷等物直接刺激软腭，或用冰块快速擦软腭数秒后休息，可增加肌张力。

6. 口腔按摩训练　　进行口腔按摩,不但可以脱敏,降低构音器官的紧张性,预防口腔肌肉的萎缩,还可以锻炼口腔肌肉的协调性,改善流涎及吞咽功能,促进发音。进行按摩时,注意按摩时手法力度要适中,顺序为:由外至内,先上、下唇顺时针按摩→再双唇左右、上下交替按摩→口内两侧颊肌按摩→舌面、舌两侧按摩→腭咽弓处按摩。

（三）发声训练

构音训练是按照构音检查的结果对患儿进行正确构音的训练。先由容易的音位开始（双唇音）,然后向较难的音位(舌根音、齿音、舌齿音等)方向进展。训练由单音节→单词→句子→短文的顺序进行。

1. 双唇音 p、b、m　　采取的姿势是仰卧位姿势,治疗师用手指轻轻地闭合其双唇,鼓励患儿模仿其发音。

2. 舌根音 k、g、h　　可以采取仰卧位,两腿向胸部屈曲,头向后仰的姿势或坐在台上躯干后倾,双手放在躯干两侧,头向后倾的姿势。在这种姿势下,将手指轻轻压迫其下颌(相当于舌根部),在手指离开的同时发声。

3. 舌尖音 t、d、s、n、z　　采取双腿下垂,两手臂支持躯干,头向前屈的姿势,或采取仰卧位,双腿垂下,治疗师支持儿童的头向前屈的姿势,也可以保持俯卧位,双肘支撑躯干,使头向前屈或保持平直的姿势。在保持以上姿势的同时,使头前屈,被动的使儿童下颌右下向上推压,让患儿模仿治疗师发 t、d 的音。

4. 克服鼻音功能亢进的训练　　可采用引导气流通过口腔的方法,如吹气泡、吹蜡烛、吹哨子等运动,年龄较大的儿童可采用推撑疗法,另外连续发短促音节/ka、ga/音。

5. 韵律训练　　由于运动障碍,脑瘫儿童的语言表达常缺乏抑扬顿挫及重音变化,而表现出音调单一、音量单一以及节律的异常。可用电子琴等乐器让患儿随音的变化训练音调和音量。带有音量控制开关的声控玩具用作训练也很有效。对节律训练,可以用节拍器,设定不同的节律和速度,患儿随节奏纠正节律异常。

（四）口腔感知觉训练

1. 海绵棒刺激法　　口部肌肉敏感度低或高,会影响儿童进食及发音,使用海绵棒进行颜面、口周、牙周及舌两侧的按摩。

2. 振动棒刺激法　　增强口腔感知觉,给予温和刺激。

3. 感觉刺激法　　用冰块、柠檬水或毛刷等物品对口唇及舌进行刺激。

4. 口腔内感知法　　把各种形状及硬度的物体分别放在儿童口腔内,让儿童感知并加以描述。

5. 口内按摩法　　治疗师用洗净的手指在患儿口腔内进行不同部位的按摩。

（五）语言发育促进性训练

脑瘫儿童语言训练必须以其语言发育的阶段为基础,制订具体的训练计划。训练中应遵循在同阶段横向发展,并进一步向上一水平纵向扩展的原则。如对事物名称可以理解的儿童,先在单词水平内扩大词汇量,然后向动词、形容词扩展,再进一步将单词与单词组合,学习运用词句。如患儿已学会"苹果"一词,可横向扩展再学习动词"洗",然后再把两者结合起来学说"洗苹果",从而纵向提高到两词句水平。此外,语言发育迟缓型脑瘫患儿的语言训练还需要家长的密切配合,把训练的内容尽量在生活中应用并加以巩固,以促进交往行为的发展。

（六）辅助沟通系统应用训练

辅助沟通系统适用于通过各种手段治疗仍不能讲话,或虽能讲话但清晰度低的患儿,包括图片、文字交流版,交流仪器等。最简单的有图片和词板,通过板上的内容表达各种意愿。设计交流板和词板应注意要使其内容适合患儿水平,充分利用残余功能。还要训练患儿如何使用交流板,并随患儿交流水平的提高,及时调整和增加交流板上的内容,比如当患儿可以阅读文字时,便可以由图片过渡到单词板并增加适当的语言结构。其具体模式及方法可参见相关章节。

（七）脑瘫儿童共患语言相关疾病

脑瘫儿童共患听觉障碍的康复训练,需结合听障儿童康复治疗相关章节。此外,脑瘫儿童共患癫痫疾病对于认知及构音障碍的影响不容忽视,儿童癫痫发作需及时到专业医疗机构诊治。

四、训练注意事项

由于语言障碍的脑瘫儿童绝大多数存在中枢性运动异常或姿势异常,同时还可能伴有智力障碍、听觉障碍等多种障碍。在对脑瘫患儿进行语言训练时应注意以下几点:

1. 脑瘫儿童构音器官运动障碍是其中枢性运动障碍的表现,为全身性运动障碍的一部分。构音器官肌肉肌张力、运动速度、协调性与其脑瘫类型息息相关。

2. 保持良好的训练体位　良好的训练体位是指能保持儿童气流尽可能通畅不受限,是构音训练基础。体位保持训练也是语言训练内容,如出现异常姿势、肌张力波动等情况,即终止训练,采取措施维持体位。

3. 对智能较差的脑瘫儿童,应采取刺激-反应-处理的方法。如患儿对刺激产生正确反应,即予以肯定并给予适当奖励;产生不良反应时应及时纠正并用正面语言予以启发,如无反应,则需给予提示,并反复强化,直至最终理解。

4. 对注意力不集中、多动的患儿,应采取行为治疗,将患儿限制在某一环境中,或要求其安静,如不听从,就剥夺其一部分享乐的权利。最重要的是康复师应尽量应用手势或肢体语言使患儿逐步获得自控能力。

5. 不同类型脑瘫儿童构音训练重点不同:对于痉挛型脑瘫儿童,其运动范围及速度为训练重点;不随意运动型儿童首先是在对称正中姿势下进行治疗;失调型脑瘫儿童则更强调音位准确性及韵律。

6. 不同脑瘫类型儿童气质类型不同,应选择适合其气质类型的康复技巧,便于康复治疗推进。

7. 脑瘫儿童继发的骨骼畸形及肌肉挛缩,要注意其可能对构音治疗的影响,尤其脊柱及骨盆。

（赵建慧　候　梅）

第三节　痉挛型脑瘫儿童语言康复案例解析

一、案例简介

（一）基本信息

杨乐乐(化名),女,汉族,2011年2月出生,参加本次评估时,5岁10个月,障碍类别为脑瘫儿童。父亲:杨××,联系方式:138×××××××;母亲:王×,联系方式:189×××××××,现居住在深圳市××区××路××号××室。

（二）病史信息

该儿童于 5 个月因家长发现其运动功能较正常同龄儿童稍落后,间断于外院行康复治疗,病情有所改善。为求进一步系统诊治,该儿童 4 岁 4 个月起于我院就诊,行综合康复治疗至今。临床诊断为小儿脑瘫(痉挛型双瘫)。目前情况:运动方面:能独站,独行最长距离可达 5m,步态异常,姿势不协调;言语方面:言语构音处在第三阶段,其中声母 g、k 音被替代,能说简单句,说话听感自然、舒适、音调正常,响度适中;认知方面:认识常见颜色和形状,能分辨常见物体的量,如大小、多少、高矮等,会按物点数 5 以内的数字,并说出总数,认识 10 以内的数字;语言沟通方面:有积极主动与他人沟通交流的意识,主要沟通方式为口语,能使用简单句表达要求,平均句长为 3~5 个字;无明显情绪行为问题,能较好配合测试。

母孕期为 32 周,早产顺产,产重 2.0kg,生产过程无异常,否认新生儿窒息史、吸氧史及病理性黄疸史。母亲怀孕期间,无患病、服用药物以及其他异常情况,父母非近亲结婚,家族无其他脑瘫患儿,无遗传病史。无既往病史和过敏史。否认病程中有发育倒退史和抽搐史。

儿童生后予以混合喂养,6 个月大开始添加米糊、蛋黄等辅食,现为普食。

据其母反映:儿童自幼运动发育落后,1 岁 3 个月能独坐,4 岁能独站,4 岁 3 个月能独行,但步态不稳;2 岁 5 个月开始开口叫妈妈,3 岁会说单词。

父亲和母亲学历均为大专,父亲是技术人员,母亲是公司职员,儿童的主要照料者为母亲,其所处的语言环境以普通话和四川话为主。

该儿童由于运动受限未适时进入普通幼儿园,但父母经常在家教其学习认识常见物品、学习认识数字、简单算术、汉字等,儿童的认知能力尚可。儿童于 4 岁 4 个月开始在我科接受言语矫治和认知干预,频率为 1 周 3 次,父母认为康复效果很好,反映该儿童能和家人进行简单的日常生活交流,但语言能力仍存在不足,希望继续加强,对儿童的期望是希望今后能进入正常小学随班就读。

（三）体格检查及辅助检查

1. 体格检查　该儿童神志清醒,反应可,体重 18.5kg,头围 48.0cm,头颅外观偏小,前囟已闭,未见眼球震颤,心肺腹及脊柱检查未见异常。头可以保持中立位,能独站,独行最长距离可达 5m,步行时髋、膝关节屈曲,双足轻度外翻,双足足弓塌陷,内八字足。手口眼协调尚可,双手可拇、示指捏物、左右手互换,能翻书、搭积木、用笔涂画及用勺子进食,动作尚灵活;穿脱衣裤、如厕等生活自理需部分辅助;双上肢肌张力正常,双下肢肌张力增高,1+级(MAS),双侧踝阵挛阳性,双侧巴氏征阴性,脑膜刺激征阴性。GMFCS 分级水平Ⅱ级。

该儿童下颌、唇、舌、软腭、喉等构音器官结构正常,口面部肌群肌张力较正常,噘嘴、鼓腮不充分,舌的灵活性欠佳,说话发音不清晰。

2. 辅助检查

（1）脑电图检查:正常。

（2）脑干听觉诱发电位(ABR):听力正常。

（3）脑血流图(TCD):大致正常 TCD 频谱。

（4）核磁(MRI):①考虑胼胝体及双侧侧脑室发育不良,请结合临床;②双侧放射冠脱髓鞘改变。

（5）骨盆平片(DR):四肢六关节及脊柱骨质未见明显异常。

（6）智力测试:社会适应 DQ:65.7,相当于 38.4 个月;大动作 DQ:20.1,相当于 11.8 个月;精细动作 DQ:61.5,相当于 36 个月;语言 DQ:64.7,相当于 37.8 个月;个人社交 DQ:50.9,相当于 29.8 个月;SM:粗分 34 分,标准分:8 分,轻度异常。

（四）语言评估结果

1. 该儿童语言能力评估测试采用的是《普通话儿童语言能力临床分级评估表》(mandarin clinic evaluation of language fundamental,MCELF),该评估包括基本沟通技能、语音感知、语音产生、词语理解与命名、句子理解与表达、综合运用 6 个方面。评估结果见表 13-3-1。

表 13-3-1 个案汉语语言分级能力评估结果

基本沟通技能		通 过		
语音感知	声母识别		92%	
语音产生	声母	61.9%	韵母	88.9%
	声调		100%	
词语理解与命名	词语理解		75%	
	词语命名		41.5%	
句子理解与表达	句子理解		47.8%	
	模仿句长		7 个字长	
	句式仿说	语法得分	16.7%	语义得分	26.7%
综合运用	主题对话		14.3%	

注:表中分数为得分/总分(正确率)。

2. 结果分析

（1）基本沟通技能方面:通过。

（2）语音感知方面:声母语音识别的正确率为 96%,达标。

（3）语音产生方面:从声母看,构音处在第三阶段,未习得声母 z、s、r,其中替代的有 g→d、k→t、z→j、ch→q,其中歪曲的有 r、s、zh、sh;从韵母看,üan 的构音有问题,错误走向为 üan→ian,e 音歪曲;声调发音的正确率为 100%。

（4）词语理解与命名方面:词语的理解得分为 75%,能理解大多数生活中常见名词,对实物外形相近的名词掌握不好,对抽象动词和形容词的理解需加强,如拍和碰、直和弯等;词语命名得分为 41.5%,在名词方面,该儿童能命名常见名词,但对于抽象类名词命名存在困难,且大多以上位概念、相关描述对该类词汇进行命名,如示指→手、消防员(无反应)、雨衣→衣服、冬天→下雪了(相关描述)等;动词方面,该儿童仅能够命名少数几个动词如摘、画画、打针、读书(看书)、扑(跳)、鼓掌(拍手),其他均无反应;形容词方面,儿童仅能够命名冷、细、矮 3 个形容词。

（5）句子理解与表达方面:该儿童句子理解能力正确率为 47.8%,能理解部分包含一个修饰成分的简单句;如,"小明有红色的汽车"和"小明有黑色的汽车",对带有 2 个修饰成分的复杂修饰句、特殊句式中的把字句、被字句、可逆句的理解能力不佳;模仿句长能力处于 7 个字句长水平,如"你们去阿姨家玩",但将"孔雀的尾巴非常漂亮"复述为"孔雀尾巴漂亮",将"妈妈的皮包里有钥匙"复述为"妈妈皮包有钥匙",都遗漏于句中,缺少结构助词、程度词和方位词;句式仿说方面,儿童可以仿说简单的"主+谓+宾"句型,如"小红有汽车",语法和语义均正确,但对成分偏多的句子儿童的仿说能力下降,大部分出现语法缺失,包括形容词、时间状语、地点状语等。如"小明穿绿色的衣服",儿童在仿说时,语义不精确,如"小明穿衣服",语法出现遗漏。

（6）综合运用方面:主题对话能力为14.3%,可以正确回答"谁""什么",对"功能""特征""类属""处理任务""表达理由""动作序列"等方面的问题不能回答;该儿童在短文理解和看图叙事方面无法完成。在整个测试过程中,该儿童表现出很好的沟通意识,配合程度高。总体来看,该儿童在词语的理解和命名、句子的理解和表达方面与同龄正常儿童相比均较差,需要对该儿童进行干预。

（五）语言相关领域的评估结果

1. 言语方面　言语功能评估包括对患儿的呼吸功能、发声功能、共鸣功能、口部运动功能和构音语音能力的评估,具体评估结果见表 13-3-2。

表 13-3-2　最长声时测量

日期	MPT$_1$/s	MPT$_2$/s	MPT/s	MPT/s 最小要求	MPT/s 训练目标	相对年龄	腹式呼吸吗?
2017.4.7	2.8	3	3	6	7	<6 岁	是

（1）言语呼吸方式为腹式呼吸,最长声时(maximum phonation time,MPT)为 3 秒。

结果分析,最长声时落后于同年龄同性别正常儿童,MPT 训练目标为 7 秒,应进行言语呼吸能力训练(如吹纸片、吹笛子、吹蜡烛、MPT 训练、肺活量训练、体能训练等)。

（2）发声功能和共鸣功能主观评估:未见明显异常。在言语训练中监控这些指标,确保其发声功能和共鸣功能在正常范围。

（3）口部运动功能评估:见表 13-3-3。

表 13-3-3　口部运动功能评估表

下颌运动功能		唇运动功能		舌运动功能			
项目	得分	项目	得分	项目	得分	项目	得分
自然状态	4/4	自然状态	4/4	自然状态	4/4	舌尖左右交替	2/4
咬肌肌力	4/4	流涎	4/4	舌肌力检查	2/4	舌尖前后交替	2/4
向下运动	3/4	唇面部肌群肌力	4/4	舌尖前伸	2/4	舌尖上下交替	2/4
向上运动	4/4	展唇运动	4/4	舌尖舔下颌	2/4	马蹄形上抬模式	2/4
向左运动	2/4	圆唇运动	2/4	舌尖舔唇	2/4	舌两侧缘上抬模式	1/4
向右运动	2/4	唇闭合运动	4/4	舌尖舔上齿龈	2/4	舌前部上抬模式	1/4
前伸运动	1/4	圆展交替运动	2/4	舌尖舔左嘴角	2/4	舌后部上抬模式	1/4
上下连续运动	3/4	唇齿接触运动	2/4	舌尖舔右嘴角	2/4		
左右连续运动	2/4			舌尖舔硬腭	2/4		
下颌总分	25/36	唇总分	26/32	舌总分		31/64	
口部运动功能总分		82/132＝62.1%					

注:运动评分标准,0 级——无反应;1 级——尝试运动,但未成功;2 级——略微可以运动,但不充分;3 级——可以完成运动,但不能保持 3 秒;4 级——可以充分地运动,并保持 3 秒

结果分析:①静息状态时,下颌、唇部肌力为 4 级,舌肌力为 2 级。②下颌向下、向上及上下连续运动为 3 级以上,向左、向右、左右连续运动为 2 级,前伸运动为 1 级。③展唇、唇闭合运动为 4 级,圆唇、圆展交替运动及唇齿接触运动均为 2 级。④舌尖前伸、舔下颌、舔上唇、舔上齿龈、舔左嘴角、舔右嘴角、舔硬腭运动、舌左右交替、舌前后交替、舌上下交替运动及马蹄形上抬模式为 2 级,舌前部上抬、舌后部上抬模式、舌两侧缘上抬模式均为 1 级。该儿童言语时下颌力量及控制能力欠佳,运动速度尚可,运动幅度减少;构音过程中圆唇幅度不充分,唇运动的幅度、力度和速度均未达到对应的运动模式;舌的精细运动欠佳,构音不清晰。因此,应进行口部肌肉运动训练,增强下颌、唇、舌部肌群肌力,提高口部肌肉运动控制能力,改善构音清晰度。

(4) 汉语构音语音能力评估:构音总清晰度为 61.11%,其中,声调构音清晰度为 100%,韵母构音清晰度为 100%,声母构音清晰度为 39.1%。

结果分析:①已习得声母音位有/b、d、m、h、p、t、n、f、j、q、x、l/;声母音位/p/、/t/发高、铐时分别被/d/、/t/替代,发菇、哭时被/b/、/p/替代;出现歪曲的声母音位有/z、c、s、zh、ch、sh、r/;②单韵母音位均已习得,后鼻韵母/ang、ing、uang/和前鼻韵母/an、in、uan/常常互为替代;单韵母/e、ü/发音偶有歪曲;③声调正常。该儿童的构音能力处于第三阶段,由于下颌、唇、舌的运动控制能力落后,该儿童的构音错误走向主要表现为舌根音前进化,因此应进行音位对比训练(如,/p-b/、/k-g/的对比训练),并结合口部运动治疗进行针对性的构音训练。

2. 粗大运动方面　能独站,独行最长距离可达 5m。后退、跨越障碍物、窄基底步行、快走、跑、跳、交替出步上下楼梯等不能完成;GMFCS 分级为 Ⅱ 级。

ADL 评估 58.5 分:日常生活活动中度依赖;儿童平衡量表(PBS)总分 32/56:平衡能力较差,日常生活活动中危跌倒风险。

3. 精细运动方面　精细运动功能测量表(fine motor function measure,FMFM):总分 144/183,能力值 68.86,精细运动能力落后:抓握能力(对指)、操作能力、双手协调能力欠佳。不能完成的项目有:剪纸、解开纽扣、在线条之间涂色(超过边线不多于 4 次)、临摹正方形、折纸。建议:精细运动训练(搭积木、剪纸、涂色、描线、临摹等)。

4. 感觉统合方面　通过《感觉讯息处理及自我调节功能检核表(3~8 岁)》评定,结果:表明前庭失衡,粗分 35 分,重度异常;触觉功能不良,粗分 86 分,未见异常;本体感觉失调,粗分 28 分,重度异常。

5. 非言语认知方面　对儿童进行《认知能力专项筛查》测试,该儿童目前已经掌握常见颜色(红、黄、绿、黑白、蓝、紫),习得三角形、方形、圆形、椭圆形、五角星,能唱数 1~10,10 以后的尚未习得;能按物点数 5 以内的数字,并说出总数;认识 10 以内的数字,不会书写,不会加减法;时间认知上理解白天、晚上、上午、下午,对星期及具体时间认识不准确,空间方位只习得上下、里外、前后,尚未习得左右、旁中;能够对常见的物体的量进行分辨,如大小、多少、长短、高矮、胖瘦、高低等;注意力维持时间尚可,记忆力和观察力不足,不能完成 3 个及以上动作序列的记忆和排序任务,对图形和数字认知不良。

6. 情绪行为问题方面　家长反映平时无明显情绪行为问题。

(六)主观观察结果

该儿童性格较安静,有主动与他人进行沟通交流的意识,主要沟通方式是口语,对话中能使用简单句进行表达,如"这是××""宝宝要××""泡泡在桌上",能回答出自己的姓名、年龄等,平均句子长度约 3~5 个字。儿童尚不能独立叙述一件事情的经过或自己高兴的事及家里的事。由于儿童发音不清晰,常常会造成"词不达意"的情况,且对说不出事物的名称,

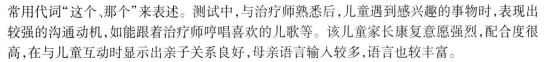

常用代词"这个、那个"来表述。测试中，与治疗师熟悉后，儿童遇到感兴趣的事物时，表现出较强的沟通动机，如能跟着治疗师哼唱喜欢的儿歌等。该儿童家长康复意愿强烈，配合度很高，在与儿童互动时显示出亲子关系良好，母亲语言输入较多，语言也较丰富。

（七）总结及建议

1. 总结　该儿童自幼精神运动发育落后，诊断为脑性瘫痪（痉挛型双瘫），存在运动功能障碍，同时存在语言发育迟缓和构音障碍，这些障碍严重影响了该儿童的日常生活、学习以及与他人的互动交流，需要对其进行全面的干预。

2. 建议　评估结果表明，该儿童的语言能力主要处于词语的理解与表达向句子理解与表达的过渡阶段。根据儿童的语言发展情况来看，建议首先加强该儿童词语的理解和命名能力的训练；同时结合词语词组的学习，加强句子的理解和表达能力的训练。训练形式为个别化训练、小组训练和家庭康复训练相结合的综合干预模式。粗大运动训练、精细运动训练、感觉统合训练、认知训练分别由相关治疗师进行干预，在本章节不予阐述。本次案例解析主要集中在语言的理解、表达和运用能力，其中语言表达中的语音清晰度也放在言语范畴，参考系列丛书。本章节重点针对儿童的语言障碍进行详细分析和方案制订。一般情况下，康复方案中长期目标周期为 6 个月，阶段目标周期为 3 个月，近期目标周期为 1~2 周，即周方案，根据周方案再拟定日方案。根据儿童的进步情况，3 个月或 6 个月后再次评估。

二、阶段康复方案

（一）阶段康复方案

本次阶段方案的训练时间是 2017 年 4 月 8 日至 2017 年 7 月 8 日，为期 3 个月。主要采用个别化训练、小组训练以及家庭康复训练相结合模式。个别化训练，即一对一训练模式，以治疗师为主导，治疗师根据儿童的语言训练目标、语言能力的实际情况和发展趋势，有目的、有计划地安排具体的训练方案，有顺序、有步骤地训练儿童的语言能力；小组训练主要是在治疗师的指导下进行一些情境游戏、角色扮演等小组游戏活动，与个别治疗交替进行，可作为有组织的语言训练的延伸活动，以积累儿童的语言经验和语言能力；家庭康复训练是治疗师制订家庭康复处方，指导家长在日常生活中对儿童的语言学习进行有针对性的训练，使儿童通过实践，练习、巩固、理解和运用语言。个别化训练每周 2 次，小组治疗每周 1 次，每次训练时间 30 分钟，家庭康复训练每周 3 次，并填写家庭康复情况记录。阶段康复方案内容详见表 13-3-4。

（二）阶段方案解析

本阶段方案综合考虑上述的言语功能评定、普通话儿童语言能力临床分级评估等评估结果而制订的。该儿童语音产生的正确率不高，首先应进行声母 g、k 音的发音训练，3 个月内完成这两个声母的构音语音训练；词语的命名得分低，应强化学习抽象类词汇。在名词方面，首先加强相似度较高的抽象名词的对比学习；在动词方面，重点加强抽象动词的学习；在形容词方面，结合已经掌握的动词和名词，进行偏正词组、动宾词组的表达训练。句子的理解和表达方面，结合词语命名的内容，将新学习的名词、动词、形容词组合成带有一个修饰成分的句子，并能自主表达。每个月完成 10 个词语的理解和命名，并将已习得词语连成带有一个修饰成分的句子。该方案目标的设计是具体明确的、可测量的（如词语命名正确率 80%），可在训练阶段前后对儿童进行评估，计算儿童回答正确率；同时方案目标的设计应是可实现的，即应根据儿童的认知能水平和学习能力，结合儿童的生活经验和兴趣特点，有目标、有计划地逐步增加难度，使儿童通过一定的努力就能完成；最后，方案目标的设计要求在一定的期限内完成,即要求儿童在规定的时间内掌握目标,并反复在生活中巩固和泛化。

表 13-3-4 语言阶段康复方案举例

1. 基本信息 　姓名:杨乐乐　　　　　性别:女　　　　　　　　出生日期:2011 年 2 月 　联系人:杨××　　　　联系电话:138××××××× 　地址:深圳市××区×××号××××弄×××室 　制订人:王超　　　　　制订日期:2017 年 4 月 8 日　　实施时间:2017 年 4 月 8 日—7 月 8 日	
2. 语言评估摘要(参见案例中的评估建议和结果)	
3. 治疗目标	
长期目标 (6 个月)	(1) 进行第四阶段声母的构音发音训练,语音正确率提升至 80% (2) 扩充词汇量 100~200 个,尤其是抽象名词、高级动词和形容词,少量的介词、副词、数量词、连词等 (3) 能使用包含 1 至 2 个修饰成分的句子进行日常交流,句式中包含结构助词、行动状语、地点状语、时间状语等 (4) 能用完整的句子进行实物讲述或简单的图片讲述
阶段目标 (3 个月)	(1) 进行声母 g、k 音的构音语音训练,语音产生的正确率达 80% (2) 每月新学名词 30~50 个,动词 5~10 个,形容词 5~10 个,词语命名能力达到 60%;并合理运用新学词汇组成偏正词组、并列词组、动宾词组,要求能够熟练掌握新词汇 30 个,正确率达 80% (3) 每周能理解包含时间、状态、方位、颜色、形状等概念的句子各 1 个,并能对这一类句子进行仿说,句子理解能力达到 70%,句子仿说能力中,语法能达到 60%,语义能达到 50%,句长 7~9 个字 (4) 结合词语命名的内容,将新学习的名、动、形容词组合成带有一个修饰成分的句子,并能自主表达
4. 治疗模式及强度 　　个别治疗:每周 3 次,每次 30 分钟,共 36 次 　　小组治疗:每周 1 次,每次 30 分钟,共 12 次 　　□ 集体治疗:每周_____次,每次_____分钟,共_____次 　　家庭治疗:每周 3 次,每次 30 分钟,共 36 次	
5. 注意事项 　在语言治疗时选用合适的座椅,保证儿童的坐姿稳定、身体处于放松状态,合理监控儿童的言语呼吸能力、构音清晰度水平,合理运用贴纸、代币纸、社会性强化物等进行强化,促进儿童表达的积极性和主动性	

在本案例中,该儿童的词语理解和表达水平处于已掌握常见的名词和部分动词,也能够对其命名阶段,但对抽象词汇的掌握较差,句子的理解和表达水平较低,所以重点在于增加词汇量,扩大词类范围,尤其加强抽象动词和形容词的训练,并合理运用已习得的词汇构词成句,对理解的句子进行仿说训练,同时增加句子的长度和复杂度。如果其他儿童还处于基本沟通技能水平,就要从眼神交流、听指令、模仿他人的简单动作为起点进行方案制订;如果儿童的语言能力已经达到综合运用水平,方案的设定就应该是叙述小故事、短文理解训练、处理任务、表达理由或看图编故事等(表 13-3-4)。

三、周康复方案

(一)周康复方案

基于以上的阶段方案,根据儿童的实际情况,对儿童进行每周的方案制订。在周方案中,对康复目标、康复内容、手段和方法、拓展内容进行详细的安排。此处选择该儿童第一周的方案进行展示。周康复方案内容详见表 13-3-5。

表 13-3-5　脑瘫儿童语言康复周方案

杨乐乐(第一周,2017 年 4 月 8 日—12 日)

儿童姓名:杨乐乐　　　　　　治疗时间:2017 年 4 月 8 日—12 日

个别化训练:周一、周三　　　小组治疗:周五　　　　　家庭康复:周二、周四、周六

治疗地点:××康复中心 & 家庭　　　　　　治疗师:王超

康复周目标:

1. 语音的感知与产生方面:目标语音 g、k、e

2. 词语的理解和表达方面:学习名词"春天、池塘、荷叶、蝌蚪"等,动词"伸腰、跳、游、爬、飞",形容词"暖和、绿色的、圆圆的、黑黑的、大大的",方位词"里、上、前、后",数量词"一群",拟声词"嘎嘎嘎、呱呱呱"

3. 句子的理解和表达方面:运用新学的词汇进行词组的搭配和句子的仿说训练,掌握包含结构助词、状态、方位词、颜色、形状等概念的句子各一个。如"小蝌蚪有圆圆的脑袋""小蝌蚪在水里游来游去""小蝌蚪找到了妈妈"等

领域	康复目标	康复内容	康复资源	康复方法	目标达成情况							
						周一	周二	周三	周四	周五	周六
语音的感知与产生	习得声母 g 音	1.1　进行 g~d、g~b 这 2 个音位对的音位对比训练 1.2　进行声母 g 的构音语音训练	康复云平台中的课件《/g/的构音》;录音机;图片等	讲解、示范、练习法	1.2	○	○	○	○	+	+
词语的理解和表达	掌握新学词汇	1.1　学习名词 5~10 个	多媒体视频;教玩具;图片等	观察法、示范教学法、游戏扮演、语意网络联系法	1.1	+	+	√	√	√	√
		1.2　学习动词词组 3~5 个			1.2	○	○	+	+	√	√
		1.3　学习形容词词组 3~5 个			1.3	○	○	+	+	√	√
词组运用搭配	理解偏正词组、动宾词组、并列词组等	1.1　对已理解的 5 个动词进行词语匹配训练	多媒体视频;教玩具;指偶和图片	示范教学法、角色扮演、游戏法	1.1	○	○	+	+	√	√
		1.2　学习词组 3~5 个,如"暖和的春天""伸懒腰""游来游去"等			1.2	○	○	+	+	√	√
句式的学习	看实物或图片表达完整句子	1.1　掌握句式如"小蝌蚪有圆圆的脑袋""小蝌蚪在水里游"完成 5 张图片	图片、指偶、多媒体等	游戏法、角色扮演法示范教学法	1.1	○	○	○	○	+	+

注:目标达成情况记录方式:未掌握○;部分掌握+;完全掌握√

从儿童周康复方案目标达成情况来看,儿童在认知和语言理解方面本周已经掌握所学内容,但是语言表达部分掌握,下一周将延续部分掌握的内容,重点训练运用不同的词汇进行所学句式的拓展和迁移。

（二）周方案解析

一般而言,长期目标、阶段目标与周方案、日方案之间是相互联系、相互衔接的;根据儿童各项的评估结果、结合儿童的认知水平和学习能力,合理推测能达到的长期目标,根据长期目标分成2个阶段目标,再依据阶段目标分割成周目标、周方案,日方案是每一次课程的具体展现,也是周方案的具体实施过程。因此,周康复目标、周方案、日方案的制订也是依据SMART原则,是具有可测量、可实施、有节点的目标和方案。

此案例阶段目标主要是扩充词汇量,运用新学的词汇组成短语和句子,于是根据儿童的学习能力,拟定每周完成5~10个名词,3~5个动词,3~5个形容词,并将已习得词语连成简单句;每周能理解包含时间、状态、方位、颜色、形状等概念的句子各1个,每周能仿说包含时间、方位、状态、颜色、形状等概念的句子各1个。如,这一周的主题是动物,学习名词(季节、池塘、荷叶、蝌蚪等),名词(游、跳),形容词(暖和的、圆圆的等),以及根据情景组织成句子。这些目标的设计是可测量的,每次训练前后及时监测正确率,一周结束时要求正确率达80%。方案目标的设计是以儿童的兴趣为出发点,引导儿童对常见动物的形态、特征进行描述,如"谁有什么""谁在什么地方做什么?",该句型是我们实际生活中经常用到的,掌握该句型对儿童生活适应有重要意义;最后,方案目标的设计要求在一定的期限内完成,如周方案目标以1个星期为周期,要求儿童在规定的时间内掌握目标。

另外,此方案的设计对于该儿童此阶段是适合的,其他儿童周方案的设计可以借鉴和参考,但是每一儿童的认知基础、兴趣、学习能力都是不一样的,因此,对于其他儿童或者该儿童的其他阶段,方案设计的量、内容和要求都必须做出适当调整,做到因地制宜、因材施教。

四、日康复方案

（一）日康复方案

日方案是在阶段方案和周方案的基础上制订的,是每次训练的展现。日方案的制订要充分考虑儿童的能力、特点、兴趣,要尽可能具体、有针对性和可操作性。此处选择1篇该儿童的日方案,展示如下(表13-3-6)。

表 13-3-6   主题:游戏活动《小蝌蚪找妈妈》
——"××有××的××"

训练内容	语言	设计人	王超
训练对象	脑瘫儿童	主讲人	王超
形　式	游戏治疗课	课　时	1课时(30min)

1. 康复目标

（1）知识与技能:学习用语言描述事物的外部特征、神态和动作。学习并理解"暖和""游来游去""开心""圆圆的"等词汇,学习运用"……有……"和"……在……做什么"的句式。

（2）过程与方法：通过直观教学、示范模仿、提问、角色扮演等方法引导儿童理解所学词汇的含义，并通过动作模仿、仿说等方式来帮助儿童学习相关的词组和句式。

（3）情感态度价值观：引导儿童注意事物的外部特征、神态和动作，尝试用表示颜色、形状、状态的词来描述事物，体会描述的生动形象性和趣味性；结合情境为儿童创造说话的机会并使其体验语言交往的乐趣。

2. 康复重点、难点

（1）重点：引导儿童学习并理解用不同的动词和形容词描述事物的特征、神态和动作。如"小蝌蚪有细细的尾巴""青蛙有 2 只大大的眼睛""小蝌蚪在水里游来游去，非常快活"等。

（2）难点：语音清晰，并能够用完整的句式进行表达。

3. 康复准备

（1）环境准备：游戏治疗教室，配有多媒体设备，安静、舒适、地上铺上泡沫垫。

（2）教具准备：仿真动物模型、玩具餐盘（作池塘用）、动物图片、动作卡片（伸腰、跳、游、走、爬、跑、飞等）、情景图片等。

4. 康复过程

（1）前测

1）出示一张情景图片（春天的池塘里）。

2）提问儿童："图片里有什么？""它在做什么？"要求儿童回答。

3）形容词的导入："小蝌蚪的脑袋是圆圆的还是方方的？""春天是暖和的还是寒冷的？"（用选择疑问句的形式、在情景中理解形容词的概念）。

> 以口语表达的形式完成前测，也可以在课前完成此项内容。要求用完整的语言表达。

（2）兴趣导入：播放《小蝌蚪找妈妈》的动画片，引导儿童观看。

> 通过观看视频，引导儿童观察青蛙的动作（如钻出洞口，伸了个大大的懒腰，然后扑通一声跳进了河里，开开心心地游了起来）；认真倾听关于季节和动物的描述（如寒冷的冬天终于过去了；小蝌蚪有圆圆的脑袋等）丰富儿童的感性经验，为正式的学习作准备。

（3）新授

1）故事复述，角色扮演

游戏准备：首先介绍游戏的规则、角色的名称、功能、句式，治疗师用仿真动物加入多角色的扮演。

游戏导入：治疗师用第一人称的方式描述故事中动物的形态、特征、动作方式，同时展示动作，（例：我是小蝌蚪，我有黑黑的身体，圆圆的脑袋，我在水里游来游去。）然后对儿童进行提问。

提问："我是谁？"让儿童回答。

提问："我在做什么？"让儿童回答。然后进行角色调换，引导儿童模仿动作，同时治疗师进行提问。

提问："你是谁？你在做什么？"让儿童回答。

> 在表演中,儿童通过感受、体验,学习动词(钻出洞口,伸了个懒腰,跳进池塘里,开心地游来游去等);通过仿说学习句式"我有黑黑的身体"等首先用第一人称,第一人称儿童最容易回答,如果儿童对人称代词可以很好的转换,也可以使用第三人称。如果儿童不能用完整句回答,可以先用短语回答,再逐步过渡到用完整句回答问题。

2) 照片(图片)学习:播放故事动画片时,根据故事情节的进展逐一展示动物图片(青蛙→小蝌蚪→鸭子→鱼→乌龟→鹅),调动儿童的情绪模仿动物们的动作及对话。

提问:"小蝌蚪对鸭子说了什么?"让儿童回答。

提问:"鸭子对小蝌蚪说了什么?"让儿童回答。

提问:"小蝌蚪找到妈妈后是怎样的心情?"让儿童回答。

提问:"你在什么时候也会这么高兴呢?"让儿童回答。

> 治疗师针对儿童记忆系统的提问,可以及时了解到儿童能记得和懂得什么,忘记了什么,增加了什么,这些都是进一步提问或欣赏的依据;针对情感识别与匹配的提问,有利于提升儿童生活中自己的情感体验。如果儿童不能用完整句回答,可以先用短语回答,再逐步过渡到用完整句回答问题。

(4) 拓展巩固

治疗师小结:我们今天认识了小蝌蚪,并帮小蝌蚪找到了它的妈妈。小蝌蚪的妈妈是青蛙,青蛙有 2 只大大的眼睛,嘴巴又宽又大,4 条腿,白肚皮,爱穿绿衣衫,唱起歌来呱呱呱。那其他的动物长得怎么样呢?

出示更多的动物图片,与儿童玩角色扮演的游戏,治疗师采用第一人称进行描述,儿童进行仿说。

> 游戏中,治疗师采用第一人称进行描述,如"我是大象,我有长长的鼻子,我爱吃香蕉。你是谁?"在儿童掌握游戏规则后,提供更多动物图片,让儿童学习描述。另外,轮替角色扮演,让儿童进行提问,治疗师回答,可以加深和巩固相关句式的运用能力,增加学习难度,进一步提高儿童理解和运用语言的能力。

(5) 康复延伸

游戏活动:准备若干只青蛙玩教具,治疗师边说边做动作:一只青蛙一张嘴,两只眼睛四条腿,扑通跳下水,呱;两只青蛙两张嘴,四只眼睛八条腿,扑通-扑通跳下水,呱呱。根据儿童能力逐渐增加青蛙的数量。引导儿童仿说。

> 本环节采用游戏的形式,让儿童在玩玩说说中学会数学的知识,不仅发展了儿童的语言表达能力,而且提高了儿童的学习兴趣。

(6) 效果监控:后测。

1) 出示同一组前测的情景卡片。

2) 提问儿童:"图片里有什么?""它在做什么?"要求儿童回答。

3) 形容词的导入:"小蝌蚪的脑袋是圆圆的还是方方的?""春天是暖和的还是寒冷

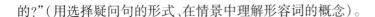

的?"（用选择疑问句的形式、在情景中理解形容词的概念）。

以口语表达的形式完成后测，监控儿童本节课的学习效果。要求用完整的语言表达。

5. 家庭康复指导 儿童在日常生活中要接触各种各样的物品,如洗漱用品、床上用品、餐具、家具、各种食物等,家长可以通过与儿童交谈,向儿童介绍有关各种物品的知识,如名称、外形、颜色、用途、使用方法等。介绍这些生活常识的过程中,成人也在向儿童展示相关的词汇和句式。如"我吃的是圆圆的饼干""我穿的是粉色的裙子"等。另外,家长可以在帮助儿童建立生活常规的过程中,提高儿童理解语言并按语言指令行动的能力。

提高家长的康复理念和康复知识,指导家长抓住与儿童日常交往的有利时机,为儿童提供良好的语言示范,并在交往过程中观察和了解儿童的语言发展状况,给儿童以针对性的指导。

6. 课堂效果监控 见表13-3-7。

表13-3-7 课堂效果监控

教育康复内容	前测正确率		后测正确率	
	理解	表达	理解	表达
词汇的理解和表达（春天、荷叶、池塘、小蝌蚪、游）	20%	10%	100%	87.5%
词组的理解和表达（暖和的春天、圆圆的脑袋、游来游去）	10%	0	85%	87.5%
"××有××的××"	10%	0	80%	75%

7. 反思 本次日方案为1个课时,根据课堂效果监控显示,儿童已经能理解和表达相关的名称、形容词,并合理的运用并列词组、偏正词组,能较熟练表达"谁有××的××"。对于该儿童而言,他的学习能力较好,并且已经有一定的词汇积累,所以日方案设定的难易程度,就他的能力来说是比较合适的。

这个课时完成以后,接下来第2~4课时主要是围绕这个主题,再做进一步延伸,一般设定在1周内（即治疗4个课时,家庭康复巩固3个课时）扩展并掌握词汇量20~30个,和常用句式3~5个,完成周康复目标;家庭康复3个课时主要是巩固新学的知识,提供生活场景进行迁移练习,提高综合运用能力。

（二）日方案解析

纵观整个活动,各环节紧密相连,相互渗透,所有环节都围绕故事中动物的神态、外部特征、动态和习性来进行,这些生动形象的描写增加了故事的艺术感染力和表现力,也深受儿童的喜爱,提高了学习兴趣。本次活动,采用了直观教学法、示范模仿法、游戏法、提问谈话法,运用视听结合游戏,让儿童更好地掌握故事的内容,通过示范模仿法帮助儿童理解故事中的词汇和句子,发展儿童的口语表达能力,通过谈话法让儿童自由发挥想象力和思维力,更好地体会故事的意境,通过动作练习法,培养儿童动词的理解能力。根据"循序渐进、层层深入"的教学原则,如"视听结合-整体感知、启发引导-分段理解、激发愿望-大胆仿说"的学法,让儿童听听、看看、做做、学学、讲讲,让儿童能轻松获得知识,达到教学目的。本日方案的目标设计比较合理,把周方案拆分成4个课时来完成,第1~2课时安排新学内容较多,主题介绍、词汇量积累、词组搭配、句式模仿和运用等;第 3~4 课时安排新学内容较少,主要是难点、重点的反复巩固和操练,可以根据儿童的学习情况调整和补充内容,保证周方案目标的顺利完成;设计难度分层次递进,充分考虑脑瘫儿童障碍特点,在语言治疗中,监控坐姿、言语呼吸功能、构音清晰度等的,鼓励儿童积极参与治疗;环境准备方面也比较充分,在安全的治疗室开展训练,各项教具都进过反复检查和准备;在整个康复过程中考虑到儿童的参与互动,从前测、新授、巩固到拓展延伸逐步开展,各个模块又有难易递进;日方案中提到了教学延伸和家庭康复指导的内容把所学内容进行了校内和校外的迁移,具有针对性和实效性;最后课堂教学效果监控显示该儿童本节课中已经掌握所学目标,从而证明了教学效果的有效性。

(王　超)

第四节　共济失调型脑瘫儿童语言康复案例解析

一、案例简介

(一)基本信息

龚乐乐(化名),男,2012 年 1 月出生,年龄 5 岁 4 个月,临床诊断为脑性瘫痪(共济失调型),出生后精神运动发育迟缓,8 个月因独坐不能就诊我院,开始进行康复训练至今。

(二)病史信息

系第 1 胎第 1 产,孕期无殊。母孕 39^{+6} 周产钳助产,出生体重 3.75kg,羊水 Ⅱ 度混浊,生后无窒息史,Apgar 评分 9 分。人工喂养,6 个月添加辅食;患儿出生后精神运动发育迟缓,生后 4 个月发现其不能抬头,于上海交通大学医学院附属新华医院行脑电图检查示正常,颅脑 MRI 检查示左侧脑室较右侧稍大,诊断为脑瘫,建议康复治疗。

生长发育史:4 个月俯卧抬头,5 个月肘支撑,6 个月翻身,12 个月独坐,28 个月腹爬,33 个月四爬,42 个月扶站,至今不能独走;2 个月可以注视人脸,4 个月笑出声,5 个月见生人有反应,12 个月无意义发音/ba、ma/,24 个月可以说单字;9 个月出牙。

该儿童的父母身体状况良好,母亲生育年龄为 27 周岁,祖辈身体状况良好,无家族遗传病史,无不良嗜好,无手术史,无食物药物过敏史。

由于运动受限未适时进入普通幼儿园,但父母和祖辈经常在家教其数字、拼音、汉字等,所以儿童的认知能力基本达到同龄学前儿童水平。

(三)体格检查及辅助检查

1. 体格检查　神清,反应可,日常交流良好,表情、眼神交流到位,眼球偶尔伴有垂直震颤。身高 114cm,体重 18.5kg,头围 49.2cm,胸围 52.7cm,体格发育基本正常。

2. 构音器官检查　该儿童下颌、唇、舌、软腭、喉等构音器官结构正常,口面部肌群肌张力较低,圆唇、展唇、鼓腮不到位、舌的运动能力不佳;中度流涎;发声时响度较低,说话时构音不清。

3. 粗大运动检查　头可以保持中立位,可以独坐、扶站、扶走,不能独走;独坐可见体颤;扶站、扶走时骨盆后倾、跨阈步态;四肢肌张力尚可,病理反射未引出。GMFCS 分级水平 Ⅱ 级。

4. 精细运动检查　手可以拿小饼干或零食送至嘴巴,但不能独立拿杯子喝水,辅助下可持勺进食;可以取放积木,不能完成串珠游戏;可以用笔简单涂鸦,不能画闭合圆圈,不能规范涂色;能配合穿脱衣服,不能自己完成穿脱鞋子、衣服等;在功能性操作游戏(如给娃娃喂饭、刷牙)时,动作稳定性较差。

5. 辅助检查

(1) 脑电图检查:正常。

(2) 脑干听觉诱发电位(ABR):听力正常。

(3) 脑血流图(TCD):双侧大脑中动脉及前动脉血流速减低,提示脑供血不足。

(4) 颅脑核磁(MRI):双侧小脑半球脑沟深。

(5) 骨盆平片:双侧股骨大粗隆骨骺尚未形成,双侧耻骨坐骨联合未融合。

(四)语言康复评定

1. 言语功能评估　言语功能评估包括对患儿的呼吸功能、发声功能、共鸣功能、口部运动功能和构音语音能力的评估,具体结果见表13-4-1。

(1) 言语呼吸方式为腹式呼吸,最长声时(MPT)为2.3秒。

表13-4-1　最长声时测量

日期	MPT_1/s	MPT_2/s	MPT/s	MPT/s 最小要求	MPT/s 训练目标	相对年龄	腹式呼吸吗?
2017.5.10	2.2	2.3	2.3	4	5	<5岁	是

结果分析,最长声时落后于同年龄同性别正常儿童,MPT训练目标为5秒,应进行言语呼吸能力训练(如吹纸片、吹笛子、吹蜡烛、MPT训练、肺活量训练、体能训练等)。

(2) 发声功能和共鸣功能主观评估:未见明显异常。在言语训练中监控这些指标,确保其发声功能和共鸣功能在正常范围。

(3) 口部运动功能评估:见表13-4-2。

表13-4-2　口部运动功能评估表

下颌运动功能		唇运动功能		舌运动功能			
项目	得分	项目	得分	项目	得分	项目	得分
自然状态	3/4	自然状态	3/4	自然状态	3/4	舌尖左右交替	2/4
咬肌肌力	2/4	流涎	2/4	舌肌力检查	2/4	舌尖前后交替	2/4
向下运动	3/4	唇面部肌群肌力	2/4	舌尖前伸	2/4	舌尖上下交替	1/4
向上运动	2/4	展唇运动	2/4	舌尖舔下颌	2/4	马蹄形上抬模式	1/4
向左运动	1/4	圆唇运动	2/4	舌尖舔上唇	2/4	舌两侧缘上抬模式	0/4
向右运动	1/4	唇闭合运动	2/4	舌尖舔上齿龈	2/4	舌前部上抬模式	1/4
前伸运动	0/4	圆展交替运动	1/4	舌尖舔左嘴角	2/4	舌后部上抬模式	1/4
上下连续运动	2/4	唇齿接触运动	1/4	舌尖舔右嘴角	2/4		
左右连续运动	0/4			舌尖舔硬腭	2/4		
下颌总分	14/36	唇总分	15/32	舌总分		27/64	
口部运动功能总分		56/132=42.4%					

注:运动评分标准,0级——无反应;1级——尝试运动,但未成功;2级——略微可以运动,但不充分;3级——可以完成运动,但不能保持3秒;4级——可以充分地运动,并保持3秒

结果分析：①静息状态时，下颌、唇、舌肌力不足，分级运动控制及协调运动功能障碍；②经常性流涎，偶能控制。应进行口部运动治疗，提高口面部肌群肌力，提升下颌、唇、舌的各项运动功能，减少流涎。

（4）汉语构音语音能力评估：构音总清晰度为 30.5%，其中，声调构音清晰度为 66.7%，韵母构音清晰度为 60%，声母构音清晰度为 13.0%。

结果分析：①已习得声母音位有/b、d、m、h、g、n/；声母音位/p、t/被/b、d/替代；出现歪曲的声母音位有/f、n、l、g、k、j、q、x、z、c、s、zh、ch、sh、r/；②已习得韵母音位有/a、e、i、u/；后鼻韵母/ang、ing、uang/被前鼻韵母/an、in、uan/替代；单韵母/ü/发音歪曲；③第三声调被第二声调替代。因此，该儿童的构音能力处于第二阶段，由于口面部肌群肌力较弱，下颌、唇、舌构音协调运动落后，该儿童的构音错误表现为送气塞音被不送气塞音替代，后鼻韵母被前鼻韵母替代，因此应进行音位对比训练（如，/p-b/、/k-g/的对比训练），结合相对应的口部运动治疗和针对性的构音训练。

2. 普通话儿童语言能力临床分级评估结果　采用《普通话儿童语言能力临床分级评估表》（mandarin clinic evaluation of language fundamental, MCELF），该评估包括基本沟通技能、语音感知、语音产生、词语理解与命名、句子理解与表达、综合运用 6 个方面。评估结果见表13-4-3。

表 13-4-3　个案汉语语言分级能力评估结果

基本沟通技能			通　过	
语音感知	声母识别		92%	
语音产生	声母	57.1%	韵母	75%
	声调		75%	
词语理解与命名	词语理解		88.5%	
	词语命名		83.3%	
	句子理解		21.7%	
句子理解与表达	模仿句长		7 个字长	
	句式仿说	语法得分	13.3%	语义得分 16.6%
综合运用	主题对话		46.4%	

注：表中分数为得分/总分（正确率）

结果分析：①基本沟通技能方面：通过；②语音感知方面：声母语音识别的正确率为92%，基本通过；儿童对个别听感接近的语音出现感知错误，如"攀-搬""鱼-驴"；③语音产生方面：声母正确率为 57.1%，不能准确发音的声母有/p、t、k、sh、zh、ch、z、s、c、r/，主要集中在送气塞音、舌尖前音和舌尖后音；韵母正确率为 75%，不能准确发音的韵母/iou、ang、eng、ing、ong、iong、iang、uang、ueng/，主要集中在构音运动较复杂的复韵母上；声调发音的正确率为 75%，第三声调发音不准确；④词语理解与命名方面：处于 4 级。该儿童的词语理解能力较好，未掌握的词语有"举（扛）、胸（肚子）、公路（铁路）、凉鞋（皮鞋）"；词语命名能力较好，生活中常见的名词、常用的动词基本上可以正确命名，命名错误的名词有"示指、奖杯"等，形容词有"健康、歪、浑、勇敢"，动词有"扑、帮助、批评、迟到"等，错误走向一般是描述与目标词相关的词语；⑤句子理解与表达方面：该儿童句子理解能力正确率为 21.7%，句子理解和表达处于无修饰语的简单句水平;如,不能正确区分"小明有红色的汽车"和"小明有红色的火车",主要表现在该儿童对三条件的听觉记忆处理有困难;模仿句长能力处于 7 个字句长水平,如"天天没有穿衣服";句式仿说方面,儿童可以仿说简单的"主+谓+宾"句型,如"小明有火车""花瓶里没有花",语法和语义均正确,但对成分偏多的句子儿童的仿说能力下降,如"男孩在草地上看书",儿童在仿说时,语义正确,如"女孩在睡觉",但语法出现遗漏;⑥综合运用方面:主题对话能力为 46.4%,可以正确回答"谁""什么""在哪里""功能""特征""类属"等问题,对"处理任务""表达理由""动作序列"等方面的问题儿童偶尔可以简单回答,但语言组织较差,语句不完整;该儿童在短文理解和看图叙事方面无法完成。因此,该儿童应从以下方面进行语言治疗:①语音产生方面:应提高语音清晰度,这与上面所提到的构音训练是一致的,即从声母、韵母的发音部位和发音方式上进行有针对的构音训练;②词语理解和表达方面:应该分阶段地扩充词汇量,增加修饰词的运用,即熟悉偏正短语、动宾短语、介宾短语的运用以及时间状语、地点状语的合理运用;③句子理解和表达方面:要求使用完整句进行日常对话或叙述一件事物,提高看图说话能力和叙述简短故事的能力。

3. S-S 语言发育迟缓检查

(1) 交流态度:属于Ⅰ群(交流态度良好),情感表达良好;可以完成提问-应答,未发现特殊的语言行为,无刻板性行为。

(2) 基础性过程:可以完成 3 块积木堆积、排列和隧道,6 种形状镶嵌板辨别+,10 种图形 7/10+,可以持笔乱画,不能描线,听觉记忆 2 单位,对应年龄为 2 岁~2 岁 5 个月。

(3) 符号形式与指示内容关系为 4-1,对应年龄为 2 岁~2.5 岁;能够理解和表达主谓结构(如妈妈吃)、动宾结构(如洗苹果)、偏正短语(如大的鞋子)等,但对主谓宾结构(如妈妈吃苹果)和双修饰词的短语(如大红鞋子)常出现选择错误,可以表达较常用的简单句(如我要××);口语表达中,构音清晰度欠佳,语速慢,只有熟悉的人才能听懂;可以认识部分常见的汉字和拼音字母。

结果分析:①词汇量不足,应逐步扩充词汇量,增加生活经验,在生活中能够用完整句子叙述一件事物,丰富口语表达能力;②听觉记忆力训练,从三个听觉单位开始训练,逐步提高听觉广度,从而提高对较长句子的听觉理解;③由于手精细运动落后,影响了持笔描线的能力,应结合作业治疗,提高事物的功能性操作能力,如搭积木、涂色、描线等。

(五)语言相关领域康复评定

1. 粗大运动功能评估 GMFM 66 为 43.79 分,ADL 评估 29 分,Berg 平衡量表 8 分,GM-FCS 分级为Ⅲ级;患儿目前头控稳定、可以翻身、四点爬、独坐,但独坐平衡能力欠佳,可以扶站,不能独站、不能独走,不能单膝跪。近期康复目标是能双跪保持,出现单膝跪 30 秒以上;远期目标是提高体位转换功能,出现独站。

2. 精细运动功能评估 精细运动功能根据 Peabody 精细运动发育量表进行评定,结果如表 13-4-4 所示。

结果分析:该儿童的精细运动能力相当于 33~34 个月,严重落后于正常儿童;近期康复目标是练习手指分离运动,完成对指动作,抓放小丸(直径 0.5cm);改善握笔姿势,锻炼手指力量,能画较长横线(约 10cm);远期目标:能模仿画十字,能解纽扣,用剪刀剪直线。

3. 感觉统合功能评估 通过《感觉讯息处理及自我调节功能检核表(3~8 岁)》评定,结果表明该儿童前庭觉反应过高,本体觉反应过低,存在前庭觉、本体觉辨别障碍,姿势控制及平衡障碍,双侧统合障碍。

表 13-4-4　Peabody 精细运动发育量表评估

	抓握	视觉运动
原始得分	44	109
相对年龄	34 个月	33 个月
百分位	1	2
标准得分	3	4
结论	非常差	差

康复建议：①T 型秋千，改善前庭觉反应过高和前庭觉辨别障碍；②独角椅，改善本体觉反应过低和本体觉辨别障碍；③花生球+投篮，改善动作计划障碍和双侧统合障碍。

4. 认知能力评估　对儿童进行《认知能力专项筛查》测试，该儿童目前已经掌握常见颜色、图形的概念，对物体的量有初步认识，能够背 100 以内的数字，点数 20 以内，以及 10 以内数的加减，时间认知上理解白天、晚上、上午、下午，对星期及具体时间认识不准确、空间方位（上下、前后、左右）基本掌握，注意力维持时间尚可，记忆力和观察力不足，不能完成 3 个及以上动作序列的记忆和排序任务。

康复建议：①增加时间认知训练和数的认知训练；②记忆力和观察力训练（3 个及以上记忆任务，如找不同等）。

5. 情绪行为评估　该儿童情绪稳定，配合度良好。

（六）总结及建议

1. 总结　该儿童自幼精神运动发育迟缓，诊断为共济失调型脑瘫。平衡差，粗大运动、精细运动严重落后于同龄正常儿童，同时存在语言发育迟缓和言语障碍，这些障碍严重影响了日常生活、游戏和学习以及与他人的互动交流，需要对其进行全面的康复。

2. 建议　分别进行有效的粗大运动训练、精细运动训练、感觉统合训练、认知训练以及言语语言训练。训练形式可以为个别化训练、小组训练、游戏训练和家庭康复训练相结合的综合干预模式。

粗大运动训练、精细运动训练、感觉统合训练、认知训练分别由专业的治疗师进行干预，本章节不再赘述。本节重点针对儿童的语言障碍进行详细分析和方案制订。一般情况下，康复方案中长期目标周期为 6 个月，阶段目标周期为 3 个月，近期目标周期为 1~2 周，即周方案，根据周方案再拟定日方案。根据儿童的进步情况，3 个月或 6 个月后再次评估。

二、阶段康复方案

（一）阶段康复方案

本次阶段方案的训练时间是 2017 年 5 月 8 日至 2017 年 8 月 8 日，为期 3 个月。主要采用个别化训练、游戏治疗以及家庭康复训练相结合模式。个别化训练，即一对一训练模式，治疗师根据训练方案有计划进行，主要以治疗师为主导；游戏治疗主要是设计游戏情境，游戏以扮演、畅游等方式进行，主要以儿童为主导；家庭康复训练是治疗师根据儿童的能力，指导家长在日常生活中如何强化和巩固训练内容，以获得新的技能。个别化训练、游戏治疗每周 2 次，每次训练时间 30 分钟，家庭康复训练每周 3 次，并填写家庭康复情况记录。阶段康复方案内容详见表 13-4-5。

表 13-4-5　语言阶段康复方案举例

1. 基本信息

　姓名:龚乐乐　　　性别:男　　　　　出生日期:2012 年 1 月

　联系人:龚××　　联系电话:138×××××××

　地址:上海市××区×××号××××弄×××室

　制订人:郑钦　　　制订日期:2017 年 5 月 5 日　　实施时间:2017 年 5 月 8 日—8 月 8 日

2. 语言评估摘要(参见案例中的评估建议和结果)

3. 治疗目标

　长期目标　(1) 扩充词汇量 100~200 个,尤其是抽象名词、集合名词、动词、形容词、少量的介词、副
　(6 个月)　　　词、语气词等

　　　　　　(2) 能够使用含 2 个修饰词的句子进行日常沟通

　　　　　　(3) 能使用复杂的简单句进行表达,句式中常包含时间、地点状语等

　　　　　　(4) 能更好地组织语言,能用 2~4 句简单句阐述"动作序列"

　阶段目标　(1) 每月新学名词 20~30 个,动词 5~10 个,形容词、方位词 5~10 个,少量的介词、拟声
　(3 个月)　　　词等,正确率达 80%

　　　　　　(2) 合理运用新学词汇组成偏正词组、并列词组、动宾词组,正确率达 80%

　　　　　　(3) 运用新学的词汇、词组组成带有 1~2 个修饰词的简单句,看图表达完整句 1~2 句,
　　　　　　　　句长 7~9 个字,正确率达 80%

4. 治疗模式及强度

　　个别治疗:每周 2 次,每次 30 分钟,共 24 次

　　游戏治疗:每周 2 次,每次 30 分钟,共 24 次

　□ 集体治疗:每周＿＿＿次,每次＿＿＿分钟,共＿＿＿次

　　家庭治疗:每周 3 次,每次 30 分钟,共 36 次

5. 注意事项

　在语言治疗时选用合适的座椅,保证儿童的坐姿稳定、身体处于放松状态,合理监控儿童的言语呼吸能
力、构音清晰度水平,合理运用贴纸、代币纸、社会性强化物等进行强化,增加训练的积极性和主动性

（二）阶段方案解析

　　本阶段方案综合考虑上述的言语功能评定、普通话儿童语言能力临床分级评估、S-S 语言发育迟缓检查等评估结果而制订的。口部运动治疗、言语呼吸训练、构音训练是脑瘫儿童言语治疗的重要组成部分,具体方法可以参考系列丛书中的相关章节。因此,本次案例解析主要集中在语言的理解、表达和运用能力,其中语言表达中的语音清晰度也放在言语范畴,参考系列丛书。

　　该儿童的训练起点为词语的理解和表达,扩充词汇量,根据儿童的学习能力,每个月掌握新词汇量 30~50 个(名词 20 个、动词 5~10 个、形容词 5~10 个,以及少数的介词、副词等),并能恰当运用新学的词汇组成偏正词组、并列词组、动宾词组等,能够运用新学词汇组成句子,看图说出完整句子等。方案目标的设计应是具体明确的、可测量的(如正确率达 80%),可在训练阶段前后对儿童进行评估,计算儿童回答正确率;同时方案目标的设计应是可实现的,即要充分考量儿童的学习能力和生活作息,并且新教的词汇或句子与儿童生活、游戏或兴趣有关、有意义;最后,方案目标的设计要求在一定的期限内完成,即要求儿童在规定的时间内掌握目标,并反复在生活中巩固和泛化。

　　在本案例中,该儿童的词语理解和表达水平处于已掌握常见的名词、动词和形容词,也能够对其命名阶段,但对句子的理解和表达水平较低,所以重点在于扩充词汇量,增加生活

游戏经验,促进对句子的理解和表达。如果其他儿童还处于基本沟通技能水平,就要以眼神交流、听指令、模仿他人的简单动为起点进行方案制订;如果儿童的语言能力已经达到综合运用水平,方案的设定就应该是叙述小故事、短文理解训练、处理任务、表达理由或看图编故事等。

三、周康复方案

(一)周康复方案

基于以上的阶段方案,根据儿童的实际情况,制订儿童每周的康复方案。在周方案中,对康复目标、康复内容、手段和方法、拓展内容进行详细的安排。此处选择该儿童第1周的方案进行展示。周康复方案内容详见表13-4-6。

表 13-4-6　脑瘫儿童语言康复周方案

龚乐乐(第一周,2017 年 5 月 8 日—12 日)

姓名:龚乐乐　　　　　　　　治疗时间:2017 年 5 月 8 日—12 日
个别化训练:周一、周三　　　 游戏治疗:周二、周五　　　 家庭康复:周二、周四、周六
治疗地点:××康复中心 & 家庭　 治疗师:郑钦

康复周目标:
1. 词汇量扩充,词语的理解和运用:学习关于职业的名词"售货员、服务员、顾客等",表示场所的名词"商场、游乐场、餐馆",形容词"开心的、忙碌的、热闹的"等
2. 词组、句子的理解和表达:运用新学的词汇进行词组的搭配,如"热闹的商场""逛商场""小朋友在游乐场开心地滑滑梯""周末我们去逛商场"等,正确率达 80%

领域	康复目标	康复内容	康复资源	康复方法		目标达成情况					
						周一	周二	周三	周四	周五	周六
词语的理解和表达	掌握新学词汇	1.1 认识不同的职业人员 3~4 个	多媒体视频;教玩具照片图片等	观察法、示范教学法、游戏扮演	1.1	○	△	√	√	√	√
		1.2 不同的场所名称和标志 3~4 个			1.2	○	△	△	√	√	√
		1.3 相关的形容词 3 个			1.3	○	○	△	√	√	√
词组运用搭配	理解介宾词组、动宾词组、主谓词组等	2.1 理解人物与动作关系匹配	多媒体练习教玩具扮演照片、图片匹配	示范教学法、角色扮演、游戏法	2.1	○	△	△	√	√	√
		2.2 学习词组 3~5 个,如动宾词组:逛商场;偏正词组:热闹的商场等			2.2	○	△	△	√	√	√
句式的学习	看图表达完整句	3.1 掌握"谁在什么地方做什么?",完成 5 张图片	实物情境、照片、图片、多媒体等	游戏法、角色扮演法演示法	3.1	○	○	△	△	△	√

注:目标达成情况记录方式:未掌握○;部分掌握△;完全掌握√

从儿童周康复方案目标达成情况来看,本周,儿童在认知和语言理解方面已经掌握所学内容,但是语言表达方面暂时部分掌握,下一周将延续部分掌握的内容,重点训练语言表达

句式"××在××做××"。

（二）周方案解析

一般而言，长期目标、阶段目标与周方案、日方案之间是相互联系、相互衔接的；根据儿童各项的评估结果、结合儿童的认知水平和学习能力，合理推测能达到的长期目标，根据长期目标分成 2 个阶段目标，再依据阶段目标分割成周目标、周方案，日方案是每一次课的具体展现，也是周方案的具体实施过程。因此，周康复目标、周方案、日方案的制订也是依据 SMART 原则，是具有可测量、可实施、有节点的目标和方案。

本周方案是依据该儿童的阶段目标制订的。此阶段目标主要是扩充词汇量，运用新学的词汇组成句子和短语，于是根据儿童的学习能力，拟定每周 1 个主题，掌握词汇量 8~10个，根据主题内容进行生活或游戏泛化。如，这一周主题是大卖场，认识职业名词（售货员、顾客、服务员），地点名词（服装店、餐馆、蛋糕店），形容词（热闹的、忙碌的），动词（逛）等，以及根据情景组织成句子。这些目标的设计是可测量的，每次训练前后及时监测正确率，1 周结束时要求正确率达 80%。方案目标的设计是与生活密切相关的，如"谁在什么地方做什么？"该句型是我们实际生活中经常用到的，掌握该句型对儿童生活适应有重要意义；最后，方案目标的设计要求在一定的期限内完成，如周方案目标以一星期为周期，要求儿童在规定的时间内掌握目标。

另外，此方案的设计对于该儿童此阶段是适切的，其他儿童周方案的设计可以借鉴和参考，但是每一儿童的认知基础、兴趣、学习能力都是不一样的。因此，对于其他儿童或者该儿童的其他阶段，方案设计的量、内容和要求都必须做出适当调整，做到因地制宜、因材施教。

四、日康复方案

（一）日康复方案

日方案是在阶段方案和周方案的基础上制订的，是每次训练的展现。日方案的制订要充分考虑儿童的能力、特点、兴趣，要尽可能具体、有针对性和可操作性。此处选择一篇该儿童的日方案，展示如下（表 13-4-7）。

表 13-4-7　主题：大卖场
——"××在××做××?"

训练内容	语言	设计人	郑钦
训练对象	脑瘫儿童	主讲人	郑钦
形　式	游戏治疗课	课　时	1 课时（30min）

1. 康复目标

（1）知识与技能：理解和熟悉"大卖场"的概念，了解大卖场里有什么人、他们在做什么？在情景中进行 3~5 次轮替对话，在对话中巩固句型"谁在什么地方做什么"。

（2）过程与方法：通过示范、讲解、角色扮演等方法引导儿童理解词汇（售货员、顾客、服务员）的含义，并通过轮替、辅助、模仿的方式来帮助儿童学习相关的句式。

（3）情感态度价值观：提高儿童善于观察周围建筑（如大卖场）的学习意识，体会沟通表达、角色扮演、游戏互动的乐趣。

2. 康复重点、难点

（1）重点：把新学的词汇合理的运用在情景对话中，理解和回答"这是什么地方？""他/她们是谁？""他/她在干什么？"的含义。

（2）难点：能够用完整句回答问题，并能主动发起提问，激发儿童主动思考和提问的兴趣。

3. 康复准备

（1）环境准备：游戏治疗教室，配有多媒体设备，安静、舒适、地上铺上泡沫垫。

（2）教具准备：实物（代币、服务员帽子）、模型（大卖场道具）、教玩具（玩具餐盘、人偶）、卡片、照片等。

4. 康复过程

（1）前测

1）出示一张情景卡片（卡片关于商场、服务员、售货员、餐馆等）。

2）提问儿童："这是什么地方？""他/她们是谁？""他/她在干什么？"要求儿童回答。

3）形容词的导入："商场是热闹的还是安静的？""小朋友是开心的还是伤心的？"（用选择疑问句的形式、在情景中理解形容词的概念）。

> 以口语表达的形式完成前测，也可以在课前完成此项内容。

（2）兴趣导入：展示在商场里的视频，引导儿童观看视频。

> 通过播放儿童喜欢的巧虎逛商场的视频，视频中有巧虎和父母在逛商场，到服装店挑选衣服，到收银台付钱，去买甜点，去餐厅点餐吃饭，再到儿童游乐区游玩的过程，切入学习主题，提高学习动机，为正式学习做准备。

（3）新授

1）游戏扮演

游戏准备：首先介绍游戏的规则，角色的名称、功能、以及句式，也可以邀请别的小朋友参与，或用人偶加入多角色的扮演。

提问："你是谁？"让儿童回答。

提问："你在做什么？"让儿童回答。

提问："这是什么地方？"让儿童回答。

提问："你在餐馆做什么？""妈妈在商场里做什么？"让儿童回答。

> 在角色扮演中，首先用第一人称，第一人称儿童最容易回答，如果儿童对人称代词可以很好的转换，也可以使用第三人称。如果儿童不能用完整句回答，可以先用短语回答，再逐步过渡到用完整句回答问题。

2）照片/图片学习

出示人物照片、场所照片，提问："他/她是谁？""这是什么地方？""他/她在干什么？"让儿童回答。

出示相关图片，提问："他/她是谁？""这是什么地方？""他/她在干什么？"让儿童回答。

出示相关图片,提问:"商场是热闹的还是安静的?""小朋友是开心的还是伤心的?"让儿童回答。

> 由于照片是真实的,对儿童来说更容易理解,所以准备一些相关的照片,或儿童自己逛商场的照片、餐厅吃饭的照片,从照片再过渡到图片的学习,如果儿童的学习能力较好,也可以直接使用图片进行教学。如果儿童不能用完整句回答,可以先用短语回答,再逐步过渡到用完整句回答问题。

3)拓展巩固:出示更多不一样的商场的图片,让儿童回答相关的问句。
调换角色扮演,让儿童来提问,治疗师来回答相关的问句。

> 在儿童掌握后,提供更多类似的情景图片,让儿童触类旁通,另外,轮替角色扮演,让儿童进行提问,治疗师回答,可以加深和巩固相关句式的运用能力,增加学习难度,进一步提高儿童理解和运用语言的能力。

(4)生活应用:引导儿童在生活中进行拓展迁移,指导家长带儿童去体验商场购物、用餐、游玩的生活经验,观察生活中不同场所,不同职业以及他们所从事的工作等,并在生活中主动运用所学的知识和句式,适当地进行扩展、延伸和泛化。

> 本环节将课堂教学与日常生活应用相联结,提高儿童对职业、场所等名词的实际运用能力,在生活中巩固"开心的、热闹的"等形容词的运用。

(5)效果监控:后测。
1)出示同一组前测的情景卡片。
2)提问儿童:"这是什么地方?""他/她们是谁?""他/她在干什么?""商场是热闹的还是安静的?""小朋友是开心的还是伤心的?"要求儿童回答。
5. 康复延伸 在家庭中,大多数儿童都喜欢"过家家"的游戏,可以和小伙伴或父母之间扮演"商场买卖东西"的游戏,可以扩展到数的计算,讨价还价,把掌握的语言技能内化到生活中,激发儿童内在的语言和思维动机。

> 以口语表达的形式完成后测,监控儿童本节课的学习效果。

6. 家庭康复指导 家长可以通过相关的绘本、照片、图片巩固儿童新掌握的词汇、短语和句式,还可以定期带儿童去逛商场购物、吃饭、游玩,在体验中运用相关知识,也可以通过"过家家"游戏在家中进行,学习是多样化的,随时随地随机的,丰富儿童的生活体验和学习经验。

> 提高家长的康复理念和康复知识,指导家长在日常生活中潜移默化的引导儿童,更好的沟通表达,使所学内容更好的迁移到日常生活中去,从而巩固课堂康复效果。

7. 课堂效果监控 见表13-4-8。

表 13-4-8　课堂效果监控

教育康复内容	前测正确率		后测正确率	
	理解	表达	理解	表达
词汇的理解和表达(顾客、服务员、售货员、逛、餐馆、商场、热闹的、开心的)	20%	10%	100%	87.5%
词组的理解和表达(逛商场、热闹的商场、开心的小朋友)	10%	0	85%	87.5%
"××在做××"	10%	0	80%	75%

8. 反思　本次日方案为一个课时的内容,根据课堂效果监控显示,儿童已经能理解和表达相关的名词、形容词,并合理的运用动宾词组、偏正词组,能较熟练表达"××在做××"。对于该儿童而言,他的学习能力较好,并且已经掌握了常见的四级词汇,所以日方案的设定上具有一定的难度,就他的能力来说是比较合适的。

这个课时完成以后,接下来第 2~4 课时主要是围绕这个主题,再做进一步延伸,一般设定在 1 周内(即治疗 4 个课时,家庭康复巩固 3 个课时)扩展并掌握词汇量 20~30 个,常用句式 3~5 个,完成周康复目标;家庭康复 3 个课时主要是巩固新学的知识,提供生活场景进行迁移练习,提高综合运用能力。

（二）日方案解析

本日方案的目标设计比较合理,把周方案拆分成 4 个课时来完成,第 1~2 课时安排新学内容较多,主题介绍、词汇量积累、词组搭配、句式模仿和运用等;第 3~4 课时安排新学内容较少,主要是难点、重点的反复巩固和操练,可以根据儿童的学习情况调整和补充内容,保证周方案目标的顺利完成;设计难度分层次递进,充分考虑脑瘫儿童障碍特点,在语言治疗中,监控坐姿、言语呼吸功能、构音清晰度等的,鼓励儿童积极参与治疗;环境准备方面也比较充分,在安全的治疗室开展训练,各项教具都经过反复检查和准备;在整个康复过程中考虑到儿童的参与互动,从前测、新授、巩固到拓展延伸逐步开展,各个模块又有难易递进;日方案中提到了教学延伸和家庭康复指导的内容把所学内容进行了校内和校外的迁移,具有针对性和实效性;最后课堂教学效果监控显示该儿童本节课中已经掌握所学目标,从而证明了训练的有效性。

对该儿童而言,此日方案的难度和内容是适中的,儿童能够基本完成。但是对于其他类型的特殊儿童,只可以参考和借鉴,不能全盘照搬。我们应根据儿童的全面评估结果,家长的期望,设计出合理的阶段目标、周目标,拟定相对应的阶段方案、周方案,再根据周方案细分成每日要完成的日方案,这样才能保证康复方案的有效性。

（沈　敏　郑　钦）

第五节　不随意运动型脑瘫儿童语言康复案例解析

一、案例简介

（一）基本信息

张平平（化名）,男,2010 年 10 月出生,年龄 6 岁 9 个月,障碍类别为脑瘫儿童(不随意运动型),目前在某普通幼儿园就读大班。父亲:张××,联系方式:138××××××××;母亲:李××,联系方式:189××××××××,现居住在深圳市××区××路××号××室。

(二)病史信息

据母亲回忆,该儿童因出生后核黄疸致脑损伤,持续康复治疗。幼时语言能力较差,比其他同龄儿童明显落后;言语方面:言语处在构音第三阶段,未习得声母 j 音,会说简单修饰句,说话断断续续,停顿不当,发音时口肌不对称,发音不清晰;认知方面:已习得常见颜色、形状和基本的物理量,会进行 10 以内的加法运算(限于手指数量);语言沟通方面:能使用含形容词、数量词等修饰词的完整句表达,句长约 7 个字。无明显情绪行为问题,能较好配合测试。

该儿童生后因"新生儿高胆红素脑病"于当地医院住院治疗,住院期间予蓝光治疗及换血治疗,病情稳定后出院。六余年前(1.5 个月)因家长发现儿童四肢肌张力高,反应迟钝,曾于外院及我院门诊行康复治疗。母孕期为 37 周,剖宫产,出生体重 2.6kg,生产过程无其他异常,母亲怀孕期间,无患病、服用药物以及其他异常情况。父母非近亲结婚,无明确家族史。否认抽搐史。

儿童于 2016 年 1 月(5 岁 2 个月)因"流涎,说话发音不清晰"由母亲带来我院就诊,临床诊断为脑性瘫痪(不随意运动型),言语方面予以言语矫治和认知干预,频率为 1 周 3 次,治疗 1 年后父母认为康复效果非常好,儿童流涎情况明显减少,语言能力较前提升,语音清晰度较前提高。目前儿童 6 岁 9 个月,为进一步提升儿童的语言能力来我院进一步康复。

患儿自出生开始母乳喂养,4 个月开始添加人工奶粉,8 个月添加辅食,目前在家里和学校可以自己独立使用勺子进食,普通正常饮食,进食速度较慢,有漏洒,需要辅助清理。

(三)体格检查及辅助检查

1. 体格检查 神清,反应可,日常交流良好,表情、眼神交流到位。身高 125.8cm,体重 24.5kg,头围 52cm、胸围 52.7cm、体格发育基本正常。

2. 构音器官检查 该儿童下颌、唇、舌、软腭、喉等构音器官结构正常,口面部肌群肌力较低,圆唇、展唇、鼓腮不到位、舌的运动能力不佳;轻度流涎;发声时响度尚可,音调忽高忽低,说话时构音不清,语句停顿欠佳。

3. 粗大运动检查 头可以保持中立位,可以独坐、独站、独走;全身不随意运动明显,步行时躯干控制欠佳,重心摆动幅度较大,快走、跑步时明显,躯干及双下肢力量不足,四肢肌张力尚可,病理反射未引出。GMFCS 分级水平Ⅱ级。

4. 精细运动检查 操作速度和协调性稍差,可完成所有测试项目,剪纸(圆形、方形)、临摹正方形等项目完成质量欠佳。其母反映该儿童发病以来有持续接受作业治疗,精细运动功能康复效果较好。

5. 辅助检查

(1)脑电图检查:大致正常脑电图。

(2)脑干听觉诱发电位(ABR):双耳 97dB 诱发无波。

(3)脑血流图(TCD):颅内各动脉血流阻力高。

(4)颅脑核磁(MRI):符合核黄疸表现,双侧苍白球少许条片影。

(5)骨盆平片:四肢六关节及脊柱骨质未见明显异常。

(四)语言康复评定

1. 言语功能评估 言语功能评估包括对患儿的呼吸功能、发声功能、共鸣功能、口部运动功能和构音语音能力的评估,具体结果见表 13-5-1。

表 13-5-1　最长声时测量

日期	MPT₁/s	MPT₂/s	MPT/s	MPT/s 最小要求	MPT/s 训练目标	相对年龄	腹式呼吸吗?
2017.7.13	3.3	3.5	3.5	6	7	<6 岁	是

（1）言语呼吸方式为腹式呼吸,最长声时(MPT)为 3.5 秒。

结果分析,最长声时落后于同年龄同性别正常儿童,MPT 训练目标为 7 秒,应进行言语呼吸能力训练、最长声时训练等。由于患者现有的最长声时和治疗目标之间的差距较大,治疗师需要根据患者的呼吸能力设置几个阶段性目标,循序渐进地进行治疗。第一阶段目标可定为 4.5 秒,第二阶段目标定为 5.5 秒,最终目标定为 7 秒。

（2）发声功能和共鸣功能主观评估:未见明显异常。在言语训练中监控这些指标,确保其发声功能和共鸣功能在正常范围。

（3）口部运动功能主观评估结果:见表 13-5-2。

表 13-5-2　口部运动功能评估表

下颌运动功能		唇运动功能		舌运动功能			
项目	得分	项目	得分	项目	得分	项目	得分
自然状态	4/4	自然状态	3/4	自然状态	2/4	舌尖左右交替	2/4
咬肌肌力	2/4	流涎	2/4	舌肌力检查	2/4	舌尖前后交替	2/4
向下运动	3/4	唇面部肌群肌力	2/4	舌尖前伸	2/4	舌尖上下交替	2/4
向上运动	3/4	展唇运动	3/4	舌尖舔下颌	2/4	马蹄形上抬模式	3/4
向左运动	2/4	圆唇运动	3/4	舌尖舔上唇	2/4	舌两侧缘上抬模式	1/4
向右运动	2/4	唇闭合运动	3/4	舌尖舔上齿龈	2/4	舌前部上抬模式	2/4
前伸运动	1/4	圆展交替运动	2/4	舌尖舔左嘴角	2/4	舌后部上抬模式	2/4
上下连续运动	3/4	唇齿接触运动	2/4	舌尖舔右嘴角	2/4		
左右连续运动	2/4			舌尖舔硬腭	1/4		
下颌总分	22/36	唇总分	20/32	舌总分		31/64	
口部运动功能总分		70/132＝53.0%					

注:运动评分标准,0 级——无反应;1 级——尝试运动,但未成功;2 级——略微可以运动,但不充分;3 级——可以完成运动,但不能保持 3 秒;4 级——可以充分地运动,并保持 3 秒

结果分析:①静息状态时,下颌、唇、舌及口面部肌力为 2 级;②下颌运动功能总分为 22 分,下颌的单一运动能力一般,分级控制和转换运动能力欠佳;③唇运动功能总分为 20 分,唇闭合力量弱,圆唇、展唇运动不充分,圆展交替运动能力欠佳;④舌运动功能总分为 31 分,舌运动的运动范围小,运动控制能力差,运动速度慢。由此,应进行口部运动功能训练,促进口部结构(下颌、唇、舌)感知觉的正常化,增强口面部肌群肌力,提高下颌、唇、舌的各项运动控制能力。

（4）口部运动功能客观测量:结果见表 13-5-3。

表 13-5-3 口腔轮替速率(diadochokinetic rate,DR)结果记录表

日期	DR (pa)	DR (ta)	DR (ka)	DR (pata)	DR (paka)	DR (kata)	DR (pataka)
7.13	8	7	5	4	4	3	2
7.13	6	6	5	3	3	3	2

结果分析:上表是该儿童进行两次口腔轮替速率测试结果,根据取较大值的分析原则,该儿童 DR(pa)为 8 次,DR(ta)为 7 次,DR(ka)为 5 次,DR(pata)为 4 次,DR(paka)为 4 次,DR(kata)为 3 次,DR(pataka)为 2 次。与参考标准相比较,该儿童各项口腔轮替速率均低于该性别和年龄段 DR 正常值的最小要求,说明该儿童发音时唇、舌以及下颌交替运动的灵活性差,需结合口部运动主观评估,制订针对性的治疗方案。

(5)汉语构音语音能力评估:构音字清晰度为 55%,句清晰度 55%,连续语音清晰度 55%,其中,声调构音清晰度为 100%,韵母构音清晰度为 40.0%,声母构音清晰度为 30.43%。

结果分析:①已习得声母音位有/b、d、m、h、p、t、g、h、n、l、x/;声母音出现歪曲的声母音位有/j、q、z、c、s、zh、ch、sh、r/;②已习得单韵母音位有/a、o、e、i、u、ü/;后鼻韵母/ang、ing、uang/与前鼻韵母/an、in、uan/常互为替代;③声调正常。该儿童的构音能力处于第三阶段,由于口面部肌群存在不随意运动,发音时口肌不对称,发音时下颌、唇、舌的运动位置不精确,构音运动转换速度慢,该儿童的单词水平的言语清晰度尚可,句子水平的言语清晰度差,发音时有歪曲和遗漏。因此应进行构音器官运动功能的训练,着重训练构音器官肌群的节律运动和协调运动,同时进行有针对性的构音训练。

2. 普通话儿童语言能力临床分级评估结果 采用《普通话儿童语言能力临床分级评估表》(mandarin clinic evaluation of language fundamental,MCELF),该评估包括基本沟通技能、语音感知、语音产生、词语理解与命名、句子理解与表达、综合运用 6 个方面。评估结果见表 13-5-4。

表 13-5-4 个案汉语语言分级能力评估结果

		通 过			
语音感知	声母识别		92%		
语音产生	声母	66.6%	韵母		90.9%
	声调		100%		
词语理解与命名	词语理解		95%		
	词语命名		81.5%		
	句子理解		78.2%		
句子理解与表达	模仿句长		7 个字长		
	句式仿说	语法得分	30%	语义得分	40%
综合运用	主题对话		28%		

注:表中分数为得分/总分(正确率)

结果分析:①基本沟通技能方面:通过;②语音感知方面:声母语音识别的正确率为 92%,基本通过;③语音产生方面:声母正确率为 57.1%,不能准确发音的声母有/j、sh、zh、 ch、z、s、r/,主要集中在舌面音、舌尖前音和舌尖后音;韵母正确率为90.9%,达标;声调发音的正确率为100%;④词语理解与命名方面:该儿童的词语理解能力为95%,达标;词语命名能力较好,生活中常见的名词、常用的动词基本上可以正确命名,命名错误的名词有"小偷(无反应)",形容词有"健康、浑、勇敢、舒服、难",动词有"扑(跳)、帮助、批评、堵车、迟到"等,错误走向一般是描述与目标词相关的词语;⑤句子理解与表达方面:该儿童句子理解能力正确率为78.2%,儿童对部分有2个修饰成分的句子表现出理解困难,难以抓住关键信息进行整合,导致指认图片错误,如"穿红衣服的小明在房间里玩汽车";对于把字句和被字句,该儿童无法理解施事与受事者之间的关系。模仿句长能力较差,处于7个字句长水平;句式仿说方面,儿童可以仿说无修饰成分的简单句,对有修饰成分的句子儿童的仿说能力下降,错误主要表现在出现语法遗漏,如"狗戴着两个黄色的铃铛",儿童在仿说时,语义不精确,如"狗戴着两个铃铛",但语法出现遗漏,不能对复句进行仿说;⑥综合运用方面:主题对话能力为28%,可以正确回答"谁""什么""在哪里"的问题,对"功能""特征""类属""处理任务""表达理由""动作序列"等方面的问题儿童偶尔可以简单回答,但语言组织较差,语句不完整;该儿童在短文理解和看图叙事方面无法完成。因此,该儿童应从以下方面进行语言治疗:①语音方面:应进行构音改善的训练和韵律训练,以提高语音清晰度言语的流畅性;②词语理解和表达方面:应增加高级动词和形容词的理解和命名;③句子理解和表达方面:增加句子中的修饰成分,对含有2个修饰成分的句子进行仿说训练,同时提高看图说话能力和叙述简短故事的能力。

3. PPVT评估　采用皮博迪图片词汇测验(Peabody picture vocabulary test,PPVT)对儿童进行评定,该检查方法简便容易操作,共有120张黑白图片,每张图片上排列有4个小图,另外有120个分别与每张图片内一个图的词义相匹配的词。测验图片按从易到难、从常用到少见的顺序出现。PPVT法可以得出每个儿童最后的得分,该分数可以转化成相应的智龄、离差智商或百分位等级,从而反映出被试者的语言水平发育情况。该测验适用于3岁3个月~9岁3个月的儿童,对一些表达困难的孩子尤其适合。评估测试结果见表13-5-5。

表 13-5-5　个案 PPVT 评估结果

参与儿童姓名:张平平	性别:男
出生日期:2010 年 10 月 5 日	年龄:6 岁 9 个月 8 天
测评时间:2017 年 7 月 13 日	
PPVT 语言智力测试结果	
最高点:94	
起始点:31	
错误数:19	
原始得分:75	
语言智龄:6 岁 7 个月水平	
语言智商:97	
语言智商百分位:38%,属于中等水平语言智商	

注:测试中记分最高点之后的词汇不再往下测

评估结果:根据儿童 PPVT 答题情况,测试中记分起始点至记分最高点之间未能通过的词汇有肩膀、射击、柑橘、绷带、玻璃、燃烧、踏板、花茎、信号、头颅、篱笆、拆毁、严寒、扩音设备、航行、粗糙、黄鼠狼、昆虫学家。

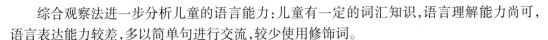

综合观察法进一步分析儿童的语言能力：儿童有一定的词汇知识，语言理解能力尚可，语言表达能力较差，多以简单句进行交流，较少使用修饰词。

（五）语言相关领域康复评定

1. 粗大运动功能评估　粗大运动功能测试量表（GMFM）：A 区，卧位与翻身总分 51/51，B 区，坐位总分 60/60，C 区，爬与跪总分 42/42，D 区，站立位总分 37/39，E 区，行走、跑、跳总分 63/72，总分：253/264，百分比 96%。粗大运动功能分级（GMFCS）为 Ⅱ 级，粗大运动功能落后：单足站立（3 秒以上）、前后足站立（5 秒以上）、走直线（3 步以上）、跳高（30cm）、跳远（30cm）、向下跳（15cm）、跨越障碍物（10cm）、单脚跳、交替出步上下台阶等项目不能完成。不随意运动明显（头颈、面部、躯干、四肢均可见），步行时躯干控制欠佳，重心左右摆动幅度较大，快走及跑步时明显。建议康复训练：力量训练，姿势控制训练，粗大运动训练。

儿童平衡量表（PBS）：总分 52/56 分，平衡能力良好，日常生活活动低跌倒风险。

2. 精细运动功能评估　精细运动功能测量表（FMFM）：A 区，视觉追踪总分 15/15 分，B 区，上肢关节活动能力总分 27/27 分，C 区，抓握能力总分 30/30 分，D 区，操作能力 39/39 分，E 区，手眼协调总分 71/71 分，总分 182/182，能力值 86.81。手功能分级（MACS）为 Ⅱ 级，精细运动能力落后：操作速度与协调性稍差。可完成所有测试项目，剪纸（圆形、方形）、临摹正方形等完成质量欠佳。

3. 认知能力评估　对儿童进行《认知能力专项筛查》测试，该儿童目前已经掌握常见颜色、图形的概念，但不能利用 3 块及以上的简单图形组合常见的目标形状，如三角形、正方形等；能够空口数数 1~100，点数 20 以内，按数取物 10 以内，以及 10 以内的数的加法（限于手指数量），尚无利用手指雪花片等外物去计算的意识，减法未习得，认识字形，不能书写数字，未习得序数概念；时间认知上能理解白天、晚上、上午、下午、今天、昨天、明天、星期，不能看懂钟表上的时间；空间方位已习得（里外、上下、前后、旁中），尚未习得以客体为参照物分辨左右；能够对常见的物体的量进行分辨。注意力维持时间尚可，记忆力和观察力不足，不能完成 3 个及以上动作序列的记忆和排序任务，对图形、数字的认知存在缺陷，推理能力不足，需要进行干预训练。

康复建议：①增加几何图形的认知训练和数的概念认知训练；②进行实物、图形、数字的类比推理训练。

4. 情绪行为评估　该儿童情绪稳定，配合度良好。

（六）总结及建议

1. 总结　根据该儿童 MCELF 语言评估的结果，以及其他相关评估，主观观察和一般情况提供的信息，可以明确此 6 岁 9 个月儿童的语言障碍是由于运动、认知、听力等多重障碍导致的，经过 1 年多的言语矫治和认知干预，该儿童的言语、语言能力获得了较大进步，但仍存在发展性语言障碍。目前该儿童的语言能力水平整体相当于 4 岁左右的普通儿童，根据世界卫生组织对儿童沟通障碍严重程度的描述，该儿童语言障碍程度为轻度。具体来说，该儿童语言理解能力基本正常，但语言表达尚落后于同龄儿童，同时该儿童存在构音障碍，提示应加强语音矫治方面的干预。该儿童认知能力尚可，配合度较高，这些为后续康复提供有利支持。儿童目前就读于普通幼儿园，这种融合的教育环境会为其语言发展提供帮助；儿童所处的家庭环境、家长能力及配合度等方面也可以为康复提供较好保障。

2. 建议　该儿童虽然具备一定的语言能力，但整体水平与正常儿童相差较大，有必要进行语言康复，进一步提升语言能力，最大程度缩小与同龄普通儿童的差距。该儿童当前语言康复的重点是增加高级动词和形容词的学习,并运用已习得的词汇进行句子的仿说能力训练,同时提高看图说话和叙述简短故事的能力,训练重点在于加强内容之间的衔接,增强叙事的逻辑性。言语方面的训练重点是言语呼吸训练和构音语音训练。后续的康复可以 12个月为周期,采取直接干预模式,治疗师和家长共同参与,个别化干预和集体干预、小组干预相结合,通过各种途径提高儿童的语言能力。康复 12 个月后再次进行 MCELF 评估,参考儿童的语言能力发展状况。

粗大运动训练、精细运动训练、认知训练分别由专业的治疗师进行干预,在这个章节不予阐述。本节重点针对儿童的语言障碍和构音障碍进行详细分析和方案制订。一般情况下,康复方案中长期目标周期为 6~12 个月,阶段目标周期为 3 个月,近期目标周期为 1~2周,即周方案,根据周方案再拟定日方案。根据儿童的进步情况,6 个月或 12 个月后再次评估。

二、阶段康复方案

(一)阶段康复方案

本次阶段方案的训练时间是 2017 年 7 月 15 日—2017 年 10 月 15 日,为期 3 个月。主要采用个别化训练、游戏治疗以及家庭康复训练相结合模式。个别化训练,即一对一训练模式,治疗师根据训练方案有计划进行,以治疗师为主导;游戏治疗主要是设计游戏情境,游戏以扮演、畅游等方式进行,以儿童为主导;家庭康复训练是治疗师根据儿童的能力,指导家长在日常生活中强化和巩固训练内容,使儿童获得新的技能。个别化训练、游戏治疗每周 3次,每次训练时间 30 分钟,家庭康复训练每周 6 次,并填写家庭康复情况记录。阶段康复方案内容详见表 13-5-6。

(二)阶段方案解析

本阶段方案综合考虑上述的言语功能评定、普通话儿童语言能力临床分级评估、皮博迪图片词汇测验等评估结果而制订的。方案包括语言训练和言语矫治两部分,其中口部运动治疗、言语呼吸训练、构音训练是脑瘫儿童言语治疗的重要组成部分,本次案例解析主要围绕语音的产生、口语表达能力和语音清晰度展开。

该儿童的训练起点定为进行声母第三阶段的构音训练,根据声母的音位习得情况进行词语训练,扩充词汇量,根据儿童的学习能力,每个月掌握新词汇量 30~50 个(名词 20 个、动词 5~10 个、形容词 5~10 个,以及少数的数量词、介词、副词、连词等),并能恰当运用新学的词汇组成偏正词组、并列词组、动宾词组等,能够运用新学词汇组成句子,看图说出完整句子等。方案目标的设计应是具体明确的、可测量的(如:正确率达 80%),可在训练阶段前后对儿童进行评估,计算儿童回答正确率;同时方案目标的设计应是可实现的,即要充分考量儿童的学习能力和生活作息时间,并且新教的词汇或句子与儿童生活、游戏或兴趣有关、有意义;最后,方案目标的设计要求在一定的期限内完成,即要求儿童在规定的时间内掌握目标,并反复在生活中巩固和泛化。

在本案例中,该儿童的主要沟通方式是口语,且词语理解和表达水平处于已掌握常见的名词、动词和形容词,也能够对其命名阶段,对句子的理解能力尚可,句子的表达能力水平较低,所以重点在于扩充词汇量,运用所习得的词汇构词成句,增加句子中的修饰成分,提高句子表达的长度和复杂度。如果儿童的口头语言不能成为他们的主要沟通方法,方案的设定就应该是帮助他们发展使用手语或手势语言、图片语言或书写语言所需要的能力。

表 13-5-6　语言阶段康复方案举例

1. 基本信息
　　姓名:张平平　　　　性别:男　　　　　　出生日期:2010 年 10 月
　　联系人:张××　　　联系电话:138××××××××
　　地址:深圳市××区×××号××××弄×××室　　　制订人:王超
　　制订日期:2017 年 7 月 15 日　　　　　实施时间:2017 年 7 月 15 日—10 月 15 日

2. 语言评估摘要(参见案例中的评估结果和建议)

3. 治疗目标

长期目标	(1) 进行第四阶段声母语音构音训练,语音产生正确率达 80%
(6~12 个月)	(2) 扩充词汇量 100~200 个,尤其是抽象名词、高级动词、高级形容词、介词、副词、连词等
	(3) 能够使用含 2 个修饰词的句子进行日常沟通交流,句式中常包含时间、地点状语等
	(4) 能够掌握连词、副词、介词等虚词的用法,能自主、完整、流畅地表达自己的想法或讲述一个完整的简单故事
阶段目标	(1) 进行声母第三阶段 j、q 的构音训练,语音产生的正确率达 80%
(3 个月)	(2) 每月新学名词 20~30 个,动词 5~10 个,形容词 5~10 个,少量的数量词、代词、方位词、介词、副词、连词等,正确率达 80%;合理运用新学词汇组成偏正词组、并列词组、动宾词组,正确率达 80%
	(3) 运用新学的词汇、词组组成带有 1~2 个修饰词的简单句,看图表达完整句 1~2 句,句长 7~9 个字,正确率达 80%
	(4) 能说主、谓、宾、定、状、补搭配齐全的句子,叙述一件事情或阐述动作序列等

4. 治疗模式及强度
　　个别治疗:每周 3 次,每次 30 分钟,共 36 次
　　游戏治疗:每周 3 次,每次 30 分钟,共 36 次
　　□ 集体治疗:每周_____次,每次_____分钟,共_____次
　　家庭治疗:每周 6 次,每次 30 分钟,共 72 次

5. 注意事项
　　在语言治疗时选用合适的座椅,保证儿童的坐姿稳定、身体处于放松状态,合理监控儿童的言语呼吸能力、构音清晰度水平,合理运用贴纸、代币纸、社会性强化物等进行强化,增加训练的积极性和主动性

三、周康复方案

(一)周康复方案

　　基于以上的阶段方案,根据儿童的实际情况,对儿童进行每周的方案制订。在周方案中,对康复目标、康复内容、手段和方法、拓展内容进行详细的安排。此处选择该儿童第 1 周的方案进行展示。周康复方案内容详见表 13-5-7。

　　从儿童周康复方案目标达成情况来看,儿童在言语的呼吸功能和构音语音方面已经达到康复目标,语言方面的句子表达暂时部分掌握,下一周将延续部分掌握的内容,选择新的主题,如节日,进行目标音/j/的声韵结合训练及词语训练,重点进行句长训练和主题对话训练。

(二)周方案解析

　　一般而言,长期目标、阶段目标与周方案、日方案之间是相互联系、相互衔接的;根据儿童各项评估结果、结合儿童的认知水平和学习能力,合理推测能达到的长期目标,根据长期目标分成 2 个阶段目标,再依据阶段目标分割成周目标、周方案,日方案是每一次课的具体展现,也是周方案的具体实施过程。因此,周康复目标、周方案、日方案的制订也是依据 SMART 原则,是具有可测量、可实施、有节点的目标和方案。

表 13-5-7　脑瘫儿童语言康复周方案

龚乐乐(第 1 周,2017 年 7 月 15 日—19 日)

儿童姓名:张平平　　　　　　治疗时间:2017 年 7 月 15 日—19 日

个别化训练:周一、周三、周五　　游戏治疗:周二、周四、周六　　　　家庭康复:周一~周六

治疗地点:××医院 & 家庭　　　治疗师:王超

领域	康复目标	康复内容	康复资源	康复方法	目标达成情况		周一	周二	周三	周四	周五	周六
言语呼吸训练	MPT 达 4.5 秒,提高言语呼吸支持能力	缓慢平稳地发出元音 i,注意发元音时对声时的控制,做到缓慢平稳	多媒体,手机录音功能,手机微信中的语音通话功能	缓慢平稳呼气法			○	√				
构音训练	习得声母/j/音	1.1 /j/音音位诱导训练:/j/的发音教育,舌前部上抬运动训练(抵抗运动训练、运动范围训练、精准构音训练)	多媒体视频、舌前位运动训练器、图片等	观察法、咀嚼法、示范教学法、游戏法	1.1		○	△	√			
		1.2 /j/音位习得训练			1.2		○	△	√			
		1.3 /j/-/q/、/j/-/x/的音位对比训练			1.3		○	○	△	△	√	
语言训练	习得声母/j/及其声韵组合的词语 10 个,并能根据情景用 6~7 字的句子表达相关内容	1.1 词语的理解和命名:交通工具、飞机、公交车、救护车、警车、消防车、挖土机、推土机等	多媒体、教具、玩具、图片	示范教学法、角色扮演、游戏法	1.1		○	△	△	√		
		1.2 逐字增加句长训练,目标是深吸一口气能说出 7 个字的句子			1.2		○	○	△	△	△	△
		1.3 主题对话:根据情景回答问题,如"说出在紧急情况下使用的交通工具""说出有轮子的交通工具"等	多媒体、教具、玩具、情景图片等	游戏法、角色扮演法、谈话法	1.3		○	○	△	△	△	△

注:目标达成情况记录方式:未掌握○;部分掌握△;完全掌握√

本周方案是依据该儿童的阶段目标制订的。此阶段目标主要是进行第三阶段声母/j、q/的构音训练，根据声母音位习得情况进行声韵组合强化训练，扩充词汇量，运用新学的词汇组成句子和短语，于是根据儿童的学习能力，拟定每周1个主题，掌握词汇量8~10个，根据主题内容进行生活或游戏泛化。如这一周的主题是交通工具，目标语音是声母/j/及其声韵组合，目标词语（交通工具、飞机、公共汽车、自行车、轮船、火车、救护车、警车、消防车等），根据儿童的喜好，选择目标词语组成多种生活情景下不同的句子表达，如"我们乘公共汽车去上学""建筑工人用推土机来推土"等。这些目标的设计是可测量的，每次训练前后及时监测正确率，一周结束时要求词语命名正确率达80%。方案目标的设计是与生活密切相关的，如会话主题"说出在天上、水里和陆地上行驶的交通工具""说出在紧急情况下使用的交通工具"等；最后，方案目标的设计要求在一定的期限内完成，如周方案目标以一个星期为周期，要求儿童在规定的时间内掌握目标。

另外，此方案的设计对于该儿童此阶段是适切的，其他儿童周方案的设计可以借鉴和参考，但是每一儿童的认知基础、兴趣、学习能力都是不一样的，因此，对于其他儿童或者该儿童的其他阶段，方案设计的量、内容和要求都必须做出适当调整，做到因地制宜、因材施教。

四、日康复方案

（一）日康复方案

日方案是在阶段方案和周方案的基础上制订的，是每次训练的展现。日方案的制订要充分考虑儿童的能力、特点、兴趣，要尽可能具体、有针对性和可操作性。此处选择一篇该儿童的日方案，展示如下（表13-5-8）。

表13-5-8　主题：交通工具
——"我喜欢乘着××去××"

训练内容	语言	设计人	王超
训练对象	脑瘫儿童	主讲人	王超
形　式	个训课	课　时	1课时（30min）

1. 康复目标

（1）知识和技能：MPT达到4.5秒；习得声母/j/音；目标词语是飞机、救护车、推土机等；能正确命名常见的交通工具，了解它们的外形特征与功用，并能用词语和句子表达出来。

（2）过程与方法：通过口部运动训练及精准构音训练习得声母/j/音位，通过情景教学法、示范模仿法、提示促进法等方法进行声韵组合训练和词语训练诱导儿童说出带j音的目标词语和句子。

（3）情感态度价值观：儿童在主题会话过程中，学会倾听治疗师的话语，做出判断和分析，适时用词语、短句表达自己的发现和见解。

2. 康复重点、难点

（1）重点：/j/的发音及声韵组合训练。

（2）难点：构音器官运动不协调影响词组和句子的语音清晰度。

3. 康复准备

（1）环境准备：个训室，配有多媒体设备，安静、舒适。

（2）教具准备：舌前位训练器、蜡烛、仿真车（交通工具）、图片等。

（3）活动前期提出观察要求，让家长有意识地带领儿童体验乘车乐趣，体验乘坐地铁和公交的不同感觉，认识不同的交通工具有不同的特征和功能，"交通工具"主题活动由此而来。

4. 康复过程

（1）前测

1）客观测量：MPT 为 3.5 秒。

2）口部运动功能评估：舌前部上抬模式 2 级。

3）词语的命名：出示图片飞机、救护车、警车、挖土机、推土机，提问儿童："这是什么？"

> 以口语表达的形式完成前测，也可以在课前完成此项内容。

（2）视频导入，引出谈话主题：播放巧虎视频"交通工具总动员"，引导儿童观看。

> 通过播放儿童喜欢的巧虎视频，切入学习主题，提高学习动机，为正式学习做准备。

（3）新授

1）播放救护车、警车、消防车出警声音音频，引导儿童进行单韵母缓慢发声与最长发声时长相结合的训练，如"i----""u-----""i—u—i—u--"等，目标是 MPT 达到 4.5 秒。

2）/j/的发音教育：发/j/音时，舌面前部接触硬腭前部，软腭上升，阻塞鼻腔通道，紧接着松开舌面前部，形成一道窄缝，然后，气流从舌面前部和硬腭前部之间的缝隙中挤出，摩擦成声，声带不振动，气流较弱。发/q/音时，除气流较强外，其他与/j/音相同。发/x/音时，舌面前部接近硬腭前部，形成一道窄缝，软腭上升，阻塞鼻腔通道，然后，气流从舌面前部和硬腭前部之间的缝隙中挤出，摩擦成声，声带不振动。

3）/j/音位习得训练：方法：患者张开嘴巴，治疗师将舌前位运动训练器凹面朝下贴其上腭放入，将其后端正好放在上齿龈处，让患者将舌前部向前伸至勺后端的凹槽中，并顶住磨砂面，然后将舌前位运动训练器向后推，让患者用力向前上抵抗来训练舌前部的肌力，持续 10 秒。目的：训练舌前部肌肉组织的力量。

①舌前部运动范围训练：患者张开嘴巴，治疗师将舌前位运动训练器凹面朝下贴其上腭放入，将其后端正好放在上齿龈处，让患者将舌前部向上方抬，舌前端贴着勺后端的凹槽，然后将舌前部放下，再向前高抬，再放下，通过舌前部的升降交替运动来训练舌前位运动，持续 20 秒。目的：通过交替运动进行舌前部肌肉组织运动范围的训练。

②精准构音训练：患者张开嘴巴，治疗师将舌前位运动训练器凹面朝下贴其上腭放入，将其后端正好放在上齿龈处，让患者将舌前部向前上方抬至舌前位运动训练器的凹陷中，利用"声母-韵母"的轮替练习进行舌前位音的训练，最后进行声韵组合训练。目的：做到舌前位精准构音，为精确语音的形成打下基础。

> 利用舌前位运动训练器结合慢板重读治疗法进行 j 和 i，j 和 v 的声韵组合训练，达到声母/j/音位的精准构音。

4）词语诱导训练：出示 3 张图片（飞机、救护车、推土机）。

治疗师提问:"这是什么?"让儿童回答。

治疗师提问:"哪个是天空中行驶的交通工具?"让儿童回答。

治疗师提问:"哪个是紧急情况下使用的交通工具?"让儿童回答。

治疗师提问:"建筑工人用哪个来推土?"让儿童回答。

(4)拓展巩固:出示更多交通工具的情景图片,让儿童回答相关的问句,诱导儿童说出含有声母 j、q、x 音的目标词语和句子。

> 在儿童习得目标语音 j 音后,提供更多的情景图片,让儿童能正确说出图片中的目标词语,并通过逐字增加句长法,让儿童进行句子仿说训练,提高儿童语言表达能力。

(5)生活应用:引导儿童在生活中进行拓展迁移,指导家长带儿童去体验不同交通工具的不同形状、功能及感觉等,在生活中主动运用所学的知识和句式,适当地进行扩展、延伸和泛化。如句子表达"我喜欢乘着飞机去旅行""我和姐姐坐公交车去学校"等。

> 本环节将课堂教学与日常生活应用相联结,提高儿童对目标语音、目标词汇的实际运用能力,在生活中巩固其口语表达能力。

(6)效果监控:后测。

1)客观测量:MPT 为 4.5 秒。

2)构音语音评估:习得声母 j 音音位。

> 以口语表达的形式完成后测,监控儿童本节课的学习效果。

3)词语的命名:能正确命名飞机、救护车、警车、挖土机、推土机。

5. 康复延伸　可通过音乐和简短诗歌巩固目标语音,如儿歌《一闪一闪亮晶晶》和短诗《拉大锯》,并善用停顿法提升语言表达的流畅性和清晰度。

6. 家庭康复指导　家长可以通过相关的绘本、照片、图片巩固儿童新掌握的语音、词语和句式,如节日主题等,还可以经常带儿童去户外、远游等,让儿童在体验中运用相关知识,随时随地随机的,丰富儿童的生活体验和学习经验。

> 提高家长的康复理念和康复知识,指导家长在日常生活中潜移默化的引导儿童,更好的沟通表达,使所学内容更好的迁移到日常生活中去,从而巩固课堂康复效果。

7. 课堂效果监控:见表 13-5-9。

表 13-5-9　课堂效果监控

教育康复内容	前测	后测
MPT	3.5s	4.5s
构音语音评估	/j/音歪曲	/j/音正确
词语的命名(飞机、救护车、警车、挖土机、推土机)	正确率10%	正确率80%

8. 反思　本次日方案为一个课时的内容,根据课堂效果监控显示,儿童已经达到康复目标。这个课时完成以后,接下来第2~6课时主要是围绕这个主题,再做进一步延伸,一般设定在1周内(即治疗6个课时,家庭康复巩固6个课时)扩展并掌握词汇量20~30个,和常用句式3~5个,句长7个字,完成周康复目标;家庭康复6个课时主要是巩固新学的知识,提供生活场景进行迁移练习,提高综合运用能力。

（二）日方案解析

治疗师是活动的主导者、组织者、支持者,活动主客体的互动情况,是活动成功的关键。本次活动中,治疗师注重儿童的主体地位,从儿童生活的环境中找到学习点。摸准儿童的认知基础和最近发展区,为儿童提供直观形象的材料和语言交流的机会,激发儿童的认知兴趣和表达欲望。活动前亲子乘坐地铁的经验积累,为儿童的表达提供了基础。治疗师将提问与图示相结合,有利于调动儿童的感官激发其思维;治疗师用完整的句子作示范,鼓励儿童用完整的语言描述交通工具的特征、功能等,培养儿童的语言流畅性,促进儿童的语言发展。本日方案的目标设计比较合理,把周方案拆分成6个课时来完成,第1~2课时安排新学内容较多,言语呼吸功能训练、构音训练、词语诱导训练等;第3~4课时安排目标词语训练和句子仿说训练;第5~6课新学内容较少,主要是难点、重点的反复巩固和操练,可以根据儿童的学习情况调整和补充内容,保证周方案目标的顺利完成;设计难度分层次递进,充分考虑脑瘫儿童障碍特点,在语言治疗中,监控坐姿、言语呼吸功能、构音清晰度等,鼓励儿童积极参与治疗;环境准备也比较充分,在安全的治疗室开展训练,各项教具都经过反复检查和准备;在整个康复过程中考虑到儿童的参与互动,从前测、新授、巩固到拓展延伸逐步开展,各个模块又有难易递进;日方案中提到了教学延伸和家庭康复指导的内容把所学内容进行了校内和校外的迁移,具有针对性和实效性;最后课堂教学效果监控显示该儿童本节课中已经掌握所学目标,从而证明了训练的有效性。

（王　超）

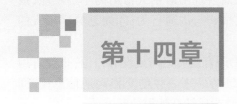

第十四章

孤独症儿童语言障碍康复治疗

第一节　孤独症儿童语言障碍特征

一、概述

（一）定义

孤独症谱系障碍（autism spectrum disorders，ASD）是一类神经发育障碍性疾病，以社会交往及交流障碍、兴趣狭窄、刻板与重复行为为主要特点。ASD 是以孤独症为代表的一组疾病的总称，美国精神医学学会于 2013 年 5 月发布的《精神障碍诊断与统计手册》（第 5 版）（the fifth edition of diagnostic and statistical manual of mental disorders，DSM-5）中 ASD 具有新的含义，以社会交往和社会交流缺陷以及限制性重复性行为、兴趣和活动两大核心表现为特征。它包含 DSM-4 中 4 种独立的障碍：孤独样障碍（孤独症）、阿斯伯格障碍、儿童瓦解性障碍（childhood disintegrative disorder）及广泛性发育障碍未分类（pervasive development disorder-not otherwise specified，PDD-NOS）。

先前独立的 4 种障碍实际是一种障碍在两大核心特征方面不同程度的表现。除上述核心表现外还涉及感知、认知、情感、思维、运动功能、生活自理能力和社会适应等多方面的功能障碍，其中特异性的感知觉与认知功能障碍往往伴随患者一生，严重阻碍发育期儿童综合能力发展。

（二）诊断标准

ASD 儿童主要障碍表现为社会交往的障碍，语言交流的障碍，不寻常的行为方式，如兴趣的狭窄、刻板的行为、强迫性或仪式性的动作等，多数还伴有感觉和动作异常、认知与智能的障碍等。

1. 孤独症诊断标准　疾病和有关健康问题的国际统计分类（第 10 版）（the international statistical classification of diseases and related health problems 10th，ICD-10）中孤独症诊断标准定义为：

（1）3 岁前出现功能发展异常或障碍（3 项至少要有 1 项）：①社交沟通情境之理解性或表达性语言；②选择性社交依恋或交互性社会互动；③功能性或象征性游戏。

（2）社交互动性：社会互动方面有质的障碍（4 中项至少要有 2 项）：①不会适当使用注视、脸部表情、姿势等肢体语言以调整社会互动；②未能发展和同伴分享喜好的事物、活动、情绪等有关的同伴关系；③缺乏社会情绪的交互关系，而表现出对别人情绪的不当反应，或不会依社会情境而调整行为，或不能适当地整合社会、情绪与沟通行为；④缺乏分享别人的或与人分享自己的快乐。

（3）沟通方面质的障碍（4 项中至少要有 1 项）：①语言发展迟滞或没有口语，也没有用非口语的姿势表情来辅助沟通之企图；②不会发动或维持一来一往的交换沟通信息；③固定、反复或特异的方式使用语言；④缺乏自发性装扮的游戏或社会性模仿游戏。

（4）狭窄、反复、固定僵化的行为、兴趣和活动（4 项至少要有 1 项）：①执着于反复狭窄的兴趣；②强迫式地执着于非功能性的常规或仪式；③刻板的和重复的动作；④对物品的部分或玩具无功能成分的执着。

诊断：①孤独症：（2）~（4）合计至少 6 项；②非典型孤独症：发病年龄大于 3 岁或症状数未达 6 项；③阿斯伯格综合征：（2）至少 2 项，（4）至少 1 项，（3）中 0 项，且 2 岁前用单字，3 岁前可用词、短句沟通及有生活自理能力，后来有正常的语言和智能。

2. DSM-5 中孤独症诊断标准

（1）现在或过去在多种情景内的社会沟通和社会互动方面表现出质的损伤：

①缺乏社交或情绪互动；②非口语沟通行为的应用有显著损伤；③无法发展、维持并理解符合其发展水平的社会关系。

（2）行为、兴趣或活动的模式相当局限，重复刻板，表现为下列各项中的至少 2 项：①表现出刻板重复的动作行为、沉迷于某一物体或重复性言语；②表现出对惯例的同一性坚持，固执于一些仪式性的言语或非言语动作；③表现出对少数兴趣异乎寻常的高度集中；④表现出对环境中的感觉刺激反应过度、反应不足或是对某种感觉刺激表现出异常的兴趣。

（3）以上症状一定是在发育早期就表现出来的。

（4）以上症状的出现严重影响了社交、工作或是在其他重要领域的正常功能。

（5）此障碍无法以智力障碍或整体发展迟缓作更佳解释。由于智力障碍常常作为孤独症谱系障碍并发症，因此在做孤独症谱系障碍同智力障碍的共病诊断时，患者的社会沟通能力应低于正常发展水平。

在 DSM-5 中，增加了孤独症谱系障碍程度分类，详见表 14-1-1。

（三）病因和患病情况

目前，ASD 的病因不明，其研究多集中在遗传基因、神经发育、神经生化、免疫及病毒感染等方面。越来越多的证据表明，遗传因素在孤独症的发病中起着重要的作用，成为目前的研究热点。近年来的遗传学研究大多集中在基因异常方面，单核苷酸多态性和拷贝数变异是当前基因研究的热点。认为孤独症是一种多基因遗传病，疾病的发生受多个基因调控，单个基因对疾病的作用微小。目前，多数研究发现的基因异常是随机的、偶发的，有基因异常的 ASD 为 10%~15%。环境因素，特别是在胎儿大脑发育关键期接触的环境因素也会导致发病可能性增加。

近年来，ASD 的发病率显著上升，由美国孤独症和发育障碍监控网（autism and developmental disabilities monitoring，ADDM）发布的数据表明，2000 年美国 ASD 的患病率为 0.67%，2006 年的数据为 0.9%，2014 年最新数据为 1.47%，即相当于 68 名儿童中就有 1 例 ASD 儿童。我国第二次全国残疾人抽样调查结果显示，0~6 岁精神残疾（含多重）儿童占 0~6 岁儿

表 14-1-1　孤独症谱系障碍程度分类

障碍程度	社会交往	刻板/重复性行为
Ⅰ级:需要极大支持	言语或非言语社会沟通表现出严重损伤,导致社会功能严重受损;很少主动发起社交行为,对他人发起的社交行为也极少回应	行为模式刻板,对环境中的改变极度不适应;重复刻板的行为显著影响各方面的功能,很难改变其对事物或兴趣的专注性
Ⅱ级:需要较多支持	言语或非言语社会沟通表现出明显损伤,即使在有支持情况下仍表现出社会功能的损伤;很少主动发起社交行为,对他人发起的社交行为也极少或异常回应	行为模式刻板,对环境中的改变很难适应;常表现出明显重复刻板行为并影响着多种情景中的功能;很难改变其对事物或兴趣的专注性
Ⅲ级:需要支持	在无支持的情况下表现出明显的社会沟通损伤;较难主动发起社交行为,对他人发起的社交行为表现出明显的异常;可能表现出对社交行为较少的兴趣	行为模式的刻板显著影响单一或多情景中的功能;不同活动之间的转换表现出困难;组织和计划问题影响独立性

童总数的 1.1‰,约为 11.1 万人,其中孤独症导致的精神残疾儿童占 36.9%,约为 4.1 万人。世界卫生组织根据我国现有总人口数量估计,孤独症儿童总数在 100~150 万左右,已占各类精神残疾的首位。该病男孩发病较多,西方报道男女比例为 3~5∶1,我国报道为(6.5~9)∶1。其患病率与种族、地域、文化和社会经济发展水平无关。

二、孤独症儿童语言障碍的临床特征

几乎所有的 ASD 儿童都存在语言障碍,下面将从语言理解、语言表达、沟通技巧及非口语沟通障碍这四方面对 ASD 儿童的语言障碍进行阐释。

（一）语言理解障碍

1. 言语感知　言语感知是语言理解的起始阶段,是指听者把连续的语音辨认为单词的过程。言语感知的核心问题是如何将听到的声音信号转化为语义信息。在典型的语义发展中,言语感知总是在表达之前。ASD 儿童言语感知的发展存在明显的延迟,表现为定向性差、定位速度慢和声音辨别效果差等。如对 1~1.5 岁儿童的一个回顾性分析显示,当听到家人叫自己的名字时,他们并没有表现出将头转向所感知声音的方向;对 3~6 岁 ASD 儿童的一个研究显示,他们对人类声音刺激和物体机械声音等非社会刺激的声音定位速度慢,声音辨别效果差,说明其社会刺激定向能力受到损伤;在一项平均年龄为 12 岁的儿童听觉加工的比较研究中发现,普通儿童表现出对口语句子的内容偏好,ASD 儿童对其韵律和内容均有同样的关注,但表现出异常的感知模式。但在一些情况下,ASD 儿童言语感知的某些方面（如音高）,仍完好无损甚至更优,分析出现这种情况的原因可能是部分高功能 ASD 儿童仍有较强的语言能力,或者是实验刺激只限于短字,不能反映出整体韵律轮廓的断句变化。

2. 语言理解　孤独症儿童语言理解障碍突出表现为以下几个方面。

（1）孤独症儿童最为显著的障碍是仅仅理解字面的含义,对其中的比喻、隐喻、抽象的问题难以理解,更没有对隐喻的迁移能力。如一个 ASD 儿童对"手机欠费了,手机里没钱了"的反应是跟妈妈要钱,把钱想办法塞到手机里。

（2）有一定语言能力的 ASD 儿童可以进行一般性交流,但对谈话中的幽默、反语、讽刺等不理解。

（3）能力较差的 ASD 儿童则仅可以理解单一指令，但不能主动完成，且不能理解多指令。

（4）不能理解人称代词你、我、他的关系。

（二）语言表达障碍

1. 语音　大部分 ASD 儿童的语音发展轨迹与普通儿童类似，但他们不能依据环境语言调整自己的发音，不能与周围语言环境进行有效互动，其发音被描述为"单调的""机器人式的""奇异的"等。有些孤独症儿童语调平淡没有抑扬顿挫，或者说话如唱歌、声音尖锐等，在音质、音量等方面与一般人明显不同。与正常儿童相比，孤独症儿童更容易犯重音错误，他们经常错误地将重音放在其他词语之上，着重强调那些不该强调的词。

2. 词汇　ASD 儿童在词汇的掌握上一般进步较慢，通常需要反复学习，且不能很好的运用。另外一些程度较好的 ASD 似乎词汇量很大，但不能恰当的使用。

3. 语法　孤独症儿童在语法的掌握上也较为落后，突出表现是语言的重复性。有鹦鹉学舌式的即时重复；有延迟重复，即重复说既往听到的言语或广告语等；也存在反复的重复一个词或一个问题。交流时经常出现语法结构上的错误，或用固定的、特殊的方式来表达。

4. 语用　语用能力与社会交往关系最为密切。理论上讲，孤独症儿童在语用发展方面所存在的障碍是最大的，其言语组织和运用能力明显受损。研究表明，ASD 儿童存在的语用问题主要表现在以下几个方面：不能区分说话者与听话者之间的关系及作用；不能正确使用对话规则表示客气；不能区分新旧信息以致错误使用不同的人称代词。如喋喋不休，有明显的刻板语言；不懂如何开始和终止谈话，不能围绕一个主题进行交谈；不能根据情境适当运用语言，不会使用具有交往含义的面部表情、音调以及身体语言等。

（三）沟通技巧障碍

由于孤独症儿童缺乏交流、交往的意愿，同时有明显的语言感知、语言理解以及表达的障碍，因此 ASD 儿童很难掌握沟通的技巧。由于口语表达的缺陷，孤独症儿童无法与他人进行有效的互动沟通，导致他们缺乏沟通动机，ASD 儿童往往少有主动言语，多不会用已经学到的言语表达愿望或描述事件，不会主动提出话题、维持话题；有些 ASD 儿童讲话总是以自我为中心，仅就其感兴趣的内容侃侃而谈，不在乎他人的感受，不需要他人做出反应，这类儿童常常是"对人说话"，而不是"与人交谈"。大部分 ASD 儿童不会运用比喻、隐喻等方式来进行有效沟通。

（四）非口语沟通障碍

低口语或无口语能力的孤独症儿童由于无法通过正确、清晰的语言表达需求，而出现异常的行为，其实这也是他们表达与沟通的一种方式。近些年的研究显示，孤独症儿童的非口语沟通障碍主要表现为共享注意能力缺陷、非口语沟通姿势缺陷、要求、社会互动能力的缺陷。

三、与语言障碍相关的临床表现

（一）认知和智能障碍

ASD 儿童中只有 25% 的人智商（IQ）能够达到 70 左右，有 25% IQ 为 50~70，其余的 50% IQ 低于 49。伴有智力低下者刻板行为出现率高，其社会交往障碍、自伤和癫痫的发生率也高。认知障碍主要表现为不理解符号语言和身体语言如手势等,缺乏象征性的活动、缺乏推理性和逻辑性以及对游戏的规则和行为规范等缺乏认识。智商正常或偏高的 ASD 儿童有一些特定的认知特征,他们的机械记忆和视觉信息处理相对较好,在非言语智能测验中表现为计算、记忆和视觉空间技能比其他方面能力强。

（二）感觉障碍

孤独症儿童存在多方面的感觉异常。最为凸显的是听觉敏感,如非常喜爱某些声音,对另一些声音则特别恐惧,如有的儿童听到流水的声音就会马上捂住耳朵。视觉异常表现为对特别图像的喜好或厌恶、喜欢斜视、倒视,有的儿童会对站在他面前的某个人视若不见,而只注意到这个人的身体的一部分如手、眼睛等。本体觉方面表现出喜欢坐车、怕坐电梯、喜欢旋转等。其他感觉如在痛觉方面大多表现为迟钝,如摔倒时无任何反应,打针亦不觉得疼,也有的儿童过于敏感,如拒绝他人的亲吻与搔痒等,也可能感觉迟钝和过敏发生在同一个患儿的身上。

（三）情绪行为

ASD 儿童的情绪表现为过于平淡或者与之相反,对事物反应过度或不相称,常不明原因的长时间哭泣或大笑,难以制止。有些儿童会表达自己的喜、怒、哀、乐,但是常常是难以恰当表达,也不会用面部表情来表达。

不同寻常的行为方式是 ASD 儿童的特征之一,表现如下:

1. 对事物的兴趣非常狭窄,或存在不寻常的依恋行为　孤独症儿童对一般儿童所喜爱的玩具和游戏缺乏兴趣,尤其不会玩需要想象力的游戏,而对一些通常不作为玩具的物品却特别感兴趣,如车轮、瓶盖等圆的可旋转的东西,有些儿童还对塑料袋、门锁、某些水果等产生依恋行为,或者对电视广告、天气预报等发生特殊的兴趣。

2. 刻板行为　患儿要求日常生活环境要一成不变,一旦发生变化就会焦虑不安。如物品需要摆放到固定位置,出门走同一路线,倘若打破他们的"同一规律",就会尖叫、大发脾气或拒绝执行。大多数 ASD 儿童都拒绝学习和从事新的活动,或者只吃某种固定的食物、只坐固定的位置等。

3. 强迫性或仪式性的动作　患儿反复重复一种动作,如摆弄自己的双手、弹手指、扭曲手臂等动作,或者反复问同一个问题,或者沉湎于记忆家庭成员的姓名、出生年月日、国家首都的名字、某类地名等。

4. 其他行为　如对其他小儿感到恐惧的事物,如高楼、虫子等则表现为无恐惧感。很多 ASD 儿童存在明显的多动、冲动、攻击、自伤等行为。

（马冬梅）

第二节　孤独症儿童语言障碍常用治疗模式与方法

一、概述

语言障碍是几乎所有的孤独症儿童都存在的,因此语言治疗是孤独症儿童康复管理中的一项重要内容。语言治疗师在孤独症儿童康复团队中扮演着十分重要的角色,为 ASD 儿童提供语言康复服务和家庭指导。孤独症儿童的语言康复不同于脑瘫、发育迟缓等其他发育障碍疾病的治疗,孤独症儿童的语言训练和教育更有相关性,因此,除了康复治疗师以外,还有很多教育工作者也承担着 ASD 儿童的语言康复工作。不同程度的孤独症儿童的语言障碍表现差别很大,低功能孤独症多数是缺乏语言能力的,且伴有明显自我刺激行为和严重的社交能力缺损,学习能力差;高功能孤独症则多数具有语言能力,学习能力较佳,孤独症倾向较不明显,但是语言理解与表达力、人际互动等功能仍有障碍。对于孤独症儿童来说,语言治疗应该从理解、沟通、构音多方面着手,绝不能仅仅是发音的训练,也不应仅强调"说话",还要注意非语言交际能力和共同注意能力等其他方面的治疗。孤独症儿童的语言治疗是一个多方面综合的过程,应根据儿童语言障碍的特点、共患病、儿童的年龄、家庭因素等制订个性化的语言治疗方案。

二、常用治疗模式

孤独症儿童语言障碍的治疗过程中应根据其语言障碍的特点、年龄、家庭情况和父母意愿等选择适当的治疗干预模式。

(一)专业机构为中心的治疗模式

孤独症儿童的专业训练机构包括医院和特殊教育学校。由医生、治疗师(或教师)、康复护理人员等一起组成的康复管理团队,对儿童实施综合康复管理。

1. 个别化干预模式　语言治疗的基本方式,针对语言障碍的主要问题进行一对一的矫治、学习和强化。孤独症儿童在确诊初期,特别是经评估与同龄儿童有明显差异时,一对一的个性化干预应占大部分时间。治疗师(或教师)需制订具体康复训练计划,每次训练 30 分钟,训练结束时需向家长提供课后家庭训练内容。个别化干预模式的优点是训练内容鲜明、具体,且个性化突出。

2. 小组干预模式　一般由 2~5 名发展年龄及语言能力相近(也要考虑能力互补等因素)的儿童以小组形式开展干预,适合于有一定理解能力,能在少数人的集体环境中参与,发展年龄在 2 岁以上的儿童。由一名治疗师(教师)为主导,根据本组儿童的参与能力安排 1~2 名辅助干预人员,在小组环境中进行指令、轮流、互动等训练,培养儿童在小组中学习和活动的能力。

3. 集体干预模式　一般由 5~10 名发展年龄及语言能力相近(也要考虑能力互补等因素)的儿童以集体形式开展干预,适合于理解能力较好、能在集体环境中配合和参与,发展年龄在 3 岁以上的儿童。由一名治疗师(教师)为主导,根据本组儿童的参与能力及课程要求,安排 1~2 名辅助干预人员。以游戏、社交故事等形式开展训练,主要内容为以社会交往为主的集体参与能力,如语言交流的技巧训练、合作意识、输赢意识、自我保护意识的培养和训练等。

(二)以家庭为中心的干预模式

孤独症儿童的干预主要在家庭环境中进行,由父母或主要照顾者来完成。以家庭为中心的干预模式适合以下几类儿童:①障碍程度较轻的孤独症儿童;②障碍程度为中等,且已有在专业机构康复训练的经历;③各方面原因不能在专业机构干预的儿童。

家庭是儿童的主要生活和活动场所,家长是孩子最早的启蒙老师,儿童语言的习得和父母或照顾者关系最为密切。家庭因素对一个 ASD 儿童来说尤为重要,儿童的康复效果和预后更是和家长的付出有着密不可分的关系,家长决定着孤独症孩子的未来。以家庭为中心的干预模式是很多家长选择的方式,或是某一个阶段的干预方式,需要注意的问题有以下几方面:

1. 开展家庭干预之前一定要先进行系统的评估。全面、专业的评估是一切训练的前提。针对孤独症儿童的评估需在专业的机构中,由临床医生、评估医师(教师)、治疗师(教师)、心理人员等专业人员和家长共同参与完成。

2. 语言康复的专业人员根据评估结果,与家长共同制订详细的训练目标、训练计划。其中训练目标应该是包括时间在内的可测得的、能量化的目标。训练计划可制订月计划和周计划,还可以指导家长进行日计划的设计。

3. 语言康复师要对儿童的父母或主要照顾者进行指导,使他们了解儿童的语言障碍情况,学会简易可操作的手法或技巧,帮助父母设计适合在家庭中开展的训练活动。

4. 由于孤独症儿童的特点,其家庭干预需要按照计划有序进行,一旦有改变应提前告知儿童,否则儿童可能出现情绪问题。

5. 一般干预 3 个月左右时需要再次到专业机构进行系统评估,以指导下一步干预训练。

6. 家庭训练可以充分调动和利用一切有利的家庭资源,包括人力和物力。人力资源主要指父母自身、亲属、朋友等;物力资源包括家庭中的一切可用物资,也包括一些适合孩子的公共场所,如公园、淘气堡等。利用好这些资源,干预训练就会有更多的模式,也会收获更好的效果。

7. 孤独症儿童的训练非一朝一夕,是一个漫长甚至终身的事情,以家庭为中心的干预最容易出现的问题就是中断训练,故坚持是最重要的。

（三）医教结合的干预模式

适合于症状较轻的学龄前和学龄儿童,在医生和语言康复师的指导下,短期专业机构干预结合教育机构干预,或者在整个干预期间将专业机构训练和学校训练融入每一天中。目前特殊教育学校也可以达到医教结合的目的。

需要说明的是,孤独症儿童的康复不同于脑瘫儿童训练,无论以何种模式开展干预训练,孤独症儿童均需要医教结合。

三、治疗常用方法

（一）发音器官训练

对于无语言能力的孤独症儿童可先进行发音器官的训练,发音器官的运动范围、速度及灵活性直接影响儿童的发音和语言清晰度。如进行舌的运动范围、灵活性的训练,口唇力量训练等。

（二）语言前期训练

包括视觉追踪训练、目光对视训练和沟通动机的诱发。

1. 视觉追踪训练　将一件孩子喜欢的物体放在孩子眼前移动,吸引孩子的目光。

2. 目光对视训练　叫孩子的名字,看儿童的反应,如无目光对视,可将孩子喜欢的物品放到接近训练者脸部的位置,如果有对视,立即把物品奖励给他。日常生活中当儿童有要求时,如要吃的、要玩的时,都要求他用目光注视,然后再满足其需要。

3. 沟通动机的诱发　选择恰当的玩具、食物等儿童喜欢的物品,要求儿童用目光或手势来表示才给予;也可以通过一些集体活动,在集体环境中让儿童感受互动和社交的氛围。

（三）发音训练

根据评估结果,选择训练的起点,一般是按照"单音节词→双音节词→句子"的顺序进行,这里简单介绍单音和双音节发音训练。

1. 单音节词练习　先由容易的双唇音发音开始训练,然后向较难的音位如舌根音等逐步进展。方法:指出某一语音的发音部位,示范口形,让儿童模仿;发出正确的语音,让儿童模仿;从发音中找出儿童难发的音和容易发错的音,用个别辅导法进行训练。可从儿童最亲的人物母亲开始,学习发唇音"妈";充分利用儿童感兴趣的事物,如通过海苔教儿童发"苔"这个音,还可以利用仿真玩具进行发音的模仿训练。

2. 双音节词语练习　即两个音节的连续发音训练,从已会的单音节开始先学习叠音如"爸爸、妈妈、宝宝"等,再利用事物或图片帮助儿童进行双音节词语的发音学习,如学习说"苹果",训练者可先指指"苹果",然后拿起"苹果",最后说出"苹果"3个步骤。

（四）词语命名训练

以日常生活中的物品或图画逐一提问,从常见到不常见逐渐过渡,儿童不能回答时,给予辅助,令其模仿说出该物名称,反复练习。

（五）会话训练

进行日常生活中的简短对话,训练"听""说"即理解、表达的能力,给予语言刺激,必要时可运用手势、表情等引起儿童反应。在会话过程中注意纠正语音、词汇及语法上的错误。

1. 简单问答训练　帮助儿童建立简单的问答对话,为下一步会主动表达自己的需求做准备。可先以儿童自己为中心,从问答练起,如"你几岁了",如果儿童不会回答,则辅助儿童进行句子模仿练习。抓住儿童的动机,如拿着他喜欢的食品问"谁吃、谁要"。

2. 认读仿说训练　儿童在掌握一定词汇量的基础上,利用图片或文字,学习认读句子,说儿歌,进一步提高儿童的语言表达能力和理解能力。如看图说话练习,"宝宝在睡觉""天上有月亮";帮助儿童练习表达需求,如当儿童指水杯想表达喝水要求时,训练者及时说出"我想喝水",让儿童模仿。

3. 复杂句的训练　当儿童已经具备了简单单句表达能力的时候,则可以开始进一步语言表达的训练,即复杂句的练习。可用看图说话法进行练习,如选出2~3张图片,让儿童将几个画面有逻辑地进行连接并造句。造句的顺序应按照画面内容,由简到难。

（六）阅读训练

在儿童识认常见汉字的基础上,可通过阅读儿歌、古诗或小故事,来提高儿童的词汇量及对语法的理解。阅读过程中要注意纠正儿童的发音、重音、韵律及音调上的错误,改善流畅度。

（七）辅助沟通系统应用训练

辅助沟通系统适用于通过各种手段治疗仍不能讲话,或虽能讲话但清晰度低的儿童。

孤独症儿童中很大一部分适合应用该方法,具体模式及方法可参见本书相关章节。

四、训练注意事项

孤独症儿童的语言障碍有其特殊性,同时还可能伴有不同程度的其他障碍,如多动、注意力集中困难、听觉过敏等,但此类儿童也伴有一些"优势",如大部分儿童的"视觉优势",在语言训练中我们可以充分发挥和利用。在对 ASD 儿童进行语言训练时应注意以下几点:

1. 强化物的选择 每个儿童的理解力、爱好、兴趣和接受能力都不一样,而且在不同的时间段或不同的环境中,孤独症儿童对喜欢的东西也可能是不一样的,因此,选择什么作为强化物,应该根据具体情况来定。如果选择的是物质强化,则一定是长期食用对儿童生长发育无影响的,在选择精神强化时,要选择儿童可理解的、能接受的强化方式。

2. 训练应该遵循由简到难的顺序,避免操之过急 在学习的过程中可以添加的词有动词、形容词、数量词、副词等,逐渐扩大词汇的广度和数量。句子的训练也是同理。

3. 训练中姿势的保持 训练中要让儿童保持正确的姿势,这对训练发音有着重要的作用,同时治疗师(或教师)要一直保持和儿童平视的角度。

4. 对注意力集中困难、多动的儿童,要进行行为的干预 在训练中应融入注意力的训练,也可以指导家长,以游戏的形式于家庭中开展加强注意力的训练。同时根据孤独症儿童的特点,可应用视觉提示给儿童以提醒。

5. 把握生活中的各种机会,训练儿童主动表达 在某一种固定的环境下,儿童学会了使用语言表达需求后,要泛化到多种环境下来训练儿童的主动表达。只有在不同的环境中与不同的人去交往、儿童都会使用正确的主动语言来表达需求时,才说明儿童真正具备了主动语言的表达能力。

6. 针对孤独症儿童的刻板行为,如对语言训练结果基本无影响,且对其矫正时会诱发儿童的不良情绪,则在训练过程中无须干预。

7. 根据儿童具体的情况,恰当选择合适的治疗模式。

(马冬梅)

第三节 轻中度孤独症儿童语言障碍康复案例解析

一、案例简介

(一)基本信息

刘清丽(化名),女,2005 年 6 月出生,年龄为 12 岁 3 个月,孤独症谱系障碍儿童,现在上海某特殊学校就读五年级。

(二)病史信息

经其母反映,该儿童足月顺产,出生时体重 3.46kg,Apgar 评分 9 分,正常。出生后半年无明显异常,未进行过手术。4 个月时开始会笑,但没有声音;7 个月时开始认识妈妈爸爸;10 个月时儿童听到自己的名字没有反应;在 2 岁左右开始发出声音,但无意义;3 岁 2 个月时,出现有意义的言语发音,同时也出现刻板行为,如尖叫、反复拍手等。

儿童在 2 岁左右出现高热、热惊厥,但家长没有足够重视;在 3 岁 2 个月左右因一次情绪问题而引发癫痫发作,到上海交通大学医学院附属新华医院就诊后进行脑电波检查,医生建议服用药物控制病情,如今病情稳定,基本没有再发作过。

儿童自出生开始母乳喂养,4 个月开始添加人工奶粉,8 个月添加辅食,但辅食效果不佳,后逐渐出现喂养困难,不愿意吃硬的食物(牛肉、苹果等),偏好软食(米粥、面条等),咀嚼动作不充分,下颌运动幅度小。现在家里和学校可以自己独立吃饭,但是所吃食物有限,喜欢喝汤、吃汤泡米饭。

该儿童的父母身体状况良好,母亲生育年龄为 25 周岁,祖辈身体状况亦良好,无家族遗传病史。

儿童 4 岁时,其母亲专门请家庭教师在家对儿童进行教学,主要包括教儿童认识常见物品,学习认识数字和简单的算术,认识、书写汉字,学习简单英语等内容,其母亲反映学习效果良好,家庭教师所教内容基本都能学会;7 岁时,进入特殊学校一年级学习。

(三)体格检查及辅助检查

1. 体格检查　该儿童独立坐位,神志清,眼神交流差,身高 163cm,体重 65kg,头围 58cm,胸围 65cm,体格较大。头可以保持正中位,但是不稳定,颜面对称,视力不佳。

2. 构音器官　检查该儿童正常状态下嘴角无流涎,咬肌肌力弱,唇部肌力偏弱,舌体运动不灵活,不能向上、向下运动;发声时下颌运动幅度小,说话不清晰。

3. 孤独症障碍检查　经过《儿童孤独症评定量表》评估,该儿童孤独症的障碍程度为中度,临床表现有:儿童出生至今主动语言较少,存在尖叫、反复拍手等刻板行为,且兴趣狭窄。

(四)语言康复评定

1. PEP-3 评估　采用孤独症儿童心理教育评估量表(第 3 版)(PEP-3)对儿童进行评定,结果见表 14-3-1。

表 14-3-1　个案 PEP-3 评估结果

	原始分	发展年龄	百分比等级	发展/适应程度
1. 认知(语言/语前)	51	40	5	严重
2. 语言表达	27	37	<5	严重
3. 语言理解	33	38	20	严重
4. 小肌肉	38	48	35	中度
5. 大肌肉	30	43	85	轻微
6. 模仿(视觉/动作)	15	29	10	严重
7. 情感表达	12		<5	严重
8. 社交互动	12		5	严重
9. 行为特征-非语言	24		20	严重
10. 行为特征-语言	8		5	严重

从评估结果看出,该儿童各方面发展均较落后,其中小肌肉和大肌肉的发展落后程度分别为中度和轻微,其他方面如认知能力、语言理解和表达、模仿、情感表达、社交互动、行为特征都处于严重落后的程度。进一步分析儿童的语言能力,语言理解能力的发展年龄为小于38个月,处于重度落后,通过的项目有 15 项:指认手偶和自己的身体部位、按要求挑选相应颜色、形状、大小、物品、辨别生字、明白"给我"、对手势有反应、理解动词并能示范动作、按数取物等。部分通过的项目有 3 项,分别是:执行两步指令、回应"不要"或"停止"指令、对自己的名字反应不稳定。未能通过的项目有 0 项。语言表达的发展年龄为 37 个月,处于重度落后,通过的项目有 11 项,分别是:颜色、形状、生字、数字、单字的命名、1~10 的唱数、常见名词和动词的命名等。部分通过的项目有 5 项,分别是:使用手偶演出故事、运用量词、表达要求、语句组织能力等。未能通过的项目有 9 项,数概念、回答自己的姓名及性别、运用代名词、使用语言或手势求助、语句组织能力等。

2. 普通话　儿童语言能力临床分级评估结果采用《普通话儿童语言能力临床分级评估表》(mandarin clinic evaluation of language fundamental,MCELF),该评估包括基本沟通技能、语音感知、语音产生、词语理解与命名、句子理解与表达、综合运用 6 个方面。评估测试结果见表 14-3-2。

表 14-3-2　个案汉语语言分级能力评估结果

基本沟通技能		4/8 未通过		
语音感知	声母识别	17/25(68%)		
语音产生	声母	15/21(71%)	韵母	22/36(61%)
	声调	4/4(100%)		
词语理解与命名	词语理解	30/35(86%)		
	词语命名	25/60(41.6%)		
句子理解与表达	句子理解	16/23(69.6%)		
	模仿句长	11 个字长		
	句式仿说	语法得分 19/30(63.3%)	语义得分	16/30(53.3%)
综合运用	看图叙事	8/50(16.0%)		

注:表中分数为得分/总分(正确率)

根据以上的测试结果,该儿童目前的语言能力存在以下特点:①基本沟通技能方面得分为 4 分,儿童在沟通技能方面能够看着说话的人,对叫到自己名字有恰当的反应,具备一定的沟通意识和技能;但是主动性欠缺,如不能主动跟随他人的视线、主动模仿他人发声,吸引他人关注和主动提出要求;②语音感知方面,声母语音识别的正确率为 68%,儿童对部分听感接近的语音感知存在错误,如"māo-dāo-bāo""pān-bān-shān";③语音产生方面声母正确率为 71%,不能准确发音的声母有"n、sh、zh、z、r、ch、c",主要集中在鼻音、舌尖前音和舌尖后音;韵母正确率为 61%,不能准确发音的韵母"iou、ou、iao、iong、ong、iang、uan、uen",主要集中在构音运动较复杂的复韵母上;声调发音的正确率为 100%;④词语理解与命名方面处于 3级(25~39)。该儿童在词语理解方面能力较好,未掌握的词语有"吹(喝)、硬(软)、公路(铁路)、凉鞋(皮鞋)、擦(扫)";词语命名正确率较低,只能命名简单常见的指物名词,无法正确命名稍难的名词如"肚子、洒水车、奖杯、医生、小偷"等,对形容词如"健康、危险、年轻、勇敢、迟到"和动词如"扑、鼓掌、撕、批评、摸"等词语的命名则是无反应;⑤句子理解与表达方面处于四级(16~17)。其中该儿童句子理解能力正确率为69%,不能正确理解比较句如"椅子比方桌子矮",不能区别即将发生的事情和未发生的事情如"小明刚要吃苹果""小明正在吃苹果";儿童模仿句长能力尚可,可以模仿句长为11个字的句子;句式仿说方面,儿童可以仿说简单的"主+谓+宾"句型,如"小明画苹果""胖胖的男孩有火车",语法和语义均正确,但是对成分偏多的句子儿童的仿说能力下降,如"小明的狗有黑色的斑点",儿童在仿说时,语法结构正确,但是语义出现错误或者遗漏;⑥综合运用方面正确率仅为16%,仅可以回答简单的"谁""什么"等问题,不能正确回答"功能""特征""类属"等问题,如"客厅是用来做什么的?""电视机属于哪一类的物品?",对"处理任务""表达理由"等方面的问题儿童更是无法理解和回应,如"小朋友可以一直看电视吗?为什么?"。

3. S-S语言发育迟缓检查　使用S-S法对该儿童进行评估,评估结果显示低于该儿童实际年龄语言水平阶段,诊断为语言发育迟缓。具体结果如下:该儿童交流态度不良,不能互动和维持话题,存在拍手等刻板行为,视线交流时间很短,对他人的问候及指令反应较差;语言理解能力处于阶段4-2的水平,可以理解由3个简单词语组成的句子,如"红色的方方的桌子""大的绿色的气球"等;在语言表达能力上处于阶段3-2的水平,能够将言语符号与具体的事物联系起来,开始用言语符号表达事物;操作性课题方面,儿童的投入小球和延迟反应能够完成,镶嵌板3/3+,其余均不能完成。

（五）语言相关领域康复评定

1. 感觉统合功能评估　通过对儿童进行感觉统合的评估后发现,该儿童在以下几方面存在问题:①身体运动协调能力失调,如儿童动作缓慢,如行走、跑步、起立、坐下等,运动的协调性不佳,经常同手同脚;②触觉统合失调,如儿童对他人的触摸十分敏感,如有他人靠近或者触摸,则会出现用力推开他人甚至攻击他人的行为;③结构和空间知觉失调,如表现为对空间距离知觉不准确,视觉的不平顺,尤其在下楼梯时,站在楼梯上不敢迈步,需他人搀扶下楼。

2. 认知　对儿童进行《认知能力专项筛查》的测试,该儿童目前已经掌握常见颜色、图形的概念,但是对物体的量和数的认知、时间认知、空间方位掌握情况欠缺,儿童的注意力、记忆力和观察力不足。

3. 言语　通过《儿童构音语言能力评估》表进行言语功能评估,该儿童的言语清晰度为72%,发音时下颌运动幅度小,构音处于声母构音第四阶段。

4. 情绪行为　该儿童情绪不稳定,易发脾气,刻板行为较严重。

（六）总结及建议

1. 总结　该儿童因脑部受损导致孤独症并继发发展性语言障碍和言语障碍,且障碍严重影响该儿童日常生活与父母及同学的交流,家庭积极参与并需求资源进行儿童的全面康复。

2. 建议　对该儿童采取个别、家庭相结合的综合干预模式进行干预。重点对各类词语的命名进行干预,同时结合简单句式巩固和泛化词语的使用。6个月后再次评估。

二、阶段康复方案

（一）阶段康复方案

本次阶段方案的训练时间是2017年3月20日—6月20日,为期3个月。采用引领式家庭干预法,即学校教师指导家长,家长和教师家校合作的共同康复训练模式,通过学校教师的个别化语言康复训练提高儿童的语言理解和表达能力,通过家长的家庭训练,巩固儿童的语言理解和表达能力。具体阶段康复方案内容见表14-3-3。如若本阶段康复方案内容达成,下一阶段将依据评估中未掌握的内容,重点训练动作动词(例如搬、烤、撕、削等)的理解和命名,以及理解和表达添加一个状语成分的简单句(如××吃完了××,××刚要吃××)。

表 14-3-3　孤独症儿童语言阶段康复方案举例

1. 基本信息

　　姓名:刘清丽　　　　　　性别:女　　　　　　出生日期:2005 年 6 月
　　联系人:王××　　　　　　联系电话:139×××××××
　　地址:上海市××区×××号××××弄×××室　　　　制订人:严舒
　　制订日期:2017 年 3 月 13 日　　　　　　实施时间:2017 年 3 月 20 日—6 月 20 日

2. 语言评估摘要(参见案例中的结论和建议)

3. 治疗目标

长期目标　　(1)能更好地执行两步以上指令
(6 个月)　　(2)能使用含修饰词的句子和常用特殊句式进行日常沟通
　　　　　　(3)能使用更多名词、动词、形容词、代词、数量词进行表达
　　　　　　(4)能更好地回答谁?什么?干什么?在哪里?等的疑问句
　　　　　　(5)能更好组织句子描述两个环节的事件

阶段目标　　(1)能理解和表达 4 个代词,如你、我、她、他们,80%正确
(3 个月)　　(2)能理解和表达 6 个方位词,如上、下、前、后,80%正确
　　　　　　(3)能理解和使用比较句和被字句,80%正确
　　　　　　(4)能使用××比××怎么样等疑问句,80%正确

4. 治疗模式及强度

　　个别治疗:每周__2__次,每次__30__分钟,共__24__次
　　□ 小组治疗:每周_____次,每次_____分钟,共_____次
　　□ 集体治疗:每周_____次,每次_____分钟,共_____次
　　家庭治疗:每周__3__次,每次__30__分钟,共__36__次

5. 注意事项

　　在语言治疗中结合认知训练,并注意提升儿童的言语清晰度;尽量避免触摸儿童;及时采用代币制、社会性强化物进行强化

（二）阶段方案解析

　　本阶段方案是依据对儿童的评估结果而制订的。通过《普通话儿童语言能力临床分级评估表》的评估和综合其他评估的结果,该儿童训练起点定为词语理解和命名,并结合简单句的理解和表达。方案目标的设计是具体明确的,例如能理解和表达常用数量词;方案目标的设计也是可测量的,如正确率达80%,可在训练阶段前后对儿童进行评估,计算儿童回答正确率;同时方案目标的设计是可实现的,该儿童词语理解能力较好,在此基础上延伸拓展词语命名能力是可以实现的目标;方案目标的设计是与生活密切相关的,如比较句型的选择,"什么比什么怎么样",该句型是我们实际生活中经常用到的,掌握该句型对儿童生活适应有重要意义;最后,方案目标的设计要求在一定的期限内完成,如阶段目标以 3 个月为周期,要求儿童在规定的时间内掌握目标。

另外,此阶段目标的设计是适合于该儿童的,如果一位儿童评估结果显示处于基本沟通技能阶段,那针对该儿童的阶段目标就要做出调整,不能将目标设立在掌握词语和句子上面,而应该从沟通动机、语言模仿等方面着手设计。

三、周康复方案

(一)周康复方案

基于以上的阶段方案,根据儿童的实际情况,对儿童进行每周的方案制订。在周方案中,对康复目标、康复内容、手段和方法、拓展内容进行详细的安排。此处选择该儿童第6周的方案进行展示。具体周康复方案内容见表14-3-4。

表14-3-4   孤独症儿童语言个别化康复周方案

刘清丽(第6周,2017年6月6日—10日)

儿童姓名:刘清丽　　　　　　　　治疗时间:2017年6月6日—10日
××学校:周一、周三　　　　　　　家庭:周二、周四、周六
治疗地点:××学校和家庭　　　　　治疗师:严舒

康复周目标

1. 认知:认识物体"大小"的属性,正确率达80%
2. 语言理解:理解"××比××大"的问句,并能够进行两者之间的比较,正确率达80%
3. 语言表达:主动表达句型"××比××大/小",正确率达80%

领域	康复目标	康复内容	康复资源	康复方法	目标达成情况					
					周一	周二	周三	周四	周五	周六
认知	1. 认识物体的"大小"	1.1 学会比较不同实物的大小	1.1 水果实物 1.2 水果图片	实物观察法	1.1 ○	√	√	√	√	√
		1.2 学会比较不同水果图片的大小			1.2 ○	○	√	√	√	√
语言理解	1. 理解"哪个比哪个大?"	1.1 理解"哪个大?哪个小?哪个比哪个大?"等问题 ①不同水果实物、玩具(家庭为主) ②水果、动物等各种图片(学校为主)	1.1 水果和玩具的实物和图片; 1.2 水果、动物等各种图片	示范教学法	○	△	△	√	√	√
语言表达	1. 主动表达"哪个比哪个大?"	1.1 表达"××比××大/小" ①不同水果实物、玩具(家庭为主) ②水果、动物等各种图片(学校为主)	1.1 水果和玩具的实物和图片 1.2 水果、动物等各种图片	游戏化练习法 诱导强化法	○	○	△	△	△	△

注:目标达成情况记录方式为未掌握○;部分掌握△;完全掌握√

从儿童周康复方案目标达成情况来看,儿童在认知和语言理解方面已经掌握本周所学内容,但是语言表达方面暂时部分掌握,下一周将延续部分掌握的内容,重点训练语言表达句式"××比××大/小"。

（二）周方案解析

周康复目标的制订也可依据 SMART 原则。本周方案是依据对儿童现阶段训练进度而制订的。该儿童目前正在进行比较句式"××比××大/小"的语言理解和表达训练。方案目标的设计是具体明确的,如理解"哪个大"等问句,并能够进行两者之间的比较;方案目标的设计也是可测量的,如正确率达80%,可在训练阶段前后对儿童进行评估,计算儿童回答正确率;同时方案目标的设计是可实现的,该儿童已经训练第6周,掌握了基本的简单句式,在此基础上延伸拓展比较句的理解和表达是可以实现的目标;方案目标的设计是与生活密切相关的,如比较句型的选择,"什么比什么怎么样",该句型是我们实际生活中经常用到的,掌握该句型对儿童生活适应有重要意义;最后,方案目标的设计要求在一定的期限内完成,如周方案目标以一个星期为周期,要求儿童在规定的时间内掌握目标。

另外,此阶段目标的设计对于该儿童是适切的,如果一位儿童在认知大小方面存在问题,那我们的周目标就要做出调整,不能将目标设立在理解和表达比较句上面,而应该首先针对物体的量的词语进行理解和命名。

四、日康复方案

（一）日康复方案

日方案是在阶段方案和周方案的基础上制订的,是每次训练的方案。日方案在制订时要充分考虑儿童的能力、特点,制订要具有针对性,内容和步骤要详细,具有可操作性。此处选择一篇该儿童的日方案,展示如下（表14-3-5）。

表14-3-5 《比一比》
——比较句训练"××比××大"

学科	语言	设计人	严舒
教学对象	孤独症儿童	主讲人	严舒
课型	个别化训练课	课时	第1课时（共4课时）

1. 教材分析　本节课选自"医教结合,综合康复"理念指导下的自编内容《比较句的理解和表达》,特殊儿童在比较句的理解和表达上存在较多问题,在理解方面,特殊儿童最常见的问题是不理解比较的含义、不会比较;在表达方面常出现的问题是颠倒比较主客体、遗漏比较词、句式不完整等。本单元内容是借助2个物体的某一属性作为比较点来进行,如"大小、高矮、长短、多少、轻重、深浅"等,让学生在正确比较的基础上,理解和使用句型"××比××"。此单元围绕儿童生活中常见的物品,结合实际生活情景开展语言训练,改善儿童语言实际应用能力。每对比较点的学习包括4课时,第1课时为组句,能够进行"××比××大"的组句。第2课时为组句,能够进行"××比××小"的组句。第3课时仿说,出示的更多物品进行仿说的综合比较;第4课时是提供生活场景进行迁移练习,提高综合运用能力。本课例是第1课时。

2. 学情分析(见案例简介)

3. 康复目标

(1) 知识与技能:理解比较词"比"的含义,在辅助下表达句型"××比××大"。

(2) 过程与方法:通过示范、讲解等方法引导儿童理解比较句的含义,并通过辅助的方式来帮助儿童学习和表达比较句。

(3) 情感态度价值观:提高儿童主动表达意识,体会沟通表达的乐趣。

4. 康复重点、难点

(1) 重点:理解比较句的含义。

(2) 难点:能够在辅助下正确使用句型表达。

5. 康复准备

(1) 环境准备:录播教室,本底噪声≤50dB A。

(2) 教具准备:实物、模型、图片、句卡。

6. 康复过程

(1) 前测

1) 出示 1 张西瓜和 1 张草莓的图片。

2) 提问儿童:"什么比什么大?"要求儿童回答。

> 以指认或表达的形式完成前测,也可以在课前完成此项内容。

(2) 兴趣导入:出示儿童体育运动的视频,引导儿童观看视频。

> 通过播放儿童喜欢的视频,视频中有很多种球,使儿童感兴趣,诱导积极情绪,提高学习兴趣,为正式学习做准备。

(3) 新授

1) 实物比较:出示实物篮球和乒乓球,让儿童感知大小,大的要用两只手拿,小的可以握在手里。

①指令提问:"哪个大? 哪个小?"儿童用口语回答或用手指的方式回应。

②指令提问:"篮球比什么大?"儿童用口语回答或用手指的方式回应。

③指令提问:"什么比乒乓球大?"儿童用口语回答或用手指的方式回应。

④指令提问:"什么比什么大?"儿童用口语回答或用手指的方式回应。

随机变换篮球和乒乓球的位置,指令提问:"什么比什么大?",儿童回答或手指,重复 3 次以上。

> 由于该儿童存在一定的刻板行为,为了防止儿童是由于机械记忆而回答正确,故需要改变 2 个球的位置,一方面可以避免刻板行为,另一方面可以考察儿童是否真正理解"比"的含义。

2) 图片比较:出示图片篮球和乒乓球,指令提问:"哪个大? 哪个小?"儿童回答。

①指令提问:"篮球比什么大?",儿童用口语回答或用手指的方式回应。

②指令提问:"什么比乒乓球大?"儿童用口语回答或用手指的方式回应。

③指令提问:"什么比什么大?"儿童用口语回答或用手指的方式回应。

> 利用儿童感兴趣的球类,从儿童已经掌握的"大小"概念入手,逐步引导儿童理解"比"的含义,并能在教师的诱导下能够正确指出来,或者回答"篮球比乒乓球大"。

④出示句卡,让儿童将图片能够正确地放在句卡上,并在教师的辅助下,能够正确表述句子,如图 14-3-1 所示。

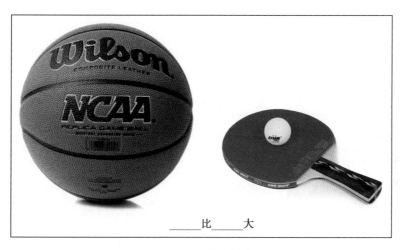

_____比_____大

图 14-3-1　图片比较举例

⑤随机变换篮球和乒乓球图片的位置,指令提问:"什么比什么大?",儿童回答,如此重复 3 次。

> 此处同样是为了避免儿童形成刻板印象,同时也通过变换位置,给与儿童更多思考的机会,提高思维的灵活性和速度。

3)拓展巩固:出示其他大小不同的球类,如足球和海洋球的图片,用同样的方法来进行练习。

> 难度梯度设置:实物(同种)—图片—句卡
> 从实物逐渐过渡到图片,再到句卡,由具象逐渐转为抽象,提高训练难度,逐步加深儿童对比较句的理解能力,并在辅助下提高儿童比较句的表达能力。

(4)生活应用:引导儿童在生活中进行拓展迁移,如能观察教室里常见的物品,如桌子、椅子、黑板、粉笔等,能够指认或表达"什么比什么大"。

> 本环节将课堂教学与日常生活应用相联结,提高儿童比较句理解和表达的实际运用能力,巩固练习效果。

(5)效果监控:后测。
1)出示 1 张西瓜和 1 张草莓的图片。

2）提问儿童："什么比什么大?"，要求儿童回答。

> 以指认或表达的形式完成后测,监控儿童本节课的学习效果。

（6）康复延伸

1）在语文课上,对"××比××"的概念可以继续深化。

2）家庭康复指引:鼓励家长在家庭中泛化学习内容,如提供大小不同的水果、生活用品等,让儿童比较后用句型表达出来。

> 获得家长更好地配合,使所学内容更好的迁移到日常生活中去,从而巩固课堂康复效果。

（7）课堂效果监控（表14-3-6）

表14-3-6　课堂效果监控

教育康复内容	前测			后测		
指认大球	☑无反应或反应错误	□理解	□表达	□无反应或反应错误	☑理解	☑表达

本次日方案为第1课时,根据课堂效果监控显示,儿童已经能理解和表达"什么比什么大",接下来第2课时为组句,能够理解和表达"什么比什么小";第3课时仿说,出示的更多物品进行仿说的综合比较;第4课时是提供生活场景进行迁移练习,提高综合运用能力。我们同样可以围绕儿童生活中常见的物品,由实物比较过渡到图片比较,由模仿到自主表达。

（二）日方案解析

本日方案的目标设计合理,把一个内容拆分成4个课时来完成,第1课时为组句,能够进行"××比××大"的组句;第2课时为组句,能够进行"××比××小"的组句;第3课时仿说,出示的更多物品进行仿说的综合比较;第4课时是提供生活场景进行迁移练习,提高综合运用能力。层层递进,难度增加,可以照顾到特殊儿童学习的特点;环境准备方面也比较充分,在安静的教室开展训练,各项教具都经过反复检查和准备;在整个康复过程中考虑到儿童的参与互动,从前测、新授、巩固到拓展延伸逐步开展,各个模块又有难易递进;日方案中提到了教学延伸和家庭康复指引的内容把所学内容进行了校内和校外的迁移,具有针对性和实效性;最后课堂教学效果监控显示该儿童本节课已经掌握所学目标,从而证明了教学效果的有效性。

该儿童平时喜欢玩球,因此在比较大小的时候,选择典型且被儿童熟知的实物进行训练,然后再逐渐过渡到其他物品和图片。因此在对儿童进行训练时要了解儿童的喜好进行强化物的选择,这样既符合儿童学习内容,又可以达到事半功倍的效果。

（尹　岚）

第四节　重度孤独症儿童的语言康复案例解析

一、案例简介

（一）基本信息

张小小（化名）,男,2014年4月22日出生,现3岁4个月,孤独症谱系障碍儿童,现于黑龙江省佳木斯市某儿童康复医院治疗。

（二）病史信息

经家长讲述,该儿童足月剖宫产,出生体重 3.65kg,Apgar 评分 9 分,正常范围。出生后 4 个月内无明显异常表现,10 个月开始认识妈妈;12 个月听到叫自己的名字仍无反应;15 个月能发"a""o"等 2~3 个单音,之后一直没有有意义言语发音,直到近 3 岁才能说"爸、妈、打"等几个单音节词或双音节叠词。2 岁左右开始出现刻板行为,如反复摆弄手指、拍手,反复将玩具摆成一字长排等。其他异常行为逐渐出现,如对圆形物品较迷恋,喜欢玩水;不易被逗笑,也不与人互动交流。

生后至今未患过脑炎、癫痫等疾病,无严重外伤史,无手术史。

儿童自出生开始母乳喂养,4 个月开始添加人工奶粉,6 个月开始添加辅食,较顺利。18 个月左右开始不愿意吃青菜,不喜吃软面条、鸡蛋羹、菜叶一类的软食,偏好食米饭,咀嚼较充分。

儿童 2 岁时第一次因"不会说话"就诊于某儿童专科医院,诊断为孤独症谱系障碍,但未接受干预。2 岁 7 个月时开始在佳木斯市某儿童康复医院进行干预训练,训练内容包括言语发音训练、社交训练、行为矫正等。现接受治疗 9 个月,家长反应目前可以说几个单字,大声叫名字可以意识到。目前仍在接受干预。

该儿童的父母身体状况良好,母亲生育年龄为 28 周岁,祖辈身体状况亦良好,无家族遗传病史。自幼由父母亲抚育,家庭氛围良好。父母均为初中文化,父亲外出务工,无稳定收入,家庭经济条件较差,目前孩子由母亲带养。

（三）体格检查及辅助检查

1. 体格检查　该儿童独立站位,于室内无目的四处走动,偶有蹦跳。神志清,目光交流差,身高 102cm,体重 16 公斤,头围 50cm,胸围 53cm,体格发育正常。头、躯干维持姿势正常,颜面对称,经常斜视看人或物。

2. 构音器官检查　该儿童正常状态下双侧嘴角对称,唇闭合良好,未见流涎,咬肌和唇肌肌力正常;舌体发育正常,运动较灵活,可完成伸、缩,向上、向下,舔触两侧嘴角运动,但未见弹舌运动;下颌主动运动检查无法配合,被动活动检查未见异常。

3. 孤独症障碍检查　对该儿童进行《孤独症行为评定量表》评估,得分为 84 分,存在较典型的孤独症症状;经《儿童孤独症评定量表》评估,该儿童为重度孤独症。临床表现有:儿童出生至今主动语言较少,不与人交流;存在反复的拍手、看手等刻板行为;且存在明显的兴趣狭窄。

（四）语言康复评定

1. 语言行为　里程碑评价（VB-MAPP）采用 VB-MAPP 对儿童进行评估。

（1）里程碑评估:结果见表 14-4-1。

表 14-4-1　第一阶段里程碑评估结果

评估项目	提要求	命名	听者反应	视觉/配对	游戏
分数	2	2.5	2.5	2.5	4
评估项目	社交	模仿	仿说	语音	
分数	1.5	3.5	2.5	2.5	

（2）障碍评估:结果见表 14-4-2。

表 14-4-2　障碍评估结果

障碍名称	行为问题	教学控制	不正确的提要求	不正确的命名	不正确的仿说	不正确的模仿
分数	3	2	4	2	2	1
障碍名称	不正确的视觉感知和样本配对技能	不正确的听者技能	不正确的对话	不正确的社交技能	依赖辅助	猜想式回答
分数	2	3	4	4	4	4
障碍名称	不正确的扫视能力	不正确的条件性辨别	不能泛化	动机微弱	行为稍难就减弱动机	依赖强化物
分数	2	0	4	4	2	4
障碍名称	自我刺激	不正确的表达	强迫性行为	多动性行为	没有目光接触	感觉性防御
分数	4	4	3	2	4	2

（3）转衔评估:结果见表 14-4-3。

表 14-4-3　转衔评估结果

项目	里程碑总分	障碍总分	负面行为和教学控制	教室规则和集体技能	社会技能和游戏	独立的学业性工作
分数	1	1	1	0	1	1
项目	泛化	强化物范围	技能获得的速度	新技能的维持	自然环境学习	无须训练的转衔
分数	2	2	2	2	2	1
项目	对变化的适应性	自发性行为	独立休闲时间	一般自助技能	如厕技能	进餐技能
分数	3	1	0	1	2	3

　　评估结果显示出,患儿的发展年龄处于第 1 阶段,即 0~18 个月,各项技能均存在落后,其中游戏和模仿相对好些,提要求和社交能力明显不足,其他技能如命名、听者反应、配对、仿说和语音也比较落后。障碍评估结果提示该儿童在提要求、对话、社交、依赖辅助、依赖强化物、自我刺激、表达、动机、泛化及目光对视方面存在突出问题,这些障碍阻碍了儿童语言及相关技能的发展。综合 VB-MAPP 里程碑评估和障碍评估结果来看,该儿童孤独症症状典型,存在较重的社交缺损和语言功能障碍。进一步分析,儿童有了基本的游戏能力,如拍打发声的玩具、喜欢玩转动的椅子,喜欢乒乓球一类的圆形物品,且在整个观察过程中发现,儿童比较依赖这类玩具,这个信号可以帮助我们在日后的干预中选择强化物。儿童严重缺乏行为动机,故表现出极低的社交兴趣,这一定是影响儿童语言发展的一个重点。

　　转衔评估结果提示我们该儿童目前并不适合学校集体教育,目前所掌握的技能较适合一对一模式开展训练,同时也需要在小组模式下学习一些技能。

2. 孤独症儿童心理教育评估量表(第3版)(PEP-3),见表14-4-4。

表14-4-4　孤独症儿童心理教育评估量表(第3版)(PEP-3)结果

	原始分	发展年龄	百分比等级	发展/适应程度
1. 认知(语言/语前)(CVP)	15	17	24	重度
2. 语言表达(EL)	2	<12	21	重度
3. 语言理解(RL)	1	<12	14	重度
4. 小肌肉(FM)	27	27?	55	中度
5. 大肌肉(GM)	29	36	89	轻微
6. 模仿(视觉/动作)(VMI)	14	30	83	轻微
7. 情感表达(AE)	8		25	中度
8. 社交互动(SR)	14		59	中度
9. 行为特征-非语言(CMB)	19		39	中度
10. 行为特征-语言(CVB)	15		71	中度

从PEP-3评估结果看出,该儿童各方面发展均落后,其中小肌肉和大肌肉的发展落后程度分别为中度和轻微,认知能力、语言理解和表达能力为重度落后,其他方面如模仿、情感表达、社交互动、行为特征都处于中度落后程度。进一步分析儿童的语言能力,语言理解和表达能力的发展年龄均小于12个月,落后明显。语言理解中部分通过的项目有指出手偶的3个身体部位,指出自己的3个身体部位,明白"过来"的指令,其他项目均未通过;在语言表达中没有通过或部分通过的项目。

3. S-S语言发育迟缓检查　该儿童经S-S法检查,符号形式与指示关系内容处于阶段一,目前处于对事物、事态理解困难阶段,如对身体部位、日常用品及物品用途等认识困难,无法正确使用物品(将帽子戴在头上)等。评价过程中注意力不集中,多动,交流态度不良,缺乏对简单手势语及言语指令的理解,明显落后于同龄儿童。

（五）语言相关领域康复评定

1. 感觉统合功能评估　通过对儿童进行感觉统合功能评估后发现,该儿童主要表现为感觉调节障碍,包括:①本体感觉寻求,主要表现在手部的反复摆弄,肢体的自我刺激;②触觉迟钝,主要表现在口腔内,偏爱硬质地食物。

2. 认知　对儿童进行了Gesell 0~6岁儿童发育评估,结果显示该儿童在适应性方面的发展年龄为15个月水平,粗大功能运动水平与同龄儿童相当,精细运动功能落后,相当于24个月水平,语言和个人-社交方面落后明显,为12个月水平。符合孤独症儿童各领域功能呈"岛状"发育模式。

3. 情绪行为　该儿童情绪不稳定,易哭闹发脾气,有明显刻板行为。

（六）总结及建议

1. 总结　该儿童孤独症症状较重,其语言障碍是孤独症典型表现之一,语言理解及表达能力均落后明显。目前正在接受专业的干预训练,已收到较好效果,家长态度积极。

2. 建议　对该儿童采取个别干预、小组干预、亲子互动教学及家庭疗育相结合的综合干预模式进行干预。重点以个别干预及家庭疗育为主,每周整体干预时间不少于40小时。

二、阶段康复方案

（一）阶段康复方案

本次阶段方案的干预时间是 2017 年 8 月 25 日—11 月 25 日，为期 3 个月。采用个别干预、亲子互动教学（小组干预）及家庭疗育相结合的综合干预模式进行干预。康复机构中以个别化语言康复干预形式为主，以促进提升儿童沟通动机为基础，提高儿童的语言理解和表达能力。并通过亲子互动教学及家长培训明确家庭疗育内容，在家庭疗育中巩固儿童的沟通技能、语言理解及语言表达能力，家庭治疗活动应紧密围绕机构制订的康复目标，具体时长、频次结合儿童每日实际情况，但治疗强度应不低于机构治疗强度。具体阶段康复方案内容见表 14-4-5。阶段目标所涉及的康复领域主要包括认知、模仿、理解性沟通及表达性沟通。如若本阶段康复方案内容达成，下一阶段将依据评估中未掌握的内容，重点加强对实物

表 14-4-5　孤独症儿童语言阶段康复方案举例

儿童姓名	张小小	性别	男	出生日期	2014 年 4 月 22 日	病案号	××××
治疗师	马冬梅			实施起止日期	2017 年 8 月 25 日—2017 年 11 月 25 日		

1. 身体功能损伤和身体结构损伤

　　该儿童在认知、语言理解、表达、模仿、社交及适应能力等方面均落后于同龄

2. 活动受限和参与局限

　　严重缺乏行为动机，故表现出极低的社交兴趣，不能灵活运用社交技能，导致其无法参与全部适龄儿童游戏

3. 环境因素

　　有利因素：自幼由父母亲抚育，家庭氛围良好

　　不利因素：家庭经济欠佳。父母亲文化水平偏低，家庭疗育实施存在一定困难

4. 语言评估摘要（参见案例中的结论和建议）

5. 康复干预目标

长期目标 （6 个月）	（1）将图片、线条画配对、分类，正确率达 80% （2）可指认 10 张以上日常用品图片（初级名词），正确率达 80% （3）根据口头指令取回 8~10 件位于房间内，但不在他面前的物品，正确率达 80% （4）模仿 8~10 个一步性操作物品的动作（如扔球，搭积木等） （5）模仿 6 种口腔-面部动作
阶段目标 （3 个月）	（1）将图片与相应物品配对，正确率达 80% （2）根据颜色对物品进行配对、分类，正确率达 80% （3）在日常游戏、唱歌活动中，模仿 10 个可见动作 （4）根据语言指令给予、指出、示意 8~10 个特定物品（如婴儿、椅子、小汽车、积木、杯子、熊），正确率达 80% （5）用手指向远处的两个物品之一表示选择

6. 治疗模式及强度

　　个别治疗：每周 5 次，每次 30 分钟，共 60 次

　　小组治疗：每周 2 次，每次 30 分钟，共 24 次

　　□ 集体治疗：每周_____次，每次_____分钟，共_____次；

　　家庭治疗：每日均需实施，具体时长、频次结合儿童每日实际情况，建议每日不少于 30 分钟

7. 注意事项

　　言语治疗活动尽量选择可针对教学目标存在的，能够激发孩子积极性的治疗活动，即活动本身即可对孩子产生强烈的内在强化；家庭治疗活动应紧密围绕机构制订的康复目标，在机构培训指导下实施

及图片的认知;模仿8~10个一步性操作物品的动作(如扔球、搭积木等);根据口头指令取回8~10件位于房间内,但不在他面前的物品。

（二）阶段方案解析

本阶段方案是依据对儿童的评估结果而制订的。通过 VB-MAPP 里程碑评估、PEP-3 的评估以及综合其他评估的结果来看,该儿童孤独症症状典型,存在较重的社交缺损和语言功能障碍。该儿童严重缺乏行为动机,故表现出极低的社交兴趣,这是影响儿童语言发展的根本原因。因而阶段方案的制订应围绕提升儿童沟通动机,基础性认知能力,简单模仿、指令理解能力及沟通性手势语的应用能力等进行。阶段目标的制订应充分考虑社交技能,游戏等核心康复领域的阶段目标,与之建立良好的相关联性,以保证一项治疗活动的开展可以同时达到实现多个领域目标的目的。方案目标的实现应以一定标准进行检验,如正确率达80%。如有需要还应标注具体的辅助形式,如"口头指令+手势语"辅助取回8~10件物品。此外,方案目标的制订还应充分考虑到儿童的个人因素及环境因素,在充分听取其家长相关意见后,尽量与其家长共同协商制订,以充分调动家长参与的积极性,帮助其明确康复目的,以保证后期家庭疗育的效果。

三、周康复方案

（一）周康复方案

周康复方案是以阶段康复方案为基础进行制订的。周康复目标是对阶段康复目标进行递进式分解制订得出的。周康复方案中包括具体的康复领域目标,康复内容,康复用具及康复方法等,针对儿童的具体情况进行设计,并对目标的完成情况进行了具体的标注。此处选择该儿童第4周的方案进行展示。具体阶段康复方案内容见表14-4-6。

表 14-4-6 孤独症儿童语言个别化周康复方案

张小小(第4周,2017年9月1日—8日)

周康复目标
1. 认知:配对、分类5对以上相同的图片;在手势语辅助下根据红、黄、蓝、绿4种颜色对物品进行配对,正确率达80%
2. 模仿:可模仿5个以上大运动(如拍头、拍手等),正确率达80%
3. 理解性沟通:根据语言指令给予、指出、示意3个或以上特定物品,正确率达80%
4. 表达性沟通:可语言提示下用示指指向想要的物品

领域	康复目标	康复内容	康复资源	康复方法	目标达成情况			
					周一	周二	周三	周四
认知	1. 匹配图片 2. 匹配颜色	1.1 学会匹配5对实物图片	1.1 两套相同的日常用品卡片	示范教学法	1.1 ○	△	△	√
		1.2 学会匹配4种颜色积木	1.2 四种颜色积木套柱	游戏化练习法	1.2 ○	○	△	√
模仿	1. 大运动模仿	2.1 摆手、拍手、拍头、搭肩膀、拍肚子、跺脚、蹲下等几个大运动模仿	游戏音乐	游戏化练习法	2.1 △	△	△	√

续表

领域	康复目标	康复内容	康复资源	康复方法	目标达成情况				
						周一	周二	周三	周四
理解性沟通	1.根据语言指令给予特定物品	3.1 根据言语指令给予帽子、小车、鞋子、勺子、球等日常用品或玩具	日常用品及玩具	示范教学法 诱导强化法 游戏化练习法	3.1	○	○	△	△
表达性沟通	1.示指指向想要的物品	4.1 练习用示指指出想要的食品或玩具	食品或玩具	示范教学法 诱导强化法	4.1	○	○	△	√

注:目标达成情况记录方式为未掌握○;部分掌握△;完全掌握√

　　从儿童周康复方案目标达成情况来看,其认知、模仿、表达性沟通领域的周目标均已完成,理解性沟通领域目标部分完成。部分完成项目需在下周的康复治疗中继续巩固施行。

（二）周方案解析

　　方案中的周康复目标是在阶段目标的基础上分解制订而成的,但对比阶段目标,周目标的制订要更加具体细致,且同样应以一定标准进行检验。周康复方案通过对康复内容、用具及方法的明确,可以直接指导日康复方案的设计制订。在1周的康复方案执行完成后,可根据目标达成情况结合临床非标准化评估,来判定周康复方案的制订是否合理,并做及时调整。

四、日康复方案

（一）日康复方案

　　日康复方案是在阶段方案和周方案的基础上制订的,是每次实施康复治疗的具体方案。日康复方案的制订应紧密结合儿童的个人因素及环境因素,充分考虑到儿童的能力、兴趣及特殊的行为等。以表14-4-7为例。此康复方案中,课堂礼仪活动,应强调摆手的动作模仿,及帽子、鞋子等实物的认知。在进行颜色匹配活动时,应在套柱玩具上留有底色积木,且每次只取1块积木对儿童进行展示,展示过程中应引导儿童进行追视注视,并强调颜色的名称,如"看一看红色的积木在哪里呀?"进食活动中,点心的选择要针对儿童的兴趣,操作过程中尽量自然,不引发儿童的情绪波动及行为问题。通过目标达成情况及儿童课堂的表现情况来看,该方案的设计可以达到周方案要求的治疗效果。

（二）日方案解析

　　此方案中活动设计的目标,应与周目标密切一致,且标注每节课的周目标达成情况。活动分为常规活动及非常规活动,可将上课常规及周目标中儿童相对完成较差的项目定为常规活动,增加活动的频次及强度,促进目标的达成,如此方案中的课堂礼仪及找图片游戏。每个活动学习过程都要为目标设置学习步骤和维持步骤;每个活动要涵盖多个领域的目标,要尽量寻找该活动范围内来自不同领域的多个目标。如《身体音阶歌》律动游戏,涵盖的目标领域包括认知模仿,理解性沟通,社交与情绪等。这样的活动可以促进儿童多项能力的全面发展,达成最佳的康复效果。

表 14-4-7 孤独症儿童语言个别化日康复方案

课程形式	语言个别干预课		
授课教师	马冬梅		
课节安排	2 节		
授课时间	9 月 1 日、2 日		
授课方法	游戏化练习法、示范教学法、诱导强化法		
目标领域	认知、模仿、表达性沟通领域、理解性沟通、社交与情绪、行为		
儿童情况	具体情况见上文		
活动用具	两套相同的日常用品卡片,4 种颜色积木套柱,日常用品、玩具及食品,多媒体音乐		
注意事项	观察儿童的情绪控制及交流态度,灵活合理调整授课内容		
步骤	活动名称	步骤分析	周目标达成情况	
1	上课礼仪(常规)	在儿童歌曲《你好,你好》的背景音乐中与儿童摆手问好打招呼,引导儿童摘帽、脱鞋入座	+	+
2	匹配 4 种颜色积木	将 4 种颜色积木套柱上的积木取下,以示范教学法引导其完颜色匹配操作	+	√
3	找图片游戏(常规)	选取帽子、小车、鞋子、勺子球等 5 对名词卡片。每次在儿童面前展示两张,辅助他找出和其手中一样的卡片,完成后给予强化物	+	+
4	进食点心	选取海苔、薯片等小点心,放置距离儿童不远处,引导儿童用示指指物表达要求	+	+
5	《身体音阶歌》律动游戏	在《身体音阶歌》的律动游戏中学习拍手、拍头、搭肩膀、拍肚子、跺脚、蹲下等大运动模仿	+	+
6	下课礼仪(常规)	唱结束歌与儿童摆手再见,引导儿童戴帽、穿鞋离开教室	+	+
家庭扩展活动	相关律动游戏及操作游戏			

(马冬梅)

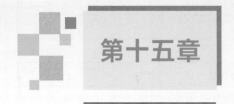

第十五章

智力障碍儿童语言障碍康复治疗

第一节　智力障碍儿童语言障碍特征

一、概述

（一）智力障碍的定义及诊断标准

美国精神医学学会《精神障碍诊断与统计手册》第5版（diagnostic and statistical manual of mental disorders-V，DSM-V）将智力障碍定义为：智力障碍（智力发育障碍）是在发育阶段发生的障碍，包括智力和适应功能两方面的缺陷，表现在概念、社交和实用的领域中。必须符合下列3项诊断标准：

（1）经过临床评估和个体化、标准化的智力测验确认的智力功能的缺陷，如推理、问题解决、计划、抽象思维、判断、学业学习和从经验中学习。

（2）适应功能的缺陷导致未能达到个人的独立性和社会责任方面的发育水平和社会文化标准。在没有持续的支持的情况下，适应缺陷导致一个或多个日常生活功能受限，如交流、社会参与和独立生活，且在多个环境中，如家庭、学校、工作和社区。

（3）智力和适应缺陷在发育阶段发生。

中国残疾人联合会2006年将智力残疾定义为：智力显著低于一般人水平，并伴有适应行为的障碍。此类残疾是由于神经系统结构、功能障碍，使个体活动和参与受到限制，需要环境提供全面、广泛、有限和间歇的支持。

智力残疾包括：在智力发育期间（18岁之前），由于各种有害因素导致的精神发育不全或智力迟滞；或者智力发育成熟以后，由于各种有害因素导致智力损害或智力明显衰退。

（二）智力障碍的分类

中国残疾人联合会第二次全国残疾人抽样调查分类标准将智力障碍分为4个等级见表15-1-1。

由于适应功能决定个体所需要支持的程度，此外，智商区间下限上，智商评估的有效性较低，《精神障碍诊断与统计手册》第5版（DSM-V）中根据适应功能来划分障碍严重程度，而非智商分数。智力障碍严重程度分为轻度、中度、重度和极重度4个等级。

表 15-1-1　智力障碍分级标准

级别	分级标准			
	发展商(DQ)0~6 岁	智商(IQ)7 岁以上	适应行为(AB)	WHO-DAS 分值
一级	≤25	<20	极重度	≥116 分
二级	26~39	20~34	重度	106~115 分
三级	40~54	35~49	中度	96~105 分
四级	55~75	50~69	轻度	52~95 分

（三）智力障碍病因和流行病学

造成智力障碍的原因很多,根据"医学诊断学"的分类,将造成智力障碍的原因分成八类:

第一类:染色体异常引发的疾病,例如 21 三体综合征;第二类:新陈代谢障碍或营养失调所引发的疾病,例如苯丙酮尿症;第三类:产前或产后发生的疾病,例如出生时短时窒息;第四类:胎儿期感染或中毒引发的疾病,例如先天性梅毒感染;第五类:孕期孕妇吸烟饮酒等引发的疾病,例如酒精儿;第六类:与遗传有关的疾病,例如家族遗传性精神障碍;第七类:与环境因素有关的疾病,例如狼孩儿等早期发展经验被剥夺;第八类:不明原因的疾病,例如无脑畸形。

受概念界定、诊断标准、测量工具的影响,各国关于智力障碍发病率的报道并不一致。美国各种程度的智力落后患病率为 1.6%~3%,英国重度智力落后患病率为 0.33%,轻度智力落后为 1.29%。患病率统计最大的差异出现在轻度智力障碍人群的诊断方面。

2006 年第二次全国残疾人抽样调查数据推算,全国各类残疾人总数为 8 296 万人,智力障碍总人数为 554 万人,该数据不包括伴有智力障碍的多重残疾人群,其中男性占 55.39%,女性占 44.16%,智力障碍占残疾人的比例为 6.68%。

DSM-V 指出智力障碍在一般人群中的总体患病率约为 1%,并随年龄而变化,严重智力障碍的患病率大约是 1 000 人中有 6 人。

二、智力障碍儿童语言障碍的临床特征

（一）语音

1. 语音清晰度　语音清晰度差是智障儿童常见问题。部分智障儿童有"大舌头"的情况,说话含糊不清,严重者更是难以听懂。部分智力障碍儿童在交谈时用点头、摇头或手势来代替所要表达的话语。

引起智力障碍儿童语音清晰度问题的原因是多方面的,发音器官的缺陷、听觉系统障碍或不良的社会心理因素等都可能引起智力障碍儿童语音清晰度问题。舌、唇、牙齿、下颌和软腭等发音器官缺陷是导致清晰度差的主要原因。智力障碍儿童发音器官的发音动作不如正常儿童灵活,缺乏自我调节。这些都可能导致智力障碍儿童出现发音不准,吐字不清的现象。

张福娟等人的研究表明,轻重度智力障碍儿童已经掌握了一定量的语音,但个体之间差距较大,轻度与中度智力障碍儿童语音正确率差异显著。

2. 韵律与连贯性　部分智力障碍儿童存在语音韵律、连贯性障碍;部分智力障碍儿童有口吃问题。在表述时通常存在以下现象:停顿多、叙述缓慢、重复多、不流畅。停顿大多出现在主词或动词、介词后面,如"这个小孩她……""这个小朋友在,在……";重复往往和停顿同时出现,他们重复一个短语、一个词,甚至一个句子。

（二）语义

1. 语义理解　智力障碍儿童理解的词汇随年龄发展而发展,其发展规律与正常儿童相似,但发展速度落后于正常儿童。与相同智龄的正常儿童相比,智力障碍儿童的词汇理解能力没有显著性差异。词语理解能力与智力障碍程度密切相关,智力障碍程度越重,词语理解能力越差。智力障碍儿童词语理解能力的发展速度与能够到达的水平受智力水平影响,研究表明轻、中度智力障碍儿童词语理解能力随年级增高差距越来越大。

智力障碍儿童句子理解能力发展趋势与正常儿童相似,从语义简单句向语义复杂句发展,但句子理解能力发展速度远远落后于正常儿童。与相同智龄的正常儿童相比,智力障碍儿童句子理解能力显著落后与同智龄正常儿童。即随着智龄的发展,智力障碍儿童句子理解能力的发展速度较智力、词汇理解发展的速度要落后很多。

由于智力障碍儿童注意力和工作记忆广度受限,加工速度慢以及智力转换能力低下,智力障碍儿童句子理解速度较慢并且错误多。表现为智力障碍儿童不能迅速准确地加工句子中多维信息,当句子中的信息量扩大时,智力障碍儿童难以兼顾整个句子内容,只能对句子局部信息进行加工,通常会舍去句子后部信息,或者将信息杂糅。与词语理解相似,智力障碍儿童智力障碍程度越重,句子理解能力越差。

2. 语义表达　华红琴等通过看图说话测试方式,发现智力障碍儿童讲述图片内容能力的发展过程与正常儿童一致,从表述外显动作、表情向表述内隐的心理活动发展,从表达孤立片面的事件向表达整体联系的事件发展,从阐述行为结果向阐述行为过程发展,从表达直观画面向表达基于画面的想象发展。匹配智龄后,智障儿童在各个发展阶段的生理年龄都比正常儿童大得多。此外,智力障碍儿童大多只能说明事物现象、行为动作之间的外在联系,表达事物内在联系方面的能力较弱。

（三）语法

1. 句法结构的理解　智力障碍儿童理解句法结构的顺序与正常儿童基本一致。例如在方位词语的理解上,按照"在……上""在……后""在……前""在……和……中间""在……左/右"的顺序习得。但智力障碍儿童获得这些结构的时间要晚于正常儿童,即使匹配了智龄,也远不如正常儿童理解的好。

2. 句法结构的表达　在句子结构表达方面,随着智龄的增长,智力障碍儿童语言中不完整句越来越少,句法结构趋于完整。研究发现,中度智力障碍儿童句子长度与智龄基本相符。同时完整句的修饰成分也逐渐复杂,复杂谓语句所占比例逐年增大,单句比例减少,复句增多,这种变化趋势与正常儿童的语句结构发展趋势一致。

智力障碍儿童在连词的使用上较正常儿童单一。例如,智力障碍儿童最常用"和"来连接句子的 2 个成分。此外,智力障碍儿童还存在较频繁的词性误用现象,例如用副词"后来"来连接 2 个句子。

句子形式标记方面,中度智力障碍儿童在表述时并不用形式标记"在""正在"等词语,而是利用具体语境做直接陈述。中度智力障碍儿童表达被动句时,主要靠句子的义合关系进行表述,而不注重句子形式标记词,这与其语言发展的智龄相吻合。

（四）语用

1. 交流行为

（1）智力障碍儿童前语言阶段的交流行为具有以下特征：

首先，对智力障碍儿童前语言阶段的研究表明，他们与普通儿童的交流行为具有一定的共性。在这一阶段，智力障碍儿童使用的身体姿势类型与普通儿童相似，例如使用"拍手、摇头"等进行交流。

其次，智力障碍儿童的非言语交流行为发展落后于普通儿童。研究表明与相同智龄的普通儿童相比，智力落后儿童注视母亲和其他刺激物的能力存在缺陷。智力落后儿童在与母亲的交流互动过程中，发声和微笑的频率比普通儿童少。

最后，前语言阶段的研究表明，智力落后儿童在该阶段倾向于使用非语言交流行为。将词汇理解能力相等的智力障碍儿童与普通儿童进行匹配，发现智力障碍儿童在第一阶段的发展与普通儿童相似，但在此之后，他们用来表达交往意图的非言语交流行为越来越复杂，更加成熟，研究者认为这可能源于与词汇理解能力相等的普通儿童相比，智力障碍儿童的实际年龄较大，他们的社会经验更加丰富。

（2）智力障碍儿童在语言阶段的交流行为具有以下特征：

尽管智力障碍儿童倾向于运用非言语交流行为进行人际交往，但是大多数智力障碍儿童都能够发展出口语，并且口语是他们主要的交流方式。研究者考察智力障碍儿童在语前和单字句阶段的有意义交流、交流功能和方式在交流过程中所占的比例，发现智力落后儿童的这些指标都处在正常范围之内。

在言语行动类型方面，与相同智力水平或者语言能力水平的普通儿童相比，智力障碍儿童言语交流行为的类型数和出现的频率与其相似；但与语言能力水平较低的智力落后儿童相比，语言能力水平较高的智力障碍儿童较少提问问题，这可能是由于随着年龄的增长，他们对语言表达越来越不自信的缘故。与普通儿童相比，智力障碍儿童更多地运用目光注视和一些亲社会行为来安慰对方，以此表示同情。

2. 会话能力　会话能力指运用适当的言语或非言语行为与他人进行面对面交流和沟通的能力，包括了话轮转换、会话发起与维持、会话修补3个方面的能力。

首先，话轮转换的研究发现，与父母交流时，虽然按他们的实际年龄的标准，其错误率较高，但是按他们的智龄标准，其错误率相对较低；但有研究者认为这只能说明父母对智力障碍儿童的错误容忍度大，而不能充分说明智力障碍儿童的话轮转换能力。

其次，会话发起的研究表明，智力障碍儿童很少主动发起会话，他们倾向于处于被动。有明显发展障碍的儿童可能不愿意或者没有能力主动发起任何形式的社交。如果别人与他们对话，这类孩子可能会回答，但是通常不会先说话。

第三，会话维持能力研究发现，智力障碍儿童会话维持技能与普通儿童十分相似。与相同语言表达能力的普通儿童相比，智力障碍儿童在话题保持、话轮、对话相关性和言语行为技能等方面更占优势。但实际上，智力障碍儿童只是帮助交流对象维持某一既定的话题，不能为这个话题延伸出新的信息，他们不能真正发挥维持话题的积极作用。

最后，智力障碍儿童具有一定会话修补能力，他们通常对交流对象是否明白自己的意思非常敏感，并且会努力让对方明白。智力障碍程度越严重，会话修补能力越差，重度智力障碍儿童也具有一定的会话修补能力。多数智力障碍儿童对会话的修补是不充分的，部分儿童仅是简单重复自己的话，并不能重新修正或补充。

3. 语篇能力　语篇能力属于儿童语用发展较高层级的能力,对儿童的语用能力要求提出了更高的要求,研究者较多围绕儿童叙事能力发展进行探讨。有研究表明中度到重度智力障碍儿童对事件、经历和故事的叙事能力都比较差,甚至不能复述一个故事或回答有关这个故事的问题,即使他们能够复述故事也往往漏洞百出。

4. 语境　国外许多研究者进行了有关于智力障碍儿童在不同语境下语用能力的研究。艾伯杜特与罗森堡探讨轻、中度智力障碍儿童与父母交往和与同龄人交往的研究表明,智力障碍儿童与同龄人交往的错误率高于与父母交往的错误率。这说明智力障碍儿童与不同身份的人交往,其成功完成会话的可能性会受交往对象影响:与熟悉的人(如父母)交往,成功的可能性大;与不熟悉的人交往,成功的可能性小。

三、智力障碍儿童语言相关障碍的临床表现

(一)言语

智力障碍儿童在发展过程存在言语障碍,部分智力障碍儿童存在呼吸支持不足问题,这主要由其呼吸方式为胸式呼吸所致。部分智力障碍儿童患有气道阻塞、喉软化、气管或支气管软化等问题,导致其在言语过程中出现呼吸困难。除此之外,部分智力障碍儿童还存在硬起音、高音调的问题,这主要与其喉部肌张力过高、声带异常有关。研究表明不同障碍程度(轻度、中度、重度)的智力障碍儿童构音器官功能存在差异"舌头、嘴唇、颚、仿声"差异非常显著。

(二)认知能力

认知能力是影响语言能力的重要因素。已有研究表明,认知水平与语言发展密切相关,认知水平越高,语言能力发展越好。智力障碍儿童由于认知能力水平受限,其知觉、记忆、注意、思维和想象的能力不同程度存在障碍,认知水平越低,其语音、语义、语法、语用处理能力越差。轻度智力障碍儿童的个案研究表明所使用的词汇大量为实词,交流、沟通技能明显不足;认知水平不高是造成其语言能力不足的主要原因之一。中度智力障碍儿童语言能力研究表明,其语言习得过程与正常儿童大致相同,他们具有先天的语言获得机制和语言能力。认知能力不足是造成中度弱智者语言发展滞后的重要原因。

(三)情绪行为

智力障碍儿童的情绪和行为往往存在自控能力差、反应直接以及情绪容易愤怒等特点。智力障碍儿童情绪行为发展水平低、情绪控制能力差的特点影响其社会沟通交往和语言能力的发展。智力障碍儿童对事物的害怕程度与广度要高于正常儿童,加之情绪理解能力较差,这容易导致智力障碍儿童孤僻,影响其社会沟通交往。智力障碍儿童行为能力控制较差,部分智力障碍儿童伴有攻击性行为、强迫行为。这些因素限制了智力障碍儿童接受语言环境刺激的机会,进而影响其语言能力发展。

(张联弛)

第二节　智力障碍儿童语言障碍常用治疗模式

目前,由于智力障碍儿童自身发展的特异性,尚未形成统一的治疗模式,但在临床实践中,也存在一些常用的治疗模式,可供语言治疗师参考。

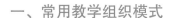

一、常用教学组织模式

临床康复实践中,智力障碍儿童语言治疗常用的安置模式主要是"1+X+Y"的教育模式。"1+X+Y"模式主要由三部分组成:集体教学(1)、个别化康复(X)和家庭康复(Y)。

(一)集体教学

集体教学是指在康复机构、医疗中心或者是特殊教育学校中,以班级为单位,教师有目的、有组织、有计划地对智力障碍儿童进行康复教育的过程。对智力障碍儿童语言进行治疗的过程中,集体教学主要包括三部分:主题教育、区角活动、生活及运动活动。一般主题教育和区角活动的内容相对固定,而生活及运动活动相对灵活。下面主要介绍主题教育和区角活动。

1. 主题教育　主题教育主要是围绕着某些主题系统的对智力障碍儿童的语音、语意、语法和语用等方面进行康复。在具体的教学过程中,以班级为单位,先对儿童的语言及相关能力进行评估,确定本学期的主题网络和分级目标。其后,制订阶段康复方案、周康复方案和日康复方案。

2. 区角活动　区角活动是对主题教育内容的衔接,在保持主题一致的基础上,以游戏的形式进一步巩固和发展智力障碍儿童的语言能力。在智力障碍儿童的语言治疗中,区角活动除涉及语言活动外,还应在认知等领域进行必要的延伸和扩展,以促进儿童的综合康复。以"面包""蛋糕"的学习为例,语言活动可以采用角色扮演的游戏,设置蛋糕店的场景,使语言能力较差的儿童巩固词语"面包""蛋糕"。对于能力稍好的儿童,可以在巩固词语的基础上,学习句子"我买面包/蛋糕"。同时,还应在认知活动中加以延伸,可组织去蛋糕房实地参观,通过看、问、捏等方式了解面包、蛋糕的特征,如白白的、黄黄的(视觉)、香香的(嗅觉、味觉)、软软的(触觉)。

(二)个别化康复

智力障碍儿童的语言个别化康复的训练难度要根据智力障碍儿童语言能力评估的结果来设定,训练的内容要参照当天集体教学的内容和素材,实现"1"与"X"的有机统一。同时,在进行语言个别化康复时,要注意与儿童的言语矫正、认知训练以及情绪疏导相结合,实现儿童的综合康复。

对智力障碍儿童语言实施个别化康复的流程一般为:儿童语言能力的评估,制订康复目标,围绕康复目标制订康复方案,康复方案实施,儿童语言能力阶段评估,方案再调整。

(三)家庭康复

家庭康复实现了将家长置于语言治疗中,发挥家长的作用。语言治疗师通过集中培训或个别培训的方式向家长提供康复指导和示范,使家长掌握语言训练的方法和技巧,以促进智力障碍儿童将习得的语言知识和技能泛化到家庭环境中,最终实现其在自然的生活情境中与他人沟通。

在实施过程中,语言治疗师要向家长介绍儿童在康复机构、医疗中心或者是特殊教育学校中康复或教学情况,家长要记录儿童在家训练的时间、程序和目标达成等情况,并向治疗师反馈,治疗师再根据反馈的内容对家长进行指导,以实现治疗师与家长的有机配合。

在实际的治疗过程中,集体教学、个别化康复和家庭康复并非各自独立的部分,而是相互联系、彼此促进的整体。

二、常用治疗模式

（一）以语言康复师为主导的治疗模式

在智力障碍儿童进行康复治疗时同样可以采用语言治疗师为主导的治疗模式，包括本书第六章阐述的游戏化练习和建模等。

（二）以儿童为中心的治疗模式

在康复治疗实践中，很多智力障碍儿童伴有情绪行为问题，拒绝语言康复师试图采用的所有方式，使以语言康复师为主导的治疗模式难以实施。以儿童为中心的治疗模式可以很好地弥补其不足，使语言康复师赢得儿童的信任，与儿童建立良好的沟通交往关系。以儿童为中心的训练方法将儿童放在中心位置，语言康复师安排活动，提供机会让儿童在自然的游戏或者沟通中学会目标语言行为，除了选择儿童会玩的材料外，治疗师不直接控制活动的进程。从儿童的角度看，训练"仅仅"是一种游戏。该训练方法的目的并不是试图引出儿童特定的语言结构，而是使儿童在活动中学会如何将语言与行动或相应的物品进行匹配，关键在于帮助儿童建立起行动或相应物品与语言之间的对应关系。语言康复师在教学过程中要注意学会等待，等待儿童的表现，然后对其表现做出回应。

（三）综合训练模式

综合训练法结合了以语言康复师为主导和以儿童为中心两类方法的优点，比以语言康复师为主导的治疗模式更加自然化，同时比以儿童为中心的治疗模式更加结构化、有序化和可控化，它的主要特征有：①该方法针对的是特定的一个或者一组目标；②语言康复师对训练活动和训练材料进行了控制，但在操作过程中，语言康复师最大程度诱导儿童自发使用目标语言行为；③语言康复师使用的语言刺激并不仅为了回应儿童的需要，更主要是为了示范和强化目标语言行为。综合训练法主要包括了4种训练技巧，分别是集中刺激、垂直结构、自然情景教学和脚本治疗。

（张联弛）

第三节　智力障碍儿童语言障碍康复案例解析

一、案例简介

（一）基本信息

万××，男，汉族，2010年3月3日出生，6岁6个月。父亲，万××，联系方式：139×××××××，母亲，许××，联系方式150×××××××，现居住在哈尔滨市××区××路××小区。

（二）病史信息

该儿童为第1胎，顺产，生产过程中第2产程超过2小时，新生儿Apgar评分6分。其后家人密切注意该儿童发育情况。2~3岁时家人发现其语言发展滞后于其他同龄儿童，曾多方就诊，未能得到明确诊断，但在康复机构进行过语言康复，效果不显著，其后语言发展速度越来越慢，6.5岁仍不能准确表达自己的需求，很少与别人交流，缺少主动语言。

（三）体格检查及辅助检查

1. 体格检查　头围48cm，偏小，举止幼稚，较多动，行为控制欠佳。语言简单，舌体肥厚，舌可牵伸、侧摆，轮替运动笨拙，大运动欠协调，不能单足跳跃。

2. 构音器官检查　患儿检查配合，构音器官运动功能正常。

3. 辅助检查

（1）颅脑磁共振成像：左额顶可见斑点状长 T_1 长 T_2 信号，于压水像呈高信号。双侧大脑半球对称，脑中线结构居中，双侧脑室及第三、四脑室系统未见扩张，脑沟裂不宽。考虑左额顶脱髓鞘改变，请结合临床及其他检查。

（2）听觉诱发电位检查：正常。

（3）脑电图检查：背景活动偏慢，未见异常放电。

（4）学前韦氏智力测验：言语智商45，操作智商52，总智商49。

（5）社会适应量表：中度低下。

（四）语言康复评定

采用《普通话儿童语言能力临床分级评估表》（MCELF）对儿童的语言能力进行评估，结果见表15-3-1。

表 15-3-1　语言能力评估表

评估项目	评估内容	评估结果	结果及分析
语音感知	语音均衡式声母	100%	通过
语音产生	声母	100%	通过
	韵母	100%	
词语	词语理解	65.7%	需要训练
	词语命名	40.0%	
句子	句子理解	43.5%	需要训练
	模仿句长	9	需要训练
	句式仿说（语法）	10.0%	需要训练
	句式仿说（语义）	10.0%	
综合运用	主题对话	0	无法完成评估题目

该儿童语音感知、产生能力发展良好，尚不存在问题；词语理解较其他能力稍好，词语命名正确率很低；句子理解较差；能模仿9字长的句子；句式仿说方面，语法和语义得分均较低；主题对话无法测得。该儿童5项主测验中，词语理解、句子理解、句式仿说、词语命名、看图叙事均未达标；4项辅助测验中，语音感知、语音产生通过、模仿句长未达标。整体来看，该儿童有一定语言能力，具备基本的语言沟通技能，但语言理解和语言表达能力均较弱。

对该患儿行为进行观察，结果发现：该儿童性格较为安静，有积极主动与他人进行沟通交流的意识，主要沟通方式为口语，但仅能使用极少数的无修饰句表达自己的需求。本次测试开始时该儿童参与度略低，较为自卑。通过治疗师的不断鼓励，能较好地配合测试。遇到感兴趣的事物时，表现出一定的沟通动机。

家长康复意愿强烈,配合度很高,对儿童的期望为希望该儿童能够生活自理,通过口语表达自己的要求。

（五）语言相关领域康复评定

1. 听觉方面　正常。

2. 言语方面　口部运动能力正常,已经习得全部的声母和韵母,不存在声调方面的问题。说话听感自然、舒适,音调正常,响度适中。

3. 非语言认知方面　能辨认3种基本的颜色(红、黄、蓝),分清物体的大小、认识圆形和正方形,能够分清上下的方位概念。

4. 社会功能方面　能够完成吃饭、睡觉、洗漱、如厕等基本生存活动。但与同龄正常儿童相比,家事技能较差,不能很好完成基本的家务,如餐前准备、清洗碗筷、处理垃圾等。

5. 情绪行为问题方面　该儿童情绪不稳定,易发脾气,较自卑,容易沮丧。在活动中,注意力较不稳定,有时候会出现冲动的现象。

6. 视觉方面　正常。

7. 运动方面　在粗大运动上,能独自双脚跳3次以上,但不能独自单脚跳5次以上;在精细运动上,能双手穿约1.5cm大小、孔直径6mm的珠子,但不能在15秒内扣上2粒纽扣。

（六）结论及建议

1. 结论　根据个案MCELF语言评估的结果,并结合病史及其他相关评估、主观观察和一般情况提供的信息,可以明确此6岁6个月的儿童存在发展性语言障碍。其语音产生和感知不存在问题,语言理解能力优于语言表达能力,能模仿9个字长的句子。具体而言,语言理解方面,该儿童语音感知、词语理解能力发育正常,句子理解能力落后于同龄正常儿童;语言表达方面,该儿童声、韵母构音发育正常,同时词语命名、句式仿说、模仿句长显著落后于同龄正常儿童,看图叙事等语言表达能力无法测得。

2. 建议　该儿童虽然已具备一定的语言能力,整体水平明显落后于同龄普通儿童,需要进行语言康复,提升该儿童的语言能力。该儿童当前语言康复的重点是加强词语的理解与命名、句子的理解与表达能力训练。参照MCELF参考标准,该儿童词语理解得分为20分,尚未达到3岁普通儿童的水平,要想基本符合达标水平,该项测试最低需达到33分;该儿童词语命名得分为26分,相当于3岁普通儿童标准,要想基本符合达标水平,该项测试最低需达到52分。后续的康复建议以6个月为周期,采取直接干预模式,治疗师和家长共同参与,通过个别化干预、小组干预和集体干预相结合的方式,利用多种途径促进儿童语言能力发展。本周期可以划分为2个阶段,每3个月为一个阶段,每阶段进行MCELF评估,考察儿童的语言能力发展状况,并根据考察结果调整康复计划。

二、阶段康复方案

（一）阶段康复方案

本阶段康复方案的周期为6个月。其中,长期目标为6个月要实现的康复目标,阶段目标为3个月需要实现的目标;康复的重点是加强该儿童的词语理解、词语命名和句子理解的能力,具体内容如表15-3-2所示。

表 15-3-2　智力障碍儿童语言阶段康复方案举例

1. 基本信息

姓名:万××　　　　性别:男　　　　出生日期:2010 年 3 月 10 日

联系人:万××　　　　　　　　　　　联系电话:139×××××××

通讯地址:哈尔滨市××区××路××小区　　　制订人:陈××

制订日期:2016 年 9 月 5 日　　　　　实施时间:2016 年 9 月 06 日—12 月 13 日

2. 语言评估摘要(参见前文案例简介中的结论与建议)

3. 治疗目标

长期目标 (6 个月)	(1) 词语理解得分从 20 分提升至 25 分 (2) 词语命名得分从 26 分提升至 30 分 (3) 句子理解得分从 10 分提升至 13 分 (4) 句式仿说得分从 6 分提升至 11 分
阶段目标 (3 个月)	(1) 能理解并命名 30 个常见的名词,20 个常见的动词,7 个简单的形容词和 3 个数量词,掌握率达到 80%。能理解并表达 3 个无修饰的简单句和 1 个含有 1 个修饰成分的句子,掌握率达到 80% (2) 词语理解与命名的正确频次至少为 80%,句子的理解与表达的正确频次至少为 80% (3) 能在 5 分钟内说出 5 个常见的名词和 2 个常见的动词 (4) 每天提问 1 次

4. 治疗模式及强度

个别治疗:每周 5 次,每次 30 分钟,共 60 次

小组治疗:每周 3 次,每次 30 分钟,共 60 次

集体治疗:每周 5 次,每次 30 分钟,共 60 次

家庭治疗:每周 5 次,每次 30 分钟,共 60 次

5. 注意事项

该儿童情绪不稳定,易发脾气,较自卑,容易沮丧,在康复训练中,治疗师要对儿童多给予鼓励。此外,该儿童注意力不是很稳定,因此应在训练中加入适当的游戏,吸引儿童的注意力

(二)阶段康复方案解析

本案例中,根据个案 MCELF 语言评估的结果,除语音感知、语音产生方面,该儿童的各项能力均未达到 3 岁普通儿童的水平,综合儿童的年龄、各方面不足的程度和具备的语言基础及相关条件,将当前干预的重点具体到词语理解和命名、句子理解和表达。长期目标 6 个月完成,阶段目标在学期中期时完成,即 3 个月。既能保证康复过程的完整性,又能根据期中和期末评估监测康复的效果,调整康复方案。阶段目标的制订中,本案例明确写出词语与句子需要掌握的数量、类型以及掌握程度,实现可测量性;按照设定的目标,儿童每周需学习 6 个词语,2 个句子,此数量的设定是充分考虑到儿童当前的语言水平和认知能力的结果。儿童有较好的沟通动机,具备一定的语言基础,工作记忆广度尚可,综合这些因素,预计儿童能够完成该目标;治疗目标的设定不仅要考虑儿童当前的语言水平,还要充分考虑到与日常生活的联系,因此在目标词语与句子的选择上要突出"常用"这一特征,并对日常生活中的运用情况作出要求;同时,治疗目标也要明确了时限要求和时间周期。

为实现长期目标具体明确、可测量性,本案例借助 MCELF 语言评估工具,对长期目标加以表述。参照 MCELF 参考标准,该儿童的词语理解与命名能力、句子理解与表达能力均处

于 3 级及以下。对照参考标准,要想达到 3 级及以上水平,词语理解训练目标最低需要达到 25 分,词语命名训练目标最低需达到 31 分、句子理解训练目标最低需达到 13 分,句式仿说训练目标需达到 11 分。结合所制订的阶段目标,该儿童预计能够实现该长期目标。在此处需要说明以下 2 点:一是在本案例中,对该儿童的语言能力进行康复评定时,所使用的评估工具为 MCELF 语言评估工具,因此,长期目标的制订也借助该评估工具。如若使用其他评估工具,可在遵循 SMART 原则的基础上,借助其他工具对长期目标加以表述;二是在训练过程中,切忌将评估内容作为训练材料。

目标的制订和康复资源的选择要因人而异。智力障碍儿童语言能力的发展存在着很大的异质性,不同儿童其语言水平也不尽相同。本案例中的儿童语音能力发展正常,工作记忆能力尚可,核心问题在于词语的理解与命名、句子的理解与表达方面,因此,本计划将这 2 项能力的构建作为核心任务,从目标制订到计划实施紧紧围绕此目标开展康复活动,这样更有利于儿童语言康复速度的提升,而评估结果,就是制订本康复计划的重要依据。但在实际临床实践中,智力障碍儿童语言能力发展差异很大,在基本沟通技能、语音感知、语音产生、词语理解与命名、句子理解与表达和综合应用等方面存在障碍,而这些障碍在某些个体上是单方面存在的,在某些个体身上却是多方面同时存在的,此时,就需要康复师能够在准确评估的基础上,根据儿童生理年龄和语言发展年龄,科学设计目标和训练内容,既考虑关键障碍的突破又要考虑到核心能力与相关能力的协同发展,只有这样才能帮助儿童短时、快速和高效地实现康复目标。总之,我们在制订阶段康复方案时,要注意对儿童的各项能力的整体把握,综合考虑多方面的因素。

本阶段的康复目标完成后,该儿童语言康复的重点仍要集中在词语的理解与命名和句子的理解与表达方面,扩充儿童的词汇量和句式结构。后期的阶段目标可适当加入副词的理解与命名和疑问句的理解与表达,在新习得的无修饰简单句的基础上,加入 1 个修饰词。同时,根据儿童的康复情况,尝试介入 2 个定语修饰成分句子的理解与表达。

三、周康复方案

(一)周康复方案

根据所制订的阶段康复方案,该儿童需要在 1 周内须习得 6 个新词,2 个句子。因此,周康复方案具体内容如表 15-3-3 所示。

(二)周康复方案解析

根据所制订的阶段康复方案和儿童当前的语言水平制订周康复方案。在本案例中,该儿童所制订的阶段康复方案要求,在 6 个月内能够理解并命名 70 个常见的名词、50 个常见的动词、20 个简单的形容词和 4 个数量词。能理解并表达 30 个无修饰的简单句和 18 个含有 1 个修饰成分的句子。计算下来每周需要习得 6 个新词和 2 个句子。通过对儿童的语言能力评估、每次治疗的前后测及对该儿童平时表现的观察,了解到该儿童尚不能命名名词"南瓜",不能理解和命名名词"土豆""青菜"和"番茄";能够理解和命名量词"一个",不能理解和命名"一颗"和"一棵";能够理解和表达"××是蔬菜",不能理解和表达"××和××都是蔬菜"和"我想要××"。因此将本周的康复目标进行上述设定。

同时,在叙述康复目标时,仍要遵循 SMART 原则。在本案例中,本周的康复目标是具体明确的,包括能理解和命名名词"南瓜""土豆""青菜""番茄";理解和命名数量词"一颗"和"一棵";能理解并命名动词"想要";能理解并表达句子"我想要××""××和××都是蔬菜"。

表 15-3-3 智力障碍儿童语言康复周方案举例

患儿姓名:万××	治疗时间:2016 年 9 月 5 日—16 日
学校:周一~周五	家庭:周六、周日
治疗地点:××学校	治疗师:陈××

康复周目标

1. 语言理解:理解蔬菜类 6 个词语、理解"我想要××""××和××是蔬菜"句子;80%正确
2. 语言表达:能命名并描述 6 个词语,能表达 2 个量词+名词,表达"我想要××""××和××是蔬菜"句子,达到 80%正确

领域	康复目标	康复内容	康复资源	康复方法	目标达成情况		周一	周二	周三	周四	周五
理解表达词语	1. 能理解并命名名词"南瓜""土豆""青菜""番茄",在一堂课中连续正确的频率为 80%	1.1 理解并命名名词"南瓜"	康复云软件,南瓜、土豆、青菜、番茄的实物或模型、图片 强化物:贴纸	平行谈话法、集中刺激法	1.1		√	√	√	√	√
		1.2 理解并命名名词"土豆"			1.2		√	√	√	√	√
		1.3 理解并命名名词"青菜"			1.3		√	√	√	√	√
		1.4 理解并命名名词"番茄"			1.4		√	√	√	√	√
理解表达词组	2. 能理解并命名动词组"一颗土豆""一棵白菜""想要××",在一堂课中连续正确的频率为 80%	2.1 理解动词"一颗土豆""一棵白菜"	康复云软件、图片 强化物:贴纸、饼干、糖果	要求-示范法、集中刺激法、仿说法	2.1		○	○	√	√	√
		2.2 命名动词"一颗土豆""一棵白菜"			2.2		○	√	√	√	√
		2.3 理解动词"想要××"			2.3		√	√	√	√	√
		2.4 命名动词"想要××"			2.4		√	√	√	√	√
理解表达句子	3. 能理解并表达句子"我想要××""××和××都是蔬菜"。在一堂课中连续正确的频率为 80%	3.1 理解句子"我想要××"	康复云软件、图片和词卡 强化物:贴纸、饼干、糖果	建模法、组合与分解、游戏化、扩展法	3.1		○	○	√	√	√
		3.2 表达句子"我想要××"			3.2		○	△	△	√	√
		3.3 理解句子"××和××是蔬菜"			3.3		△	△	√	√	√
		3.4 表达句子"××和××是蔬菜"			3.4		√	√	√	√	√

注:目标达成情况记录方式为未掌握○;部分掌握△;完全掌握√

其次,本案例中的康复目标的设定是符合儿童当前的语言水平的,通过对儿童的语言评估及观察,儿童已经能够理解和命名一些常见的蔬菜,并能理解和命名"蔬菜",能够表达"××是蔬菜"。同时,本康复目标明确了目标达成的量化指标,连续正确率达到80%,以及在一节课

内实现所设的目标。

另外,需要说明的是,对于语音产生存在问题的儿童,在制订康复目标和选择康复内容时,要注意考虑其语音产生能力,如儿童尚未习得 q/n,则在制订康复目标时,须写明对该语音的要求,在"南瓜""青菜"等词语命名的要求上,也要考虑语音产生能力的限制。同时,对于字长未达到 9 个字长,或只有 5 个字长时,则不能将句子"××和××都是蔬菜"作为康复目标。

在本周周方案目标完成后,接下来一周的康复目标为理解并能命名形容词"黄色的""绿色的""红色的",理解并表达词组"黄色的南瓜""黄色的土豆""绿色的青菜""红色的番茄",理解并表达句子"我不想要××""我想要××的××"。然后将主题逐步过渡到与"蔬菜"相关的"厨房用品",理解并命名"碗""筷子""勺子""刀子""电饭煲""冰箱""微波炉""铁锅"等常见的厨房用具。理解并表达句子"厨房里有××""用××来××"。

本周方案可以与认知能力的康复相结合。在认知能力治疗中,利用本康复内容,完成颜色和数量的认知训练。如通过"青菜""土豆""南瓜""番茄",学习"黄色""绿色""红色"以及分辨数量上的"多少"。

四、日康复方案

(一)日康复方案

见表 15-3-4。

表 15-3-4　日康复方案《逛逛菜市场》
——××和××都是蔬菜

学科	语言	设计人	陈××
教学对象	智力障碍儿童	治疗师	陈××
课型	一对一训练或小组训练	课时	第 1 课时(共 2 课时)

1. 康复目标

(1) 能准确的命名词语"南瓜"和"番茄";能够理解并命名词语"土豆"和"青菜";能够理解句式:"××和××都是蔬菜"。

(2) 使儿童能够在词卡的辅助下正确表达句式"××和××都是蔬菜"。

(3) 提高儿童用语言进行沟通交流的兴趣,愉快地参与其中。

2. 康复方法

通过视频情境教学引导儿童认识蔬菜,借助食物、卡片以及康复云课件理解、表达词语,并正确表达句式"××和××都是蔬菜",在游戏中进一步巩固所掌握词语及句式。课前准备:①环境准备:个别化训练教室,本底噪声≤50dB HL;②教具准备:电脑、多媒体视频、蔬菜实物、图卡、词卡、蔬菜贴画;③云平台资源:云课件-语言康复-早期语言-菜市场。

3. 前测

(1) 云课件"菜市场 2"出示南瓜、青菜、土豆、番茄图片,要求患儿指认并回答。

(2) 根据治疗师的出示的图片,向患儿提问:"什么和什么都是蔬菜?",患儿回答"××和××都是蔬菜"。

4. 康复过程

(1) 兴趣导入:教师播放逛菜市场的视频。

（2）复习：教师利用"云课件-语言康复-早期语言-菜市场2-沟通"巩固儿童对句子"××是蔬菜。"的理解与表达。

（3）新授

1）辨识蔬菜（词语）

①学一学：教师利用蔬菜实物，通过视觉、触觉和嗅觉多通道的输入，帮助学生辨识南瓜、青菜、土豆、番茄等蔬菜的特点。

②指一指："云课件-语言康复-早期语言-菜市场2-认识-配一配"，让儿童指认南瓜、青菜、土豆、番茄，加深儿童对词语的理解。

③说一说："云课件-语言康复-早期语言-菜市场2-认识-练一练"，让儿童自主命名南瓜、青菜、土豆、番茄。

2）句式沟通（句子）：

①学一学："云课件-语言康复-早期语言-菜市场2-沟通"部分，学习句子"××和××都是蔬菜"。

②指一指："云课件-语言康复-早期语言-菜市场2-沟通"部分，让儿童指认"××和××都是蔬菜"。

③说一说："云课件-语言康复-早期语言-菜市场2-沟通"部分，让儿童根据电脑的组合，表达"××和××都是蔬菜"。

（4）巩固练习：教师与学生一起玩翻卡片的游戏，在游戏中，检验学生的掌握情况，如有问题，及时补充训练。

游戏步骤：

1）教师将事先准备好的蔬菜图卡或"是""和""蔬菜"的卡片反放到桌面上。

2）教师示范，翻开一张，并准确说出词语和句子。

3）学生模仿完成练习。

4）教师可根据学生掌握情况，重复数次，尝试逐步撤除提示，自主表达。

5. 后测（效果监控）

（1）云课件"菜市场2"出示南瓜、青菜、土豆、番茄图片，要求患儿指认并回答。

（2）根据治疗师的出示的图片，向患儿提问："什么和什么都是蔬菜"，患儿回答"××和××都是蔬菜"。

6. 康复延伸

（1）绘画与手工课上，学生练习画简笔画"青菜""土豆""南瓜""番茄"。

（2）学生通过"青菜""土豆""南瓜""番茄"完成认知能力训练：分辨"多少"。

（3）学生与父母一起逛菜市场，让说说菜市场上有什么蔬菜。

7. 效果显示 见表15-3-5。

8. 康复反思

本节课使用康复云-云课件中的菜市场这一课件，教学理念是"医教结合，综合康复"，共包括2课时。本课时为第1课时，主要是通过"逛菜市场"的情节设计，引导儿童能够准确命名词语"南瓜""青菜""土豆""番茄"，理解并在词卡的辅助下表达句式"××和××都是蔬菜"，从而提高儿童运用语言进行沟通交流的兴趣；第2课时的教学内容为理解和表达"一个

表 15-3-5　效果显示

教育康复内容	前　测			后　测		
"南瓜"	□无反应或反应错误	☑理解	□表达	□无反应或反应错误	☑理解	☑表达
"青菜"	☑无反应或反应错误	□理解	□表达	□无反应或反应错误	☑理解	☑表达
"土豆"	☑无反应或反应错误	□理解	□表达	□无反应或反应错误	☑理解	□表达
"番茄"	□无反应或反应错误	☑理解	□表达	□无反应或反应错误	☑理解	☑表达
"××和××都是蔬菜"	☑无反应或反应错误	□理解	□辅助表达	□无反应或反应错误	☑理解	☑辅助表达

番茄、一个南瓜、一棵青菜、一颗土豆"的"数词+量词+名词"的词组组合,句式"××和××都是蔬菜"的辅助表达向自主表达过渡。

（1）训练过程中,游戏的灵活性还可以更加丰富,可以模拟买菜的游戏进行设计,帮助学生在实际情境中增加自身的体验。

（2）对于 4 种蔬菜的特征的认知,除了视觉、触觉和嗅觉的感受之外,还可以利用味觉,帮助学生记忆并区分蔬菜。在课程中,学生将"土豆"命名为"藕",教师可以将干扰物"藕"与目标物"土豆"的实物同时带进课堂,帮助学生现场对比,加深理解与记忆。

（二）日方案解析

目标的设计要科学合理,符合儿童的最近发展区,本日方案所设计的内容为"菜市场 2"这一单元的第 1 课时,儿童能够理解"南瓜"和"番茄",但不能命名,不能够理解并命名词语"土豆"和"青菜",能够理解和表达"××是蔬菜",模仿句长为 9 个字。根据儿童的语言基础水平和认知能力,本节课设置的目标符合儿童的最近发展区。同时,在目标的制订中,要体现以学生为本的理念,让儿童快乐学习,主动学习,因此在康复目标中,特别强调儿童的兴趣和愉快的心情。

环境准备要充分,选用或制作的教具、学具要符合儿童发展特点、康复目标和康复内容。本案例中,由于儿童的认知水平有限,因此,要在教具、学具的选择上,考虑这一特点,将实物与图片相结合,调动儿童的视觉、触觉和嗅觉,从实物入手,逐步过渡到图片。在句子的学习中,利用词卡进行辅助提示,以实现康复目标。

整个康复过程要有明确的康复环节,各环节重难点突出,练习环节难度梯度设计合理。本案例的康复过程分为词语学习、句子学习和巩固练习 3 大环节,前 2 个环节中又包括认识（学一学）、理解（指一指）和表达（说一说）3 个环节。从词语过渡到句子,从认识到理解再到表达,难度层层递进,并始终围绕本节课的康复目标。在效果监控上,利用康复云平台进行前、后测,内容与康复目标一一对应,前后的对比更好地突出本节课的康复效果。最后,康复延伸体现了整合性,将语言训练与认知训练相结合,家庭康复与学校康复相结合。

在本案例中,该儿童对电子产品比较感兴趣,因此课程以电脑作为康复内容的主要呈现工具,取得了良好的效果。在实际的康复实践中,有些智力障碍儿童,对电子设备不敏感,喜欢卡片、贴纸等,在教具的选择上需加以调整;此外,很多智力障碍儿童在学习新知识时,都会表现出自卑的心理,则需要在康复方案中,合理地设计教师的反馈模式及新授内容的难度梯度。

　　本日方案所设计的内容为"菜市场2"这一单元的第1课时,在完成本节课的康复目标之后,接下来的几日,将加入数量词的学习及词组的理解与表达,继续巩固句式"××和××都是蔬菜",最终实现儿童的自主表达,同时学习新句式"我喜欢××"。

　　在本节课中,儿童对逛菜市场的视频很感兴趣,在后期的学习中,可以利用角色扮演的游戏进行新内容的学习和旧知识的巩固。

(张联弛)

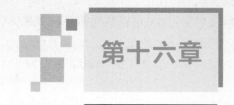

第十六章

特定性语言障碍儿童康复治疗

第一节　特定性语言障碍儿童特征

一、概述

（一）定义

特定性语言障碍（specific language impairment，SLI）是一种单纯性语言发育障碍，不伴有智力障碍、听力丧失、运动障碍、社交情绪功能障碍或明显的神经病学缺陷。由于语言是人类生活中必备的基本技能，是用来表达感觉、沟通情感、互换信息、思考和学习的工具，尽管不伴有其他功能区的异常，特定性语言障碍仍然会影响个体的学习、教育、社会及情绪等多个层面的发展。

（二）诊断标准

特定性语言障碍的诊断，需结合患儿的病史资料、相关的辅助检查及各专科检查来确定，包括智力、语言、运动、心理、性格、情绪及社会适应性能力方面；口腔结构及口腔运动功能检查，进食情况；听力检查，近期有无耳朵感染；有无大脑神经损伤等。其诊断标准为：①在语言测试上的得分需低于 1.25 个标准偏差（百分等级在 10 以下）；②在非语言智力或操作量表的得分需在 85 分及以上；③需通过对话层次的听力检查，且近期内无浆液性中耳炎；④未出现癫痫、脑性瘫痪、脑外伤等神经损伤；⑤口腔构造正常；⑥口腔动作功能正常；⑦未出现社会互动问题或是活动受限的现象；⑧非视觉障碍。

（三）病因和患病情况

目前认为，特定性语言障碍的病因与遗传相关。其语言病理学机制主要涉及语言学习和信息处理方面的缺陷，是学龄前与学龄期儿童最常见的语言障碍类型。流行病学资料显示，美国等英语国家特定性语言障碍的患病率约为 7%~8%，其中男童患病率高于女童。汉语儿童中也有较高的患病率，台北市 5 岁儿童特定性语言障碍的患病率约为 3.03%，国内 4~5 岁儿童中的患病率约为 4.41%。

二、特定性语言障碍的临床特征

特定性语言障碍儿童主要表现为语言学习困难,其个体间的语言问题存在着相当大的差异,有些儿童语言的理解能力与年龄相符,但语言表达存在障碍;有些患儿语言理解与表达均存在发展迟缓,他们在理解及聆听、说话、语言的使用上都可能出现困难或问题,有的还会进一步影响书面语言的学习,具体表现在以下各个方面。

（一）从语言起始的时间来看

很多特定性语言障碍儿童过了说话的年龄仍不会说话,说话晚或者很晚,有的患儿在3周岁时还完全没有自发性语言。

（二）从语言组成的要素来看

在语言组成的各个要素中,特定性语言障碍儿童均可能存在发展迟缓或困难,如语音障碍、语义障碍、语法障碍、语用障碍等,具体表现如下:

1. 语音障碍　特定性语言障碍儿童在语言发展过程中有较高概率出现音韵缺陷,常常出现语音表达、语音知觉与音韵觉识问题。

（1）特定性语言障碍儿童的语音特征类似于年纪很小的儿童,与正常儿童相比,他们的音韵历程延长,婴幼儿时期较少发音,音节结构较不成熟和缺少变化。

（2）部分患儿还存在构音方面的问题,可能出现部分声母发音不清,语音出现省略或歪曲现象,有些语音只有父母才能听懂。

（3）据观察,有些患儿还存在声调上的困难,有研究发现部分特定性语言障碍儿童在声学及重读知觉任务上存在困难。在口语表达方面对声音振幅上升时间和声音频率的敏感性差,这可能对特定性语言障碍儿童重读知觉有显著影响。

（4）结合单字的技巧薄弱,一般儿童在学会约20~30个字时,就开始尝试组合单字,时间约在18个月大时。而特定性语言障碍儿童一直要学会200个单字以上,才可能开始组合单字。

2. 语义障碍　特定性语言障碍儿童在学习口语词汇或新的词汇时常会出现困难,词汇习得速度较慢、理解和使用的词汇较少、词汇检索困难、语义网络较窄、对比喻性或抽象性词汇理解和应用能力较差,较难整合语句之间的意义等。

（1）特定性语言障碍儿童开始说话较迟,单词期时第1个词或前50个词出现较晚。特别是在18~24个月间,当正常发展的儿童出现词汇爆发时,他们学习词汇的速度却显得很慢,所具有的单字及概念性知识十分有限。

（2）特定性语言障碍儿童习得和使用的词汇量较少,而且都是限于高频词;他们在介词、方位词、副词、连词、人称代词、量词等词汇上使用障碍,学习抽象、比喻的词汇时常会有困难,他们更多地使用具体的而非抽象的词汇表达。也因词汇量不足而过度使用一些模糊的或是概括性的词汇(如这个、那个、东西等)指代特定的事物;读小学时,所习得的词汇较同龄儿童少,常常只能解释词汇或句子的表面意义,无法理解其隐含的或深层次的含义。很难理解象征性语言、幽默及成语、谚语等。

（3）词汇意义过度类化:特定性语言障碍儿童出现此现象的持续时间较一般儿童延长,学龄期儿童如果还无法将词汇意义限制在其特定的意义上,则会出现词汇使用错误现象。

（4）词汇检索困难:表现出词汇提取困难,并因此造成口语表达语速较慢、暂停、插入语或补白等言语障碍;在说话、造句或写作时,容易使用语义上有相近类别的词汇进行错误的替代。

（5）语义组织的问题：语言的表达不仅限于单词、语句，更多的是按顺序描述事件。有些特定性语言障碍儿童虽然很爱说话，但是常常反复说一些不重要的细节，而且说话内容杂乱、缺乏组织。

3. 语法障碍　特定性语言障碍儿童在幼儿发展阶段就显现出语法发展迟缓的缺陷，在语法结构中，有些语句结构发展与一般儿童无差异，但有些语句结构则极不成熟。他们会出现在句子中省略词汇，语序错误，在使用助动词、动词、时态、连词等方面有困难，代名词的使用错误，对复杂句的使用能力有限等语言问题。

（1）特定性语言障碍儿童语句较短，语句表达中大多数为不连贯的单词或短语，只用来表示重要概念的词汇，如有些四五岁的患儿在看图讲故事中的描述为："起床、刷牙、穿鞋、走了、再见"，仍似电报句阶段。

（2）句子结构不完整，或在句中不恰当减少或添加词汇。如患儿表达"姐姐放在桌子了"（姐姐把蛋糕放在桌子上了），"小孩在玩沙里"（小孩在玩沙）。

（3）语序混乱或颠倒，特定性语言障碍儿童在口语表达时，最容易出现语序错误。如"看我的写字"（看我写的字），"电话什么干的?"（打电话干什么）。

（4）很少使用复杂句式，对复合句、被字句、比较句式的理解和使用困难。如让儿童看图片指认"小猫被乌龟追"，患儿指"小猫追乌龟"的图片，不能回答"小华胖、小明瘦，谁比谁胖?"等问题。

（5）对疑问句、否定句理解和使用困难。如"爸爸，请你吃薯片吗?"（爸爸，请你吃薯片)"不眼睛闭上"（你闭上眼睛）。

（6）对连词、代名词、量词等使用错误。如患儿表达"小孩腿好痛，可是她哭了""你吃了我的饼干，你要赔你""一只汽车、一把帽子"等错误词汇。

（7）个别障碍儿童还表现出词语搭配或修饰混乱，如患儿出现"多多地玩球""我要爱读大书"等用词混乱现象。

4. 语用障碍　语用是在社会情境中支配语言使用的规则，涉及如何以符合社会规范或约定俗成的方式使用语言与人对话、交谈和沟通。特定性语言障碍儿童在与人交谈时，常会出现无法开启、维持、结束话题，无法提供足够的信息，当信息不清楚时无法修补或者重新叙述清楚，无法适应听者与说者的角色轮替等问题；在讲故事、描述事件等需要说出较长篇章时都会出现一些问题或错误。

（1）特定性语言障碍儿童的语用障碍表现为在人际交往中不自信或者反应迟钝，有一些患儿可以发起谈话，但却意识不到谈话对象的需要，缺乏话题轮替的技能。在语言测试过程中，他们对指令的反应较慢，需要多次重复才能理解指令的意思。回答问题时常重复别人的问题，或出现答非所问、不合常理的现象，例如，治疗师问"你最喜欢什么游戏?"，患儿回答"我在水里把眼睛蒙住，把鼻子蒙住。"

（2）缺乏适当的谈话修补策略。例如，当患儿没有理解谈话对象的话语时，不会问"你的意思是?"当别人听不懂自己所说的话时，也不会改换一种说法。与他人交谈时不能提供足够的信息、无法维持话题。

（3）叙述技能：叙事是指在语言表达时，我们必须把词汇、句子根据语法规则结合，以清楚地表达个人的想法或事物的状态、关系，说话者必须注意句子与句子之间的联系，以及每句话和前一句话的逻辑关系。叙事是一种高层次的语言处理及认知运作历程，需要应用很多相关的技能，对于语言能力不足、认知处理较有问题的特定性语言障碍儿童，叙事自然是一件困难的事情。

特定性语言障碍儿童叙述观点远不及同龄儿童,对故事和个人经验的叙述都较简短,缺乏必要的细节,或只描述个人经验中具体的层面,在叙述中较少表达内心情感。他们的叙事问题主要有:无法描述完整的故事或事件;说出来的内容缺乏组织,颠三倒四;叙事内容不顾及前因后果、前后顺序的逻辑关系;内容混乱,不易理解,缺乏前后一致性;不能准确使用连词,叙事连贯性差,容易出现交流中断的现象;复述故事时较少运用复杂句,易出现较多的语法错误;叙事能力发展速度慢,无法达到一般儿童发展应有的水平。

（三）从语言发展的问题来看

人类语言能力的发展是依照听、说、读、写的顺序前行的,读写是使用书面语沟通,或使用某种语言阅读及书写的能力。读写能力的发展始于阅读,儿童的阅读能力发展又与音韵觉识,语义、语法、语用关系的觉识有相当程度的关联。因此,语言学习的障碍不单会影响口语的发展,也会影响阅读能力。有些表现有口语理解问题的患儿同时也存在阅读障碍,例如识字问题、阅读理解问题、书写障碍等。

三、与语言障碍相关的临床特征

部分特定性语言障碍儿童存在轻微的认知缺陷。虽然,在特定性语言障碍的诊断标准中有一项重要的指标就是非言语智力正常,但在英、美等国对特定性语言障碍的研究却显示,这些患儿在智力测验的得分虽然在正常范围或者是高于智能障碍的诊断分数,但他们在不同认知能力测验上的表现却显著低于同伴(如听知觉方面、听记忆方面等)。

（周　泉）

第二节　特定性语言障碍常用治疗模式

特定性语言障碍儿童是一个异质性极高的群体,现在,虽对障碍儿童的语言治疗并没有固定的程序和方法,但治疗的目标会依据其语言评估资料,聚焦于语义、语法或语用等语言要素,或是患儿在语言学习的处理过程中出现的困难。治疗师采用有针对性的语言治疗模式,选取恰当的方法并融入各种技巧,在治疗中结合患儿的学习风格、情绪气质,进行密集的语言治疗,可以帮助患儿建立语言系统或提高语言处理的效能,促进患儿语言能力的发展。

一、语言治疗常用的方法

特定性语言障碍儿童的语言表现多样又复杂,语言问题或缺陷特异性极高,对其语言障碍的治疗有4个基础条件,包括:口语的输入、重复的接收、有意义的情境与实际的应用。在此基础上常常使用以下几种治疗方法。

（一）聚焦刺激法

聚焦刺激法主要指结合教学者导向及以儿童为中心的治疗方法,实施方式为教学者在有意义的游戏情境、每日的例行活动中,提供大量、重复的语言示范,让患儿通过反复观察和重复来接受语言输入,以增加患儿自发说出目标语言的机会。

（二）快速找词法

快速找词法(fast for word)是一套计算机化方案,可以让特定性语言障碍儿童在语言治疗室或在自己家里接受训练,通过改变话语的语音特征,慢慢调整患儿对口语或语音听知觉的运作处理,以促进患儿言语知觉能力。

（三）情境教学法

这是一种非结构化或低结构化的自然取向、以交谈为本的语言治疗方法,在自然情境中训练患儿的沟通能力,实施方法是在语言及沟通产生的自然情境中,将目标语言或沟通技巧融入互动过程中,利用患儿的兴趣与主动性达成沟通意图,促进语言的使用。情境教学法的核心是模仿、指示引导、时间延迟和随机教学,应配合的 3 个要素是:①环境安排;②回应式互动;③交谈为本的情境。

（四）脚本治疗教学法

这是语言治疗师利用互动、系统化重复的事件或活动,将所介入的目标语言包含在其中。方法是将患儿所经历及储存的事件,如搭公共汽车、过生日、超市购物等,用来当做语言训练的活动,因为患儿熟悉这些活动的顺序、内容,可将注意力放在语言上。

（五）分享式阅读法

语言治疗师使用故事书,给患儿提供一种介入情境,在和患儿的分享式阅读中,通过生动的图文、故事情节和丰富的语言,提升患儿词语理解、语句表达、交谈技巧、因果关系理解、思考能力、注意力及篇章理解能力。

使用图书绘本进行语言治疗时,治疗师可以引导特定性语言障碍儿童注意图书的书名、封面图画,猜测或思考故事情节、内容、主题结构;以聆听故事及跟着大人念读的方式一起朗读;通过重复阅读来熟悉故事中使用的语言及其结构,以提高患儿的语言能力。治疗师可将各种语言治疗方法和技巧融入阅读中,例如:①通过患儿感兴趣的内容扩展词汇;②使用故事书中的词汇或语言提问;③在某一句、某一段、某一页后,问患儿相关的问题;④共读时,适时停下来让患儿猜猜接下去可能会出现的人、事、物;⑤将故事的内容与生活相联系,促进患儿的想象力、思维能力及主动表达能力的提升;⑥鼓励患儿用自己的语言重复讲述故事;⑦使用美工作品(如画画、做小玩偶、扮演故事角色等)反映故事内容,增强患儿的兴趣和想象力。

语言治疗师在患儿的语言训练中,选择合适的治疗方法,结合使用各种治疗技巧,才能更好地应用于特定性语言障碍的儿童。常用的语言治疗技巧包括仿说、自我谈话、平行谈话、示范、重组等。具体内容见本书第六章。

此外,还可以使用提供信息的谈话和鹰架式教学法等。提供信息的谈话是教学者将其他人所说的话语解释给患儿听,在家中或小团体活动中,有较多人参与沟通时可使用此方法。例如,两个儿童准备画画,其中一个儿童说:"笔,画画。"教学者可对患儿解释:"冬冬用笔画画。"

鹰架式教学法是一种有效促进语言表达的方法,治疗师将语言治疗的目标一直维持在患儿能轻易达到的水平之上,这样可以维持互动的挑战性,同时提升成功的机会,促使患儿对语言目标的持续参与和学习。例如,患儿只能表达物品名称时,治疗师指着桌子上的物品对患儿说:"桌子上有一个苹果,还有____?"患儿说:"一辆汽车。"

以上的治疗技巧中,自我谈话、平行谈话、示范、扩展、延伸、详述等技巧,对口语表达有限,或者不愿表达的患儿语言能力的提升有帮助;自然情境中的语言沟通示范可以让患儿学习如何在相同的情境中使用语言表达;此外,模仿、示范或者一些诱导口语表达的方式,如"故意说错话、传话、看看我有什么"等技巧同样也可以让患儿发展口语表达的技能。

无论采用哪种治疗方法,特定性语言障碍儿童对语言信息的接收,可能会因注意力、音韵短期记忆或工作记忆等认知处理上的问题或低效能,而影响语言的学习。因此,在提供语言治疗时,可以突显介入的目标语言结构或沟通的特性,以利于语言障碍儿童发现规则或正确的应用方式,提高其语言能力。一般而言,目标语言的重复出现、降低语句的复杂度、口语呈现方式的变化、视觉线索的辅助常是用以突显介入的目标语言的方式。具体说明如下:

1. 目标语言的重复出现　语言治疗师可设计活动让目标语言结构或沟通情境重复出现,以突显其特征,促进学习。如治疗师重复说同样语言结构的话:"老师说,我们要先洗手,再吃饼干。""老师说,我们要先看书,再玩小火车。"治疗师输入语言的同时配合图片或动作,不断将目标语言结构呈现。

2. 降低语句的复杂度　语言治疗的重点是某目标语言结构的习得,治疗师为了让患儿将注意力放在介入的目标语言上,必须控制其他会同时出现的相关刺激,也就是在对患儿解释、说明时,尽量用简短的句子并控制语法的复杂性。

3. 口语呈现方式的变化　特定性语言障碍儿童口语信息接收的认知处理过程有一些问题,治疗师除了使用简短、明确的句子说明之外,还应减慢说话的速度,并放大声音或停顿一下,以使患儿有更多的时间接收信息。

4. 视觉线索的辅助　语言治疗师要善于使用手势动作、具体事物、图画、文字描述,以便更好地帮助障碍儿童将口语信息与情境线索联系,学到此目标语言结构。如教导患儿理解被动语态时,配上仿真动物来讲解,将使患儿获得更多的视觉信息,更利于患儿的理解,提高学习效率。

二、特定性语言障碍儿童常采用的治疗模式

(一)语言治疗师本位的语言治疗模式

这是以语言治疗师为主导的治疗方法,是指由语言治疗师负责评价及治疗特定性语言障碍儿童的语言问题,治疗师首先评价出儿童语言发育水平,找到存在语言发展迟缓或困难的地方,再使用不同的训练方法来治疗有问题的方面。治疗的重点放在患儿有障碍的语言要素及沟通能力的训练层面上。语言治疗师以评价、治疗为基础,采用多种语言治疗方法,可有效提高特定性语言障碍儿童的语言、沟通能力。语言治疗师可选用前文中所讲述的治疗方法,也可采用以下的治疗方法,例如:

1. 直接教学法　指语言治疗师在游戏情境中,向患儿示范某一语言结构,如"我要玩娃娃",可用视觉线索提示,引导患儿模仿说出"我要玩娃娃"后,治疗师将娃娃交给患儿,再次示范正确的语言形式,同时纠正患儿的错语,以此教学步骤改善患儿的语言能力。

2. 结构化交谈法　主要以治疗师示范正确的词语、语言形式,扩展患儿所说出来的话语,鼓励复述等步骤来实施训练。

3. 角色扮演活动　治疗师可使用情境图片或游戏让患儿了解这一情境中发生的事情,再让患儿假装是该情境中的某个角色,说出他需要说的话语。

(二)家长执行的语言治疗模式

由于语言的习得和应用贯穿于日常生活中的各项活动、事件中,患儿的活动与陪伴者又密不可分,因此,家长在特定性语言障碍儿童的治疗中,应学习担任主要训练者的方法,障碍程度较重的儿童更有此需要。一个有效的语言治疗必须将家长置于其中,使家长担任重要的角色,语言治疗师指导家长学习并应用语言训练的技巧,在各种合适的互动时机,促进患儿的语言理解能力、口语表达能力,使障碍儿童将习得的语言沟通技能类化应用于家庭环境

中,并促使其在自然情境中与他人沟通。语言治疗师的专业知识配合家长的积极参与,是促进障碍儿童语言能力发展的最重要因素。在此阶段中,语言治疗师应帮助家长不断思考并认识患儿的能力,观察记录患儿在语言沟通能力的强项、弱项及潜能,指导家长如何开展语言治疗及运用各种治疗技巧,促进患儿语言能力的发展。

家长执行的语言治疗模式,治疗师首先应将语言评价结果详细告诉家长,让家长清楚患儿的语言能力,哪些是患儿的优势,哪些是需要发展的能力,需要学习的内容或目标语言等,同时,语言治疗师应训练家长和患儿互动的一些技巧,使家长在生活中运用自如。例如:

1. 故意说错话　当患儿想吃饼干,却故意拿杯子,并说:"你要喝水,对不对?"

2. 猜猜看我做了什么　可以故意拿一样东西,当着患儿的面说:"猜猜我要做什么?"

3. 看看我有什么　可以指着一个盒子,告诉患儿说:"你看,这里面有一样东西很好玩!"等待患儿做回答。

4. 去问别人　当患儿向家长要求物品时,故意装作不清楚的样子,激发患儿去问别人。

5. 示范表达自己的意图　在日常活动中,示范正确的沟通形式。例如去购物之前,询问患儿想买什么,家长说:"我们去超市买东西,我要买苹果、草莓、胡萝卜、果汁,你想要?"

6. 模糊地说话　当患儿表达自己的意思,要求物品或活动时,可以故意含糊的回答或压低声音,说不清楚。

7. 传话　当有几个小朋友一起玩的时候,故意当着 A 的面问 B:"B,你有没有看见 A 的小汽车?"激发 B 去问 A:"你的小汽车在哪里?"

家长学习这些技巧后,可在生活情境中诱发、鼓励患儿的表达,让自发性的沟通在自然互动的情境中产生。

(三)教室本位的语言治疗模式

幼儿园、学校是儿童的主要学习场所。此种模式强调语言治疗师与教师相互配合,将语言沟通治疗目标与教室中的学习整合在一起。

语言是人际交往中最重要的工具,特定性语言障碍儿童由于在语言能力的发展上存在不同程度的障碍,这些障碍也会影响到儿童的社会情绪发展、社会技能及其他学科的学习,而采用恰当的语言治疗模式和方法,以合适的方式将目标语言呈现,可以更好地促进儿童的语言理解及表达能力,增强其与同伴间的沟通和参与度。特定性语言障碍儿童的语言治疗既要从医疗角度提供治疗模式和治疗方法,也应以儿童为中心,由语言治疗师和教师、家长密切配合,在学校、社区、家庭或治疗室中进行,将经过训练的语言沟通技能贯穿于日常生活、活动及事件中,这对提高儿童的自信心及学习起着良好的促进作用。

(周　泉)

第三节　特定性语言障碍儿童康复案例解析

一、病例摘要

(一)基本信息

患儿徐××,男,2011 年 10 月出生,5 岁 3 个月,特定性语言障碍儿童,现在武汉市某公立幼儿园就读大班。

（二）病史信息

患儿系第 2 胎第 1 产,足月剖宫产,出生体重 3.38kg,Apgar 评分 9 分,出生时无窒息缺氧史,生后未出现黄疸,围产期无特殊疾病,生后 3 个月抬头,13 个月会走路,16 个月开始喊"妈妈、爸爸"等亲人,现因家长自觉"比同龄孩子表达差,说复杂句子言语不清"就诊。患儿与父母同住,家庭关系和谐,未进行相关康复训练,现在幼儿园大班就读,老师对其评价较好,与小朋友互动尚可,患儿和家人之间以普通话交流。经询问家长表示近期未患感冒或中耳炎,无癫痫及脑外伤病史。

（三）体格检查及辅助检查

1. **体格检查**　该患儿面容正常,神志清楚,行动自如,性格稍内向,治疗师与患儿之间的基本对话、交流显示患儿无明显听力异常,肢体运动功能无障碍,饮食正常,患儿在家中和治疗室交流态度均较好,互动尚可。

2. **构音器官检查**　患儿检查配合,构音器官运动功能正常。

3. **辅助检查**　相关辅助检查显示:该患儿听力检查结果正常,口腔检查无异常,头部磁共振、脑电图、诱发电位检查结果均正常,经过《中国-韦氏幼儿智力量表》测试显示:言语智商 VIQ 73,操作智商 PIQ 102,总体智商 FIQ 86。言语智商低于正常儿童。

根据患儿病史体格检查和各相关辅助检查结果分析,该患儿无智力缺陷、感官缺陷、情绪行为问题或是明显的神经损伤,各方面发展正常,唯独语言发展迟缓。

（四）语言康复评定

1. **S-S 语言发育迟缓评价法**　采用汉语版 S-S 语言发育迟缓评价法,对患儿的语言及相关性能力进行测评,评价结果为:患儿交流态度较好,注意力不够集中,语言理解能力处于 5-1 主动句阶段,能理解"小猫追小鸡"句型,能表达主动句,约相当于 4 岁 10 个月水平,语言表达能力处于 5-1 阶段,能表达主动句,相当于 4 岁 10 个月水平;同时患儿表达较长句子时有发音不清的表现,部分语音为错音,如将"飞机"说成"杯机";基础性过程检查:可完成积木隧道和 10 种图形辨别,可描画图形"△""□"和"◇",相当于正常同龄儿童水平,记忆广度检查三个单位不能完成。

2. **言语残疾等级测试**　采用《言语残疾等级测试》对该患儿的语音清晰度和言语表达能力进行测试。结果为:该患儿语音清晰度为 95%,言语表达能力未达到三级水平。说明:患儿虽然有少数构音错误,但没有影响其语音清晰度;患儿对三级水平图片的口语描述落后,治疗师出示 3 张三级水平图片让患儿描述,都未通过。如治疗师给患儿出示 1 张三级水平的图片,显示为:妹妹在玩娃娃,小男孩抢走了娃娃,妹妹哭了。该患儿的描述为:"他哭,他拿娃娃。"说明患儿可以表达主谓宾结构的简单句,但语序颠倒,也不能很好完成复句的表达,对另外 2 张三级图片的描述也都有句子不完整,词汇少,语序颠倒等现象,显示言语表达未通过三级水平。

3. **观察法**　除了采用合适的评估工具对患儿的语言能力进行评估,语言治疗师还可以通过和患儿进行会话、交谈,使用一些以特殊疑问句为主的开放性问题,引导患儿的自主表达,并可以和患儿看图书讲故事、复述故事,以便对患儿语言障碍的特征进行分析。通过观察法发现,此患儿在口语表达时存在较多问题,具体如下:

（1）语音障碍:部分声母和韵母发音不清,有错音。

（2）语法障碍：有句子结构不完整,不恰当减少词汇的问题。例如患儿说"那个黄色是什么味道?"（那个黄色的柠檬是什么味道?）,患儿在量词使用上容易出错,例如患儿描述自己穿了"一条衣服、一套鞋子",戴了"一把手表"等。

（3）语义障碍：词汇量明显不足。例如患儿说:"这个把那个弄掉了。"（我把书碰掉了）,"我看见有个儿子抱着妈妈。"（我看见有个妈妈抱着孩子）。患儿能辨别对比概念,但口语中常出现对比词汇表达错误,如患儿表达"这本书很薄。"（这本书很厚）。

（4）语用障碍：叙事困难。例如患儿看图片说:"小女孩把小男孩蒙了一下,走走走,碰了一下,头上包了。"（两个小孩捉迷藏,小女孩用纱巾蒙住了小男孩的眼睛,小男孩向前走,撞到树上,把头撞了一个包）。患儿在会话过程中,常常出现离题现象,例如治疗师问:"今天上午你在哪里玩?"患儿说:"明天我爸爸过生日,妹妹过生日。"（明天爸爸给我过生日,妹妹要来玩）。

（五）语言相关领域康复评定

对该特定性语言障碍儿童,除进行语言能力的评定,还可以对其构音、词汇理解的掌握进行细查,对注意力和感觉运动的协调性等方面进行评定。

1. 言语方面　采用《构音障碍检查法》评定,患儿构音器官运动能力正常,构音检查:声母(f,x)发音为错音,错误类型替换(f-b、x-j)。

2. 皮博迪图片词汇测验　检查结果:词汇理解商为92(IQ>90为正常)。

3. 感觉统合功能方面　患儿经感觉统合功能测试,结果显示:前庭功能轻度失调,触觉防御正常,本体感觉正常(感觉统合存在轻度失调,可进行感觉统合训练,此处不做详解)。

（六）总结及建议

1. 总结　语言治疗师根据患儿的疾病史、辅助检查及语言学方面的症状分析,患儿存在语言障碍,但其语言障碍并不能以认知、动作、感觉或社会情绪等领域的发展缺陷来解释,诊断为特定性语言障碍。根据S-S语言发育迟缓评价法评估显示,该患儿5岁3个月,交流态度好,语言理解能力处于5-1主动语态阶段,相当于4岁10个月能力水平,语言表达能力也处于主动语态阶段,相当于4岁10个月水平,基础性过程与正常儿童能力水平一致,相当于约5岁3个月水平,患儿有少量构音错误,听觉记忆广度落后,患儿语言发展的优势在于智力正常,交流态度好,需要发展的方面是语言理解、表达能力及语音错误,而且患儿在实际应用时表达能力的问题更明显,更多体现在自由谈话和表达测试的表现上。通过《言语残疾等级测试》、治疗师与患儿现场交谈等内容的语言观察,发现患儿的语言障碍表现在语义障碍(词汇理解正常、词汇量不足、词汇提取困难)、语法障碍(句子结构不完整、"量词+名词"使用障碍、对被动句理解困难),连接句子的能力和叙事能力落后等方面,这些语言问题都会较大影响患儿与其他儿童的沟通,进一步可能影响患儿的情绪及心理发展,而且会话能力的缺陷也会影响患儿以后的阅读书写能力。

2. 建议　对此例特定性语言障碍儿童,应及时进行语言康复训练,可采用以语言治疗师本位治疗为主,家长介入为辅的康复治疗模式,治疗师指导家长积极参与语言训练,以强化语言治疗的效果,康复目标的重点是促进患儿被动句的理解和口语表达能力,加强词汇的运用和语言的沟通技能等。

二、阶段康复方案

（一）阶段康复方案

本次阶段方案的训练时间是 2017 年 01 月 16 日—2017 年 04 月 16 日，为期 3 个月。采用语言治疗师本位的治疗模式，即治疗师在语言治疗中应用诊断、矫正、弥补的概念，根据此患儿语言的发育水平和语言障碍的具体表现，以各种教学方法来修补、矫正及治疗其有问题的方面，提高患儿的语言理解和表达能力，同时治疗师指导家长参与，进一步强化患儿的口语表达能力。具体阶段康复方案内容见表 16-3-1。本阶段康复方案目标达成后，下一阶段将依据评估结果，增强患儿对被动句的理解和表达能力，提高语用技能，促进口语表达时对抽象词汇、被动句结构的正确运用。

表 16-3-1　特定性语言障碍儿童语言阶段康复方案举例

1. 基本信息

姓名：徐××	性别：男	出生日期：2011 年 10 月
联系人：徐××	联系电话：1380×××××××	
地址：武汉市江汉区××号×××室		制订人：周泉
制订日期：2017 年 1 月 10 日		实施时间：2017 年 1 月 16 日—3 月 15 日

2. 语言评估摘要（参见案例中的结论和建议）

3. 治疗目标

长期目标　　（1）能更好地理解并使用被动句
（6 个月）　（2）能使用含有比较性语意的句子进行表达
　　　　　　（3）能更好地使用表示时间、地点的句子
　　　　　　（4）能更好地理解并使用比喻性语言

阶段目标　　（1）能表达 15 个"量词+名词"，达到 80% 正确
（3 个月）　（2）能命名并描述 30 个名词的特点、功能和属性，80% 正确
　　　　　　（3）使用 30 个词汇（名词、动词、形容词等）进行完型填空，80% 正确
　　　　　　（4）能理解 10 个被动句，80% 正确

4. 治疗模式及强度

　　个别治疗：每周 _5_ 次，每次 _30_ 分钟，共 _60_ 次
　□ 小组治疗：每周＿＿＿次，每次＿＿＿分钟，共＿＿＿次
　□ 集体治疗：每周＿＿＿次，每次＿＿＿分钟，共＿＿＿次
　　家庭治疗：每周 _2_ 次，每次 _30_ 分钟，共 _24_ 次

5. 注意事项

　　在语言治疗中结合构音训练，以纠正患儿的错误构音

（二）阶段方案解析

本阶段方案是依照对患儿的评估结果而制订的。根据 S-S 语言发育迟缓评价法和对其口语表达分析的结果，此方案目标明确，为该患儿制订的训练起点为：理解被动句，如"乌龟被小鸡追、苹果被姐姐吃光了"等；提高口语表达能力，增强患儿语言表达时对各种词汇的掌握和使用能力，提高两词句中"量词+名词"的应用，以增强语言沟通的技巧。此方案目标设计合理，患儿较长语句表达不清，多是在语言表达的过程中，出现词汇使用不当和语法错误造成，因此首先要在语义能力方面，即词汇的意义、提取和储存等方面进行提高，也需要对各种语法规则的结构进行促进，如"量词+名词"两词句，词语顺序等。阶段目标以 3 个月为周

期,要求患儿在规定的时间内掌握目标。

三、周康复方案

(一)周康复方案

语言治疗师根据以上的阶段方案,对患儿制订每周康复方案。在周方案中,对康复目标、内容、方法、进行了详细的安排,以下特选取了患儿第8周的康复方案,具体内容见表16-3-2。

表 16-3-2　特定性语言障碍儿童语言康复周方案

患儿姓名:徐××			治疗时间:2017 年 3 月 6 日—12 日						
××医院:周一~周五			家庭:周六、周日						
治疗地点:××医院、家庭、社区			治疗师:周泉						

康复周目标:
1. 语言理解:理解被动句,80%正确
2. 语言表达:能命名并描述 5 个名词的特点功能和属性,能表达 2 个"量词+名词",达到 80%正确

领域	康复目标	康复内容	康复资源	康复方法	目标达成情况				
						周一	周二	周三	周四	周五
语言理解	1. 理解"××被××追"句式	1.1　理解"前面的被后面的追"。如前面的是小兔,后面的是乌龟,就是小兔被乌龟追	各种动物玩具、图片、人物演示	示范教学法、聚焦刺激法等	1.1	○	○	△	√	√
语言表达	2. 5 个名词的功能、特点属性等,表达 2 个"量词+名词"	2.1　说出"牙刷、手表、帽子、鞋子、书"的功能和特点等	玩具、实物和图片	直接教学法、情境教学法等	2.1	○	△	√	√	√
		2.2　表达"一把牙刷、一双鞋子"			2.2	○	△	√	√	√

注:目标达成情况记录方式为未掌握○;部分掌握△;完全掌握√

(二)周方案解析

周方案是依据对患儿现阶段训练进度而制订的。该患儿此周正在进行理解被动句,描述名词和表达含量词的两词句结构训练。方案目标具体清晰,如理解"小猫被小鸡追"等句式,表达 5 个常见的用品的功能等,并对其中的 2 个名词进行"量词+名词"结构的表达训练。要求方案目标的完成正确率达 80%,可在训练前后对患儿进行评估,计算患儿的正确率;同时方案目标要求患儿在 1 周内掌握,这是可实现的,康复内容与生活密切相关的,可以在日常生活中扩展和应用。

四、日康复方案

(一)日康复方案

患儿每次训练的方案即为日方案,日方案的设计要以阶段方案和周方案为基础,根据患儿的能力、性格、特点来制订,要具有针对性和趣味性,内容和步骤要详细清楚,可操作性强。

以下为此患儿的日康复方案(表 16-3-3)。

表 16-3-3　《小兔被乌龟追》

——被动句训练"××被××追"

学科	语言	设计人	周泉
教学对象	特定性语言障碍儿童	治疗师	周泉
课型	一对一训练或小组训练	课时	第 1 课时(共 5 课时)

1. 康复目标

(1) 能清楚辨别"前、后"的概念。

(2) 正确表达"前、后"的概念。

(3) 理解前面的动物被后面的动物追。

(4) 按治疗师的要求给小动物排列前后顺序。

2. 康复方法　通过游戏和情境教学引导患儿理解被动句中主体、受体的顺序关系,并通过重铸、扩展、延伸等训练方法来帮助患儿学习和表达词汇及功用。康复重点为理解被动句中主体和受体的顺序,难点是能够自行排列前后顺序。课前准备:①环境准备:语言训练室;②教具准备:实物、玩具、图片、绘本故事。

3. 前测

(1) 第一部分:

1) 出示小猫和小鸡的图片,并摆出前后,向患儿提问:"哪个在前面,哪个在后面?"要求患儿指认并回答。

2) 让患儿根据治疗师的要求进行前后排序。

(2) 第二部分:

1) 出示小猫和小鸡的图片,并摆出前后,向患儿提问:"小猫被谁追?"要求患儿指认并回答。

2) 让患儿按照治疗师的要求摆放小猫被小鸡追。

4. 新授

(1) 实物比较

1) 第一部分:①出示小兔、乌龟的玩具,并摆出前后;向患儿提问:"哪个在前面? 哪个在后面?"要求患儿指认并回答;②向患儿发出指令:"把小兔摆在前面,乌龟摆在后面",要求患儿按顺序摆放玩具;③向患儿发出指令:"把乌龟摆在前面,小兔摆在后面",要求患儿按顺序摆放玩具。

2) 第二部分:①出示小兔、乌龟的玩具,并摆出前后;向患儿提问:"小兔被谁追?"要求患儿指认并回答:"被乌龟追。"②治疗师拿起小兔和乌龟,要求患儿自己按顺序摆放小兔被乌龟追;③治疗师拿起小兔和乌龟,要求患儿按顺序摆放乌龟被小兔追。

(2) 图片比较

1) 第一部分:①出示小兔、乌龟的图片,并摆出前后;向患儿提问:"哪个在前面? 哪个在后面?"要求患儿回答或用手指;②向患儿发出指令:"把小兔摆在前面,乌龟摆在后面",要求患儿按顺序摆放图片;③向患儿发出指令:"把乌龟摆在前面,小兔摆在后面",要求患儿按顺序摆放图片。

2）第二部分：①出示小兔、乌龟的图片，并摆出前后；向患儿提问："小兔被谁追？"要求患儿指认并回答："被乌龟追。"②治疗师拿起图片，要求患儿自己按顺序摆放小兔被乌龟追；③治疗师拿起图片，要求患儿按顺序摆放乌龟被小兔追。

（3）拓展巩固

1）第一部分：可出示不同的动物玩具或图片，用同样的方法来进行练习。

2）第二部分：可使用《龟兔赛跑》绘本，治疗师在讲述故事时反复强化"谁被谁追"的概念。

5. 后测（效果监控）

（1）第一部分：①出示小猫和小鸡的图片，并摆出前后；向患儿提问："哪个在前面，哪个在后面？"要求患儿指认并回答；②让患儿根据治疗师的要求进行前后排序。

（2）第二部分：①出示小猫和小鸡的图片，并摆出前后；向患儿提问："小猫被谁追？"要求患儿指认并回答；②让患儿按照治疗师的要求摆放小猫被小鸡追。

6. 康复延伸　引导患儿在生活情境中进行扩展，如家人一起跑步时，宝宝在前面跑，爸爸在后面跑，妈妈就说："宝宝被爸爸追"，吃东西时可加强"饼干被宝宝吃光了，苹果被爸爸拿走了"等。鼓励家长在生活情境中泛化学习内容。

7. 效果显示　表 16-3-4。

表 16-3-4　效果显示康复内容

	前　　测		后　　测	
1. 前后排序	☑无反应或反应错误		□无反应或反应错误	
2. 谁被谁追	☑理解	□表达	☑理解	☑表达

作为一系列课程，共 5 节课，本次日方案为第 1 课时，本节语言训练课包括 2 部分内容即前后排序及被动句的理解能力训练，因该患儿易混淆词序、语序，所以不能很好地掌握被动句式；同时在口语表达过程中对词汇的提取和使用有较为明显的问题，需要加强对词汇功用方面的学习，这些都是本次课程及随后 4 次课程的主要内容。

本系列训练课程依次设计为：第 1 课时设计，被动句的理解方面：使用玩具、图片使患儿掌握前、后的概念及排序练习，理解后面的追前面的相应顺序；表达方面：明确表达"前、后"的概念，初步表达"被谁追"。第 2 课时，在继续加强被动句的理解方面：使用动物玩具说明"谁被谁追"；增加词汇训练：5 个词汇的匹配。第 3 课时，理解方面：利用人物强化"谁被谁追"；词汇方面：词汇在句子中的填空。第 4 课时，让患儿指认"谁被谁追"；词汇方面：运用词汇整合句子。第 5 课时是让患儿表达"谁被谁追"；词汇方面：表达含有相应词汇的句子。同时，治疗师根据将课程中所学的内容指导家长，并在日常生活中练习并应用，提高综合运用能力。

（二）日方案解析

该日方案设计合理，根据患儿的特点和能力，结合此阶段语言训练课程的系列性，由浅入深，逐步深入，为提高患儿的兴趣，较多使用玩具游戏等方式，课堂较轻松，能让患儿感兴趣，根据前后测效果显示，训练后患儿能熟练排序，词汇命名和词汇联结的表达完成很好，训练目标达成。需注意的是，特定性语言障碍儿童的语言康复治疗需与患儿的性格、爱好和兴趣结合，在适当的语言环境中进行，所以家庭训练也是十分重要的，家长应给患儿创造一个和谐、健康的家庭环境,与患儿讲话时明确、清晰,在生活、公共场所中强化所学的目标语言,每天可给患儿进行分享式阅读训练,采用各种治疗技巧引导患儿的表达,尽快发展他们的语言能力。

　　总之,特定性语言障碍儿童呈现的语言障碍可能包括语言要素的各个方面(如音韵、构词、语法、语义、语用等),语言的认知处理问题,语言问题所衍生的读写问题,以及社会互动和人际关系的问题等。每一个障碍儿童都是独特的个体,有其特殊的需求,语言治疗师为其语言发展制订的治疗计划和实施是一个动态的过程,需要结合语言评估资料,以儿童为中心,运用适当的语言治疗方法,依据患儿本身的学习风格、情绪状态,有效的诱发口语表达,由语言治疗师和家长密切配合,不断强化其语言技能,并在日常生活中得以应用。

(周　泉)

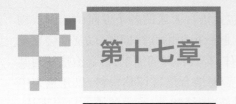

第十七章

阅读障碍儿童康复治疗

一、概述

(一)定义

阅读障碍(dyslexia)是指由于某些复杂的遗传因素和环境因素的影响,部分儿童虽然拥有正常的智力、情感以及相应的教育及社会文化机会,但在阅读方面会出现特殊学习困难的状态,他们的阅读水平常常落后于相当年龄和智力的儿童。

根据世界卫生组织于 1993 年颁布的国际疾病分类(international classification of disease,ICD)第 10 版的定义标准,阅读障碍分为获得性阅读障碍(acquired dyslexia)和发展性阅读障碍(developmental dyslexia)。前者是指由于后天脑损伤或疾病引起的阅读困难;后者是指个体在一般智力、动机、生活环境和教育条件等方面与其他个体没有差异,也没有明显的视力、听力、神经系统障碍,但其阅读成绩明显低于相应年龄的应有水平,处于阅读困难的状态中。心理与教育研究中主要探讨的是发展性阅读障碍。

(二)诊断标准

美国精神疾病诊断标准《精神障碍诊断及统计手册》(第 4 版)(DSM-Ⅳ)规定,阅读障碍必须符合以下 3 个条件:阅读表现低于个人的生理年龄、智商以及在适当教育下应有的表现;阅读困难严重干扰学业表现和日常生活所需的阅读技能;不是因为感官缺陷或其他神经异常所引起的。

中华医学会精神病学分会组织国内多家精神卫生机构专家参考《ICD-10》(WHO 1993)和《DSM-Ⅳ》(APA,1994)对《CCMD-2-R》(中华医学会精神病学分会、南京医科大学脑科医院 1995)进行了修订,出版了《CCMD-3 中国精神障碍分类及诊断标准》。《CCMD-3》对特定阅读障碍进行定义并制订了诊断标准:①特定阅读障碍是指一种特定学习技能发育障碍,主要特征是特定阅读技能发育显著受损,并且不能完全归因于智龄低、视力问题或教育不当;②诊断标准:符合特定学习技能发育障碍的诊断标准;阅读准确性或理解力存在明显障碍,标准化阅读技能测验评分低于其相应年龄和年级儿童正常水平,或相应智力期望水平,达 2

个标准差以上;有持续存在的阅读困难史,严重影响与阅读技能有关的学习成绩或日常活动。

(三)病因和患病情况

从目前各国有关阅读障碍的研究中不难看出,阅读障碍的发生率和病因具有跨语言的一致性。尽管各种观点难以达成共识,但西方国家从心理语言学和认知心理学角度将阅读障碍的病因机制归结为语音加工障碍、视觉空间认知障碍、工作记忆障碍和元认知能力障碍等几大假说。而越来越多的国内学者意识到,中文阅读障碍的发生机制也无外乎这几个方面的作用。

史蒂文森(Stevenson)等人1982年的一项跨国研究发现:日、中、美的儿童阅读障碍出现比率分别为5.4%、7.5%、6.3%,且这些数据间没有显著差异。这一研究结果冲击了20世纪80年代以前国内普遍流行的中文发展性阅读障碍由于汉语的特殊性而发生率极低甚至不存在的错误意识,使学者和教育者认识到属于表意文字的中文阅读障碍发生率并不低于属于拼音文字的英文,儿童的阅读不良不能只简单归因于儿童上课注意力不集中、学习兴趣不高、存在智力问题等因素。随后,国内研究者采用不同研究手段也陆续发现了阅读困难儿童的客观存在,甚至其比率高达7.96%;还有研究表明,阅读障碍在学龄儿童中的发生率大约在5%~17.5%,其中男生(2.63%)阅读障碍的发生率大于女生(1.17%),左利手儿童(5.53%)的阅读障碍发生率大于右利手儿童(1.83%),这些研究结果也不约而同的符合西方有关儿童阅读障碍发展趋势的研究结论。

二、阅读障碍的临床特征

阅读过程非常复杂,在这个过程中,任何小的问题都会减慢或干扰阅读加工。影响阅读的生理因素主要包括言语、听觉、视觉缺陷以及智力落后等。世界卫生组织与中华医学精神科学会分别就英语阅读障碍与汉语阅读障碍儿童的临床表现特征进行了研究并归纳总结出了该类患儿的基本临床表现。

(一)英语阅读障碍儿童的临床表现

世界卫生组织通过研究对阅读障碍的临床表现特征描述如下:

1. 患儿在标准化阅读准确性和理解性个体测试上阅读成绩明显低于其年龄、综合智力和所在年级应有水平。

2. 在学习字母早期,患儿可能在字母表背诵、字母名称、简单词句的节律掌握和语音分析归类上出现困难(尽管其听力正常),以后可能在朗读技能上出现障碍,表现为省略、替代、歪曲或添加单词或单词成分。

3. 阅读速度慢,始诵错误,长时间停顿或"不知读到哪儿",短语划分不准确,颠倒句中词序或词中字母顺序。

4. 阅读理解缺陷,表现为不能回忆阅读内容,不能从阅读材料中得出结论和推论,用常识作为背景材料而不是根据所读故事中的信息回答与故事有关的问题。

(二)汉语阅读障碍儿童的临床表现

中华医学精神科学会研究认为汉语阅读障碍儿童临床基本特征为:"起病于学龄早期,并不能随学历的增加而改善;表现为汉字'形-音'和'形-义'联系的认知上有明显障碍,解码的准确性和速度差;词句内容的理解、记忆、推理和判断上也有明显困难"。汉语儿童阅读障碍的临床表现特征描述如下:

1. 认字与记字困难重重,刚学过的字就忘记。
2. 听写成绩差;朗读时增字与减字,不按字阅读而随意按照自己想法读。
3. 错别字连篇,写字多或少一笔。
4. 阅读速度慢;逐字阅读或以手指协助。
5. 说作文可以但写作文过于简单,内容枯燥。
6. 经常混淆形近字,如"视"与"祝"。
7. 经常混淆音近字;学习拼音困难,常将"Q"看成"O"。
8. 颠倒汉字的偏旁部首。
9. 爱做数学计算题,不爱阅读和学习语文。

三、与阅读障碍相关的临床特征

研究表明阅读障碍儿童在读、写、工作记忆等方面存在许多问题,直接导致其学习出现困难,具体有以下几个方面特征:

1. 口语　言语发展迟缓,发音较差;在成篇话语中很难提取出词汇;不能清楚地表达自己的想法;听力理解能力较差。

2. 音素意识　音素意识较差;在单词的韵律、感知和声序方面有困难。

3. 解码　难以将字母和其相应的读音联系起来;很难将字母或者读音联接成词;会把近似的词语混淆。

4. 拼写　拼写有困难;会忽略语音;不能写对正确读音的字母;对于熟悉的、经常使用的单词记不住。

5. 写作　尽管口语中可以熟练使用大量词汇,但是在写作中却词汇贫乏;有好的想法,但无法连贯表达;书写潦草;错字连篇。

6. 数学　学习数学词汇或概念有困难;难以熟记数学公式;难辨别发音相似的数字;书写数字难以对齐;计算经常出错;在说时间、星期、月份和季节时反应很慢。

7. 组织时间、材料和空间方面　表现出较弱的组织能力,如忘记家庭作业;工作空间杂乱;时间管理技能糟糕;工作过程缓慢费力;混淆空间方向,难辨左右。

8. 社会和情感发展　阅读障碍患儿在经历了多次失败的同时,看见同龄人更快、更容易地学习成长,会持续不断地挣扎,这对他们的社会和情感发展产生影响;无法解读他人的肢体语言,对各类信息的理解仅存于字面上,从而导致无法理解幽默、形象化的语言,或者暗示。

（李　岩）

第二节　阅读障碍儿童常用模式及方法

一、安置模式

发展性阅读障碍是学习障碍的一种形式,研究它的最终目的是康复矫治。而目前对阅读障碍儿童的康复常用的安置模式主要有在康复中心或特教学校由康复师或教师进行的个别康复、集体康复,或在家庭中由家长为主导进行的家庭康复。具体安置模式的选择应该结

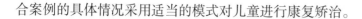

合案例的具体情况采用适当的模式对儿童进行康复矫治。

二、康复模式

随着研究的深入,人们对发展性阅读障碍有了深入的了解,也形成了一些行之有效的矫正与治疗的方法,这些康复模式对于儿童早期的阅读障碍具有较为明显的康复效果。就目前而言,对发展性阅读障碍的矫治主要采用以下几种模式:

（一）行为干预模式

行为干预基本上是运用操作性条件反射原理,通过对与儿童某种目标行为相联系的事件进行适当的环境控制,增加或减少目标行为出现的频率。控制环境的意义在于为特定行为的产生提供机会。进行行为干预时,首先需要对行为产生的前提与后果进行细致的分析,这常常是以直接观察为依据的;其次,在确定那些可能引起或强化我们所要克服的问题中,主试要创造出稳定的、结构化的干预环境;再次,干预的规则要明确一致,尽可能以肯定的形式出现,而不要以单一的禁止形式出现。另外,对阅读障碍儿童所提的要求在一段时间内应少而明确,并保证随时反馈。

（二）认知-行为干预模式

认知-行为干预强调阅读障碍儿童形成主动的、自我调控型的学习风格。认知行为派认为,个体自身可以控制自己的行为,行为的出现并不单纯取决于环境刺激或行为后果。在阅读过程中,阅读障碍儿童的消极被动表现妨碍了他们潜能的发挥,认知-行为干预模式主张对阅读障碍儿童进行认知策略训练或自我指导训练。

1. 认知策略训练　研究发现,学习障碍儿童的一个重要问题在于他们缺乏某些有效的认知策略,或者不会选用恰当的策略。认知策略训练的基本程序如下:①对阅读障碍儿童的现有策略水平进行测评,明确这些儿童的劣势所在,并确立所要训练的目标策略;②向儿童解释目标策略;③示范目标策略的使用;④言语预演;⑤提供低难度的材料,进行有控制的练习,并给予反馈;⑥提供与阅读障碍儿童年龄水平难度相当的阅读材料,进行练习并给予反馈;⑦测评阅读障碍儿童的策略,并指导儿童学会如何根据任务来选择恰当的策略;⑧在实际学习中实现迁移。

2. 自我指导训练　自我指导训练的中心思想是训练儿童主动运用自我指导语言监控自己的行为,一直到某个任务完成为止。这种训练要引导阅读障碍儿童设立阅读目标。设立的目标应具体而又有挑战性,这种清晰、现实的目标可以激发阅读障碍儿童的阅读动力,把注意力集中在必须完成的任务上。在追求所渴望的目标中进步还能促进一个人的成就感。这种自我指导语言可以是有声或无声的,用来对自己讲话加以指导或调控自己的行为。语言的内容和顺序依据要完成的任务而定,但句子最好由阅读障碍儿童自己创造。在阅读过程中,阅读障碍儿童要自己审视阅读策略的使用和某些具体的行为表现,将先前拟定的自我指导语言贯穿这一过程。自我语言引导阅读活动按步骤和既定策略进行,在出错或偏离时起到提醒和督促改正的作用。在让儿童进行自我监控之前,训练者要先讲明具体做法。在最初几次,训练者需要观测儿童的自我监控情况,及时表扬儿童的正确行为,再逐步撤销外在监控。

（三）神经系统功能训练模式

这种训练也是心理过程训练。这是从心理过程障碍的病理机制假设出发而设计的学习障碍干预方法。该模式的创立者认为学习依赖神经系统的高级功能,而这些高级功能的实现是以基本的感知等心理过程为基础的。因此,对基本心理过程进行训练就可以改善脑功

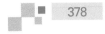

能,进而提高学业成绩。近年来,在日本、中国台湾等国家、地区中,一种名为"感觉统合训练"的神经系统功能训练法得到一定范围的使用。这种方法是由伊瑞丝发展起来的。她把感觉信息的整合,即感觉统合作为神经系统的关键功能,认为以前庭系统失常为核心的感觉统合障碍会造成患者对肌肉运动的控制不良,对空间认知的不足,以及身体感觉信息的输入与处理受损,因而发生听、读、写、算及交往的障碍,并且使之难以从一般性的干预训练中受益。只有通过感觉统合训练,改善对感觉信息的组织,才能克服阅读障碍的问题。

（四）生化与药物治疗模式

生化与药物治疗是采用药物治疗,首先控制和改善阅读障碍儿童的生理病情,进而改进其学习状况。对于药物治疗的后效问题,人们进行了大量的研究,发现这些药物治疗对阅读障碍有一定的疗效,但其治疗效果有限,应当慎重使用。

以上几种康复矫治模式各有其利弊,对阅读障碍儿童的教学干预不应仅仅局限于某一种康复矫治模式上,而应兼容并包,对症下药。

三、康复流程

阅读障碍学生的康复过程中,对于学生的帮助是不容忽视的。阅读是指从文字系统中提取信息的过程。阅读理解是通过视觉器官接受文字符号的信息,再经过大脑编码加工,从而理解文章的意义。对阅读障碍患儿,可通过阅读理解训练进行康复治疗。其康复过程一般遵循以下流程:

（一）制订康复目标

康复不能是盲目的,康复开始前康复师应首先制订出相对明确的康复目标。而康复目标的制订必须是严谨、科学的,目标的制订首先应该基于对被康复患儿的基本情况,结合科学的评估结果来制订出相应的长期目标（6个月以上）、中期目标（3~6个月）或短期目标（1个月内,不超过3个月）。

（二）制订康复方案

康复师在制订康复方案前必须分析评估结果。以此决定患儿的语言功能水平,更好的制订患儿的康复方案。功能水平评估主要分为视觉匹配水平、单词水平、词组水平、语句水平、段落水平;还包括在该水平的刺激长度、词汇使用频率、抽象水平、语境提示等是否促进阅读理解。

方案的制订应该体现出阶段性,根据康复目标的要求制订出相应的月康复方案,在月康复方案中应该规划好每个月应该完成的康复目标,以及每月要实施的康复手段及月评估方案。根据月康复方案制订详细的周康复方案,体现每周应完成的阶段康复目标及每日应完成的目标及康复行为。根据周康复方案制订具体的日康复方案,将康复目标分解到每日的康复方案中,划分出每日具体时段的康复行为要求,如康复训练时间及训练内容、幼儿园课程学习时间及学习内容和家庭康复时间及康复内容。

（三）方案实施

康复师根据指定的康复方案设计相应的科学有效、有针对性的训练内容对阅读障碍患儿进行康复治疗。

（四）阶段评估

每个康复阶段完成后要及时针对康复内容进行阶段评估,以检测康复目标的完成情况,并根据阶段评估的结果及时进行查漏补缺。

（五）方案再调整

根据阶段评估的结果及时调整下一阶段的康复方案,对于评估结果理想的患儿可适当提高康复目标、增加一定的康复训练内容。而对于评估结果不理想的患儿则应调整下阶段康复方案,适当降低目标,减少康复内容或降低康复内容难易度,帮助患儿更好地适应康复训练,将康复训练落到实处,达到最佳的康复效果。

（李　岩）

第三节　阅读障碍儿童康复案例解析

一、案例简介

（一）基本信息

患儿李××,女,汉族,2011 年 10 月出生。父亲,李××;母亲,于××,联系方式:1350535××××。现居住地:烟台市开发区长江路。

（二）病史信息（医生报告）

该儿童于 2016 年 11 月(5 岁 1 个月)被烟台北儿医院诊断为阅读障碍,病因不明。该儿童为头胎,足月自然生产,无窒息缺氧史,无围产期损伤。患儿出生后生长发育情况:3 个月能够抬头,6 个月会坐,8 个月会爬,10 个月能够扶物体站立,13 个月会走。

目前就读幼儿园大班。本市出生及成长,在幼儿园及家庭使用的语言均是普通话。患儿没有神经、行为、情绪的障碍,感觉动作能力正常。进行康复咨询治疗的原因是她的语言能力较差,包括口语表达、阅读和理解。

（三）专科查体及辅助检查（医生报告）

该儿童头部、颈部、胸部检查、脊柱和四肢、神经反射检查结果正常。

在医院就诊,通过头部 CT 扫描,结果显示无脑损伤或疾病,无明显的神经或器质性损伤。通过心理咨询诊断也未发现有心智落后、严重的情感问题等失常现象。

（四）语言康复评定

采用学习困难儿童筛查量表(PRS)和儿童读写能力家长问卷对该患儿进行评估,评定结果 PRS 得分为 56 分。具体表现如下:

1. 识字方面　无法辨别如“犬”“太”“大”等字细节上的差别。

2. 阅读方面　顺序记忆差,不能按照顺序说出时间和数字;不能分辨简单的几何图形,不能分辨字体与背景或形状与背景;阅读和书写时视觉倒翻,计算时位数混乱和颠倒;必须念出听音才可以完成阅读工作,阅读时用手指指行协助阅读;组词读出时不能提取相应词汇,对因果顺序表达欠佳,并且命名物体困难。

（五）语言相关领域康复评定

通过对患儿家长、老师的询问了解,以及康复师与患儿的接触、交流、观察,对该患儿语言相关领域进行评估,结果如下:

1. 认知方面　听觉辨别能力较差,虽然没有器质性的听力障碍,但在听别人讲话或老师讲课时分不清“妮”“泥”“你”“腻”等近似音。影响听讲和理解,给学习带来一定的困难。

2. 视觉-空间知觉存在障碍　通过测评该患儿辨别形状能力差。主要表现在常常分不清"6"和"9""d"与"b""p"及"q"等数字和字母;"月"与"用""了"与"子""车"与"东""马"和"与"等汉字;把正方形看成长方形,把长方形看成平行四边形,把普通三角形看成等腰三角形。书写能力较差,写字总是写不好,根本达不到横平竖直的基本笔画要求,不是横七竖八,就是上歪下斜,常常把上下结构或左右结构的字,要么写得挤做一团,让人无法辨认;要么就是中间漏下一个大空,让别人看起来误认为是 2 个字。

3. 理解与语言表达缺乏平衡　表现为患儿在听或阅读时,常常遗漏或替换,不能正确阅读。

4. 手眼协调运动方面　家长反映该患儿在生活中常常不能准确将水倒入杯中。倒水的动作,必须用眼睛去观察水壶口及杯子口的位置,手必须能掌握水壶的重量和倒水时的重量改变,不但手眼协调要正确,肌肉的同时收缩控制也得顺畅,才能做好这一连串的工作。协调运动不良的孩子往往做不好,常常把水倒在杯子以外。而且对于同龄孩子都能良好掌握的某些需要手眼、动作协调完成的活动如扣扣子、坐着穿脱鞋、裤子等都存在一定的困难。

5. 感觉统合方面　该患儿的父母忙于工作,患儿从小由祖父母抚养,患儿缺少可以模仿的对象,很少有其他孩子可以交流,在语言的发展、交往的发展及运动能力的发展上都有一些落后。老人由于体能的原因很少领患儿外出运动,所以该患儿的感觉动作能力,尤其是视觉-动作统合功能出现落后。排列东西时无法把握正确方向,整理桌椅时,方向经常搞错,充分表现出视觉空间能力的不足。鞋子穿错脚、前后排列相反、玩具无法归位等,都可能是感觉统合能力出现了问题。

6. 注意力、情绪和精神行为方面　情绪和精神行为正常,但注意力不集中,上课经常走神,好动,反应迟钝。

（六）结论及建议

1. 结论　韦氏智力测验诊断为智力正常,DEST-Ⅱ(the dyslexia early screening test-Ⅱ)阅读障碍筛选测验诊断为高危阅读障碍儿童。

2. 建议　立即对该患儿进行干预。采用个别康复、集体康复、家庭康复相结合的模式。通过有针对性地扩展词汇训练、快速认字训练等训练,加强患儿的识字能力。通过视觉分辨训练、阅读理解训练等训练,加强患儿的阅读能力。

二、阶段康复方案

（一）阶段康复方案

根据评估报告结果及分析,为患儿制订阶段康复方案,康复时间为 2017 年 9 月—12 月,为期 4 个月。针对该患儿的具体情况,采取康复师介入康复为主模式,家庭与集体共同协作,在特殊教育训练机构每天训练半小时。在幼儿园上课期间,教师将给以一定的辅导,并将训练内容与幼儿园课程相结合,其余时间为家庭训练时间。制订康复方案见表 17-3-1。

（二）阶段方案解析

此表格中的长期目标指的是阶段康复中的长期目标即阶段康复完成后所应达到的康复效果。为适应康复机构及学校集体教学将时间设定为 4 个月,即一个学期。在康复过程中,康复师要注意加强对家长及随班就读班级教师的指导,让家长与教师了解到阅读障碍的内涵以及简单的治疗方法,使得他们在了解的基础上慢慢适应。尤其在家庭中,要培养父母与孩子的亲子关系,与孩子多交流。教师给予一定的个别辅导。并且加强家庭、教师、专业训练人员之间的沟通、交流与合作。

表 17-3-1　阅读障碍儿童康复阶段方案

1. 基本信息

姓名:李××	性别:女	出生日期:2011.10
联系人:李××	联系电话:1350535××××	通讯地址:烟台市开发区
制订人:王琳	制订日期:2017 年 9 月	实施时间:2017 年 9 月—12 月

2. 临床诊断(参见案例中的结论和建议)

3. 治疗目标

　长期目标　（1）加强汉语阅读障碍儿童语音意识训练,强化"音-义"通达
　（5 个月）　（2）加强汉语阅读障碍儿童汉语快速命名能力的训练,强化"形-音"通达

　阶段目标　（1）通过有针对性的扩展词汇训练、快速认字训练等训练,加强患儿的识字能力
　（3 个月）　（2）通过视觉分辨训练、阅读理解训练等训练,加强患儿的阅读能力

4. 治疗模式及强度

　　　个别治疗:每周 4 次,每次 30 分钟,共 48 次
　□ 小组治疗:每周_____次,每次_____分钟,共_____次
　　　集体治疗:每周 2 次,每次 40 分钟,共 24 次
　　　家庭治疗:每周 7 次,每次 30 分钟,共 84 次
　□ 其他模式:

5. 注意事项

　个别辅导与集体活动结合,专业机构训练与家庭训练为个别训练,幼儿园集体活动中,教师应给予个别辅导

三、周康复方案

(一)周方案

使用视觉分辨训练提高患儿的分类、匹配能力是本阶段康复的重点目标,依据阶段方案制订周方案见表 17-3-2。

(二)周方案解析

使用视觉分辨训练对患儿进行分类、匹配训练时,要注意细节。具体做法详解如下:

1. 分类　实物、形状、颜色、大小的分类。

（1）放一些物体于患儿面前(如杯子、铅笔、尺、盒子、橡皮擦等),再放一些东西,要患儿指出相同的物品。开始时,不要放太多,等熟练后,再慢慢增加。

（2）给予患儿不同形状的形状板。刚开始可要求根据形状加以分类,然后可给形状板上颜色,最后再要求其依据形状及颜色 2 个因素加以分类。

（3）呈现 3 个三角形和 1 个正方形,要患儿指出哪一个图形是与其他不同的。此活动可以包括各种不同的几何图形。可通过逐渐增加图形的数目或变化不同颜色的图形增加难度。

（4）给患儿呈现不同大小的几何图形、盒子或熟悉的物品,要患儿选出与其他所有不同的 1 个,并说明有何不同。

2. 匹配　实物、形状、颜色、大小的匹配。

（1）要求将图片和真实的物体相配对,此活动亦可改变为让患儿自杂志中找出与真实物体相同的图片,或是将图片与图片相配对。

（2）向患儿描述一样其非常熟悉的物体,要患儿从 4 张图片中找出它来。

表 17-3-2 阅读障碍康复周方案举例

儿童姓名:李×× 治疗时间:2017 年 9 月 治疗地点:烟台市特殊教育学校 治疗师:王琳

康复目标	康复内容	康复资源	康复方法	目标达成情况*				
					周一	周二	周三	周四	周五
能够根据物品的特性快速、准确的对物品进行分类	实物分辨:放一些物体于患儿面前,要患儿指出相同的物品	用具:杯子、铅笔、尺子、盒子、橡皮、形状板 强化物:贴纸	视觉分辨训练	1.1	△	√	√		
	形状分辨:给予患儿不同形状的形状板,使其依据形状加以分类			1.2	△	√	√		
	颜色分辨:呈现多种颜色的形状图形,要患儿依据颜色进行分类			1.3	△	√	√		
	大小分辨:呈现患儿不同大小的几何图形、盒子,要患儿选出与其他不同的一个,并说明有何不同			1.4	○	△	△	√	√
能够根据物品的特性快速、准确的对物品进行匹配	要求将图片和真实物体相配对	用具:图片、实物、多媒体设备 强化物:贴纸	视觉分辨训练	2.1	√	√			
	向患儿描述一样她非常熟悉的物体,要她从四张图片中找出它来			2.2	△	√	√		
	运用患儿熟悉的东西、动物等,让患儿玩连连看游戏,逐渐增加图画的细节,要患儿去描述它们			2.3	○	△	√	√	√
	让患儿理解一个正方形不论是比其他大或小,它仍是一个正方形,让患儿找出房间中所有的四方形或其他图形来			2.4	○	△	△	√	√

*注:目标达成情况记录方式:未掌握○;部分掌握△;完全掌握√

（3）运用患儿所熟悉的东西、动物等,让患儿玩连连看的游戏,逐渐增加图画的细节,要患儿去描述它们。

（4）鼓励患儿认识大小和形状,引导患儿理解 1 个正方形不论是比其他大或小,它仍是 1 个正方形,要患儿剪出不同大小的正方形、圆形或三角形等,或让患儿找出某一房间或杂志中所有的四方形或其他图形来。

四、日康复方案

（一）日方案

日方案要依据周方案进行制订,是每次训练的方案。在充分考虑患儿的能力、特点、康复目标的基础上制订出内容详细的、有针对性的、可操作性强的具体方案。此处选择该患儿提高视觉分辨能力训练周中的 1 篇日康复方案展示如下:

1. 基本信息

儿童姓名:李××;治疗时间:2017 年 9 月 12 日;

治疗地点:烟台市特殊教育学校;治疗师:王琳。

2. 康复目标

（1）在完全放松、注意力集中的情况下,患儿能够正确理解康复师的描述性语言,并按照指令完成任务。

（2）在 30 分钟的康复时间内,通过视觉分辨法训练,患儿能够根据康复师描述的患儿非常熟悉的日常物品的特性,快速、准确的对物品进行匹配。

3. 康复内容　创设轻松愉悦的环境,使患儿在放松的情况下接受治疗。以做游戏的方式开展康复训练,注意及时进行强化物的奖励。康复师依次向患儿描述患儿的书包、红苹果、小白猫,要患儿每次分别从 4 张带有干扰性质的图片中找出它来。

4. 康复资源

（1）用具:图片。

（2）强化物:贴纸。

5. 康复过程

（1）前测

1）请在下列磁力片中找出形状为正方形的 1 块。（X）

（正方形、三角形、菱形、长方形）

2）请找出纸片中所有红色的卡纸。（X）

（红色、蓝色、橙色、粉色）

3）请从下面的图片中找出是小动物的 1 张。（X）

（小猫、鲜花、铃铛、书包）

（2）新授:听描述语言进行图片匹配(视觉分辨法)。

1）康复师向患儿进行语言描述:书包。

（提示层级:每天上学都要使用的、四方体的、粉色的）

2）患儿从 4 张图片中选出正确的 1 张。

（干扰选项:尺子、心形书包、蓝色的四方体书包）

3）听描述语言进行图片匹配(视觉分辨法)。

4）康复师向患儿进行语言描述:红苹果。

（提示层级：水果、圆形的、脆脆甜甜的、红色的）

5）患儿从 4 张图片中选出正确的 1 张。

（干扰选项：西红柿、香蕉、青苹果）

6）听描述语言进行图片匹配（视觉分辨法）。

7）康复师向患儿进行语言描述：小白猫。

（提示层级：小动物、抓老鼠、喵喵叫的、白色的）

8）患儿从 4 张图片中选出正确的 1 张。

（干扰选项：小狗、老虎、小黑猫）

（3）后测

1）请在下列磁力片中找出形状为正方形的 1 块。（O）

（正方形、三角形、菱形、长方形）

2）请找出纸片中所有红色的卡纸。（O）

（红色、蓝色、橙色、粉色）

3）请从下面的图片中找出是小动物的 1 张。（O）

（小猫、鲜花、铃铛、书包）

6. 康复效果　通过治疗，患儿能够准确接收、理解描述语言，并能根据描述语言中的关键提示词排除干扰选项，准确找出目标图片。

7. 康复延伸　本次训练内容操作简单、教具容易准备，家长可以在家庭康复中自行训练。内容可以选取家中孩子常见的实物，家长描述，孩子指出实物。

8. 康复反思　本次康复训练主要使用视觉分辨法对患儿进行图片匹配训练，辨认物品选取患儿熟悉的物品，训练的过程中采取游戏的方式进行，并及时对患儿进行强化物鼓励。训练的方式和内容均适于该患儿。训练过程中患儿表现积极，能主动地配合康复师的指令进行训练。

（二）日方案解析

该患儿阅读障碍的一部分原因是由视觉失读引起的，故针对该患儿的康复训练内容主要以阅读的视觉技巧为主。可以采用的康复方法主要有：

1. 视觉分辨训练

（1）分类训练。

（2）匹配训练。

（3）完形训练。

（4）命名训练。

2. 分辨注音符号训练

3. 记忆视觉刺激物训练

（1）回忆训练。

（2）临摹训练。

（3）顺序记忆训练。

4. 视觉认字训练

（1）单字训练。

（2）词语训练。

（3）句子训练。

5. 阅读理解训练

（1）理解主要概念训练。

（2）记忆重点内容训练。

在训练的过程中要注意以下事项：

1）训练内容：由易到难，循序渐进，从真实的物体到实物图片再到抽象图片。

2）游戏训练：训练尽量以游戏的形式进行，有利于激发和保持儿童的兴趣，适合儿童的身心发展。

3）训练所用的材料要符合儿童的正常知识水平，尤其是阅读理解的训练材料，要选取儿童感兴趣的、活泼简单的故事等材料。

4）训练时，注意观察儿童的情绪情感等反应，根据儿童的反应考虑是否需要进行训练内容等的调整。

5）强化尤其重要，因为小孩只有6岁，可以以物质强化和立即强化为主，但是也要重视精神上的鼓励，适当地采用延迟强化。

6）训练时，尤其是家庭训练时，要注意充分利用儿童身边的材料，如在她所使用的东西上贴上标签等，就地取材，随时随地的让儿童了解一些概念，也使得儿童记忆的更牢。

7）注重学生的生活环境和饮食健康：据报道，环境铅水平过高可致儿童血铅增高，从而引发注意困难、易激怒、睡眠困难、记忆力下降以及学习困难等。另外，现在学生零食食用过多，食品中过高的添加剂、防腐剂、色素等也可能影响到儿童神经系统功能，使其学习能力受损。

（李　岩）

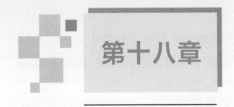

第十八章

书写障碍儿童康复治疗

第一节　书写障碍儿童特征

一、概述

（一）定义

书写障碍（dysgraphia）是指学龄儿童在书写可辨性上存在严重缺陷的现象。包括拼写和写作两个方面：拼写障碍可能是文字在视觉输入和输出过程中出现问题，导致笔迹、字的结构、错别字等文字机制层面的异常现象；写作障碍可能是语言输入或中枢处理过程中无法正确地进行语言理解，导致看不懂题意、语句过短、语句不通顺等书面语表达异常的现象。

由于书写是一种高度复杂的技巧，涉及大脑小脑对运动、视觉、听觉、空间感觉、语言和认知等信息的高级整合和处理，上述任何环节出现异常均可能导致书写障碍，因此，需要对书写障碍儿童进行全面评估和适当干预。

（二）诊断标准

1. 存在书写技巧发育落后或书写质量异常。

2. 存在书写障碍的临床表现。

3. 存在书写相关的其他异常，如语言发育迟缓、眼-手协调不良、视觉-运动统合失调和手内物品操作技巧不良等。

4. 通过直接观察法，运用汉字书写质量的六维度评定指标进行书写质量评定（表18-1-1）等，显示书写技巧异常或不达标。

（三）病因和患病情况

儿童书写障碍的原因包括：①精细动作协调障碍，在持笔、运笔、抓笔、用力等方面缺乏经验与技巧；②视知觉困难，不能在头脑中形成字或字母的形象；③动作-运动协调不良，手不能自如地运动，在书写过程中需要有意识去注意书写线索（例如空间大小、间架结构），视觉追踪能力差；④注意力和记忆力缺陷，影响信息的输入、记忆和回忆，不能观察细节，不理解或不会发现内在关系，不能预先计划书写动作的空间运动，不能及时发现和纠正书写错误。书写障碍儿童的临床表现一般在入学后才显现，并常常被误以为是懒惰和/或不专心，如果能够早期被识别并接受适当的辅导,则有助于改善书写障碍儿童的学习能力和学业成绩。书写障碍是学习障碍的主要类型之一。学龄儿童中的患病率约为5%~10%。

表 18-1-1 汉字书写质量的六维度评定指标

维度	指标	描述
坐姿	头部位置	头部应在落笔点的正上方
	眼与笔的距离	眼睛距离笔尖1尺(1尺≈33.3cm)左右
	躯干	上身适当前倾,脊柱垂直于桌面
	肩部	双肩平行于桌面
	双臂和胸部的位置	双臂自然置于桌面上,胸与桌边距离一拳(5~10cm)
	下肢	大腿平行于地面,双足与肩同宽
握笔姿势	握笔手型	拇指、示指第一关节指腹前1/2和中指第一关节的侧面夹持握笔
	笔与纸面	笔与纸面的夹角应向身体右上方倾斜约60°角
	运笔与写字行进方向	从左向右与桌边(或身体)平行移动
笔顺与笔画	笔顺正确	先左侧后右侧、自上而下、由外至里,最后收口
	笔画规范	横平竖直、撇捺折钩到位
用笔力度	握笔力度	拇指、示指向下,中指向上按照笔顺自然上下移动
	运笔力度	落笔略重、收笔略轻,收放自如
汉字结构	笔画结构	各笔画之间的位置、所占比例、各部分组合要合理
	田字格运用	要以田字格的中点为轴,上下、左右以笔画数量的多少均匀分布
	字根正确	偏旁部首书写的位置要正确,没有增减或不规则的笔画介入
书写速度	笔画抄写	1分钟内抄写不规则分布的所有笔画数
	汉字抄写	1分钟内对含有所有汉字基本笔画的完整语义句子所抄写的汉字总数

二、儿童书写障碍的临床表现

（一）书写障碍的分类

儿童书写障碍通常分为3类:动作型书写障碍(motor dysgraphia)、阅读困难型书写障碍(dyslexic dysgraphia)、空间型书写障碍(spatial dysgraphia)。

（二）各类型书写障碍的特点

1. 动作型书写障碍 是指由于书写动作缺陷导致的书写障碍。见于各种原因的姿势异常、精细运动和手技巧发育不良、手眼协调障碍等。其临床表现如下:

（1）身体姿势与握笔方法不正确:手臂过于贴近身体;手指过于接近笔尖;只用示指来运笔,纸的位置不正确(纸常移动、纸放得太斜等);手指生硬、不自然;身体太接近桌面;手指握笔过高。

（2）握笔过紧:不熟练、肌肉紧张,妨碍儿童稳定和精确的完成书写动作,也很容易使儿童感到疲劳。

（3）用力过重:运笔不自如,在书写时时常会折断铅笔芯或戳破纸,因费力的书写妨碍其思维过程。

（4）字迹潦草：写出来的字经常很不整洁，也很难看得清楚，很少有自己的书写风格。

2. 阅读困难型书写障碍　是指阅读障碍（dyslexia）伴随的书写障碍。阅读障碍是一种神经心理功能异常，表现为阅读、写作、拼字、书写等语言处理上有困难。这些问题并非由缺乏动机、感觉障碍、不适当教学技巧以及环境所直接造成的，而是与大脑和小脑的讯息整合及传达障碍有关。阅读障碍患儿可能会避免所有与阅读、书写或拼字相关的任务，造成其存在社交退缩和孤立的现象。表现为同音异字，例如"互相"可能写成"互香"；抄写困难；镜反字、左右颠倒、部首错置：如"部"和"陪"；字体歪斜，大小不一，超出网格线或过小；字迹潦草，容易写错字，或是别人看不懂；字迹工整但握笔吃力，写字缓慢；连字没有空格；拼字错误；混淆形近字等。

3. 空间型书写障碍　是由于视空间知觉缺陷导致的书写障碍。表现为字的空间结构异常、笔顺异常，书写时不遵循笔顺规则，要么把一笔分成两笔，要么把几笔连成一笔，有些笔画倒着写，对某些不规则的字机械地按照某一规则来写。

三、与书写障碍相关的其他临床特点

（一）阅读障碍

见于阅读困难型书写障碍者。患儿智商正常，甚至在平均以上，但学校的表现却低于预期水平；觉得自己是"笨蛋"，低自尊或缺乏自信；容易受挫或情绪化，常逃避阅读或测试；发呆，容易迷路或对于时间流逝没有感觉（注意力缺陷）；书写或是阅读会出现加字、漏字、用别的字（词）替代、重复阅读；上下左右有时会混淆；没有时间概念或不易掌握时间，不易学习顺序性的任务或知识；发音不正确，会念颠倒或说话不完全；工作记忆不佳，有时不容易只靠自己理解事情。

（二）运动功能障碍

书写技能建立在良好运动控制的基础之上。粗大和精细运动功能障碍往往限制书写技能的发展，特别是脑瘫、臂丛损伤、发育性协调障碍等导致的书写障碍，其运动功能障碍表现为以下特点：①运动发育里程碑延迟；②肌张力增高、减低或不稳定；③不随意运动、联合运动和镜像运动等异常模式；④病理性反射，如原始反射残存、深腱反射亢进等。存在以上运动异常者应进行相应的运动功能评定和影像学检查等进一步诊断。

（三）感觉障碍

各种感觉功能特别是本体感觉、触觉和视觉与书写最为密切，感觉系统结构和功能异常参与书写障碍的发病，因此，部分书写障碍儿童可能存在感觉统合失调，表现为手部触觉和本体感觉不敏感或感知不良；视感知、立体视、视觉运动整合不良；眼手协调、单侧和/或双侧性运动协调不良等。可以采用Peabody精细运动发育测评和感觉统合功能评定进行排查。

（四）认知能力障碍

部分患儿可以存在一定程度的认知障碍，特别是轻度或边缘智力的患儿容易被忽视。可采用Gesell发育量表、学前和学龄韦氏智力测验等进行智商水平和智力结构分析。

（五）情绪行为异常

表现为缺乏耐心，脾气暴躁，易怒或攻击行为，啃咬指甲或铅笔，焦虑或抑郁，注意力缺陷和多动障碍等，可以通过相应的心理学测试方法进行评估。

综上所述，书写障碍是儿童期特定性学习障碍之一，成因和临床表现复杂，需要全面评

估之后找出关键问题,分阶段、有重点、有计划地进行康复治疗和疗效跟踪,帮助儿童克服障碍、提高学习效率、促进学业发展和身心健康。

(候　梅)

第二节　书写障碍儿童常用治疗模式

一、常用治疗方法和内容

（一）常用治疗方法与治疗策略

1. 常用治疗方法　①行为技术:使用隐线、模板、描摹和反馈等行为技术来改善书写;②积极书写练习法;③提示法:采用身体、口令和描摹提示进行书写辅导;④奖赏方法:在良好书写操作时给予奖励和特权;⑤积极练习结合奖惩方法。

2. 治疗策略　包括示范(modeling)、描摹(tracing)、刺激和刺激的撤除(stimulus fading)、抄写(copying)、排字(composing)、自我-监测(self-monitoring)等策略。初次学写新字时需要大量的视觉和听觉提示,一旦学会了这些新字,则要逐渐减少并最终消除提示。先学习临摹字和词,然后凭记忆书写字和词,最后用字和词进行组句练习。学校教育中书写技巧的获得和使用不仅要注意字形,而且要注意易读性(legibility)(即字体大小、疏密、字和词的空间排列、行间位置、字迹等)和书写速度。初学者可以使用四线方格本。

（二）主要治疗内容

1. 神经发育学治疗　干扰书写能力的精细运动障碍包括姿势控制障碍、自动性反应差、肢体协调不良、肌张力异常、竖直和平衡反应不良、近端肢体不稳定等。神经发育学治疗(neurodevelopmental therapy)基于神经病学理论和正常发育的原则,着重于个体执行有效性姿势反应和运动模式的能力。下列是进行书写运动所需的姿势和上肢准备活动训练:①强化肌力;②调整肌张力;③促进近端关节稳定;④改善手功能。

2. 书写动作技巧的获得性训练遵循运动学习三阶段原则,通过练习、重复和强化,让儿童获得书写所需的复杂运动技巧。

（1）认知阶段(cognitive):让患儿理解书写任务的要求、发展进行所需运动性动作的认知策略,此阶段最重要的是精细运动的视觉控制,可以让孩子学写最简单的字母。

（2）联想阶段(associative):孩子已经学会了基本书写技巧,需要继续调整和精炼,此阶段最重要的是本体感觉反馈,同时要逐渐减少视觉线索的使用,如孩子已经掌握了字形,但还要积极学习字的空间结构和书写规则,不断练习、指导和自我纠错。

（3）自动化阶段(autonomous):孩子以最小的有意注意来书写,并且字迹差异性越来越小,任何小的错误都可以自我发现和纠正,一旦达到此阶段,孩子可以把注意力转移到书写的高级元素中,书写疲劳也会减轻。

3. 感觉运动训练　在书写训练中整合所有感觉系统,包括本体感觉、触觉、视觉、听觉、嗅觉、味觉。提供新奇的有趣的书写材料,包括丰富多彩的书写工具(蜡笔、水笔、毛笔、铅笔、钢笔)、书写表面(水平的、垂直的、斜度的)和书写位置,让书写活动富有动机、兴趣和挑战性。

4. 生物机械学训练　生物机械学训练(biomechanical)包括下列训练:

（1）正确的写字姿势:头部端正,自然前倾,眼睛离桌面约1尺(1尺≈33.3cm)距离;双臂自然下垂,左右撑开,保持一定的距离,左手按纸,右手握笔;身体坐稳,双肩放平,上身保持正直,略微向前倾,胸离桌子1拳头,全身要放松、自然;两脚放平,左右分开,自然踏稳(图18-2-1)。

(2) 纸张位置:依据利手关系和手腕功能放置。如右利手书写时纸张末端向外偏离中线25°~30°,与执笔侧前臂平行。左利手书写时纸张末端向外偏离中线30°~35°,与执笔侧前臂平行。非利手固定纸张。

(3) 正确的执笔方法:应采用三指执笔法,右手执笔,大拇指、示指、中指分别从3个方向捏住离笔尖3cm左右的笔杆下端。示指稍前,大拇指稍后,中指在内侧抵住笔杆,无名指和小指依次自然地放在中指的下方并向手心弯曲。笔杆上端斜靠在示指的最高骨处,笔杆和纸面呈50°左右。执笔要做到"指实掌虚",就是手指握笔要实,掌心要空,这样书写起来才能灵活运笔(图18-2-2)。

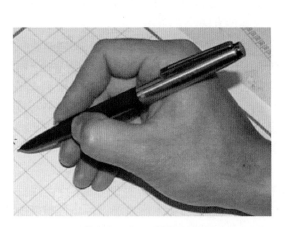

图18-2-1　正确执笔姿势

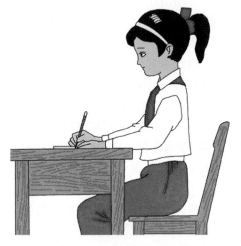

图18-2-2　书写时的正确坐位姿势

(4) 补偿性策略:分析书写能力受限的因素,适当使用补偿性学习策略,如使用尺子辅助抄写和阅读,进行书写工具改造、书写过程的改良和环境修饰,学习键盘打字,使用电脑写作等,更好地提高书写和学习技巧。

5. 心理社会方面的治疗(psychosocial)着重于改善患儿的认知、学习、记忆、注意力、自我控制能力、抄写技巧和社交行为。

二、常用治疗模式

1. 个别化训练　针对书写障碍的评估结果,围绕康复目标,由治疗师进行一对一书写技巧训练。

2. 融合教育与集体教学　教师直接分析书写障碍表现、成因和限制因素,通过课题集体教学实施治疗。

3. 集体教学结合个别化辅助　单纯集体教学疗效不良或影响学习进步时,可以同时配合书写障碍的个别化治疗。

4. 家庭治疗模式　治疗师与家长共同分析书写障碍表现、成因和限制因素,制订训练方案,治疗师指导家长实施治疗并对治疗效果进行监测和再训练方案的调整。

(候　梅)

第三节　书写障碍儿童康复案例解析

一、病例摘要

（一）儿童的基本信息

患儿徐小童（化名），男，2012 年 10 月出生。现年 5 岁 10 个月，青岛市某幼儿园学前大班学生。父亲，徐×，联系方式：139×××××××；母亲，王××，联系方式：138×××××××。现居住在青岛市××区××弄××号××室。

（二）病史信息

患儿因"发现书写质量差、不喜欢写字"就诊。为做好幼小衔接，于 5 岁半升入学前大班。入班 3 个月以来，老师发现儿童字迹歪扭、经常写出格线，写字课时总是找理由拒绝或直接说不想写，即便是书写，也存在写字速度慢、常常玩弄笔的情况。患儿系第 1 胎第 1 产，足月顺产，出生体重 3.6kg。无围产期异常和其他疾病史。自由运动里程碑稍有落后，7 个月独坐、10 个月手膝交互爬、1 岁 5 个月可以独走、2 岁半会跑，运动协调力不如正常同龄儿，动手能力欠佳，至今一直使用勺子和叉子进食，不会使用筷子，日常生活自理技巧较弱，常需要父母协助。语言能力尚可，1 岁 3 个月会说称谓语，2 岁半会说句子，3 岁半参与正常幼儿园沟通和社交活动。平时好动，注意力不集中，爷爷奶奶带养为主。无家族疾病史。

（三）体格检查及辅助检查

1. 体格检查　患儿一般情况好，无特殊面容。听觉正常、言语清晰、对答切题。行为控制欠佳，较多动，注意力易分散。四肢肌张力、肌力和腱反射检查正常。指鼻试验、跟膝胫试验等小脑功能检查未见异常。

2. 辅助检查　颅脑磁共振检查和脑电图检查未见异常。

3. 临床诊断　书写障碍。

（四）语言功能评定

1. 语言理解和表达功能评定　采用 S-S 语言发育迟缓检查进行，发现在交流态度方面，可以安坐、对视、互动和维持话题，注意力尚集中，未发现重复性刻板行为，交流态度属于良好群。可以完成 10 种图形匹配，模仿画 10 种图形，但画图质量欠佳，不能横平竖直。基础性操作水平相当于 5 岁半正常发育儿童水平。符号和指示内容的关系检查显示，言语理解和表达均达到被动语态阶段，符合实际年龄。

2. 读写能力评定

（1）访谈情况：父母和老师报告患儿在家庭或幼儿园中均有抗拒书写的行为，动手能力差，较多动，行为控制和注意力不良。但喜欢读书和听故事。能够很好地融入集体。

（2）直接观察：现场观察孩子书写任务的执行情况，结果显示，儿童书写时头和上身歪斜、弓背姿势，持笔动作笨拙，书写中不时地旋转铅笔，字迹生硬，书写质量和速度均差。

（3）书写技巧评定：采用汉字书写质量的六维度指标评定结果见表 18-3-1。

（五）语言相关性功能评定

（1）运动功能评定：采用 Peabody 运动功能评定量表分别进行粗大和精细运动功能测

表 18-3-1　汉字书写质量的六维度指标评定结果

维度	指标	描述
坐姿	头部位置(×)	头部偏向落笔点左侧
	眼与笔的距离(×)	眼睛距离笔尖不足
	躯干(×)	上身过度前倾,脊柱前弯趴向桌面
笔顺与笔画	笔画规范(×)	横不平,竖不直,撇捺折钩不到位
用笔力度	握笔力度(×)	过度用力
	运笔力度(×)	运笔僵硬,收放不自如
汉字结构	笔画结构(×)	各笔画所占比例、各部分组合不合理
	田字格运用(×)	分布不均匀,有过度拥挤、过大、过小现象
书写速度	笔画抄写	1分钟内抄写不规则分布的所有笔画数
	汉字抄写	1分钟内对含有所有汉字基本笔画的完整语义句子所抄写的汉字总数

评,粗大运动功能方面,单足站立身体摇摆、站立时间维持不足 5 秒,平衡和协调能力欠佳,粗大运动 89 分,精细运动 83 分,均处于边缘状态。

（2）感觉统合功能评定:该儿童存在身体运动协调能力失调,行走、跑步、起立、坐下等动作缓慢,运动协调性不佳,经常同手同脚;触觉和空间知觉能力未见明显异常。

（3）智力和社会适应能力评估:采用韦氏学前儿童智力量表测验:言语智商 87、操作智商 79、总智商 84,提示言语智商正常偏低、操作和总体智商处于边缘水平。婴儿-初中生社会适应能力评定量表测试结果:9 分,处于边缘水平。

（六）总结及建议

根据以上资料,该患儿诊断为动作型书写障碍。核心问题是书写时坐姿不良,未能掌握正确的执笔姿势,书写时方向性、字体结构等机械学方面存在明显不足。测试发现儿童音声语言的理解和表达正常,识字和阅读能力符合年龄,但存在轻微的智力水平发展不足和运动协调不良,可能影响到书写技巧的发展。

由于患儿处于幼小衔接的年龄阶段,是培养书写技巧和学习能力的关键期,建议立即干预。干预重点应包括:书写时坐位姿势训练、持笔方法训练和书写训练,兼顾运动协调性和感觉统合训练。可以采取个别化训练、小组和集体教学,多渠道多途径结合的模式进行,训练 3 个月后评估疗效。

二、阶段康复方案

（一）阶段康复方案

该患儿语言康复的长期目标是利用半年时间掌握基本书写技巧,为顺利入学后的学习能力打下基础。为实现该长期目标,需要根据语言评估结果,遵循儿童书写技巧的发育规律和前提条件,分阶段循序渐进地进行康复治疗。

阶段方案的治疗时间为 3 个月,治疗目标见表 18-3-2。安置模式以幼儿园情境下的教学为主,辅以家庭环境下的扩展和延伸,该模式符合自然环境下的生态学发展理念,具有很好的科学性和可行性。康复治疗模式为个别化训练、小组治疗与家庭练习相结合,有利于提高学习兴趣、推广习得的技巧、提高治疗效果。训练重点为评估结果显示的核心问题,即:书写时的坐位姿势的控制、执笔方法,辅以手眼协调、视觉辨别、空间关系、方向感知等基本能力的训练。在时间强度上,要求重点训练内容每天不短于 2 小时,延伸训练每天不短于 2 小时。

表 18-3-2　书写障碍儿童语言阶段康复方案

1. 基本信息			
姓名:徐小童	性别:男		出生日期:2012 年 10 月
联系人:徐×	联系电话:139×××××××		
地址:青岛市××区×××号××××弄×××室			制订人:李明
制订日期:2018 年 1 月 13 日			实施时间:2018 年 2 月 20 日—5 月 20 日

2. 语言评估摘要

　　诊断:动作型书写障碍。核心问题:书写时坐姿不良,未能掌握正确的执笔姿势,书写时方向性、字体结构等机械学方面存在明显不足。其他临床问题:轻度智力发展不足和运动协调不良,可能影响到书写技巧的发展。

3. 治疗目标

长期目标 (6 个月)	(1) 掌握正确的书写坐姿和执笔姿势 (2) 学会基本笔画和笔顺 (3) 能在田字格里画 9 种图形、写 0~9 数字,并布局合理 (4) 能坚持安坐、连续书写 10 分钟
阶段目标 (3 个月)	(1) 学会正确的书写坐姿和执笔姿势 (2) 能在田字格里临摹基本笔画和笔顺 (3) 能在田字格里画 9 种图形,80% 布局合理 (4) 能坚持安坐、连续书写 5 分钟

4. 治疗模式及强度

　　个别治疗:每周 <u>5</u> 次,每次 <u>30</u> 分钟,每个月共 <u>60</u> 次

　　小组治疗:每周 <u>5</u> 次,每次 <u>30</u> 分钟,每个月共 <u>60</u> 次

　　□ 集体治疗:每周____次,每次____分钟,每个月共____次

　　家庭治疗:每周 <u>5</u> 次,每次 <u>30</u> 分钟,每个月共 <u>60</u> 次

5. 注意事项

　　考虑书写技巧的复杂性,治疗中需配合感统训练、认知训练、手功能训练,并注意培养对书写的兴趣,适当使用强化物进行强化,避免强制性学习

(二)阶段方案解析

　　阶段康复方案是实现长期康复目标的关键,也是检验康复有效性的最佳时段。该儿童的阶段方案是建立在语言诊断和评估结果的基础上,并考虑了儿童年龄特点,以及入学和基本学习技能需求。所设定的目标遵循了 SMART 原则,指标清晰、可测,具有时间性,是切实可行的。对治疗模式和强度给出了明确规定,治疗以多模式结合方式进行,充分利用了各种资源,并体现出自然环境下康复治疗特点,也符合 ICF-CY 理念。有关治疗师技巧和策略问题、心理和社会因素、疾病因素等均在注意事项中有所体现。

三、周康复方案

(一)周康复方案

　　基于以上的阶段方案,制订每周的康复方案,对康复目标、内容、方法、拓展内容进行详细的安排。具体周康复方案内容见表 18-3-3。

表 18-3-3　书写障碍儿童语言个别化康复周方案

领域	康复目标	康复内容	康复资源	康复方法	目标达成情况					
						周一	周二	周三	周四	周五
运动控制	1. 学会正确的执笔方法	1.1 学会三指捏取	1.1 直径0.5cm豆类实物 1.2 蜡笔、铅笔	示范教学法	1.1	○	○	√	√	√
		1.2 学会三指执笔法			1.2	○	○	△	△	√
感知与运动训练	2. 熟知书写工具、书写表面、书写位置和方向	2.1 认识和感知丰富多彩的书写工具	各种色彩的笔(蜡笔、水笔、毛笔、铅笔、钢笔);各种不同的书写表面(白板、黑板、写字板)	示范教学法 游戏训练法	2.1	○	△	△	√	√
		2.2 感受不同的书写表面			2.2	○	△	△	△	√
		2.3 认识书写位置和方向,练习不同位置下水平、垂直、斜向书写运笔			2.3	○	○	○	△	△
笔顺书写	3. 基本笔画临摹	3.1 临摹横、竖、撇、捺,会写"大、天"	临摹本,铅笔		3.1	○	○	○	△	△
坐位姿势控制	4. 学会正确书写坐姿	4.1 放松状态下头部、躯干、四肢位置正确;左手按纸,右手握笔的协调配合	课桌、椅子、铅笔、纸张	家庭训练	4.1	○	○	○	△	△

注:目标达成情况记录方式:未掌握○;部分掌握△;完全掌握√

从儿童周康复方案目标达成情况来看,儿童学会了握笔方法,对书写工具和书写表面了解良好,但书写方向和基本笔画方面为部分掌握,书写姿势有改进,下一周将延续部分掌握的内容,重点训练在不同位置进行书写方向和运笔训练,继续临摹基本笔画和笔顺;指导家长进行躯干核心肌群的肌力和控制训练,进一步改善坐姿。

（二）周康复方案解析

前面所述的阶段方案中第一个康复目标是要让儿童掌握正确的书写姿势和执笔方法。而发展书写技巧、确保良好书写质量的首要条件是运动控制和书写相关的感觉运动功能,该患儿为学龄前幼小衔接年龄段,尚处于书写技巧发展的关键阶段。周康复方案的制订正是基于这些考虑,以坐位控制、执笔方法、感觉运动感知、空间关系和方向等训练为主要内容,以各种书写工具为资源,通过游戏、示范、模仿和延伸等训练方法,幼儿园教学和家庭训练相结合,帮助儿童熟知书写工具的使用方法和特点,建立书写行为的基本概念,学会最基本的书写坐姿、执笔和运笔等基本功。

四、日康复方案

（一）日康复方案

顾名思义，日康复方案是儿童康复治疗过程中每日进行的治疗方案，要求内容清晰而明确。日方案必须是在周方案基础上为实现周方案目标而定，要做到内容和步骤详细、具有针对性和可操作。以下就该儿童日康复方案之一进行举例说明（表18-3-4）。

表 18-3-4　日康复方案举例——笔顺训练

学科	语言	设计人	李明
教学对象	书写障碍儿童	主讲人	李明
课型	个别化训练课	课时	2 个课程，每课时 30 分钟

1. 课程分析　掌握笔顺是书写训练的重要内容，除了涉及坐位、执笔和运笔过程中的姿势控制感觉运动协调和眼手协调之外，还要掌握方向感、力度和速度等的书写要素。这些要素的融会贯通需要通过学习的三阶段原则，不断练习、记忆、内化和自动化，最终实现自然流畅的书写。该课程设置为笔顺训练课，课程的核心是让患儿通过临摹横、竖、撇、捺，学会自上而下、自左而右的书写方向，在三线格内完成学写"大"，并且通过课程中的热身活动、游戏和增强物，以及课后延伸训练，让患儿学习各书写要素，以助于目标达成。

2. 康复目标　学会左手固定纸张、右手执笔自左向右方向书写。

3. 康复过程

（1）准备：①环境准备，舒适温馨的教室和教学氛围；适合儿童身高的桌子和椅子；儿童与治疗师隔桌子对坐；②训练教具，应有序放置，包括：铅笔、字卡、16 开三线格纸、镊子、各种小物件、盘子；③强化物，钓鱼盘；④非本课程教具，应移除房间或放在隐蔽处，以免患儿分心。

（2）前测：治疗师将铅笔和纸张放在儿童前面的桌子上，说："小朋友，请坐好，咱们一起学写'大'字吧（出示字卡）！请在纸的第一行 5 个'大'字。"

（3）热身活动：治疗师坐直身体，做手肩操让患儿放松身体。

（4）书写姿势训练：治疗师讲解动作和要点，做动作示范，利用口头提示、身体提示和正性强化等方法帮助患儿掌握正确的坐位姿势。

（5）位置和方向训练：治疗师讲解写字时纸张、手和所写字应该在的位置，并做示范，让患儿书写并利用口头提示、身体提示和正性强化等方法帮助患儿正确掌握上述要点。

（6）执笔和运笔训练：治疗师讲解正确的执笔方法、运笔时的腕指动作、力度、书写方向，并做示范，让患儿书写并利用口头提示、身体提示和正性强化等方法帮助患儿正确掌握上述要点。

（7）笔画和组字练习：练习"大"字的 3 个基本笔画，仿写"大"字。

（8）强化物的使用：除了训练过程中根据患儿操作表现给予适时表扬和肯定的强化外，课中可以给予钓鱼游戏作为增强物，以提高训练积极性和操作连续性。

（9）后测：治疗师在结束本课程教学后，说："小朋友，今天你表现的太棒了，展示一下学习成果吧！先坐好，请在纸的第一行写 5 个'大'字。"

4. 教学成果总结　根据前测和后测，结合直接观察的行为表现，该儿童经过本课程训练,了解了正确书写时的基本知识点,坐位和执笔姿势均有改善,笔顺基本正确。但在书写过程中不能够持续维持良好坐姿,经常出现歪头看、弓背或脊柱侧弯现象,在运笔、书写力度、速度、字体和字的空间分布方面仍然存在问题。

5. 康复延伸与生活运用　基于语言障碍诊断与测试结果、课堂训练表现和教学成果情况,建议患儿父母日常生活中随地取材,完成以下家庭训练:

(1) 基础训练:包括神经肌肉激活技术强化躯干核心肌群的力量;单侧上肢支撑、抗阻训练、重心转移等增加肩胛带和上肢的稳定性和控制能力;进行剪纸、插花片、拼图、用镊子夹送物品、单手操作小物品等训练,提高手运动灵活性。

(2) 坐姿和执笔方法训练:给予正确动作讲解和示范,反复练习和纠正,养成正确书写时的坐姿、握笔姿势、用笔和运笔方法和力度。

(3) 方向感训练:通过水平线、垂直线、斜线、旋转等训练孩子方向感。也可读出字母、数字和汉字,让孩子按照左、右、上、下的方位描述笔画和运笔方向。

(4) 视觉感知和记忆训练:让儿童用 1~3 秒看一幅画,然后要求他说出画上的内容;在观察一副有很多相似物品的图画之后,尽可能多地说出这些物品名称。

此外,建议以小组课和集体教学方式进行心理行为学干预,训练注意力、朗读和阅读、社交故事和角色扮演、书写作品鉴赏等,培养学习兴趣。

(二) 日康复方案解析

以上日康复方案是周方案中笔顺训练内容选项。目标清晰可测,训练内容都是围绕目标技能所设定的,以笔顺和写字为重点,但又兼顾了基础技能,体现了书写技巧所需的生物机械学要素的各个层面。训练过程中注重学习原则,每一个目标行为都给出了讲解、示范和反馈,让患儿能够预知学习内容,有利于监管和修正不正确的行为表现。治疗过程中适时引入了行为强化技术,寓教于乐,有助于提高学习兴趣。在康复延伸和扩展计划中,注重活动和参与、个人和环境因素,弥补了个别化训练的不足。

最后强调几点:①书写训练中应根据儿童年龄和心理,因材施教,合理分配训练任务,寓教于乐,避免造成书写负担;②书写与阅读密不可分,对书写障碍儿童进行评定和治疗时,应兼顾阅读技能;③讲求教学方法,强调精讲、示范和描摹;④尽可能不用或少用修正液和改写纸;⑤竞技性学习,激发儿童书写积极性和学习兴趣。

(候　梅)

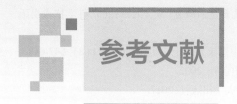

参考文献

[1] 白丽茹.阅读障碍的起源、定义及缺陷研究[J].当代语言学,2013(4):466-479.

[2] 曾涛,鹿青,刘荣凤,等.词汇飞跃的本质:命名洞察力的实证研究[J].心理与行为研究,2015,13(2): 217-224.

[3] 车小静.情境教学法在自闭症儿童语言教学中的运用[J].吉林省教育学院学报,2013(3):94-95.

[4] 陈冠杏,杨希洁.自闭症儿童会话能力探究[J].中国特殊教育,2014(11):45-52.

[5] 陈璐,张婷,李泉,等.孤独症儿童共同注意的神经基础及早期干预[J].心理科学进展,2015,23(7): 1205-1215.

[6] 陈小娟,张婷.特殊儿童语言与言语治疗[M].南京:南京师范大学出版社,2015.

[7] 陈秀洁.儿童运动障碍和精神障碍的诊断与治疗[M].2版.北京:人民卫生出版社,2017.

[8] 陈彦,孙喜斌,杜晓新,等.学龄听障儿童和健听儿童五项认知能力的比较研究[J].中国康复理论与实 践,2012,18(8):704-706.

[9] 邓峰.阅读障碍评估研究的趋势[J].中国特殊教育,2006(4):49-52.

[10] 翟玲玲,程茜.孤独症谱系障碍儿童共同注意行为试验研究[J].中国康复理论与实践,2017,23(10): 1190-1194.

[11] 丁建新.发展语用学关于儿童话语能力的研究[J].集美航海学院学报,1999(2):18-22.

[12] 方俊明.感官残疾人认知特点的系列实验研究报告[J].中国特殊教育,2001(1):1-4.

[13] 弗兰克,罗森塔尔,卡普兰.康复心理学手册[M].朱霞,李云波,孙丛燕,译.南京:东南大学出版社, 2014,3.

[14] 高珂娟.132例听障学生课外阅读调查问卷分析[J].中国听力语言康复科学杂志,2012(6):439-442.

[15] 官群.书写困难认定与书写质量评估[J].中国特殊教育,2013(2):51-56.

[16] 管美玲.听损儿童听觉技巧训练课程[M].台北:心理出版社,2012.

[17] 国家统计.第二次全国残疾人抽样调查主要数据公报[EB/OL].http://www.stats.gov.cn/tjsj/ndsj/she-hui/2006/html/fu3.htm.

[18] 韩德民,许时昂.听力学基础与临床[M].北京:北京科学文献出版社,2006.

[19] 何侃.特殊儿童康复概论[M].南京:南京师范大学出版社,2015.

[20] 贺荟中.篇章理解的个体差异研究[J].教育理论与实践,2006(4):32-34.

[21] 贺荟中.自然教学策略:自闭症干预的PRT技术[J].华东师范大学学报(教育科学版),2013,31(4): 46-54.

[22] 候梅,孙殿荣,单若冰,等.早产儿脑性瘫痪258例临床研究[J].中国儿童保健杂志,2011,19(05):

406-408.

[23] 候梅,王松青,王珂,等.先天性大脑外侧裂周围综合征患儿的临床与影像学特征[J].中国康复,2013,
28(6):427-429.

[24] 胡向阳.全国听力语言康复教育改革项目系列丛书-听障儿童全面康复[M].北京:北京科学技术出版
社,2012.

[25] 胡莹媛,吴卫红,李燕春,等.小儿脑瘫智能评定研究[J].中国康复理论与实践,2005,11(8):647-648.

[26] 胡壮麟.语言学教程[M].修订版中译本.北京:北京大学出版社,2002.

[27] 黄昭鸣,朱群怡,卢红云.言语治疗学[M].上海:华东师范大学出版社,2017.

[28] 黄昭鸣.语言康复训练仪(Z).泰亿格电子上海有限公司,信息产业部,2008.

[29] 姜志梅.孤独症诊断及康复进展[C].第六届全国儿童康复、第十三届全国小儿脑瘫康复学术会议暨国
际学术交流会议论文汇编,2014.

[30] 金野,张伟锋,李孝洁.特殊儿童语言康复的理论与实践[J].中国特殊教育,2009(10):8-13.

[31] 康静梅,陈丹.西方阅读障碍儿童干预训练的四种途经及其启示[J].外国教育研究,2015(6):27-39.

[32] 孔令达.汉族儿童实词习得研究[M].合肥:安徽大学出版社,2009.

[33] 李欢.智力落后儿童语用能力研究述评[J].中国特殊教育,2012(6):27-33.

[34] 李静.脑性瘫痪合并视听障碍的临床康复研究进展[J].中国实用儿科临床杂志,2016,43(11):844-
846.

[35] 李静郸,孙玉梅.自闭症儿童共同注意早期干预研究综述[J].中国特殊教育,2017(6):49-54.

[36] 李明.综合干预对孤独症儿童的康复效果及影响因素分析[D].吉林:吉林大学,2015.

[37] 李胜利.言语治疗学[M].2版.北京:华夏出版社,2014.

[38] 李胜利.语言治疗学[M].2版.北京:人民卫生出版社,2013.

[39] 李伟亚.自闭症谱系障碍学生汉语句子理解过程的实验研究[D].华东师范大学博士学位论文,2009.

[40] 李晓,尤娜,丁月增.社会故事法在儿童自闭症干预中的应用研究述评[J].中国特殊教育,2010,(2):
42-47.

[41] 李晓捷,唐久来,马丙祥,等.脑性瘫痪的定义、诊断标准及临床分型[J].中国实用儿科临床杂志,
2014,29(19):1520.

[42] 李晓捷.人体发育学[M].2版.北京:人民卫生出版社,2013.

[43] 李晓捷.实用小儿脑性瘫痪康复治疗技术[M].北京:人民卫生出版社,2016.

[44] 李晓捷.中国脑性瘫痪康复的现状、挑战及发展策略[J].中国康复医学杂志.2016,31(1):6-8.

[45] 李宇明.语法研究录[M].北京:商务印书馆,2002.

[46] 连翔.自闭症儿童语言障碍个案干预效果之比较分析——基于关键反应训练(PRT)[J].陕西学前师
范学院学报,2017,33(4):69-74.

[47] 梁巍.听力语言康复专业教材(第十一册)听力语言康复专业指导教师手册[M].北京:新华出版社,
2004.

[48] 梁卫兰,郝波,王爽,等.幼儿早期句法和句子表达长度研究[J].中国儿童保健杂志,2004,12(3):206-
208.

[49] 梁晓玲.会话研究述要[J].学术交流,2010(8):144-146.

[50] 林宝贵.沟通障碍理论与实务[M].台北:心理出版社,2011.

[51] 林桂如.以家庭为中心的听觉障碍早期疗愈——听觉口语法理论与实务[M].台北:心理出版社,
2014.

[52] 林丽英.玩出语言力[M].台北:信谊基金出版社,2014.

[53] 林志成.联合注意:早期发展的里程碑[J].心理科学,2007,30(5):1155-1157.

[54] 刘昊,刘立辉.父母实施孤独症儿童共同注意干预的效果研究[J].中国特殊教育,2010,(2):36-41.

[55] 刘金花. 儿童发展心理学[M]. 3 版. 上海:华东师范大学出版社,2013.
[56] 刘黎明. 儿童视觉发育的研究现状及检测技术[J]. 国外医学妇幼保健分册:2002,13(5):266-269.
[57] 刘明理,杨莉君. 儿童早期词汇学习的新途径:达成共同注意[J]. 湖南师范大学教育科学学报,2002,1(4):96-99.
[58] 刘巧云. 听觉康复的原理与方法[M]. 上海:华东师范大学出版社,2011.
[59] 刘月华,潘文娱,故韡. 实用现代汉语语法(增订本)[M]. 北京:商务印书馆,2001.
[60] 卢英俊,马芝姮. 阅读障碍的生理机制及其高危儿童的早期筛选[J]. 中国特殊教育,2009(8):66-70.
[61] 鲁忠义,彭聃龄. 语篇理解研究[M]. 北京:北京语言大学出版社,2003.
[62] 吕帆,邓如芝. 视觉功能与眼部相关疾病诊疗——深入探究的必要性[J]. 中华实验眼科杂志:2015,33(6):481-484.
[63] 吕梦,杨广学. 自闭症 PRT 干预模式评析[J]. 中国特殊教育,2012(10):38-42.
[64] 毛荣建,顾新荣. 汉语发展性书写障碍研究的现状探析[J]. 北京联合大学学报:自然科学版,2014,28(3):89-92.
[65] 美国精神医学学会编著. 精神障碍诊断与统计手册[M]. 5 版. 张道龙,等,译. 北京:北京大学出版社,2014.
[66] 孟晓,等,译,钱文,杜晓新审校. 特殊儿童-特殊教育导论[M]. 南京:江苏教育出版社,2007.
[67] 牟志伟. 言语治疗学[M]. 上海:复旦大学出版社,2009.
[68] 钮文英. 启智教育课程与教学设计[M]. 台北:心理出版社,2009.
[69] 锜宝香. 儿童语言障碍理论、评量与教学[M]. 台北:心理出版社,2006.
[70] 锜宝香. 儿童语言与沟通发展[M]. 台北:心理出版社,2009.
[71] 锜宝香. 儿童语言障碍[M]. 台北:心理出版社,2006.
[72] 邵静敏. 现代汉语通论[M]. 上海:上海教育出版社,2001.
[73] 史提芬・葛斯丁,瑞雪儿・雪利. 儿童人际发展活动手册[M]. 台北:久周文化,2005.
[74] 史提芬・葛斯丁. 解开人际关系之谜[M]. 台北:久周文化,2010.
[75] 世界卫生组织康复协作中心. 言语特殊困难儿童沟通能力康复训练手册[M]. 广州:中山大学出版社,2015.
[76] 宋鸿波. 会话技巧的教学原则、内容及方法[J]. 山东外语教学,1997(1):83-88.
[77] 隋雪,王小东,钱丽. 发展性阅读障碍的筛选标准[J]. 中国特殊教育,2007(7):52-56.
[78] 孙成雯. 情境教学法与自闭症儿童社会交往课程[J]. 现代特殊教育,2015(7):20-22.
[79] 孙喜斌,王丽燕,王琦. 听力残疾评定手册[M]. 北京:华夏出版社,2013.
[80] 谭震华. 会话的礼貌原则[J]. 上海电力学院学报,2003,19(2):65-68.
[81] 唐朝阔,王群生. 现代汉语[M]. 北京:高等教育出版社,2000.
[82] 陶国泰,郑毅,儿童少年精神医学[M]. 2 版. 南京:江苏科学技术出版社,2008.
[83] 童梅玲. 儿童视力筛查[J]. 临床儿科杂志,2016,(2):159-160.
[84] 王久菊,毕鸿燕,卫垌圻,等. 发展性阅读障碍的产生机制——从行为到遗传研究[J]. 生物化学与生物物理进展,2008,35(7):729-734.
[85] 王娜,尹梦雅,张晓丽,等. 听障儿童社会情绪能力及其影响因素的研究[J]. 中国康复理论与实践,2014,20(2):180-183.
[86] 王永固,王恩苹,贾磊,等. 孤独症幼儿共同注意的发展模式与早期干预[J]. 中国特殊教育,2016,(6):59-64.
[87] 王永固,张庆,黄智慧,等. 社会故事法在孤独症儿童社交障碍干预中的应用[J]. 中国特殊教育,2015(4):45-50.

［88］王贞,李胜利.不同儿童语言障碍特点及主要相关因素［J］.中国康复理论与实践.2013,19（6）:536-540.

［89］翁楚倩.自主表达语境下的学前儿童句法特征研究［D］.陕西师范大学硕士学位论文,2016:7-8.

［90］吴海生,蔡来舟.实用语言治疗学［M］.北京:人民军医出版社,1995.

［91］吴汉荣,宋然然,姚彬.儿童汉语阅读障碍量表的初步编制［J］.中国学校卫生,2006,27（3）:189-190.

［92］吴汉荣,宋然然,姚彬.儿童汉语阅读障碍量表的信度效度分析［J］.中国学校卫生,2006,27（6）:468-469.

［93］香港协康会.孤独症儿童训练指南——语言理解和语言表达［M］.香港:香港协康会,2016.

［94］香港协康会.学前儿童训练指南［M］.香港:香港协康会,2013.

［95］香港协康会.自闭症儿童训练指南［M］.香港:香港协康会,2013.

［96］香港协康会.儿童发展手册［M］.香港:香港协康会,2002.

［97］香港协康会.儿童训练指南［M］.香港:香港协康会,1997.

［98］徐龙启.浅谈情境教学法在小学语文教学中的应用［J］.教育教学论坛,2014（34）:84-85.

［99］宣英.语文情境教学法探析［J］.黑龙江教育学院学报,2011,30（3）:62-63.

［100］杨柳新,欧兰清,于洪志,等.汉语语音感知研究综述［J］.西北民族大学学报,2014,35（4）:51-56.

［101］张必隐.阅读心理学［M］.北京:北京师范大学出版社,1992.

［102］张明红.0~3岁儿童语言发展与教育［M］.上海:华东师范大学出版社,2013.

［103］张明红.学前儿童语言教育［M］.2版.上海:华东师范大学出版社,2015.

［104］张明红.学前儿童语言教育与活动指导［M］.上海:华东师范大学出版社,2014.

［105］张文京,颜小琴.特殊儿童个别化教育:理论、计划、实施［M］.重庆:重庆大学出版社,2015.

［106］张亚辉.Lea图形与HOTV字母视力表对3~4.5岁儿童视力检查的比较［J］.国际眼科杂志:2014（12）:2232-2236.

［107］张盈利,张学民,马玉.自闭症儿童共同注意干预的现状与展望［J］.中国特殊教育,2012（4）:69-74.

［108］赵堪兴,杨培增.眼科学［M］.8版.北京:人民卫生出版社,2013.

［109］中国康复医学会儿童康复专业委员会,中国残疾人康复协会小儿脑性瘫痪康复专业委员会,《中国脑性瘫痪康复指南》编委会.中国脑性瘫痪康复指南（2015）第一部分［J］.中国康复医学杂志.2015（7）:747-754.

［110］中华人民共和国国家质量监督检验检疫总局.中华人民共和国国家标准:残疾人残疾分类和分级（GB/T26341-2010）［S］.北京:中国标准出版社,2011.

［111］周兢.汉语儿童语言发展研究［M］.北京:教育科学出版社,2009:94,107,258.

［112］周沙.3~6岁幼儿句子水平研究［D］.南京师范大学硕士学位论文,2015.

［113］Bernstein D K,Tiegerman-Farber E.儿童语言与沟通障碍［M］.王大延,陈樱桃,王乐成,等,译.5版.台北:心理出版社,2008.

［114］Beukelman D R,Mirenda P.辅助沟通系统之原理与运用——支持复杂沟通需求之儿童与成人［M］.蓝玮琛,译.台北:华腾文化股份有限公司,2014.

［115］Bondurant-Utz J.特殊需要婴幼儿评估的实践指导［M］.钱文,刘明,译.上海:华东师范大学出版社,2005.

［116］Lynch M.语言行为方法［M］.美国展望教育中心,译.北京:华夏出版社,2013.

［117］Mecham M J.脑性麻痹与沟通障碍［M］.曾进兴,译.2版.台北:心理出版社,2009.

［118］Szu-Han K C,Hill K,孙克兴,等.辅助沟通系统概要［J］.中国康复理论与实践,2012,（9）:898-900.

［119］Szu-Han K C,Hill K,孙克兴,等.以语言为基础的辅助沟通系统评估模式构建［J］.中国康复理论与实践,2012（10）:991-994.

［120］　William L H. 特殊需要儿童教育导论［M］. 肖非，译. 8 版. 北京：中国轻工业出版社,2007.

［121］　Cummings A, Ceponiene R. Verbal And Nonverbal Semantic Processing In Children With Developmental Language Impairment［J］. Neuropsychologia,2010,48(1)：77-85.

［122］　American Psychiatric Association. Diagnostic and statistical manual of mental disorders（DSM-5）［M］. Washington DC：American Psychiatric Publishing,2013.

［123］　Bashir A S, Scavuzzo A. Children with learning disabilities：Natural history and academic success［J］. J Learn Disabil,1992,25(1)：53-65,66-70.

［124］　Bethier M L, Roé-Vellvé N, Moreno-Torres I, et al. Mild Developmental Foreign Accent Syndrome And Psychiatric Comorbidity：Altered White Matter Integrity In Speech And Emotion Regulation Networks［J］. Front Hum Neurosci,2016,10：399.

［125］　Cans C. Pervasive developmental disorders in individuals with cerebral palsy［J］. Dev Med Child Neurol,2009,51(4)：P254-255.

［126］　Carmel Lum. Scientific thinking in speech and language therapy［M］. London：Psychology Press,2013.

［127］　Catts H W. The early identification of language-based reading disabilities［J］. Language, Speech, and Hearing Services in Schools,1997,28(1)：86-89.

［128］　Clark M, Carr L, Reilly S, et al. Worster-Drought Syndrome, A Mild Tetraplegic Perisylvian Cerebral Palsy. Review Of 47 Cases［J］. Brain,2000,123(10)：2160-2170.

［129］　Clark M, Neville B G. Familial And Genetic Associations In Worster-Drought Syndrome And Perisylvian Disorders［J］. Am J Med Genet A,2008,146A(1)：35-42.

［130］　Cole E B, Flexer C. Children with hearing loss developing listening and talking-birth to six（2nd ed）［M］. San Diego Oxford Brisbane：Plural Publishing INC,2011.

［131］　Dalzell J, Nelson H, Haigh C, et al. Involving families who have deaf children using a family needs survey：a multi-agency perspective［J］. Child Care Health Dev,2007,33(5)：576-585.

［132］　Ellen A R, Jill D. Auditory-verbal Practice：Toward a Family-centered Approach［M］. Charles C Thomas Publisher,2010.

［133］　Fletcher-Flinn C M. Developmental Dysgraphia as a Reading System and Transfer Problem：A Case Study［J］. Front Psychol,2016,7：149.

［134］　Roth F P, Worthington C K, Treatment Resource Manual for Speech-Language Pathology. 4th Edition. Delmar, Cengage Learning, USA,2011.

［135］　Overvliet G M, Besseling R M H, Vles J S H, et al. Nocturnal Epileptiform EEG Discharges, Nocturnal Epileptic Seizures, And Language Impairments In Children：Review Of The Literature［J］. Epilepsy & Behavior,2010,19(4)：550-558.

［136］　Holck P, Dahlgren S A, Nettelbladt U. Narrative ability in children with cerebral palsy［J］. Res Dev Disabil,2011,32(1)：262-270.

［137］　Holck P, Nettelbladt U, Sandberg A D. Children with cerebral palsy, spina bifida and pragmatic language impairment：Differences and similarities in pragmatic ability［J］. Research in Developmental Disabilities,2009,30(5)：942-951.

［138］　Hou R, Ren X, Wang J, et al. . TNF-α and MTHFR polymorphisms associated with cerebral palsy in Chinese infants［J］. Mol Neurobiol,2016,53(10)：6653-6658.

［139］　Krstovska-Guerrero I, Jones E A. Joint attention in autism：Teaching smiling coordinated with gaze to respond to joint attention bids［J］. Research in Autism Spectrum Disorders,2013(1)：93-108.

［140］　Gervain J, Mehler J. Speech perception and language acquisition in the first year of life［J］. Annul Rev Psychol,2010,61:191-218.

［141］ Horn J. Tjepkema-Cloostermans M C. Somatosensory Evoked Potentials In Patients With Hypoxic-Ischemic Brain Injury［J］. Semin Neurol,2017,37(1):60-65.

［142］ Dalton J C,Crais E R.,Velleman S L. Joint attention and oromotor abilities in young children with and without autism spectrum disorder［J］,J Commu Disord,2017,69:27-43.

［143］ Kadotani T,Watanabe Y,Saito T,et al.. A chromosomal study on 100 cases of cerebral palsy［J］. Int J Hum Genet,2001,1(2):109-112.

［144］ Kamhi A,Catts H. Language and Reading Disabilities［M］. Pearson New International Edition,2011.

［145］ Petchkovsky L. Advances In Functional Brain Imaging Technology And Developmental Neuro-Psychology: Their Applications In The Jungian Analytic Domain［J］. J Anal Psychol,2017,62(3):415-433.

［146］ Caruana N,McArthur G,Woolgar A,et al. Simulating social interactions for the experimental investigation of joint attention［J］. Neurosci Biobehav Rev,2017,74(Pt A):115-125.

［147］ Nielsen J A,Zielinski B A,Fletcher P T,et al. Abnormal Lateralization Of Functional Connectivity Between language And Default Mode Regions In Autism［J］. Mol Autism,2014,5(1):8.

［148］ Naoi N,Tsuchiya R,Yamamoto J,ET AL. Functional training for initiating joint attention in children with autism［J］. Res Dev Disabil,2008,29(6):595-609.

［149］ Ogur T,Boyunaga O L. Relation Of Behavior Problems With Findings Of Cranial Diffusion Tensor MRI And MR Spectroscopy In Autistic Children［J］. Int Clin Exp Med. 2015,8(4):5621-5630.

［150］ Owens R,Farinella K,Metz D. Introduction to communication disorders: A lifespan evidence-based perspective［M］. Pearson Higher Ed,2014.

［151］ Rhea P,Courtenay F N. Language Disorder From Infancy Through Adolescence: Listening,Speaking,Reading,Writingand Communicating［M］. 4th ed. United States of America: ELSEVIER,2012.

［152］ Roth F P,Worthington C K. Treatment resource manual for speech language pathology ［M］. 2nd ed. Albany: Singular Thomson Learning,2010.

［153］ Sanders M. Understanding dyslexia and the reading process: A guide for educators and parents ［M］. Boston: Pearson,2001.

［154］ Saporta A S,Kumar A,Govindan R M,et al. Arcuate Fasciculus and Speech In Congenital Bilateral Perisylvian Syndrome［J］. Pediatr Neurol,2011,44(4):270-274.

［155］ Shi F,Wang L,Peng Z,et al. Altered Modular Organization of Structural Cortical Networks in Children with Autism［J］. Plos One,2013,8(5):e63131.

［156］ Gutstein S E. The RDI Book. USA:Connections Center Publishing Houston,2009.

［157］ Baldeweg T,Richardson A,Watkins S,et al. Impaired Auditory Frequency Discrimination in Dyslexia Detected with Mismatch Evoked Potentials ［J］. Ann Neurol,1999,45:495-503.

［158］ Volioti C,Tsiatsos T,Mavropoulou S,et al. VLEs,social stories and children with autism: A prototype implementation and evaluation［J］. Education & Information Technologies,2016,21(6):1679-1697.

［159］ Estabrooks W,MacIver-Lux K,Rhoade E A. Auditory-Verbal Therapy For Young Children with Hearing Loss and Their Families,and the Practitioners Who Guide Them ［M］. 1st ed. San Diego,CA: Plural publisher, 2016.

［160］ WHO/RHB. Let's communicate-A handbook for people working with children with communication difficulties(R). Rehabilitation Unit,World Health Organization,1997.

［161］ Williamson,G(2010) English speech sounds:phonemes,allophones,and variations in connected speech. ［eBook］http://www. kalgoo. com. Accessed 09 March 2011.

[162] Wong T P, Moran C, Foster-Cohen S. The effects of expansions, questions and close procedures on children's conversational skills[J]. Clin Linguist Phon,2012,26(3):273-287.

[163] Xu Y,Wang H,Sun Y,et al. The association of apolipoprotein Egene polymorphisms with cerebral palsy in Chinese infants[J]. Mol Genet Genomics,2014,289(3):411-416.

[164] Turedi Y A,Sutcu R,Koroglu M,et al. The role of prothrombotic factors in children with hemiplegic cerebral palsy[J]. Minerva Pediatr,2015,67(4):279-284.

[165] Roseberry-McKibbin C,Hegde M N. An Advanced Review of Speech-Language Pathology[M]. 3rd ed. Austin,Texas:PRO-ED,Inc. ,2010.